Dry Eye

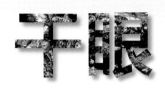

干眼

主 编	刘祖国

编 者（以姓氏拼音为序）

龚 岚	复旦大学附属眼耳鼻喉科医院	王 华	中南大学湘雅医院
黄彩虹	厦门大学眼科研究所	谢汉平	第三军医大学西南医院眼科
洪 晶	北京大学第三医院眼科中心	谢立科	中国中医科学院眼科医院
洪佳旭	复旦大学附属眼耳鼻喉科医院	徐建江	复旦大学附属眼耳鼻喉科医院
梁凌毅	中山大学中山眼科中心	席兴华	南方医科大学深圳医院
李 莹	北京协和医院	项敏泓	上海中医药大学附属普陀医院
吕 帆	温州医科大学附属眼视光医院	袁 进	中山大学中山眼科中心
龙 琴	北京协和医院	晏晓明	北京大学第一医院眼科中心
李 炜	厦门大学眼科研究所	赵 敏	重庆医科大学附属第一医院
李正日	厦门大学眼科研究所	赵少贞	天津医科大学眼科医院
刘祖国	厦门大学眼科研究所	张兴儒	上海中医药大学附属普陀医院
齐 虹	北京大学第三医院眼科中心	张明昌	华中科技大学同济医学院协和医院
石桂秀	厦门大学附属第一医院	张晓博	厦门大学眼科研究所
沙翔垠	广州医学院第二附属医院		

编写秘书	张晓博

人民卫生出版社

图书在版编目（CIP）数据

干眼 / 刘祖国主编 . —北京：人民卫生出版社，2017
ISBN 978-7-117-25286-7

Ⅰ.①干…　Ⅱ.①刘…　Ⅲ.①干眼病－防治　Ⅳ.①R591.41

中国版本图书馆 CIP 数据核字（2017）第 239596 号

人卫智网　www.ipmph.com	医学教育、学术、考试、健康，购书智慧智能综合服务平台	
人卫官网　www.pmph.com	人卫官方资讯发布平台	

干　　眼

主　　编：刘祖国
出版发行：人民卫生出版社（中继线 010-59780011）
地　　址：北京市朝阳区潘家园南里 19 号
邮　　编：100021
E - mail：pmph @ pmph.com
购书热线：010-59787592　010-59787584　010-65264830
印　　刷：北京盛通印刷股份有限公司
经　　销：新华书店
开　　本：889×1194　1/16　　印张：17
字　　数：539 千字
版　　次：2017 年 11 月第 1 版　2022 年 7 月第 1 版第 6 次印刷
标准书号：ISBN 978-7-117-25286-7/R·25287
定　　价：198.00 元

打击盗版举报电话：010-59787491　E-mail：WQ @ pmph.com
（凡属印装质量问题请与本社市场营销中心联系退换）

EDITOR-IN-CHIEF

主编简介

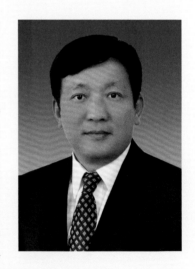

　　刘祖国,教育部长江学者特聘教授,国家杰出青年基金获得者,厦门大学眼科研究所所长,福建省眼科与视觉科学重点实验室主任,厦门大学医学院医疗大数据研究中心主任、干细胞研究所所长。兼任亚洲干眼协会主席、亚洲角膜病协会理事、海峡两岸医药卫生交流协会眼科学专业委员会主任委员、眼表泪液疾病学组组长、中华医学会眼科学分会常委及角膜病学组副组长、中国医师学会眼科学分会常委及角膜病学专业委员会副主任委员,中国老年医学眼科专业委员会名誉主任委员、中国生物医学工程学会组织工程与再生医学分会理事会常委、医疗器械工作委员会委员。《中华眼科杂志》《中华眼科与视觉科学杂志》《中华细胞与干细胞杂志》(电子版)副总编辑,*Ocular Surface*、《中华医学杂志》等十多家杂志编委。主编、参编了教材及专著40余本。发表文章390多篇(其中SCI收录杂志140多篇,在*IOVS*、*Ophthalmology*发表31篇),国内H指数并列位于我国首位。三次获得国家科技进步二等奖,八次获得部、省级科技进步一等奖,获得发明专利13项及40多项研究基金的资助。获得第八届中国青年科技奖、药明康德药物化学奖、中华眼科杰出成就奖、亚太眼科成就奖、中国优秀眼科医师及吴阶平医药创新奖。为新世纪百千万人才工程国家级人才、卫生部有突出贡献的中青年专家、福建省科技杰出人才、福建省科技创新领军人才、厦门市拔尖人才。

Dry Eye
干眼

PREFACE

干眼已成为除屈光不正以外最常见的眼科疾病。目前全球干眼发病率约为 5%~35%，不同人种、不同年龄、不同地区，其发病率会有所差异。我国干眼发病率与其他亚洲国家相似，较欧美为高，发病率约为 21%~30%。干眼也是眼科门诊中最常见的疾病，研究表明，门诊干眼病人已占全部病人 30% 左右。轻中度干眼已成为影响我国人口工作效率与生活质量的最常见的眼表疾病，而重度干眼会导致视力障碍，甚至失明。

近十年来，干眼一直是眼科最关注也是最重要的领域之一，我国对于干眼的认识无论从普及还是提高均令人鼓舞，我国也有了自己的干眼临床诊疗共识。遗憾的是，尽管干眼已成为我国最常见的眼科疾病，诊疗技术也发展迅速，但我国一直没有干眼的专著。人民卫生出版社十年前就希望我能编写此专著，虽然我们多年来一直从事干眼领域的基础与临床研究，并开设了专业的干眼门诊，但我一直觉得所收集的材料不够，尤其是关于我国干眼领域的资料不全面，当然也有时间的原因，所以一直未能成稿。近来许多专家和基层医师多次要求我们出版关于干眼的专著，为基层干眼临床诊疗工作提供参考，促进此学科的发展。在此情况下，我们邀请了全国此领域非常优秀的专家共同编写专著。由于干眼发病机制复杂，目前对干眼的认识依然非常有限，加上此领域进展十分迅速，新的产品与方法发展很快，我感到此书是一本非常难以编写好的专著。所幸参加此书编写的均是我国干眼方面著名的专家，他们工作在临床一线，具有丰富的临床经验，对干眼知识和本领域的最新进展也有相当的了解，能够很好反映干眼领域的知识与最新进展。我相信此书将会对从事干眼临床与基础研究工作的人员有帮助，并使我国眼科工作者对干眼的认识更加全面。

尽管我们在章节的安排、内容的撰写等方面尽了很大努力，由于水平与时间有限，本书作为我国第一本干眼专著，一定存在很多不足之处，敬请广大读者指正。

在本书发回修改时，本书的编写者张兴儒教授不幸离世，张教授曾在中山眼科进修时跟我工作一年的时间，从此我们成为非常好的朋友，互相讨论与学习。他在结膜松弛症方面做了开创性的工作，是一位非常优秀的眼科医师，同时他创新了医疗慈善的方式，带动很多人投身于慈善事业。本书的出版，对他是一种纪念。

　　在本书的编写过程中，我要感谢国际眼表疾病协会主席、美国眼科与视觉科学学会角膜病分会主席 Stephen C. Pflugfelder 教授，他是世界著名的干眼领域的学者，为中国干眼研究与临床诊疗培养了许多杰出人才。本书得以成卷，得益于所有参与本书编著的作者，他们在十分繁忙的临床与科研工作中高质量地完成了撰写工作，在此深表谢意。同时也要感谢与我共事多年的厦门大学眼科研究所全体同仁以及研究生在本书的出版过程中做出的不懈努力，尤其是张晓博教授为本书的出版花费了大量的时间与精力。最后，我还要感谢人民卫生出版社对本书出版的大力支持。

刘祖国

2017 年 9 月 10 日于厦门

CONTENTS

目 录

目　　录

Contents

第一篇

基础篇

Dry Eye

干眼

Chapter 1

第一章

干眼的历史及概念
History and concept of dry eye

一、国外干眼发展史

早在 1940 年,瑞典眼科医生 Henrik Sjögren 便用角结膜干燥症(keratoconjunctivitis sicca,KCS)来表示干眼,他所描述的"干眼"是伴有全身自身免疫性外分泌组织损害的眼表上皮病变。后来,有些学者提出 KCS 应该分为两类:Sjögren 综合征(Sjögren syndrome,SS)相关性 KCS 与非 sjögren 综合征(non-Sjögren syndrome,non-SS)相关性 KCS。SS-KCS 用于表示 SS 患者中的眼表上皮损害,而 non-SS KCS 用于表示非继发于 SS 系统性免疫损害的泪液分泌不足导致的眼表病变。这之后的很长一段时间内,人们都用 KCS 来表示干眼,以描述泪液分泌不足或泪液蒸发过强导致的眼表病变。这一时期,干眼尚缺乏统一、公认的疾病定义,诊断标准和治疗原则等。

美国国立眼科研究所于 1993 年成立了专门的干眼研究小组,并于 1995 年将干眼与 KCS 作为了同一概念,提出"干眼"的定义为"由于泪液缺乏或蒸发过强引起的一种泪膜不稳定的疾病,可导致眼表损害,并伴有眼部不适症状。"同时,该小组提出以症状、眼表损害、泪液不稳定及泪液高渗四个方面作为诊断的指标,并将干眼分为泪液缺乏型和蒸发过强型两大类。自此,世界范围内对干眼的认识上升到了一个新的高度,有了统一的概念与分类。

2006 年,Delphi 小组提出"干眼病"应该更名为"泪液功能障碍综合征",他们认为该名称能更好地反映出干眼的病理生理状态。该提议并没有被大多数学者所采纳,原因在于"干眼"这一名称更受欢迎,且在大量文献中已广泛使用。

2007 年,第一次国际干眼工作小组报告(International Dry Eye WorkShop,DEWSI)在 1995 年的干眼共识与 2006 年的 Delphi 小组报告基础上,结合当时对干眼的新发现,以循证医学的方法系统、全面总结了干眼的定义与分类、发病机制、临床试验、流行病学、诊断标准与治疗原则,这对干眼基础研究与临床诊疗起到了极大的指导作用。DEWSI 将"干眼"定义为"泪液和眼表的多因素疾病,能引起眼部不适、视觉障碍和泪膜不稳定,可造成眼表损害。伴有泪液渗透性增加和眼表炎症。"新定义强调了泪液高渗和眼表炎症在干眼中的作用以及干眼对视功能的影响。

2017 年,第二次国际干眼工作小组报告(International Dry Eye WorkShop,DEWSⅡ)在 DEWSI 报告基础上,结合近年来对干眼的新发现,将干眼定义为"以泪膜稳态失衡为主要特征并伴有眼部不适症状的多因素眼表疾病,泪膜不稳定、泪液渗透性升高、眼表炎症与损伤以及神经感觉异常是其主要病理生理机制。"

二、中国干眼发展史

我国早期关于干眼的概念也局限在Sjögren综合征,最早开展泪液方面研究的是原第一军医大学的张汗承教授,他在70年代发表了泪器及泪液生理方面的文章,并对Sjögren综合征进行了一系列的临床研究。对于眼表疾病与现代干眼的概念,最早是1999年由刘祖国在广东珠海召开的全国眼表疾病学术会议上正式提出,并详细阐述其定义与范围。2004年刘祖国提出了"干眼"作为此类疾病的统一名词,规范了干眼的名称,同时提出了按照泪液的组成成分与维持泪膜稳定性的因素将干眼分为水液缺乏型、蒸发过强型、黏蛋白缺乏型、泪液动力学异常型及混合型五种类型。这一概念和分类标准得到了国内专家的认可,写入了我国干眼临床专家共识以及各级教材。

2004年刘祖国在中山大学中山眼科中心建立了我国第一个干眼门诊,后来干眼门诊逐渐在我国推广起来。2012年国内首个干眼专业网站——"干眼网"正式运行,在基层医师的继续教育与病人的教育中发挥了很好的作用。2013年,中华医学会眼科学分会角膜病学组(刘祖国执笔)制定了我国首个干眼临床诊疗专家共识。该共识结合我国的干眼临床特点将干眼定义为"由于泪液的量或质或流体动力学异常引起的泪膜不稳定和(或)眼表损害,从而导致眼不适症状及视功能障碍的一类疾病"。该共识为我国干眼临床诊疗起到了很好的规范作用,有效地提高了我国干眼的临床诊疗水平。

2012年,由中国、日本、韩国专家共同发起成立了亚洲干眼协会,刘祖国与孙旭光为发起成员,其中刘祖国被选为副主席,孙旭光教授当选为委员。此协会的成立为亚洲地区的干眼研究与临床工作提供了学术平台,特别有助于根据亚洲人的特点与环境制定更加有针对性的诊治方案。国际眼表泪膜学会于2015年启动了新版国际干眼工作小组报告(2017)的修订工作,并成立顾问委员会负责确定编写目标与编写人员,刘祖国被聘为顾问组成员,刘祖国和徐建江教授并受邀参与撰写工作。2015年11月,亚洲干眼协会中国分会在厦门成立,同期也举办了第一届全国干眼学术会议。2016年海峡两岸医药卫生交流协会眼科专业委员会泪液与眼表病学组正式成立。这两个学会的成立对我国干眼学科的发展具有重大的意义,它有利于根据中国病人的特点制定相应的诊疗规范,同时也有利于我国的干眼学术交流与科研协作。我国在干眼领域已建立了各种研究基地与临床基地,发表了大量的文章,在此领域取得了国际瞩目的成绩,一些医师已成为国际上有影响的干眼专家,指导与参与了国际此领域的标准制定。

(刘祖国)

参 考 文 献

1. 刘祖国. 干眼的诊断. 中华眼科杂志,2002,38(5):318-320
2. 刘祖国. 关于干眼名词及分类的初步建议. 中国眼耳鼻喉科杂志,2004,4(1):4-5
3. 张汗承. 泪和泪膜. 眼科研究,1984,2:110-113
4. 中华医学会眼科学分会角膜病学组. 干眼临床诊疗专家共识(2013年). 中华眼科杂志,2013,49(1):1-3
5. Lemp MA. Report of the National Eye Institute/Industry workshop on Clinical Trials in Dry Eyes. CLAO J,1995,21(4):221-232
6. Sjögren, I.Keratoconjunctivitis sicca. Modern trends in ophthalmology,1940,pp:403:413
7. The definition and classification of dry eye disease:report of the Definition and Classification Subcommittee of the International Dry Eye WorkShop(2007). Ocul Surf,2007,5(2):75-92
8. Craig JP,Nichols KK,Akpek EK,et al. TFOS DEWS II Definition and Classification Report.Ocul Surf,2017,15(3):276-283

Chapter 2

第二章

泪膜功能单位的组织解剖与病理生理
Anatomy and physiology of lacrimal functional unit

第一节　泪膜功能单位

泪膜、角膜、结膜、眼睑、睫毛、副泪腺、睑板腺、主泪腺和它们之间的神经连接由于密切的解剖和功能联系而构成一个整体泪膜功能单位(tear function unit,TFU)。该功能单位对于泪膜稳态的平衡,眼表光滑表面的形成,眼表健康的维持以及眼表对外界环境刺激的保护具有重要的作用。其中任一组分的损害均可导致泪膜稳态的丧失,而泪膜的持续异常可进一步引起功能单位中其他组分的病理改变,进而导致干眼的发生。

泪膜功能单位可通过神经系统(包括交感、副交感神经系统)来调节泪液的分泌从而使泪膜达到稳态,如泪腺可通过对神经刺激的反馈来调节腺泡细胞分泌的水液、电解质、黏蛋白等。在正常情况下,神经系统可通过调控泪腺、睑板腺、杯状细胞等的分泌从而维持泪膜的稳态。然而,在应激或炎症的影响下,这种反馈性神经调控系统会被破坏,如 Sjögren 综合征病人的神经递质受体无法向其下游的介质及效应器传递信号。炎症因子会阻碍神经传导,如 IL-1β 会释放阿片类物质而抑制神经功能,若这种感觉神经支配中断,促炎神经递质如 P 物质、降钙素基因相关肽(calcitonin gene-related peptide,CGRP)等就会进一步刺激淋巴细胞导致炎症因子的大量释放。

泪膜功能单位主要通过两种不同的状态发挥功能。在不同的环境及病理刺激下,泪膜功能单位会产生相应的应答以维持眼表的健康。第一种是在正常情况下(无病理损伤),泪膜功能单位接收来自眼表感觉神经的持续、恒定、低水平的神经刺激。这种神经刺激是低于感觉阈值的,正常情况下个体不会感觉到外界环境的变化。角膜感觉神经可将刺激信号传递至中枢神经系统,并经交感与副交感神经的共同作用调控泪腺、睑板腺及结膜杯状细胞的分泌。第二种状态下个体可以感受到外界环境对神经的刺激,从而产生一系列无意识的条件反射包括流泪、眨眼反射等。干眼病人常存角膜的感觉过敏,并与角膜点状上皮缺损的程度呈负相关,这可能与角膜上皮紧密连接破坏,导致角膜神经接收到过多的外界环境刺激所致。

激素水平的改变也是干眼的重要病因。干眼病人以绝经后或怀孕女性多见,主要与女性干眼病人体内雄激素水平下降有关。雄激素可调控泪腺及睑板腺的分泌功能。此外,雄激素可通过免疫调控功能保持泪腺、睑板腺与眼表的免疫稳态。

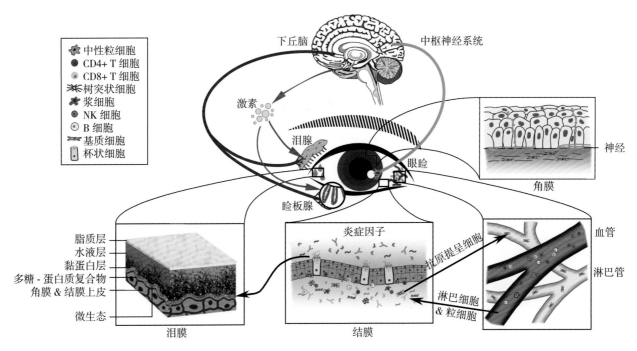

图 2-1-1   眼表微环境的构成

眼表微环境由泪膜、角膜、结膜、副泪腺、眼睑、睫毛、睑板腺、泪腺与联络它们的神经通路以及免疫细胞、间质细胞、激素、小分子、微生物菌群等组成。眼表微环境稳态对于维持眼表正常生理功能具有极为重要的作用

图中图例：
- 中性粒细胞
- CD4+ T 细胞
- CD8+ T 细胞
- 树突状细胞
- 浆细胞
- NK 细胞
- B 细胞
- 基质细胞
- 杯状细胞

眼表微环境的稳态是维持眼表健康的基础。眼表微环境由泪膜、角膜、结膜、副泪腺、眼睑、睫毛、睑板腺、泪腺与联络它们的神经通路以及免疫细胞、间质细胞、激素、小分子、微生物菌群等组成（图 2-1-1）。正常的眼表微环境稳态的丧失最终将会导致泪膜功能单位失代偿及干眼形成。因此，如何维持及恢复眼表微环境的稳态是干眼治疗的核心。

（李 炜　张晓博）

参 考 文 献

1. Stern ME，Beuerman RW，Fox RI，et al. The pathology of dry eye：the interaction between the ocular surface and lacrimal glands. Cornea，1998，17（6）：584-589
2. Stern ME，Gao J，Siemasko KF，et al. The role of the lacrimal functional unit in the pathophysiology of dry eye. Experimental eye research，2004，78（3）：409-416
3. Craig JP，Nichols KK，Akpek EK，et al. TFOS DEWS Ⅱ Definition and Classification Report.Ocul Surf，2017，15（3）：276-283
4. Bron AJ，de Paiva CS，Chauhan SK，et al. TFOS DEWS Ⅱ pathophysiology report.Ocul Surf，2017，15（3）：438-510
5. Zhang X，M VJ，Qu Y，et al. Dry Eye Management：Targeting the Ocular Surface Microenvironment. Int J Mol Sci. 2017 Jun 29；18（7）

第二节　泪　液

一、泪膜的结构和功能

（一）泪膜的厚度与结构

传统观点认为，泪膜分为三层：表面的脂质层，中间的水液层以及底部的黏蛋白层。近年来，研究者发现水液层与黏蛋白层并无明显的界限，二者呈胶冻样混合在一起，越接近角膜越黏稠。正常人中央泪膜厚度约为 2~5.5μm。

（二）泪膜的黏蛋白层

黏蛋白层主要由黏蛋白、无机盐及水组成。黏蛋白是糖蛋白家族中的一员。人类的基因组库明确编码人类黏蛋白的基因有 21 种（包括黏蛋白（Mucin,MUC）1-19,3A、3B、5AC 和 5B）。泪液黏蛋白分为跨膜黏蛋白和分泌性黏蛋白两种（图 2-2-1）。依据形成聚合物的能力，分泌性黏蛋白可以进一步分为胶体和可溶性黏蛋白。目前在眼部可检测到的黏蛋白包括 MUC1、MUC2、MUC4、MUC5AC、MUC7、MUC13、MUC15、MUC16、MUC17 和 MUC19。

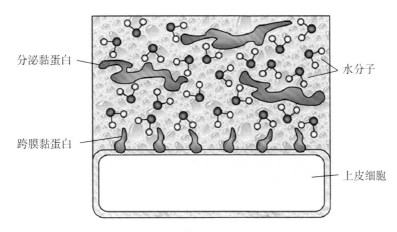

分泌黏蛋白

水分子

跨膜黏蛋白

上皮细胞

图 2-2-1　跨膜黏蛋白和分泌性黏蛋白

1. 跨膜黏蛋白　跨膜黏蛋白因其疏水性位于跨膜域,从而结合在角膜及结膜上皮细胞的顶层,并促进眼表多糖-蛋白复合物的形成,抵御病原菌和稳定泪膜。这类黏蛋白包括 MUC1、MUC4、MUC13、MUC15、MUC16 和 MUC17。角膜、结膜上皮细胞均表达 MUC1、MUC16,结膜上皮细胞表达 MUC13、MUC15、MUC17。

2. 分泌性黏蛋白　分泌黏蛋白主要包括 MUC2、MUC5AC、MUC7、MUC19。MUC5AC 是泪液中主要的胶体黏蛋白,由结膜杯状细胞分泌。MUC2 分泌量少于 MUC5AC。MUC7 由泪腺分泌。MUC19 由杯状细胞及眼表上皮细胞共同分泌,其分泌量较 MUC5AC 更大,在干眼病人,其分泌的量明显下降,但对于其功能了解还不多,从分泌量上预示其可能为十分重要的黏蛋白。黏蛋白可以增加泪膜的表面张力及黏性,并抵御病原菌的入侵。

（三）泪膜的水液层

水液层包含水、电解质、蛋白质、肽类生长因子、维生素、免疫球蛋白、激素、细胞因子和抗菌物质,在它们的共同作用下,可以保持眼表的湿润性并保护眼表。这些成分在体内处于动态平衡的状态,随着外界环境和机体内环境的改变而变化。

1. 电解质　泪液中的电解质包含钠、钾、镁、钙、氯、碳酸氢盐、磷酸盐离子,这些电解质共同维持泪液的渗透压、pH 以及保持角膜上皮的完整性。干眼病人的泪液中电解质浓度明显上升,同时电解质的成分也有所改变,这些变化会进一步引起眼表的损害。

2. 蛋白质　泪液中的蛋白质有 60 种以上,绝大多数由泪腺的腺泡细胞分泌。泪液中蛋白质并不是恒定的,它们随着泪液的流速、结膜刺激、眼睑闭合、眼表疾病而改变。泪膜中的蛋白质主要包括溶菌酶、乳铁蛋白、脂质运载蛋白,它们的分泌量随着泪液分泌速度增加而提高,而分泌型免疫球蛋白 A（secreted immunoglobulin A,sIgA）的分泌量由细胞所在的内环境决定,当泪液分泌速度减少时,它的分泌量反而上升。

3. 生长因子和维生素 A　生长因子和维生素 A 对于维持眼表上皮健康非常重要,它们通过自分泌与旁分泌机制,调控上皮的增殖、分化。其在角膜创伤修复及免疫调节中也起着重要的作用。泪液中富含多种生长因子,如表皮生长因子（Epidermal Growth Factor,EGF）、转化生长因子 β（Transforming growth factor β,TGF-β）、肝细胞生长因子（Hepatocyte growth factor,HGF）。

4. 泪液的抗菌作用 泪液具有非特异性的免疫防御作用。目前发现泪液中参与免疫防御的物质主要有溶菌酶、乳铁蛋白、β-细胞溶解酶、补体、分泌性磷脂酶 A2,这些分子连同特异性抗体如 sIgA 一起共同参与泪液的防御机制。在干眼病人中,溶菌酶、乳铁蛋白、IgA 的含量均下降,从而提高了眼表微生物感染的风险。同时,它们也会促进细胞因子的产生、组胺的释放、树突状细胞的成熟以及 T 细胞、树突状细胞、单核细胞的趋化作用。sIgA 由眼的黏膜相关淋巴组织产生,不参与眼部的特异性免疫反应。

(四)泪膜的脂质层

1. 泪膜脂质层的作用 泪液脂质层可以防止泪膜水液层的蒸发,阻止泪液的外溢,抑制皮脂腺脂质进入泪膜。此外,其可能具有潜在的抗菌作用。

2. 泪膜脂质层的组成及结构 目前认为脂质层主要包含两层结构(图 2-2-2)。非极性脂肪构成相对厚的外脂质层,主要包括蜡酯、固醇酯、碳氢化合物和甘油三酯。相对薄的内层则由磷脂构成。脂质层主要依靠非极性脂肪层防止泪液蒸发,同时也需要依赖其下的极性脂肪层维持稳定。极性脂肪层的磷脂具有表面活性性能,从而可以促进水和非极性脂肪层的混合。干眼病人的泪膜中这些磷脂成分均发生了下降。脂质层的稳定性也依赖于泪膜中的脂质运载蛋白,可以帮助减少水液层的表面张力。脂质的含量和质量共同维持着脂质层功能的正常发挥。

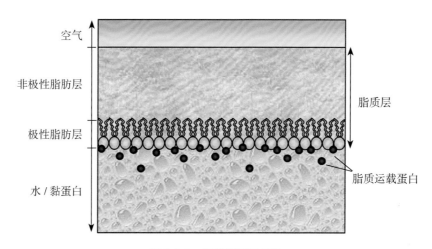

空气

非极性脂肪层

极性脂肪层

脂质层

水 / 黏蛋白

脂质运载蛋白

图 2-2-2　泪膜脂质层结构

二、泪液的生成

泪液分泌的量和组成受自主神经系统和内分泌系统共同调控。

(一)泪膜黏蛋白层的产生

多种信号通路共同参与黏蛋白的生成。类花生酸 15(s)-羟基二十碳四烯酸(15(s)-HETE)是花生四烯酸的主要代谢物,主要通过脂氧化酶通路促进黏蛋白的生成。15(s)-HETE 还可以促进上皮细胞 MUC1 的表达。MU5AC 主要由通过自主神经系统调控的结膜杯状细胞分泌产生。人结膜杯状细胞表达 M_1、M_2、M_3 毒蕈碱样受体,血管活性肠肽(vasoactive intestinal peptide,VIP)受体 1 和 α_1、β_3 肾上腺素受体,当角膜、结膜受到感官刺激后会促进杯状细胞的分泌作用。

细胞外腺嘌呤类似物作用于嘌呤 $P2Y_2$ 受体后可促进结膜杯状细胞的分泌,这一机制可由神经细胞、受损细胞及细菌入侵释放核苷酸诱导产生。其中细菌鞭毛可以促进 MUC2 基因的转录。当鞭毛蛋白刺激膜受体后可以促进宿主细胞外 ATP 的释放,同时引起宿主细胞和毗邻细胞核苷酸受体的旁分泌及自分泌刺激作用,从而引起细胞的抗菌作用,黏蛋白表达上调。

此外,维生素 A 和细胞因子也会影响黏蛋白的生成。当维生素 A 缺乏时,MUC5AC 和 MUC4 会减少。而细胞因子通过不同的信号通路会对黏蛋白的生成产生双向作用。

（二）泪膜水液层的产生

水液层主要由主泪腺和 Krause 及 Wolfring 副泪腺产生，同时角膜和结膜也是电解质、水的来源，当 P2Y2 受体激动剂刺激结膜时，会促进氯离子的转运。

主泪腺是一种多叶、管状腺泡的腺体，接受交感神经、副交感神经和感觉神经的支配。主泪腺的主要结构和神经支配主要由副交感神经调控，包括神经递质乙酰胆碱（Acetylcholine，Ach）和血管活性肠肽，它们主要位于腺泡和导管细胞的纤维处。交感神经释放去甲肾上腺素，主要分布于脉管附近。三叉神经节分泌 P 物质和降钙素基因相关肽（Calcitonin Gene-Related Peptide，CGRP），主要位于主泪腺处。这些神经共同参与蛋白质的合成和分泌。

水液层的水和电解质在不同的阶段产生。泪腺的腺泡细胞分泌等量的水和电解质，在经过导管进入眼表过程中，导管细胞会分泌较多的钾、氯。目前有三种主要的信号转导通路诱导腺泡细胞的分泌。其中主要的信号转导通路是 Ach 依赖的 M_3 毒蕈碱样受体激活 G 蛋白，其他的还有通过去甲肾上腺素激活 α-肾上腺素受体，通过 VIP 激活 α- 黑素细胞刺激素（α-melanocyte-stimulating hormone，α-MSH）、促肾上腺皮质激素（adrenocorticotropic hormone，ACT）、β- 肾上腺素能激动剂。这三条信号转导通路激活不同的蛋白质激酶，从而引起特定蛋白质的分泌。副泪腺主要由副交感神经控制，与主泪腺具有相似的作用途径。

（三）泪膜脂质层的产生

泪膜的脂质层主要由睑板腺生成，Moll 腺、Zeiss 腺及泪腺也参与脂质层的生成。睑板腺的脂质通过导管分泌到眼表，眨眼时施加到眼睑的压力会促进脂质的分泌。当睡觉时，通过这一途径的脂质分泌便会停止。

睑板腺的神经支配目前并不是特别清楚。目前认为睑板腺主要由副交感神经、交感神经及感觉神经支配。睑板腺腺泡基膜的神经纤维主要是副交感神经，包括 Ach，VIP 和神经肽 Y（neuropeptide Y，NPY）。睑板腺主要受激素调控，目前发现睑板腺具有雄激素受体，且睑板腺功能障碍（Meibomian Gland Dysfunction，MGD）的发生与雄激素缺乏相关。

（李　炜）

参 考 文 献

1. Dilly P N. Structure and function of the tear film［M］//Lacrimal Gland，Tear Film，and Dry Eye Syndromes. Springer US，1994，239-247

2. Foulks G N. The correlation between the tear film lipid layer and dry eye disease. Survey of ophthalmology，2007，52（4）：369-374

3. Johnson M E，Murphy P J. Changes in the tear film and ocular surface from dry eye syndrome. Progress in retinal and eye research，2004，23（4）：449-474

4. Rolando M，Zierhut M. The ocular surface and tear film and their dysfunction in dry eye disease. Survey of ophthalmology，2001，45：S203-S210

5. Willcox M D P，Argüeso P，Georgiev G A，et al. TFOS DEWS Ⅱ tear film report. The Ocular Surface，2017.

6. Inatomi T，Spurr-Michaud S，Tisdale A S，et al. Human corneal and conjunctival epithelia express MUC1 mucin. Investigative Ophthalmology and Visual Science，1995，36（9）：1818-1827

7. Butovich I A. Tear film lipids. Experimental eye research，2013，117：4-27.

8. McCulley J P，Shine W. A compositional based model for the tear film lipid layer. Transactions of the American Ophthalmological Society，1997，95：79

9. Jumblatt J E，JUMBLATT M M. Regulation of ocular mucin secretion by P2Y 2 nucleotide receptors in rabbit and human conjunctiva. Experimental eye research，1998，67（3）：341-346

10. Jumblatt J E，Cunningham L T，Li Y，et al. Characterization of human ocular mucin secretion mediated by 15（S）-HETE. Cornea，2002，21（8）：818-824

11. McCulley J P，Shine W E. Meibomian gland and tear film lipids：structure，function and control. Advances in experimental medicine and biology，2001，506（Pt A）：373-378

12. Chung C W，Tigges M，Stone R A. Peptidergic innervation of the primate meibomian gland. Investigative ophthalmology & visual science，1996，37（1）：238-245

13. Kessler T L, Mercer H J, Zieske J D, et al. Stimulation of goblet cell mucous secretion by activation of nerves in rat conjunctiva. Current eye research, 1995, 14(11):985-992

14. Yoshino K, Garg R, Monroy D, et al. Production and secretion of transforming growth factor beta(TGF-β)by the human lacrimal gland. Current eye research, 1996, 15(6):615-624

15. Li Q, Weng J, Mohan R R, et al. Hepatocyte growth factor and hepatocyte growth factor receptor in the lacrimal gland, tears, and cornea. Investigative ophthalmology & visual science, 1996, 37(5):727-739

16. Schultz G, Khaw P T, Oxford K, et al. Growth factors and ocular wound healing. Eye, 1994, 8(2):184-187

17. Ohashi Y, Motokura M, Kinoshita Y, et al. Presence of epidermal growth factor in human tears. Investigative ophthalmology & visual science, 1989, 30(8):1879-1882

第三节 角膜组织解剖与病理生理

一、角膜的组织解剖

(一)角膜的解剖

正常角膜为透明、有弹性、不含血管和淋巴管的组织,与巩膜一同构成眼球壁最外层(图 2-3-1),角膜与巩膜连接处称为角膜缘。角膜缘富含血管,是角膜缘干细胞所在之处。角膜占眼球壁前 1/6,具有保护眼内容物的作用。角膜前表面覆盖着泪膜,后表面与前房房水相邻。正常成人角膜横径 11.5~12mm,垂直径 10.5~11mm,正常情况下活体角膜中央厚度最薄,约 0.5mm,越靠近角膜缘越厚,平均约 1mm。角膜厚度随着年龄的增加有变薄的趋势,即老年人较成年人角膜薄,而成人较儿童薄。

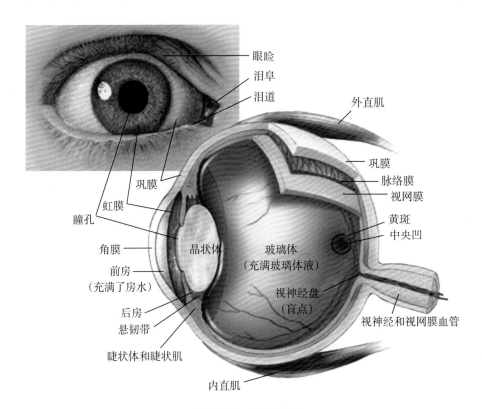

图 2-3-1 眼球解剖图

角膜从前至后分为 5 层,依次是上皮细胞层、前弹力层(又称 Bowman 膜)、基质层、后弹力层(又称 Descemet 膜)、内皮细胞层(图 2-3-2,图 2-3-3)。

1. 角膜上皮细胞层　角膜上皮厚约 50μm,占整个角膜厚度的 10%,由 5~6 层细胞所组成的非角化、无外分泌功能、复层的鳞状上皮。角膜周边部上皮增厚,细胞增加到 8~10 层。该层易与 Bowman 层相分离。

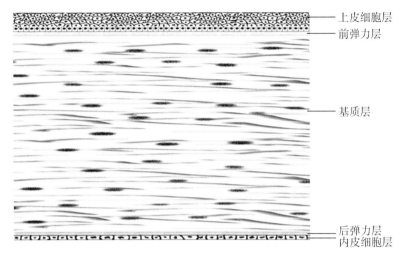

图 2-3-2　角膜的分层

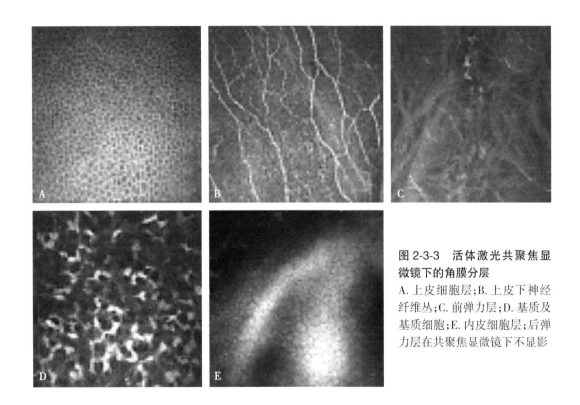

图 2-3-3　活体激光共聚焦显微镜下的角膜分层
A. 上皮细胞层;B. 上皮下神经纤维丛;C. 前弹力层;D. 基质及基质细胞;E. 内皮细胞层;后弹力层在共聚焦显微镜下不显影

角膜上皮细胞共有 3 种细胞类型:基底细胞、翼状细胞与扁平细胞(表层细胞)。角膜上皮细胞约 7~14 天更新一次。该层损伤修复后多不遗留瘢痕。

2. 前弹力层　即 Bowman 层,位于上皮基底膜后面,厚约 8~14μm。用光镜观察是一层相当均匀的非细胞层;用电镜观察,该层是类似基质的特殊层,并非真正的膜,而是由胶原纤维组成的表层基质的致密层,不能与基质层分离,只在灵长类可见。该层不能再生,损坏后会成为不透明的疤痕组织。该层上有小孔,角膜神经由此到达上皮。

3. 基质层　由胶原纤维、黏合物质和角膜基质细胞构成,厚约 500μm,占整个角膜厚度的 90%,基质层共包含 200~250 个板层,基质的胶原纤维排列规则、均匀,胶原纤维束呈片状,层层紧密相叠,板层与角膜表面及板层之间均平行排列,保证了角膜的透明性。基质层的层状结构使角膜在剥离术中容易分离。基质中散在有少量基质细胞。该层不能再生,损坏后会成为不透明的疤痕组织。

4. 后弹力层　即 Descemet 膜,厚约 10μm,由内皮产生,是角膜内皮细胞的基底膜,很容易与相邻的基质层及内皮细胞分离,后弹力层坚固,对化学物质和病理损害的抵抗力强,损伤后可以再生。

5. 内皮细胞层　该层由约 500 000 个六边形细胞所组成的单层细胞层,细胞厚约 $5\mu m$,宽 $18\sim20\mu m$,细胞核位于细胞的中央部,为椭圆形,直径约 $7\mu m$。该层直接与房水接触。正常成人角膜内皮细胞的密度大约在 $2000\sim3000/mm^2$ 之间,并随着年龄增长,细胞密度逐渐降低。角膜内皮细胞的屏障和主动液泵功能对于角膜保持正常厚度、脱水状态和透明性是极其重要的。该层细胞具备有限的再生能力。因损伤、炎症、眼部手术可引起内皮细胞丢失,内皮细胞增大细胞体积并移行到缺损区,通过这种减低细胞密度的代偿方式完成损伤修复。

Harminder Dua 于 2013 年研究发现位于基质层与后弹力层之间还存在一层无细胞结构的组织,称之为前 Descemet 层,因由 Harminder Dua 首次发现,又命名为 Dua 层。Dua 层厚约 15um,由 5~8 层主要成分为Ⅰ型胶原束板层组成,呈横向、纵向、斜行分布,空气无法穿透此层。Dua 层含有丰富的 6 型胶原,在角膜缘 350um 深度处由小梁细胞填充,继续作为小梁网的胶原核心。研究还发现 Dua 层中具有富含弹力纤维的网状结构,具有良好的韧性。Dua 层的发现让人们对角膜的解剖结构以及深板层角膜移植手术中Ⅰ型、Ⅱ型大气泡的形成有了进一步的认识,也有助于了解角膜生物力学及后部角膜病变发生机制,目前认为角膜水肿、圆锥角膜液体积聚导致的角膜膨出,都可能与 Dua 层破裂有关。

（二）角膜的血液供应

角膜是人体中少有的不含血管的组织,尽管正常角膜本身不含血管,但是来自血液中的营养物质对角膜的新陈代谢及角膜的损伤修复起着至关重要的作用。角膜没有血管,结膜后动脉与睫状前动脉分支终止于角膜缘,分别形成浅层和深层角膜缘血管网,营养成分由此扩散入角膜。结膜后动脉是睑周边动脉弓的上行支。睫状前动脉是眼动脉的分支,在角膜缘处与颈外动脉的面支吻合形成血管环,因此角膜的营养由颈外动脉以及颈内动脉的分支共同供应。病理情况下,新生血管可从角膜缘长入,从而导致角膜失去透明性,并发炎症反应和免疫反应。

（三）角膜的氧供及营养

正常角膜无血管及淋巴管。角膜上皮细胞的氧供来源于角膜表面的泪膜,内皮细胞的氧供来源于房水。角膜营养代谢供应来源于角膜缘血管网、泪膜及前房房水。角膜上皮及内皮细胞新陈代谢旺盛,在有氧条件下,细胞新陈代谢所需的能量均来自于葡萄糖,通过有氧糖酵解作用和三羧酸循环产生的 ATP,葡萄糖及氧气对保持角膜细胞的新陈代谢起着至关重要的作用,其中葡萄糖来源于房水,而角膜的氧供来自于弥散在泪膜中的氧,任何导致角膜氧供的异常,如佩戴角膜接触镜会影响角膜的透气性引起角膜缺氧,从而导致角膜水肿。夜间睡眠时因眼睑的闭合,泪膜中含氧量会降低,此时角膜的新陈代谢所需的能量则为葡萄糖无氧酵解所产生的能量。

（四）角膜的神经支配

角膜是人体组织中神经纤维分布最丰富及最敏感的组织,角膜神经末梢数量是皮肤的 300~600 倍,角膜丰富的神经分布对角膜的营养、防御与保护及角膜损伤后的修复起到至关重要的作用。支配角膜的神经分为感觉神经和植物神经。角膜的感觉神经来源于三叉神经眼支的终末支—睫状神经,主要在近角膜缘处进入巩膜,再由角膜周围进入角膜基质,进入角膜后不久绝大部分失去髓鞘,在角膜前 2/3 厚度水平走行,再分成小支,构成神经丛分布于角膜各层。角膜知觉神经部分止于基质内,以小于 $1\mu m$ 的丝状细丝分布到基质,其终末稍厚。在人后弹力膜及内皮内无神经支配;另一方面,浅层的神经丛发出垂直小支穿过前弹力层,并分成细纤维分布于上皮细胞之间。上皮靠近基底的四层细胞有神经支配,除主要靠进入巩膜的角膜神经外,尚有来源于结膜下组织神经,其环绕在角膜缘内约 1.5mm 处形成角膜缘旁丛,分布于上皮层与基质层来的神经接连。所以角膜是全身中最多神经终末的部位,角膜知觉最为敏锐,角膜知觉有三种:冷热觉、痛觉和触觉,角膜敏感的知觉对角膜具有保护作用。角膜中植物神经包括交感神经和副交感神经,其来源和作用尚需进一步研究。角膜神经不仅具有感觉、保护和防御功能,而且还有营养和代谢作用,其功能的损害可引起角膜感觉、营养和代谢的障碍,从而导致某些角膜疾患的发生。如角膜上皮的缺失会导致神经纤维暴露在外界环境中从而导致疼痛,神经麻痹性角膜溃疡等。

（五）角膜的光学特性

作为屈光介质的角膜是一类无血管的透明纤维组织，是眼光学系统中最有效的折射面，只有角膜具有透明性和适当的折射力，才能在视网膜上形成清晰物象。角膜透明性除了依赖其无色素、无血管及淋巴管、仅有很少能吸收光线的混浊颗粒以外，主要是依赖其特殊的结构、无光散射现象及脱水作用来实现的。角膜折射力取决于角膜曲率及角膜与空气之间折射率的差异。角膜的折射率是 1.376。角膜分为中央区（又称光学区）、旁中央区及角膜周边区。正常光学区角膜近似球形，中央区（直径 4mm）以外的旁中央区（距角膜中央 4~7mm 环形区）及角膜周边区（距角膜中央 7~11mm 的环形区域）较为扁平。角膜前表面曲率半径较大，约为 7.8mm，屈光力约为 +48.83D；角膜后表面曲率半径较小，约为 6.8mm，屈光力约为 −5.88D，角膜总屈光度约 +43D，约占全眼球屈光度的 74%。正常角膜能维持良好的透明性及屈光性取决于以下几点：①泪膜的稳定；②角膜各层结构的完整性；③角膜中细胞的紧密连接及胶原纤维的规则排列；④角膜的无血管及淋巴管；⑤角膜各层结构与功能的正常及角膜含水量的稳定，特别是角膜内皮细胞层结构与功能的正常。任何原因引起的泪膜稳定性、角膜结构与功能异常及角膜新生血管的生长都可导致角膜失去其透明性，从而影响视力。

（六）角膜的免疫特性

正常角膜无血管及淋巴管，属于免疫反应较低的组织，处于"免疫赦免"状态，角膜免疫赦免是多因素作用结果，主要表现在：①角膜无血管。血液中的免疫细胞及分子无法到达正常的角膜组织；②角膜无淋巴管。免疫分子无法到达局部淋巴结使免疫系统识别异体抗原；③角膜组织低表达组织相容性抗原复合物（major histocompability complex MHC）；④免疫调节分子 Fas（factor associated suicide）配体存在角膜上皮和内皮，使入侵角膜组织的炎症细胞发生凋亡；⑤前房也是经典的免疫赦免部位。因此，在全身组织器官移植中，角膜移植是免疫排斥反应发生率最低的移植手术。但角膜缘存在血管网，血供丰富，角膜周边部和中央部的免疫活性细胞和活性因子的分布存在显著差异，周边部和角膜缘的淋巴细胞及补体成分含量高于中央部。而且，角膜的周边和角膜缘含有抗原提呈细胞（如树突状细胞、朗格汉斯细胞等），血管黏附分子和细胞因子可以把血管内的白细胞吸引到角膜缘处。因此，角膜周边部或角膜缘易发生免疫性角膜病变，而中央部角膜易发生感染性角膜病变。当角膜有新生血管长入，不但会使角膜失去透明性，而且会引起局部炎症反应和免疫反应，增加角膜移植排斥反应的风险。

二、角膜的生理与病理

（一）角膜上皮及角膜缘干细胞

1. 角膜上皮生理与病理　角膜上皮细胞层是由多层非角化复层鳞状上皮构成，角膜中央上皮细胞约 5~6 层，角膜周边细胞增加到 8~10 层。角膜上皮为角膜抵御外界损伤与刺激提供了良好的保护屏障。由表层到底层角膜上皮由表层细胞、翼状细胞、基底细胞组成，其中基底细胞层与前弹力层紧密连接，并且具有很强的增殖能力，基质细胞分化成翼状细胞，逐渐向中央表层推进，最终分化为表层细胞。正常角膜上皮细胞具有较强的自我更新能力，此过程周期大约 7~14 天，表层细胞脱落则进入泪膜。当角膜损伤时，角膜上皮细胞的自我更新及增殖分化能力会明显增强。

角膜细胞与细胞之间连接复合体的存在可以阻止外界物质进入深层角膜。细胞与细胞之间、细胞与基质之间的相互作用对维持角膜正常结构及生理功能起到了非常重要的作用。表层细胞之间的连接主要为紧密连接（闭合带），紧密连接在表皮细胞层中有良好的屏障作用，可以阻止泪液及其中的化学成分进入角膜深层。桥粒和半桥粒（又称黏着小带，多位于紧密连接下方）在角膜上皮各层均存在，而缝隙连接主要位于翼状细胞及基底细胞间，小分子物质可以通过。上皮细胞之间的桥粒和半桥粒构成致密的质膜，这层致密坚固的屏障可阻止大部分微生物的侵入，阻止泪液中液体和电解质进入基质层，使得角膜处于相对脱水状态。应用电镜观察上皮细胞的外层细胞膜，可发现一些指状突出物，称为微绒毛，这些微绒毛伸入泪液膜，能吸附泪液，防止上皮细胞干燥。液体可能在上皮细胞内和细胞间潴留，细胞内液体潴留使细胞变成圆形囊泡，细胞外液体在细胞间堆积，这些就形成微囊样液兜，在裂隙灯显微镜下较易观察。当角膜上皮受损，基底膜缺损，活化的角膜上皮会移行到受损部位，此时移行的角膜上皮间会缺少缝隙连接或桥粒，从而导致角膜上皮的反复剥脱及角膜上皮功能不良。完整的角膜上皮修复需要基底膜蛋白的合成与沉积,以及各型细胞间连接的形成,提示角膜上皮下基底膜的重建需要依赖于细胞之间连接的重建。缺氧、损伤及炎症等病理性刺激均会导致角膜上皮的脱落及凋亡,其机制为上皮细胞释放促凋亡因子,从而角膜上皮持续性表达 Fas 受体,这种 Fas 受体并不同于在体内或体外在 IL-1 受体活化的情况下产生的 Fas 配体,因此,在当 IL-1 刺激,上皮细胞同时产生 Fas 配体和 Fas,通过自分泌机制表达并触发细胞凋亡。干眼泪液生成减少,一方面使部分角膜表层细胞角化;另一方面导致角膜上皮细胞间的紧密连接蛋白水解,加速表层细胞的脱落,使分化成熟的表层下细胞暴露和感觉神经末梢痛觉感受器激活与暴露,增加了眼表的不适症状(图 2-3-4)。

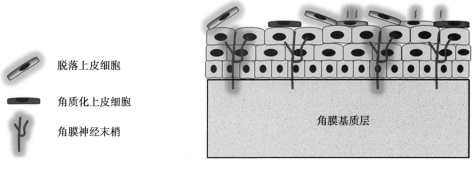

图 2-3-4　干眼状态下角膜上皮细胞及角膜神经末梢病理改变
干眼泪液生成减少,一方面使部分角膜表层细胞角化;另一方面导致角膜上皮细胞间的紧密连接蛋白水解,加速表层细胞的脱落,使分化成熟的表层下细胞暴露和感觉神经末梢痛觉感受器激活与暴露,增加了眼表的不适症状

2. 角膜缘干细胞及其微环境　大量研究证明角膜缘上皮基底细胞层内存在角膜缘干细胞(Limbal stem cells,LSCs),它属于成体干细胞。角膜上皮干细胞在维持眼表正常结构与功能中起到极其重要的作用:一方面,角膜上皮干细胞具有"种子细胞"作用,为角膜上皮正常更新和病理性缺损修复提供"源泉";另一方面,角膜缘干细胞具有"屏障"作用,可以阻止结膜上皮向角膜面的生长,从而维持角膜无血管、透明和免疫赦免的特性。角膜上皮干细胞具有所有成体干细胞共同的生物学特性:①慢周期性;②低分化性;③高增殖潜能;④不对称分裂;⑤需特殊的微环境。眼表疾病常可导致角膜上皮干细胞损害,从而引起角膜上皮异常化生、角膜上皮结膜化、慢性炎症、角膜上皮缺损、溃疡和瘢痕形成、翼状胬肉、假性胬肉及角膜缘肿瘤。近年来,角膜缘干细胞移植重建正常的眼表结构已成为国内外研究的热点。角膜缘干细胞作为成体干细胞在治疗眼表疾病方面具有许多优势:①材料来源广泛,解决了病人眼表干细胞匮乏的问题;②成体干细胞可从病人自身获得,不存在组织相容性的问题;③成体干细胞分化过程不产生畸胎瘤,避免了伦理学社会问题。角膜上皮细胞的生理性自我更新和病理性损伤修复都依赖于角膜缘干细胞的正常结构与功能。正常生理状态下,角膜缘干细胞进行不对称分裂:一部分干细胞进行自我复制,主要是维持干细胞本身的数量及功能;另一部分为分化细胞,此类细胞将增殖分化为瞬时扩增细胞、有丝分裂后细胞及终末分化细胞,最终形成分化成熟的角膜上皮细胞,这个分化过程是由角膜周边向中央、由上皮基底层向表层推进的。在病理状态下,角膜缘干细胞的自我复制及增殖分化能力均会明显增强,并且有更多的干细胞参与到上皮细胞的增殖分化,促进角膜上皮病理损伤的修复。

角膜缘干细胞所处的角膜缘局部基质微环境(niche)对维持角膜缘干细胞正常的结构与功能非常重要。角膜缘处的郎格汉斯细胞、色素细胞、上皮细胞、上皮细胞附着的基底膜、局部角膜基质、血管、淋巴管、神经和表面覆盖的泪膜等组织结构构成了角膜缘干细胞微环境。当各种原因引起微环境破坏,必然最终会导致角膜缘干细胞结构与功能的损害,从而出现角膜缘干细胞功能障碍(Limbal stem cells deficiency,LSCD)。

3. 角膜上皮与干眼　角膜上皮结构与功能的完整与干眼的发生与发展密切相关;同时干眼由于泪膜

不稳定可进一步加重角膜上皮的损害,两者互为因果、相互影响。泪膜对角膜上皮具有润滑和保护作用,泪膜的主要功能为:①湿润及保护角膜和结膜上皮;②填补上皮间的不规则界面,保证角膜的光滑;③通过机械冲刷及抗菌成份的作用,抑制微生物生长;④为角膜提供氧气和所需的营养物质;⑤含有大量的蛋白质和细胞因子,调节角膜和结膜的多种细胞功能。

　　黏蛋白层位于泪膜的最内侧,含多种糖蛋白,以前认为是由结膜杯状细胞分泌。现在研究显示角膜上皮至少可分泌3种黏蛋白(MUC1、MUC4和MUC16),它们既是泪膜黏蛋白的组成成分,又是一种跨膜蛋白,协助结膜杯状细胞分泌的黏蛋白MUC5AC从细胞顶部转运出细胞外。黏蛋白基底部分嵌入角膜、结膜上皮细胞的微绒毛之间,降低表面张力,使疏水的上皮细胞变为亲水,水液层能均匀涂布于眼表,维持眼表湿润。黏蛋白还有清除眼表细胞的代谢产物,阻止病原体入侵的作用。眼表化学伤、炎症和眼表药物及其防腐剂毒性反应可对眼表上皮细胞造成损害,导致黏蛋白生成不足,在这种情况下即使有足够的水样泪液产生,也可以发生黏蛋白缺乏型干眼。

　　干眼病人常伴有泪膜渗透压增高和眼表的炎症。泪液高渗可激活炎症信号通路并进而诱发眼表的炎症反应;炎症反应的发生又会进一步使泪液渗透压升高,进一步导致干眼病人眼表损害。泪液高渗诱导眼表炎症反应及眼表损害的主要途径包括(图2-3-5):①促使角膜上皮释放细胞因子,如IL-1、TNF-α等,并进一步诱发免疫反应。②促进角膜上皮细胞释放基质金属蛋白酶(Matrix metalloproteinases,MMPs),MMPs通过降低角膜上皮之间的紧密连接以破坏角膜上皮屏障功能,其中最重要的就是角膜上皮细胞分泌的MMP-9。研究发现MMP-9在胶原、角膜上皮基底膜和紧密连接蛋白的降解过程中发挥重要作用,高水平的MMP-9能损害角膜的屏障功能。③促进角膜上皮角化蛋白的表达,使角膜上皮细胞异常鳞状化生。④促进角膜上皮细胞的凋亡。

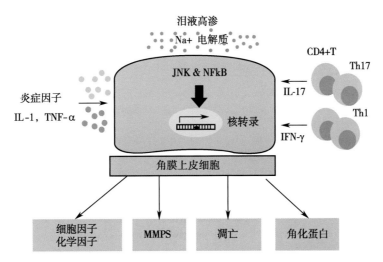

图2-3-5　干眼眼表炎症反应和泪膜渗透压增高对角膜上皮细胞的损害
泪液高渗可激活炎症信号通路并进而诱发眼表的炎症反应、细胞凋亡与鳞状化生

(二) 角膜前弹力层

　　前弹力层,即Bowman层,又称前弹力膜,位于角膜上皮和基质之间,存在于人类和许多其他哺乳动物类的角膜中(啮齿类动物不存在)。前弹力层并不是一层真正的膜,而是由随机排列的胶原纤维和蛋白聚糖组成,厚约12μm,因此称之为前弹力层更准确,前弹力层由Ⅰ型和Ⅲ型胶原纤维组成。实验发现准分子激光角膜切削术后,在前弹力层缺失的状态下,角膜上皮仍能完整的修复,同时前弹力层在许多哺乳动物的角膜中并不存在,因此,前弹力层的生理作用仍在探讨中。前弹力层的功能主要为抵御外界损伤,与后弹力层相比,前弹力层对机械性损伤的抵抗力更强,而对化学性损伤的抵抗力则较弱,前弹力层受损后不能再生,局部形成疤痕进行组织修复。

(三) 角膜基质层

基质层是角膜最主要的组成部分,约占角膜全厚的 90% 以上,角膜基质由胶原纤维、角膜细胞、黏蛋白及糖蛋白构成。角膜基质中的胶原纤维主要包括 I 型及 IV 型胶原纤维。角膜基质中细胞成份(主要为角膜细胞)仅占基质总体积的 2~3%,角膜基质细胞是一种纤维细胞,胞质中富含内质网和高尔基体,分泌胶原纤维等。其余角膜基质成份主要包括细胞外基质胶原蛋白、蛋白聚糖。胶原成份约占角膜基质的 70% 以上,角膜基质中主要为 I 型胶原蛋白,另外还有少量 III 型、V、VI 型胶原,胶原分子在角膜中更新非常缓慢,约需 2~3 年。蛋白聚糖由核心蛋白和糖胺聚糖链组成,具有调节胶原蛋白纤维形成的作用,其功能是由核心蛋白和葡萄糖胺聚糖相互作用来决定的。角膜基质中的核心蛋白包括蛋白聚糖、角膜蛋白、硫酸角质素蛋白多糖、核心蛋白多糖、双糖链蛋白多糖、硫酸软骨素和硫酸软骨素蛋白多糖。葡萄糖胺聚糖包括角质素,硫酸软骨素和硫酸角质素,具有强力的吸收及保水作用。

角膜基质在维持角膜形态稳定及其透明性等方面起到重要作用,角膜基质在维持角膜透明性方面需具备两大要素:①均一的胶原纤维直径;②相邻胶原纤维之间有限的间距。角膜基质受损后无法再生,由瘢痕组织修复,肌成纤维细胞、转化生长因子、血小板源性生长因子、胶原蛋白水解酶,基质金属蛋白酶、波形蛋白、α- 平滑肌肌动蛋白和结蛋白,肌成纤维蛋白的形成均是促进角膜基质伤口愈合导致角膜瘢痕形成的重要原因。

应用活体共聚焦显微镜观察干眼病人角膜基质细胞也会发生形态及数量方面的变化(图 2-3-6)。干眼病人角膜基质层变薄,其角膜基质细胞异常高反光明显增多,研究认为这些高反光细胞是呈"激活状态"的角膜基质细胞,但这些细胞是否可能为骨髓间质来源的细胞还有待证实。此外,研究显示 SS 相关性干眼病人角膜前基质层的细胞密度明显高于非 SS 相关性干眼病人,但就后基质层细胞密度而言,SS 相关性干眼病人与非 SS 相关性干眼病人差异不显著。干眼病人情况与之类似,角膜前、后基质层细胞密度均明显高于健康人群。角膜上皮细胞、基底膜及前弹力层附着于前基质层,前基质层构成了维持角膜上皮结构与功能的基质微环境。当基质微环境遭到破坏,可导致角膜上皮功能障碍或脱落,角膜上皮黏蛋白分泌减少,影响泪膜稳定地附着在眼表,导致干眼的发生。

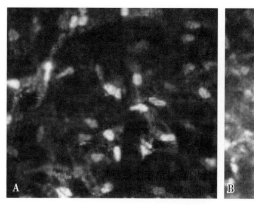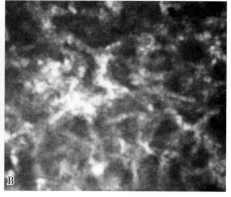

图 2-3-6　共聚焦显微镜下角膜基质层及基质细胞
A. 正常人角膜基质层及基质细胞;B. 干眼患者角膜基质层及基质细胞

(四) 角膜后弹力层

后弹力层为角膜内皮细胞的基底膜,由角膜内皮细胞分泌而来。根据生长时期和超微结构的观察,后弹力层可分为两层:一层是前胎生带层,由胚胎时期的内皮细胞分泌,靠近基质层,纤维排列紧密,呈带状;另一层是带下层,靠近内皮,由出生后的内皮细胞分泌。后弹力层随年龄增长而逐渐增厚,由出生时约 5μm 增厚至成人期约 8~10μm,老年人可达 20~30μm。后弹力层主要含 IV 型、VIII 型胶原蛋白,层粘连蛋白及纤维连接蛋白。基质中纤维连接蛋白与前弹力层是连续的,而与后弹力层的纤维连接蛋白不连续,很容易与相邻的基质层及内皮细胞分离,在外伤或某些病理状态下可发生后弹力层脱离或破裂。

与前弹力层相比,后弹力层对化学性和病理性损伤的抵抗力较强,而对机械性损伤的抵抗力较弱,损伤后可以再生。

(五) 角膜内皮细胞层

角膜内皮细胞为单层细胞,位于角膜最内层,贴附于后弹力层内表面。角膜内皮细胞呈六边形,细胞厚约 $5\mu m$,宽约 $20\mu m$。角膜内皮细胞代谢旺盛,细胞核大,并且含有丰富的细胞器,如线粒体、内质网、游离的核糖体和高尔基体,细胞代谢活跃可为角膜内皮细胞提供充足的能量。细胞与细胞之间通过紧密连接、中间连接、桥粒和缝隙连接连接紧密,内皮细胞间小分子物质及电解质通过缝隙连接相互传递。正常状态下,随年龄增长角膜内皮细胞密度会逐渐减少,10 岁左右为 $3000\sim4000/mm^2$,至成人期为 $2000\sim3000/mm^2$。除年龄因素外,内眼手术、角膜病变、眼内压增高等病理改变均会导致角膜内皮细胞数量的减少,内皮细胞受损后再生能力有限,主要由受损区域周边的内皮细胞扩展与移行进行修复。因此,临床上如果角膜内皮细胞密度低于维持内皮细胞生理功能的临界密度(约为 $400\sim700/mm^2$),角膜将出现不可逆的病理性改变,发生角膜内皮失代偿而出现大泡性角膜病变。

角膜内皮细胞含有"Na^+-K^+ ATP 酶",在角膜中起到了"液泵作用",可以使角膜基质处于脱水状态,从而保持角膜透明性。房水中 Na^+ 浓度为 143mEq/L,而角膜基质中 Na^+ 浓度为 134mEq/L,基质与房水间 Na^+ 梯度差可使得房水与基质中的 Na^+ 与 K^+ 进行离子交换,从而使 Na^+ 进入到角膜基质,同时 K^+ 进入到房水中,Na^+-K^+ 交换常发生在细胞膜的侧面,能量来于 ATP。一方面,通过角膜内皮细胞 Na^+-K^+ ATP 酶的活性,可维持角膜内皮与房水之间的 Na^+ 浓度梯度;另一方面,内皮细胞之间的复合连接结构,又起到防止水分渗入角膜内的屏障作用,这两方面的保障使得角膜基质层保持相对脱水状态,维持角膜的透明性。内皮细胞数量下降或功能损伤超过代偿极限时,可导致角膜内皮"液泵作用"丧失,出现角膜水肿,失去其透明性。一般认为维持正常角膜内皮屏障功能所需内皮细胞最低临界密度为 $400\sim700/mm^2$。

(六) 角膜新生血管、淋巴管与角膜免疫病理机制

正常角膜为不含血管及淋巴管的组织,角膜中无血管状态在一定程度上阻止了免疫细胞识别角膜抗原,从而限制血源性免疫效应细胞和分子进入角膜组织。而无淋巴管使抗原物质进入房水而非区域性淋巴结,引起免疫耐受,保障正常角膜处于相对"免疫赦免"状态。角膜缘干细胞是角膜上皮自我更新及损伤修复的"源泉",同时又是"屏障",可阻止角膜新生血管的长入及结膜上皮化。当炎症、感染、损伤等病理因素导致角膜缘干细胞及其微环境遭到破坏,必将损害角膜缘干细胞的"屏障"作用,从而导致角膜缘处新生血管及新生淋巴管的长入,严重的甚至出现角膜表面的结膜上皮化及假性胬肉的形成。角膜新生血管及新生淋巴管是把"双刃剑":"利"的一方面是由于角膜内新生血管和新生淋巴管的长入带来大量的氧供、营养物质和免疫效应细胞及分子,同时带走代谢产物及有害物质,有利于增强角膜局部抵抗力及促进角膜损伤修复;"弊"的一方面是角膜新生血管及新生淋巴管的生长使角膜失去透明性而严重影响视功能,同时将大量的免疫效应细胞及因子带入角膜组织,使角膜局部的炎症反应和免疫反应明显增强,因此行角膜移植术后排斥反应的风险也将明显增高。

(七) 角膜神经的保护、营养与免疫作用

角膜是人体组织中神经纤维分布最丰富及最敏感的组织,角膜的感觉神经主要来源于三叉神经眼支分支 - 睫状神经,这些丰富的神经末梢分布对角膜起到保护和营养的双重作用。一方面使角膜对外来损伤性刺激异常敏感,出现疼痛、异物感等异常知觉而引起瞬目、眼睑疼挛、流泪等保护性反射,使角膜回避进一步刺激损害,因此角膜感觉神经的敏锐知觉起到规避眼球损害的作用。另一方面,角膜神经含有并可释放出神经生长因子、P 物质、胰岛素样生长因子(IGF-1)等营养因子,可营养并促进角膜损伤的修复。因此,角膜感觉神经损伤在导致角膜知觉减退、保护功能下降的同时,也常出现角膜上皮愈合延迟或持续性角膜上皮缺损,甚至出现神经麻痹性角膜炎。

目前研究也显示干眼可导致角膜表层上皮细胞角化及剥脱,在炎症因子和化学因素的作用下,使表层下细胞和感觉神经末梢感受器暴露并激活,使眼部产生疼痛等不适的干眼症状。干眼病人的角膜共聚焦显微镜检查也发现角膜上皮下神经纤维排列紊乱、失去平行走行的特点,神经弯曲度大、分支多,并伴有神

经纤维数量的增多,与干眼症的严重程度呈正相关,此类改变在 SS 病人中更为明显,提示其上皮下感觉神经纤维可能处于增生状态。感觉神经末梢的长期暴露与激活,加之受到角膜上皮细胞释放的炎症因子的反复刺激,最终会导致角膜上皮下神经纤维的损伤及萎缩,丧失神经对角膜的营养与保护作用,使角膜上皮细胞损害加重,泪膜稳定性下降,加速干眼的发展进程。

角膜感觉神经通过释放神经肽来调节细胞运动和炎症反应,包括乙酰胆碱、儿茶酚胺、P 物质、降钙素基因相关肽等。在角膜上皮缺损时,角膜感觉神经释放多种神经肽共同作用调节炎症反应,从而促进角膜上皮的修复。角膜溃疡合并糖尿病患者的角膜神经损害不仅使角膜神经保护和营养功能进一步受损,同时神经肽分泌减少,导致角膜溃疡愈合困难。

(王　华)

参 考 文 献

1. 刘祖国 . 眼表疾病学 . 北京:人民卫生出版社,2003,10
2. Choi MY,Lee KM,Hwang JM. Comparison between anisometropic and strabismic amblyopia using functional magnetic resonance imaging.Br J Ophthalmol,2001,85:1052-1056
3. Hayashi S,OsawaT,TohyamaK.Comparative observations on corneas,with special reference to Bowman's layer and Descemet's membrane inmammals and amphibians.J Morphol,2002,254:247-258
4. Hassell,John R,Birk,David E.The molecular basis of corneal transparency. EyeRes,2010,91:326-335
5. KomaiY,UshikiT. The three-dimensional organisation of collagen fibrils in the human cornea and sclera. Am J Ophthalmol,1991, 32:2244-2258
6. Keith M,Meek,Carlo,Knupp.Corneal structure and transparency.Prog Retin Eye Res,2015,49:1-16
7. Mohan RR,Liang Q,Kim WJ,et al.Apoptosis in the cornea:further characterization of Fas/Fas ligand system. Eye Res,1997,65: 575-589
8. Meek KM,Leonard DW,Connon CJ,et al.Transparency,swelling and scarring in the corneal stroma. Eye,2003,17:927-936
9. Polack FM. Morphology of the cornea. 1. Study with silver stains. AmJOphthalmol,1961,51:1051-1056
10. ReinsteinDZ,ArcherTJ,GobbeM,et al.Epithelial thickness in the normal cornea:three-dimensional display with very high frequency ultrasound. JRefractSurg,2008,24:571-581
11. SinghV,AgrawalV,Santhiago MR,et al.Stromal fibroblast-bone marrow-derived cell interactions:implications for myofibroblast development in the cornea. ExpEye Res,2012,98:1-8
12. PflugfelderSC. Tear Dysfunction and the Cornea:LXⅧ EdwardJackson Memorial Lecture.Am J Ophthalmol,2011,152(6):900-909
13. TorreicelliAAM,Wilson SE. Cellular and extracellular matrix modulation of corneal stromal opacity.ExpEye Res,2014,129:151-160
14. West-Mays JA,DwivediDJ.The keratocyte:corneal stromal cell with variable repair phenotypes. Int J Biochem Cell Biol.,2006, 38:1625-1631
15. Dua HS,Faraj LA,Said DG,Gray T,Lowe J. Human corneal anatomy redefined:a novel pre Descemet's layer(Dua's layer). Ophthalmology 2013;120:1778-1785.

第四节　结膜组织解剖与病理生理

一、结膜组织解剖

(一)结膜的解剖

结膜是一层半透明的黏膜组织,覆盖在眼睑后面(睑结膜)、部分眼球表面(球结膜)以及睑部到球部的返折部分(穹窿结膜)。这三部分形成一个以睑裂为开口的囊状间隙,称为结膜囊(图 2-4-1)。

1. 球结膜覆盖在眼球前面巩膜表面,分为巩膜部和角膜缘部,与巩膜连接较疏松,容易推动,球结膜与巩膜之间由筋膜相连,在角膜缘处,结膜与巩膜连接紧密,并移行于角膜上皮。

2. 睑结膜位于睑板后面,为透明光滑的组织,睑结膜与睑板连接紧密,不易推动,上睑较下睑连接更

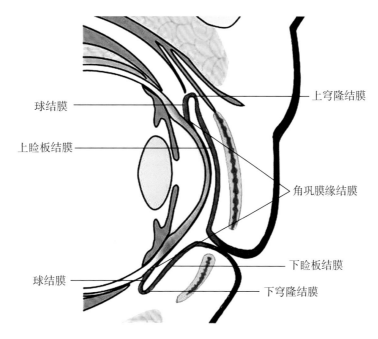

图 2-4-1　结膜分布示意图

紧密。皮肤与睑结膜移行的部位称之为睑缘，即眼睑边缘 2mm 区域，睑缘分为前缘和后缘，前缘前长有 2~3 排睫毛，后缘与眼球表面相贴紧密，可见排列整齐的睑板腺开口。

3. 穹隆结膜 穹隆部结膜存在结膜皱褶，是由眼睑内面黏膜反折至眼球表面而形成，有助于眼球的运动，同时加大了结膜的表面积，减少了球结膜和睑板结膜之间的接触面积以及摩擦。结膜穹隆距离角膜缘的距离并不相同，上方、下方、颞侧、鼻侧穹隆距离角膜缘的距离分别为 10mm、8~10mm、12~14mm 和 7mm。

（二）结膜血管与淋巴管

结膜血管丰富，在裂隙灯下清晰可见，包括结膜动脉及静脉。结膜动脉来源于眼睑动脉弓（由鼻背动脉和泪腺动脉吻合而成）及结膜前动脉（睫状前动脉的小分支）。眼睑动脉弓供应角膜缘 4mm 以外的全部结膜，结膜炎症时充血明显，呈鲜红色，称结膜充血。角膜周围的球结膜血供来自于睫状前动脉的分支 - 结膜前动脉，充血时呈暗红色，称睫状充血。结膜前动脉除供应角膜缘动脉丛外，还发出分支供给角膜缘附近的球结膜，在角膜缘附近，不仅有结膜前动脉和结膜后动脉分支的吻合，还有结膜动脉系统及睫状动脉系统的交通支相互连接，因此，严重的结膜炎可以出现混合性充血（图 2-4-2）。结膜的静脉较结膜动脉多，绝大部分睑结膜和球结膜的静脉血回流到眼睑睑板后静脉丛，一部分睑结膜静脉直接回到眼上、下静脉；角膜缘周围的球结膜深静脉回流到眼外肌静脉。

结膜的淋巴管分为浅层淋巴管及深层淋巴管，浅层淋巴管位于结膜上皮下，形成的淋巴管网较小，深层的淋巴管位于结膜下纤维层中。结膜的淋巴液通过淋巴管回流到内外眦部，再汇入到耳前腮腺浅叶淋巴结，最终汇入到颈深淋巴结内。

（三）结膜的神经支配

结膜的感觉由三叉神经的眼支泪腺神经、眶上神经、眶下神经及滑车上神经所支配。

二、结膜的生理与病理

（一）结膜上皮细胞的生理与病理

结膜为一层黏膜组织，由不角化的鳞状上皮和杯状细胞组成，分为上皮层和固有层，固有层又分为腺样层和纤

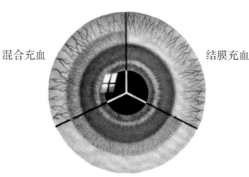

图 2-4-2　结膜充血分类

维层。副泪腺(Krause 腺和 wolfring 腺)位于穹隆结膜下,具有分泌基础泪液的作用。球结膜上皮主要为复层鳞状上皮,而睑结膜上皮呈立方状,向穹隆部逐渐过渡为柱状上皮。结膜上皮一般由 2~3 层细胞组成,表层为柱状细胞,深层为扁平形细胞。上、下睑结膜上皮细胞排列并不相同,上睑上皮细胞中扁平细胞呈典型的双排排列,而下睑结膜上皮层层次增多,可多至 4~5 层。皮肤与睑结膜移行的部位称之为睑缘,即眼睑边缘 2mm 区域,此处富含结膜复层鳞状上皮,睑缘的肿瘤常发生在此处。

结膜上皮中存在一类分泌粘蛋白的细胞——杯状细胞,约占结膜上皮基底细胞数量的 10%,主要分布在睑结膜和鼻下区域的球结膜。结膜杯状细胞在维持眼表的完整性和泪膜的稳定性中起重要作用,它分泌的粘蛋白是构成泪膜最底层——粘蛋白层的主要成分,可使泪膜紧密而稳定地贴附于眼表上皮细胞表面,它可增加泪膜的稳定性、湿润眼表。杯状细胞中含有黏液,黏液的分泌起到润滑眼球的作用,从而减少睑结膜与角膜之间的摩擦。

结膜中还含有多种免疫细胞(包括淋巴细胞、中性粒细胞、肥大细胞、浆细胞等)及免疫球蛋白,这些成分共同作用,使结膜具有眼表的屏障功能。生理状态下,结膜组织中不含嗜酸性粒细胞及嗜碱性粒细胞,但在过敏性结膜炎等疾病中会出现。因结膜大部分均暴露在外界,常容易受到外界细菌、病毒等因素的影响,从而导致结膜的病理性改变,结膜所含有的免疫及抗菌物质能够帮助眼球抵御外界损害。结膜的异常可能会导致眼球运动受限、泪膜的缺乏、防御能力下降,除此之外,结膜的疾病还可能累及角膜,导致角膜的病变。因结膜血管丰富,结膜受损后恢复能力强,容易愈合形成结膜瘢痕组织。

结膜上皮细胞和杯状细胞均由结膜上皮干细胞分化而来。睑结膜、睑缘皮肤黏膜交界处、穹隆结膜均存在结膜上皮干细胞,以穹隆部居多。正常生理状态下,结膜上皮干细胞进行不对称分裂:一部分干细胞进行自我复制,主要是维持干细胞本身的数量及功能;另一部分为增殖分化细胞,最终分化为成熟的结膜上皮细胞或杯状细胞。结膜上皮干细胞属于专能干细胞,具有双向分化潜能,可分化为杯状细胞与非杯状上皮细胞。严重的眼表疾病可引起角膜缘干细胞和结膜干细胞的缺乏,如眼化学伤、眼热烧伤、眼部瘢痕性类天疱疮、Stevens-Johnson 综合征及长期配戴角膜接触镜等。

(二) 结膜上皮与干眼

正常而稳定的泪膜是维持眼表上皮正常结构与功能的基础,同时各型结膜上皮细胞正常的分泌功能是形成稳定泪膜的重要保障,两者相互依存,互相影响(图 2-4-3)。泪腺及结膜上皮中的副泪腺分泌的泪液形成泪膜水液层,结膜上皮细胞分泌的黏蛋白形成泪膜最底层黏蛋白层。黏蛋白可分为跨膜黏蛋白和分泌型黏蛋白两型,其主要功能是使泪膜粘附固定于结膜和角膜表面,促使角膜表面形成光滑的界面。黏蛋白也参与角膜结膜上皮的防御功能,抵抗病原微生物的黏附。结膜上皮细胞均可表达和分泌各型黏蛋白(mucin,MUC)。既往黏蛋白家族包括 MUC1、MUC2、MUC4、MUC7、MUC16、MUC5B、

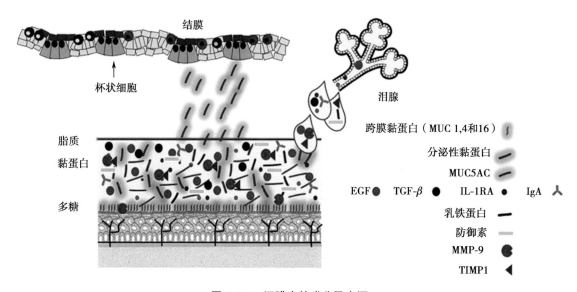

图 2-4-3　泪膜中的成分及来源

MUC5AC 蛋白，其中，结膜上皮细胞均能分泌 MUC1 跨膜黏蛋白；结膜杯状细胞和泪腺功能单位上皮细胞分泌成胶黏蛋白 MUC5AC，是泪膜黏蛋白层最重要的成分；结膜非杯状细胞分泌 MUC4 蛋白；泪腺分泌 MUC7 蛋白；MUC2 和 MUC5B 可能由结膜杯状细胞分泌；MUC16 可能由结膜上皮和角膜复层上皮细胞分泌，MUC1、MUC4 和 MUC16 三种黏蛋白可协助结膜杯状细胞分泌的黏蛋白 MUC5AC 从细胞顶部转运出细胞外。最近刘祖国研究组发现黏蛋白家族新成员 MUC19 在角膜、结膜和泪腺功能单位的上皮细胞中均有表达，在干眼病人的眼表上皮细胞中 MUC19 和 MUC5AC 表达均明显降低。此外泪道狭窄病人的泪道上皮黏蛋白表达减少，提示其可能还有促进泪液排出的作用。眼表化学伤、热烧伤、感染、过敏、炎症和眼表药物及其防腐剂毒性反应等各种眼表疾病可造成结膜上皮病变，导致泪液和 / 或各型黏蛋白分泌减少，发生各种类型或混合型干眼。此外，睑结膜病变可累及睑缘，引起睑缘炎、睑板腺功能障碍（MGD），使得睑板腺分泌睑脂异常，导致泪膜表层脂质层形成障碍而发生脂质缺乏型（蒸发过强型）干眼。

（三）结膜的炎症反应与干眼

干眼结膜的炎症反应是非感染性的免疫相关炎症。泪膜长期异常并渗透压增高可促使结膜上皮释放炎症因子并诱发一系列炎症反应；慢性迁延的结膜炎症又可加重泪膜渗透压改变和结膜上皮损害，由此，便形成了一个恶性循环。干眼患者泪膜异常与结膜炎症两者之间互为因果、相互影响、相互促进。

目前研究认为干眼的结膜炎症反应发生机制主要为：①天然抗炎因子分泌的下降：例如：乳铁蛋白、TGF-β、IL-1RA 等含量的下降；②某些促炎因子含量的上升，如：IL-1α、IL-6、IL-8、TNF-α、MMPS 等；③眼表上皮炎症相关信号通路的激活，如 P38、NF-kB 等；④眼表抗原提呈细胞的激活与 CD4$^+$ T 细胞的浸润。结膜 CD4$^+$ T 细胞的浸润与干眼的严重程度相关。⑤调节性 T 细胞功能的失活。研究证实，干眼动物模型中，CD4$^+$CD25$^+$Foxp3$^+$ 调节性 T 细胞与 CD8$^+$ 调节性 T 细胞功能明显下降。⑥眼表前列腺素含量明显增加。前列腺素作为重要的炎症介质，在干眼眼表炎症中也起着重要的作用。

（王　华）

参 考 文 献

1. 刘祖国 . 眼表疾病学 . 北京：人民卫生出版社，2003
2. Vital-Durand F，Ayzac L. Tackling amblyopia in human infants. Eye，1996，10（2）：239-244
3. Yu DF，Chen Y，Han JM，Zhang H，et al. MUC19 expression in human ocular surface and lacrimal gland and its alteration in Sjögren syndrome patients.Exp Eye Res，2008，86：403-411
4. SternME，Schaumburg CS，Pflugfelder SC. Dry Eye as a Mucosal Autoimmune Disease. Int Rev Immunol.，2013，32（1）：19-41
5. Zhang X，Schaumburg CS，Coursey TG，et al. CD8+ cells regulate the T helper-17 response in an experimental murine model of Sjögren syndrome. Mucosal Immunol，2014，7（2）：417-427
6. Bron AJ，de Paiva CS，Chauhan SK，et al. TFOS DEWS Ⅱ pathophysiology report.Ocul Surf，2017，15（3）：438-510
7. Niederkorn JY，Stern ME，Pflugfelder SC，et al.Desiccating stress induces T cell-mediated Sjogren's Syndrome-like lacrimal keratoconjunctivitis. J Immunol 2006；176；3950e7
8. De Paiva CS，Chotikavanich S，Pangelinan SB，et al. IL-17 disrupts corneal barrier following desiccating stress. Mucosal immunology，2009，2（3）：243-253
9. Pflugfelder SC，Corrales RM，de Paiva CS. T helper cytokines in dry eye disease. Experimental eye research，2013，117：118-125
10. Zhang X，Chen W，De Paiva C S，et al. Interferon-gamma exacerbates dry eye-induced apoptosis in conjunctiva through dual apoptotic pathways. Invest Ophthalmol Vis Sci，2011，52（9）：6279-6285
11. Das B，Cash MN，Hand AR，Shivazad A，Culp DJ. Expression of MUC19/Smgc gene products during murine sublingual gland development：cytodifferentiation and maturation of salivary MUCous cells. The journal of histochemistry and cytochemistry：official journal of the Histochemistry Society. 2009 Apr；57（4）：383-96
12. Dogru M，Okada N，Asano-Kato N，Igarashi A，Fukagawa K，Shimazaki J，et al. Alterations of the ocular surface epithelial MUCins 1，2，4 and the tear functions in patients with atopic keratoconjunctivitis. Clinical and experimental allergy：journal of the British Society for Allergy and Clinical Immunology. 2006；36（12）：1556-1565

13. Kerschner JE, Khampang P, Erbe CB, Kolker A, Cioffi JA. MUCin gene 19 (MUC19) expression and response to inflammatory cytokines in middle ear epithelium. Glycoconjugate journal. 2009；26 (9)：1275-84

14. Stephens DN, McNamara NA. Altered MUCin and Glycoprotein Expression in Dry Eye Disease. Optometry and vision science：official publication of the American Academy of Optometry. 2015；92 (9)：931-938

15. Zhu L, Lee P, Yu D, Tao S, Chen Y. Cloning and characterization of human MUC19 gene. American journal of respiratory cell and molecular biology. 2011；45 (2)：348-58

第五节 泪腺组织解剖与病理生理

泪腺 (lacrimal gland) 位于眼眶外上方,居于额骨和眼球之间,外形似杏仁。泪腺分为上、下两部分:上部为眶部(又称上泪腺),位于眶上壁的骨窝(泪腺窝)内;下部为睑部(又称下泪腺),位于眶骨外缘和结膜穹隆部的上面。上、下泪腺分泌了大部分泪液,通过各自的导管,将泪液引流到结膜穹隆颞上部。泪腺通过基础分泌和反射分泌泪液,维持眼表的湿润,减少眼睑和眼球的摩擦。各种原因导致泪液分泌过多或过少都会引起泪膜功能单位的紊乱。

一、泪腺的组织解剖

(一) 泪腺的解剖

泪腺位于眼眶的外上角,额骨的泪腺窝内,恰好在眶缘里面。它的前面借薄层眶脂肪与眶隔和眼轮匝肌相连,后部与眶脂肪相连,下方与眼球毗邻,内侧端位于上睑提肌上方,下方有支持韧带或Lockwood韧带的外侧端将泪腺固定于眶外壁的骨结节上(图 2-5-1)。正常情况下不易触及,如翻转上眼睑,并尽量向上牵引,并嘱病人极力向鼻侧注视,有时在外上方穹隆结膜下可以透见部分泪腺组织。如果上述韧带或上睑提肌张力减弱,可出现轻度泪腺下垂现象。

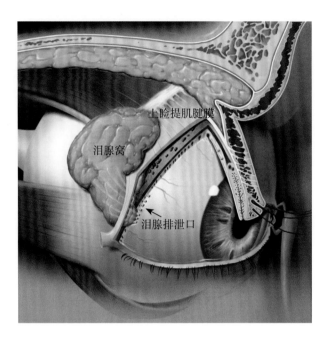

图 2-5-1 泪腺解剖图

(图中标注:上睑提肌腱膜、泪腺窝、泪腺排泄口)

泪腺可以分为上叶和下叶两部分,两部分之间被上睑提肌腱膜扩展隔开。上、下两部分叶的后方有一桥状腺样组织相连。

泪腺上叶外观扁平微凸,横径 17~22mm,纵径 11~ 15mm,厚度 4~6mm,其眶面借结缔组织索与泪腺窝骨膜紧贴,下面与上睑提肌腱膜扩展部和外直肌连接。上叶前缘光滑锐利与眶缘平行,后缘钝圆。泪腺的神经和血管由其后端中部进入。由于泪腺不易暴露,它又与眶骨膜紧密粘连,本身的腺叶密集,因此泪腺肿物容易累及眼眶骨膜和术后复发。

泪腺下叶较小,为上叶的 1/3~1/2,横径 15~23mm,纵径 7~15mm,厚度 3~7mm。它可分成 2~3 个小叶,位于上睑提肌腱膜扩展之下,其前缘正好在上穹隆结膜外上方,超越眶缘、Müller 肌与睑结膜相连。

泪腺共有排泄管 10~20 根,其中上叶有 2~5 根,下叶有 6~8 根(图 2-5-2)。上叶的排泄管通过下叶开口于上穹隆结膜的颞侧部位,约在睑板上缘 4~5mm 处,有时外眦部甚至在下穹隆结膜颞侧部看到 1~2 个排泄管开口。因此,临床上如切除泪腺下叶,实际效果和整个泪腺切除一样。

副泪腺包括 Krause 腺、Wolfing 腺和 Ciaccio 腺,上述副泪腺的组织结构与泪腺很相似,因此发生在泪腺的病变副泪腺同样可以发生,一般认为泪腺的病变远比副泪腺的要多。

(二) 泪腺的组织学

泪腺与乳腺、涎腺相似(图 2-5-3),是一种由针尖样大小的腺小叶合并而成的葡萄状浆液腺,每个小叶由互相缠绕而分支的小管构成,小管再细分为分泌腺泡。腺泡包括两层细胞,圆柱状细胞为真正的泪腺分

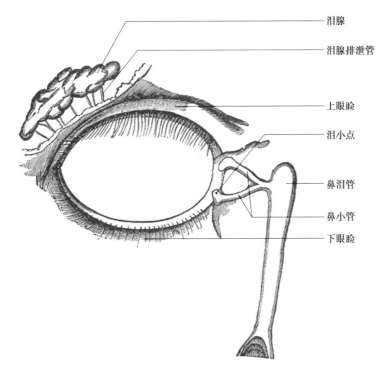

图 2-5-2 泪腺结构示意图

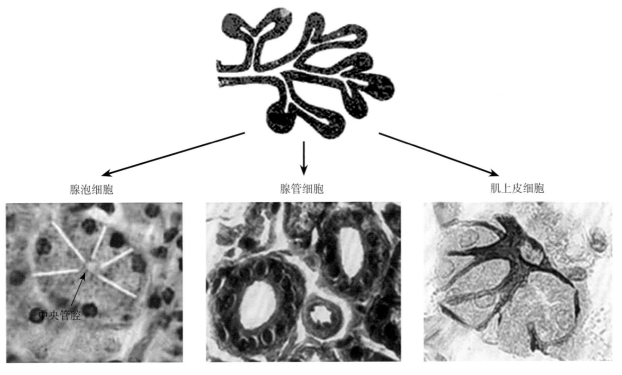

图 2-5-3 泪腺组织结构

泌细胞,围成圆腔。圆柱状细胞之外还有一种扁平的肌上皮,具收缩性,再外则为基底膜。圆柱状细胞质内含有颗粒,分泌后,颗粒消失,细胞变短。腺泡的分泌物进入小叶间的收集管,开始部分为叶内管,后移行为叶外腺管,最终开口于排泄管。导管有两层细胞,内层细胞呈柱状或立方形,外层为扁平形。其间质来自结膜深层的中胚叶组织。一般新生儿基本无间质,随年龄增加而增多,成年人与老年人的间质丰富,尤其是女性,间质包括胶原纤维、弹力纤维、间有浆细胞和淋巴组织。

（三）泪腺的血管和淋巴

泪腺动脉为眼动脉分支，于泪腺后部分中央进入。有时还有一支来自上颌动脉的眶下支。泪腺静脉回流于眼静脉，汇入海绵窦。泪腺的淋巴与结膜和眼睑的淋巴系统一起注入耳前淋巴。

（四）泪腺的神经

1. 三叉神经：三叉神经的眼支分出泪腺神经，在泪腺的分泌细胞和排泄管外分支形成细网，其中感觉纤维末梢穿过泪腺分布于颞侧眼睑皮肤和结膜组织。

2. 交感神经：神经纤维来自颈上神经节，经颈动脉从与泪腺动脉的交感神经纤维、岩深大神经、泪腺神经的交感纤维、蝶腭神经节的颧神经至泪腺。

3. 副交感神经：神经纤维经岩浅大神经到翼管，进入蝶腭神经节，节后纤维再经上颌神经的分支颧神经，与泪腺神经吻合。一般认为交感神经控制正常泪腺分泌，副交感神经控制大量的泪液分泌。如果泪腺摘除，只要副泪腺和杯状细胞未破坏，不一定出现角结膜干燥。

二、泪腺的生理

泪腺分泌物主要由水、电解质和蛋白构成，占泪液组成成分的 95%，每天约 2~3mL。其中约 98% 是水，2% 是蛋白等固体成分。

（一）泪腺蛋白的分泌

合成和分泌蛋白是泪腺的主要功能之一。泪腺能分泌数百种蛋白，泪腺合成和分泌的蛋白进入泪液后，对角结膜的保护和正常功能的维持起着至关重要的作用。泪腺分泌的糖蛋白能促进角膜上皮的增殖，IgA 对眼表有保护作用等。泪腺蛋白的分泌至少有三种机制：胞吐作用（exocytosis）、穿胞作用（transcytosis）和蛋白胞外段脱落（ectodomain shedding）。其中主要是通过胞吐作用的形式分泌，其次是穿胞作用，约 2% 的蛋白通过胞外段脱落的形式分泌。泪腺分泌蛋白的机制复杂，不同的蛋白可以经过不同的机制分泌，不同的条件下同种蛋白可以通过不同的机制分泌。

（二）泪腺水、电解质的分泌

泪腺水电解质的分泌相对复杂，目前的观点认为，腺泡中水的分泌是随着电解质的转运实现的。腺泡通过基底膜外侧面的 Na^+-K^+-ATP 酶产生能量，Na^+ 逆化学梯度外流，K^+ 逆化学梯度内流。同时，Na^+/H^+ 交换体、Cl^-/HCO_3^- 交换体使 Cl^- 内流，产生 Cl^- 化学梯度，使 Cl^- 由基底膜内侧面的 Cl^- 通道进入圆腔，引起内外侧面 Cl^- 浓度梯度，驱使 Na^+ 经由细胞旁路进入基地内侧面的小管。基底外侧的 K^+ 通道使 K^+ 回流，使管腔内 Na^+-Cl^- 富集，水在渗透压的作用下进入圆腔。胆碱能受体激动剂可以通过激活基底膜内侧面的 Cl^- 通道，增加水质的分泌。

腺管也有水、电解质的分泌，但机制尚不清楚。

（三）泪腺分泌的调节

通常将有神经反射控制的泪腺称为反射性泪腺，完成反射性泪液分泌；没有神经支配的泪腺称为基础性泪腺，完成基础性泪液分泌。基础泪液分泌在睡眠时依然存在，其分泌量随年龄增加而逐渐减少。近年来，有科学家发现局部麻醉后泪液分泌量剧减，提示泪液分泌可能主要是反射性分泌。反射泪腺的传入神经为三叉神经，传出神经为面神经中的副交感神经，此外交感神经也参与泪液分泌的神经反射弧。反射性分泌可分为：周围感觉型反射分泌、视网膜的反射性分泌和精神反射性分泌。清醒状态下，泪液因蒸发需要不断补充，主要由基础泪液分泌完成，不足部分从少量的反射性分泌中获得。

三、泪腺的病理

泪腺的疾病主要包括泪腺炎和泪腺肿瘤。这些疾病可以引起泪液分泌量和质的改变，如果泪液分泌过少或分泌过多，都会破坏泪膜的完整性，引起泪膜稳定性的下降。

（一）泪液分泌过少

泪液分泌过少（lacrimal hyposecretion）是由于各种原因引起的泪液分泌过少，常导致严重的干眼，并严重影响视力。

先天的泪腺形成不全、泪腺分泌神经缺如、发育不全及先天性缺泪症等先天性疾病都可以使泪液的分泌过少。后天性泪液分泌过少者可原发于泪腺本身疾病、神经麻痹或中毒等。

泪腺分泌产生不足主要有以下多种原因：

1. Sjögren 综合征

（1）原发性。

（2）继发性：可见于风湿性关节炎，系统性红斑狼疮，硬皮病，多发性肌炎，等。

2. 非 Sjögren 综合征

（1）泪腺疾病：①原发病：先天性无泪症，原发性泪腺疾病，如急性泪腺炎（化脓性）、Mikulicz 综合征、泪腺肿瘤晚期；②继发性：肉样瘤病，HIV 感染，移植物抗宿主病；③泪腺部分切除术，阿托品中毒、肉毒杆菌中毒。

（2）泪腺管阻塞：①严重沙眼；②天疱疮瘢痕、白喉性结膜炎；③多形性红斑；④烧伤。

（3）反射性：①神经麻痹性角膜炎（三叉神经、面神经麻痹）；②长期佩戴角膜接触镜。

（二）泪腺分泌过多

泪液分泌过多（lacrimal hypersecretion）有多种原因：

1. 原发性泪液分泌过多　因泪腺本身疾病引起，比较少见。在泪腺炎、泪腺囊肿、泪腺肿瘤或 Mikulicz 综合征的早期均表现为流泪。

2. 药物性流泪　应用作用强烈的副交感神经兴奋药物时可引起大量流泪。如卡巴胆碱、溴新斯的明和有机磷化合物等。作用较强的胆碱酯酶抑制剂如四乙基焦磷酸盐也可使泪液分泌增加。此种流泪可用副交感神经类药物如阿托品抑制。

3. 中枢或精神性流泪　情绪激动、悲伤、狂笑、疼痛均可引起流泪。自主性流泪可见于演员，癔症病人流泪亦属此类，有时为阵发性。

4. 神经性流泪

（1）三叉神经受刺激引起的反射性流泪：可见于三叉神经炎、三叉神经痛等，来自角膜或结膜的物理化学性刺激，视疲劳和调节疲劳等因素。

（2）视觉刺激性流泪：如强光刺激等。

（3）面神经受刺激引起流泪：如强行分开痉挛性眼睑等。

（4）味觉反射性流泪：当见到食物时流泪，有所谓"鳄鱼泪"之称。先天性者，由于发育不良所致。后天性者可见于外伤或感染所致的面神经瘫，恢复期膝状神经节邻近有病变，瘫痪侧进食时（尤其是进食咸味、酸味和热食物时）流泪。

（5）交感神经刺激性流泪：交感神经受刺激可引起大量流泪，流泪可与上呼吸道分泌物增多同时出现。

（6）其他反射性流泪：见于一些生理动作如呕吐、哭泣等。颈动脉窦反射活跃或迷走神经受压迫而致迷走神经紧张亦可引起流泪。

5. 症状性流泪　可见于一些全身性疾病。甲状腺功能亢进病人常伴有流泪。眼球突出者，可因机械性刺激流泪，而角膜暴露或眨眼减少者，也可因受刺激而流泪。流泪可出现在眼球突出之前或突出消失之后，有时还表现为阵发性流泪和泪液分泌过少交替出现。此外，流泪也可见于脊髓痨，发生在共济失调前期。

泪液分泌过多，常表现为阵发性流泪，病人自觉不适，泪液常浸渍下睑皮肤，引起睑缘炎、湿疹、泪性结膜炎和结膜增厚。

此种流泪与泪道堵塞所引起的溢泪不同，若滴用荧光素液入结膜囊，2分钟内即可显示有色液体排入鼻腔，表明泪道通畅没有阻塞。

（李　炜）

参考文献

1. 李凤鸣,谢立信. 中华眼科学. 第3版. 北京:人民卫生出版社,2014

2. 刘祖国. 眼科学基础. 北京:人民卫生出版社,2011

3. Conrady CD,JoosZP,Patel BCK.Review:The Lacrimal Gland and Its Role in Dry Eye. J Ophthalmol,2016. 2016(2):7542929

4. Dartt,D.A.,Neural regulation of lacrimal gland secretory processes:relevance in dry eye diseases.Prog etin Eye Res,2009. 28(3):p. 155-177

5. De lCC ,Peces-Pena MD,Merida-Velasco. Morphogenesis of the human lacrimal gland. J Anat,2003. 203(5):531-536.

6. HIRAYAMA M,OGAWA M,OSHIMA M,et al. Functional lacrimal gland regeneration by transplantation of a bioengineered organ germ. Nat Commun,2013,4:2497

7. Mathers W. D. Why the eye becomes dry:a cornea and lacrimal gland feedback model. CLAO J. 26,159-165(2000)

8. Lemp M. A. Tear film:new concepts and implications for the management of the dry eye. Trans. New Orleans Acad. Ophthalmol. 35,53-64(1987)

9. Walcott B. The lacrimal gland and its veil of tears. News in Physiological Sciences. 1998;13(2):97-103

10. Whitnall S. E. Classics in Ophthalmology. Huntington,NY,USA:Krieger;1979. Anatomy of the human orbit and accessory organs of vision

11. Obata H. Anatomy and histopathology of the human lacrimal gland. Cornea. 2006;25(10,supplement 1):S82-S89

12. Obata H.,Yamamoto S.,Horiuchi H.,Machinami R. Histopathologic study of human lacrimal gland:statistical analysis with special reference to aging. Ophthalmology. 1995;102(4):678-686

13. Smith B.,Petrelli R. Surgical repair of prolapsed lacrimal glands. Archives of Ophthalmology. 1978;96(1):113-114

14. Liu S. H.,Zhou D.-H.,Franklin R. M. Lacrimal gland-derived lymphocyte proliferation potentiating factor. Investigative Ophthalmology and Visual Science. 1993;34(3):650-657

15. Kelleher R. S.,Hann L. E.,Edwards J. A.,Sullivan D. A. Endocrine,neural,and immune control of secretory component output by lacrimal gland acinar cells. Journal of Immunology. 1991;146(10):3405-3412.

16. Rocha E. M.,Alves M.,Rios J. D.,Dartt D. A. The aging lacrimal gland:changes in structure and function. Ocular Surface. 2008;6(4):162-174

第六节　睑板腺组织解剖与病理生理

一、睑板腺组织解剖

睑板腺(Meibomian glands,MGs)早在1666年首次被德国解剖与生理学家Heinrich Meibom进行描述,之后以他的名字正式命名睑板腺,因此睑板腺也称为Meibomian腺。他认为Meibomian腺是一种存在于睑板中,且能分泌油脂的腺体,腺体开口于睑缘,但当时人们对睑板腺的细节知之甚少。

睑板腺疾病虽早被临床医师有所认识,但因其临床表现复杂多样,诊断名称各异,如睑板腺性结膜炎、睑板腺性角膜炎、脂溢性睑角结膜炎及睑板腺脂溢等,因此,睑板腺疾病一直未得到临床应有的重视。1979年Thoft和Frien提出眼表疾病概念后,睑板腺在睑缘和眼表疾病中所起的作用才引起极大关注。1982年Gutgesell等首次提出睑板腺功能障碍(Meibomian Gland Dysfunction,MGD),之后这一疾病的概念才逐渐被接受。MGD是睑板腺慢性、弥漫性的异常,常以腺体末端导管堵塞和(或)睑板腺分泌物质和(或)量的改变为特征,可导致泪膜稳定性和眼表上皮结构的改变,是蒸发过强型干眼的主要原因,MGD可引起眼部刺激症状、睑缘及角结膜明显炎症反应,以及其他眼表改变。

(一)睑缘的组织解剖

眼睑分为上睑(superior palpebrae)和下睑(inferior palpebrae),上、下睑的游离缘称为睑缘(palpebral margin)(图2-6-1)。睑缘是指眼睑边缘2mm区域,主要由皮肤、结膜、腺体及皮肤结膜移行部位组成,前四分之三为皮肤,后四分之一为睑结膜。睑缘对泪膜的连续分布和形成起着重要作用。正常状态下,上、下睑紧密闭合,上、下泪点紧贴泪阜部,可使泪液顺利进入泪道。闭眼时,上、下睑缘的缘间部及后缘紧密接触,加之泪液脂质层的封闭作用,使闭睑时泪液减少蒸发。成年人上睑缘厚度1.88~2.02mm,下睑缘厚度

正常睑缘

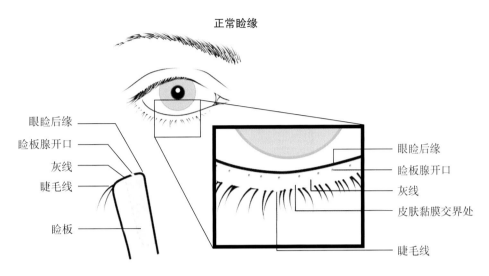

眼睑后缘
睑板腺开口
灰线
睫毛线
睑板

眼睑后缘
睑板腺开口
灰线
皮肤黏膜交界处
睫毛线

图 2-6-1　睑缘解剖结构示意图

1.81~1.93mm，横长约 25~30mm。睑缘分为前缘和后缘，前缘钝圆，在睑缘前部有 2~3 行睫毛，睫毛根部是毛囊，其周围有部分皮脂腺（Zeis 腺）及变态汗腺（Moll 腺）。后缘锐利，近直角形，与眼球表面紧贴，后缘之前可见排列整齐的睑板腺开口。

Zeis 腺是附着在睫毛毛囊周围的一种变态皮脂腺，开口于睫毛毛囊中，由腺小叶和导管两部分组成，导管由复层柱状或复层鳞状上皮构成，其结构与睑板腺相似。Moll 腺为睫毛毛囊附近变态汗腺的一种，以下睑居多。其开口与睫毛毛囊相通，或 Zeis 腺管内，由分泌腺和导管两部分组成。

睑缘的前后两缘之间称为缘间部，其间有一稍突起的浅灰色线，称为灰线（Grey line），由睑板前眼轮匝肌睫部组成。灰线位于睑板腺开口之前，是睑缘的重要解剖分界标志。灰线宽 0.2~0.3mm，该处无血管，因此外观呈灰色。沿着灰线将眼睑劈开，可分为前后两层，前层包括皮肤、皮下组织、眼轮匝肌；后层包括睑板与结膜。以往大体解剖学认为灰线是皮肤黏膜过渡区，但近年来随着组织学研究的深入，发现灰线实际上位于睫毛后缘与皮肤黏膜交界处之间，该位置相当于眼轮匝肌睫部（Riolan 肌）在眼睑皮肤的止点。Riolan 肌为睑缘部的眼轮匝肌，睫毛毛囊、Moll 腺及睑板腺导管在其间穿过，肌纤维走行于睑板腺前面和后面，包绕睑板腺中央导管末端，瞬目时 Riolan 肌加压于睑板腺，使睑板腺管受压，睑酯排出，从而产生泪膜脂质层。

皮肤黏膜交界处（mucocutaneous conjunctiva junction，MCJ）为皮肤与黏膜交界部位，位于睑后缘与睑板腺开口后缘之间，此处细胞形态与干细胞功能类似，存在短暂扩增细胞，促进结膜上皮细胞不断更新，MCJ 处的淋巴细胞是眼相关淋巴组织的一部分。

MCJ 之前的睑缘表面为复层鳞状上皮，表面有角化，结构等同于皮肤；MCJ 之后的睑缘表面为复层柱状上皮，偶为复层鳞状上皮，但无角化，其结构近似于结膜。MCJ 区域内存在表面角化不全的上皮细胞，这些细胞可被荧光素或丽丝胺绿染为绿色，构成临床上见到的 Marx 线（Marx's line）。Marx 线的功能仍未定论，可能代表眼表脱落坏死或变性的上皮细胞，Marx 与泪膜外缘相邻，可能具有引导泪液沿睑缘到达泪小点的作用。

（二）睑板腺的组织解剖

睑板腺是全身最大的皮脂腺，是一种增大的变态皮脂腺，位于睑板组织内，腺体走向垂直于睑缘，呈平行排列。组织学上睑板腺是复泡状腺结构，每个腺体由成簇分泌的腺泡环绕中央导管组成，腺泡和中央导管间通过短的睑板腺侧管相连，睑板腺开口于睑缘的后唇，腺体远端为盲端（图 2-6-2）。

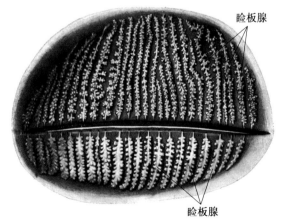

睑板腺

睑板腺

图 2-6-2　睑板腺解剖结构图

上睑的睑板腺的腺体细长,下睑腺体粗短。上睑中央的睑板腺长约 5.5mm,鼻侧及颞侧睑板腺随睑板形状改变而变短;下睑中央睑板腺长约 2mm,鼻侧及颞侧睑板腺同样随睑板形状改变而变短。上睑睑板腺的数量为 25~40 个不等,平均为 31 个。下睑睑板腺的数量为 20~30 个不等,平均为 26 个(图 2-6-2)。研究表明,上睑睑板腺容积约为 26μl,下睑睑板腺容积约为 13μl,据此估算上睑睑板腺的分泌能力可能为下睑的 2 倍。

一般认为,睑板腺由腺泡和导管两个相对独立的功能结构单位组成(图 2-6-3)。

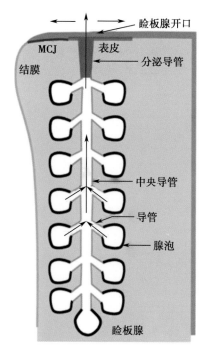

图 2-6-3　睑板腺导管结构示意图

1. 腺泡外层为具有较高增殖潜能的睑板腺上皮细胞,呈立方形,核圆而色浅,细胞增殖力强;腺泡中心为具备全浆分泌能力的睑板腺分泌细胞(meibocyte),为多角形细胞,细胞大而透明,细胞核萎缩或消失,胞质中充满脂滴,可逐渐崩解成无定形的脂质团块和细胞碎片,聚集成睑板腺分泌物而形成睑酯(meibum)。

2. 导管是输送睑板腺分泌物的管道。导管近穹隆部的一端为盲端,另一端为终末导管,终末导管开口于睑缘后部,位于皮肤黏膜交界线与灰线之间,睑板腺的分泌物通过开口分布至泪膜中,再随瞬目涂布到眼表。

导管部由睑板腺侧管(ductule)、中央导管(central duct)和分泌导管(excretory duct)三部分构成(图 2-6-3)。每个睑板腺体包含有一长的中央导管,周围被多个含有分泌脂质的腺泡(acinus)所围绕,每个睑板腺大约有 10~15 个腺泡,上睑较下睑多。腺泡通过睑板腺侧导管与中央导管相连,中央导管管径较大、形态直长,导管内衬有 4~6 层复层鳞状上皮,表层角化,除缺少颗粒层,其他组织与皮肤表皮相似。分泌导管为中央导管末端膨大处,形成壶腹,是中央导管较为特殊的结构,有角化现象,角质颗粒形成颗粒层,表面充满角质物,形成角质层。

睑板腺侧管较小,由 3~4 层复层鳞状上皮细胞构成,管长约 150μm,直径约 30~50μm。

垂直走向的中央导管较大,由 4~6 层复层鳞状上皮细胞构成,管长与整个睑板腺长度相当,直径约 100~150μm。

分泌导管由角化的复层鳞状上皮构成,与表皮成分相同,睑板腺开口周围可见角化的袖套样上皮围绕。自睑板腺开口处至管内 0.5mm,上皮细胞通过减少角质层逐渐转化为全角化导管上皮细胞。

(三) 睑板腺分泌的神经体液支配

睑板腺有丰富的神经分布,其神经体液调节过程是一个十分复杂的、影响因素众多的过程。目前,对于神经介质及神经调节机制如何来调控睑板腺分泌尚未明确。

睑板腺存在雄激素和雌激素受体,雄激素通过与睑板腺腺泡上皮细胞核内受体蛋白(receptor protein)结合,调节多种基因表达及睑板腺脂质生成,增加基因转录和蛋白质的合成,使睑酯分泌增加。例如,在睾丸切除的病人或者抗雄激素药物的作用下,睑板腺腺泡细胞的分泌及活性明显降低,雄激素缺乏可能会导致睑板腺功能障碍与蒸发过强型干眼。雄激素受体功能异常,可导致睑板腺分泌脂质成分发生改变,特别是对极性脂肪酸的影响更大,而且存在性别差异。在妇女更年期后、老年人及眼干燥综合征病人中,由于雄激素缺乏可导致睑板腺功能障碍和蒸发过强型干眼。

睑板腺腺泡和导管周围存在无髓神经纤维(神经丛),以腺泡周围为主。神经突触作用于腺泡周围,但未及腺泡基底膜,这种作用方式称为中途突触。由于缺乏突触后物质,不能直接作用于目标物,因而也没有突触后神经递质的释放,这是自主神经系统的特点。研究表明睑板腺神经纤维,乙酰胆碱阳性,在睑板腺周围还观察到 P 物质、降钙素(CGRP)、血管活性肠多肽等物质,说明睑板腺周围存在副交感神经系统。因此睑板腺的神经支配类似于副交感神经的类胆碱样作用。但睑板腺的神经传导通路仍不清楚,需进一步研究。

二、睑板腺的生理

(一) 睑板腺上皮细胞的生理

位于腺泡内的睑板腺上皮细胞,以向心性方式分化,其胞质内含有异染色体、核较大、细胞质较少,具有均质、苍白的嗜碱性胞质,含有线粒体、核糖体、粗面内质网及高尔基复合体,由于被脂质微滴挤压,核呈扇贝状,细胞呈多角形,随着脂肪不断生成,最终脂肪充满整个细胞,一旦细胞增大到 $200\mu m$ 左右时,细胞皱缩、固缩、核裂变,随之破裂,放出脂肪物质,细胞残壳和分泌物一同排出到排泄管内(即全分泌),其分泌物称为睑酯(meibum)。

睑酯的化学成分极其复杂,由多种脂肪酸及脂类构成。睑酯成分的检测与分析已成为近年来眼科的研究热点,分析方法主要包括色谱法和光谱法。色谱法包括薄层色谱法(thin layer chromatography,TLC)、气相色谱法(gas chromatography,GC)、气 - 液色谱法(gas-liquid chromatography,GLC)、高压液相色谱法(high pressure liquid chromatography,HPLC)等;光谱法包括红外线光谱法(infrared spectroscopy,IR)、核磁共振光谱法(nuclear magnetic resonance spectroscopy,NMR)、质谱法等。

目前已发现的睑酯成分超过 100 种,还有上千种亚类和未鉴定出的成分,不同文献中对睑酯成分及含量的报道有所不同。睑酯是多种极性和非极性脂质的混合物,睑酯可能成分:蜡酯约占 35%,胆固醇酯约占 29.5%,极性脂质约占 16%,二酯约占 8.4%,甘油三酯约占 4%,游离脂肪酸约占 2.1%,游离胆固醇约占 1.8%,其他主要包括磷脂及含有极少量的蛋白质。非极性脂质位于泪膜脂质层外表面,减少泪液蒸发;极性脂质位于内表面锚定非极性层,并与其下面的水液层相连。

另外,Joffre 等用气相色谱法和质谱法证实健康睑酯包括饱和脂肪酸(占 24.6%)、支链脂肪酸(占 20.2%)、单不饱和脂肪酸(占 49.9%)和多不饱和脂肪酸(占 5.3%)。其中,饱和脂肪酸主要为 C16:0(占 12.6%)和 C18:0(占 7.6%),支链脂肪酸的范围在 C16 和 C26 之间。

正常睑酯成分见表 2-6-1。

表 2-6-1　睑酯成分含量

脂类	极性 / 非极性	油水分配系数 LogP	含量
游离脂肪酸	非极性	0.09~14.55	0.0~10.4%
蜡酯	非极性	12.41	25.0~68.0%
胆固醇酯	非极性	12.38	0.0~65.0%
二酯	非极性	12.4	2.3~17.6%
游离胆固醇	非极性	6.73	微量 ~30.0%
甘油一酸酯	非极性	4.28	微量 ~3.3%
甘油二酸酯	非极性	9.37	微量 ~3.3%
甘油三酸酯	非极性	14.46	微量 ~9.0%
羟类	非极性	9.47	微量 ~7.5%
磷脂	极性	5.29	0.0~14.8%
鞘酯	极性	9.12	不清楚
含羟基脂肪酸	极性	4.32	微量 ~3.5%

睑酯的生理学特征:熔点为 32~45℃,黏滞度为 9.7~19.5Pa·s,为非牛顿流体特性,降低黏滞度易排出,屈光指数为 1.46~1.53。睑缘的睑酯量约为 $300\mu g$,泪膜的脂质量约为 $9\mu g$。

睑酯以全分泌的方式排放至腺管,依靠睑酯持续分泌产生的分泌压,以及眼轮匝肌和 Riolan 肌的收缩,对睑板腺产生压迫作用和驱赶作用。瞬目被认为在睑酯释放中起着重要作用。据估计,在瞬目期间,睑缘向眼球产生 50~70g 的压力,开睑时,肌纤维松弛,泪小管扩大,泪湖中的泪液进入泪小管,泪囊收缩,使泪囊泪液进入鼻泪管。眼轮匝肌的收缩与舒张起到"泵"的作用,有助于泪液的排出。包绕在睑板腺导管的 Riolan 肌收缩并挤压导管,睑酯流出。瞬目结束时,随着 Riolan 肌松弛,睑酯分泌终止。白天睑板腺腺管内逐渐填满睑酯并扩大,瞬目动作使睑酯排到眼表。夜间无瞬目动作时,睑酯排出主要靠腺管内储存睑酯自身产生的压力。晨醒时,瞬目动作恢复,腺管内储存相对过多的睑酯在短时间内排出,造成眼表脂质含量明显升高,之后逐渐恢复正常,由此可以解释合并睑板腺功能旺盛的睑缘炎病人,往往清晨症状最严重的原因。生理状态下,有 45% 睑板腺开口排放睑酯,并呈间歇性,再次分泌需 2 小时;鼻侧 1/3 的睑板腺体,处于活跃分泌的腺体数量最多。

　　睑酯分布于泪膜表面,构成泪膜的脂质层,具有重要的生理功能。睑酯其独特的化学物理性质和生理功能,对维持眼表健康具有重要作用:包括使睑缘疏水,防止泪液外溢;延缓泪膜水分蒸发;防止皮脂腺分泌物向内移动破坏泪膜;提供光滑平整的光学界面;减低泪液表面张力,使液体能保存于泪膜中;在眼睑间形成水密层等。泪膜的脂质层为双层结构,外层的睑酯较厚,是非极性脂类,主要起减少水分蒸发的屏障作用。内层的睑酯较薄,为极性脂类,通过形成离子键和氢键与水层和非极性脂质结合,从而维持整个脂质层功能的完整性。

　　(二)睑板腺基质细胞的生理

　　位于腺泡周边部的基底细胞,即睑板腺分泌细胞具有母细胞的增殖能力,每隔 4 天左右就会重新产生。腺泡的基底膜使腺泡与睑板基质和周围的淋巴腔隙隔开,腺体周围有致密胶原,纤维组织,弹力组织和平滑肌纤维以及无髓神经轴索和血管。

三、睑板腺的病理

　　正常情况下,睑酯是透亮的,MGD 病人的睑板腺分泌物可以呈混浊状、奶酪状、甚至牙膏样。Obata 等根据睑酯性状分为三种:油样、乳脂样和牙膏样改变;颜色分为三种:黄色、微黄色和白色。睑酯浓度及颜色的改变反映其睑酯成分组成的变化,但与上皮角质化程度无关。

　　文献报道,病理状态下,睑酯成分的改变可导致其相变温度改变,影响黏滞度。例如,蜡酯、甘油三酯及胆固醇酯等减少时,混合物的相变温度升高,黏滞度增加,易发生固化、浓缩或积聚,导致睑板腺开口阻塞。反之如果睑酯的黏滞度降低,则可导致排出过快、过多而表现为高分泌。此外,非极性和极性油脂的比例失调,可直接导致脂质层结构稳定性下降,从而引起干眼。

　　另外,研究表明 MGD 病人的睑酯成分中,游离脂肪酸增加。少量的游离脂肪酸是泪膜表面活性必不可少的成分,但过量则会通过皂化作用形成泡沫状的产物,具有上皮毒性和刺激性,从而引起泪膜稳定性下降,导致泪膜崩解和眼部不适症状。睑酯中蜡酯及固醇酯合成增多,引起睑酯的熔点和黏度升高,可导致睑板腺管阻塞。Shine 和 McCulley 报道 MGD 病人睑酯中蜡酯的碳链长度明显缩短,蜡酯和胆固醇酯的单不饱和脂肪酸结构比例明显增高。Joffre 等发现在 MGD 病人中支链脂肪酸的含量(29.8%)增高(正常对照组为 20.2%),而饱和脂肪酸(9.3%),尤其软脂酸(C16)和硬脂酸(C18)的含量减少(正常对照组 24.6%)。不同类型的睑板腺功能异常,其脂质成分和比例发生变化的程度不同。睑酯成分发生改变,使其熔点和黏滞度相继发生变化,破坏脂质层的稳定性。

　　MGD 的发生主要与睑酯成分异常、黏滞度增加和睑板腺的过度角化有关。睑板腺腺管长、开口直径相对小、易于阻塞;睑缘感染、油性皮肤及结膜松弛等因素都可导致睑酯成分发生改变,引起睑酯黏滞度增加,是造成 MGD 脂质分泌堵塞机制的重要原因。睑酯也可由于单纯内源或外源性因素的影响而发生黏滞度增加,淤滞的睑酯可逐渐引起腺管扩张和腺泡萎缩,促进细菌在眼表及腺体内的生长,这些细菌通常是存在于人体的正常菌群。细菌量的增多,可产生大量脂肪分解酶,进而分解睑酯成分,产生毒性介质,如游离脂肪酸等,引发炎症反应,促使上皮细胞过度角化,继而导致亚临床炎症反应;毒性和炎性介质可影响泪膜稳定性,增强上皮细胞角质化,加重腺管的堵塞。

　　阻塞型 MGD 与分泌管及睑板腺开口的过度角化有一定关系,正常睑板腺导管上皮保持一定程度的角化,并具有角化细胞的全部特点。如含有张力丝,透明角质蛋白颗粒及板层片体。腺管细胞的过度角化是阻塞性睑板腺功能障碍的主要原因。睑板腺中脱落的角化上皮细胞团阻塞睑板腺开口、淤滞在导管中的分泌物可导致中央导管扩张、腺体退行性扩张及腺泡分泌细胞减少与萎缩,最终被鳞状上皮化生所替代。

睑板腺异常与睑缘炎的关系十分密切。睑缘炎是包括睑缘、睫毛毛囊及相关腺组织的亚急性或慢性炎症,导致睑缘炎的多种病因中,MGD 是重要的病因之一。Mathers 等对慢性睑缘炎病人的睑板腺形态进行观察,发现 74% 病人存在睑板腺腺体缺失,而正常对照组中仅有 20% 存在睑板腺缺失;MGD 导致泪液脂质层的改变,是蒸发过强型干眼的重要原因之一。不饱和脂肪酸中油酸(oleic)熔点为 14℃,饱和脂肪酸中硬酸(stearic acid)熔点为 70℃,故睑酯中不饱和脂肪酸含量的高低可以改变其熔点,在睑缘炎相关角结膜炎中,因睑酯含油酸量少而呈牙膏状;脂溢性 MGD 中,其脂质成分中油酸含量较高而呈液体状,因此游离脂肪酸(特别是不饱和脂肪酸)是导致睑缘炎多种临床表现的重要因素。

睑板腺的功能会受到角膜接触镜配戴的影响。配戴角膜接触镜后,脱落的上皮细胞聚集并形成角化簇,可堵塞睑板腺开口,影响睑酯的分泌,进而引发干眼。Arita 等对配戴角膜接触镜的病人进行分析,发现睑板腺缺失严重,其数量随角膜接触镜配戴时间的增加而减少,从睑板两侧的腺体向中间腺体进展,且上睑腺体缺失较下睑更严重,作者认为该变化可能与瞬目时上睑活动度较大,受到角膜接触镜的刺激更多有关。Villani 等进一步研究显示,配戴角膜接触镜的患者,睑板腺腺泡单位直径随着配戴时间增加而减小,具有时间依赖性,同时睑酯稠厚,腺泡壁形态和腺周间隙不规则,可能是腺体存在炎症的表现,并推测这些变化与角膜接触镜的长期慢性刺激有关。

睑板腺与睑结膜组织在解剖学上位置邻近,过敏性结膜炎症会影响到睑板腺,Arita 等观察发现,在过敏性结膜炎中,45% 存在上睑睑板腺腺管扭曲,正常人中仅有 8.5%;扭曲的睑板腺脂质排出阻力增加,睑酯的性状和分泌能力均较正常人差。这些改变可能与眼部过敏时病人频繁揉眼,上睑睑板腺在外力作用下发生扭曲有关。

睑板腺的功能受到眼局部药物的影响,尤其在长期用药的条件下,影响会更为明显。抗青光眼药物对眼表的影响早已有报道,长期滴用抗青光眼药物可引起泪膜稳定性下降,泪液分泌减少,并影响睑板腺的形态与功能,主要表现为腺体缺失、睑缘异常和睑酯质量下降,且该影响与药物的种类及剂量无关。另有研究发现,长期应用抗青光眼药物,睑板腺腺泡密度和面积降低,腺泡壁和腺周间隙不规则,这种现象在联合滴用两种或两种以上药物的病人中更为显著。能够影响睑板腺功能的药物还包括抗雄激素药物、抗前列腺增生药物、抗组胺药、抗抑郁药,以及绝经后的激素替代药物和维 A 酸类药物等。

睑板腺开口处是免疫功能活跃区,一些免疫性疾病可不同程度的累及到睑板腺,如干燥综合征(Sjögren syndrome,SS)是一种慢性炎症性自身免疫疾病,病变主要累及外分泌腺体。SS 病人因唾液腺和泪腺功能受损,而出现口干、眼干,以及多系统损害的症状。Shimazaki 等对 SS 病人进行睑板腺观察,84.2%的病人存在睑板腺腺体缺失,且 57.9% 的病人存在大于一半的腺体缺失,提示 SS 可能引起睑板腺组织的破坏。移植物抗宿主病(graft-versus-host disease,GVHD)是同种异基因造血干细胞移植后,移植物中的抗原特异性淋巴组织识别宿主抗原,对宿主细胞产生免疫损伤,出现多系统损害的全身性疾病。干眼是 GVHD 主要眼部并发症。Yuniiko 等对 GVHD 进行睑板腺的形态学观察分析发现,病人睑板腺呈现萎缩与缺失、腺体炎症细胞浸润,以及广泛纤维化,这些改变 GVHD 早期即可出现。

(赵少贞)

参 考 文 献

1. 赵堪兴,杨培增 . 眼科学 . 第 8 版 . 北京:人民卫生出版社,2013:23
2. 朱志忠 . 实用眼表病学 . 北京:北京科学技术出版社,2004:112-119
3. 李美玉、王宁利 . 眼解剖与临床 . 北京:北京大学医学出版社,2003:60-69
4. 刘祖国 . 眼表疾病学 . 北京:人民卫生出版社,2003:8
5. Krachmer JH,Mannis MJ,Holland EJ. Cornea:Fundamentals,Diagnosis and Management.3 rd ed.London:Mosby. 2011
6. Kurokawal,Mayer-da-Silva A,Gollniek H,et al. Monoclonal antibody labeling for cytokeratins and filaggrin in the human

pilosebaceous unit of normal,seborrhoeic and acne skin. Jin vest Demraotl.1988,91(6):566-571

7. Zouboulis CC. Acne and sebaceous gland function. Clin Demratol.2004,22(5):360-366

8. Downie MM,Kealey T. Hμman sebaceous glands engage in aerobic glycolysis and glutaminolysis. BrJ Demratol,2004,151(2):320-327

9. Wrobel A,Seltmann H,FimmeI S,et al. Differentiation and apoptosis in human immortalized sebocyets. Jin vest Demratol.2003,120(2):175-181

10. 张学军,刘维达,何春涤. 现代皮肤病学基础,北京:人民卫生出版社,2001:30

11. Zouboulis CC,Bohm M. Neuroendocrine regulation of sebocytes-apathogenetic link between stress and acne. Exp Dermatol.2004,13SuPP14:31-35

12. Chen W,Thiboutot D,Zouboulis CC. Cutnaeous androgen metabolism:basic research and clinical perspectives. Jin vest Demratol.2002,119(5):992-1007

13. Fritseh M,Oarfnos CE,Zouboulis CC.Sebocytes are the key regulators of androgen homeostasis in human skin.Jin vest Demratol.2001,Mya116(5):793-800

14. Zouboulis CC,Bosehnkaow A.Chronological ageing and photoageing of the human sebaceous gland. Clin Exp Demratol. 2001,26(7):600-607

15. Downie MM,Kealey T. Lipogenesis in the human sebaceous gland:glycogen and Glycerophosphate are substrates of the synthesis of sebum lipids. J Invest Demratol.1998,111(2):199-205

16. Zouboulis CC,Bosehnkaow A.Chronological ageing and photoageing of the human sebaceous gland.Clin Exp Demratol. 2001,26(7):600-607

17. Leveque JL,Pierard-Frnaehimont C,deRigal J,et al. Effect of topical cortieosteroids on human sebum production assessed by two different methods. Arch Demratolres. 1991,283(6):372-376

18. Pelletie Q,Ren L.Localization of sex steroid receptors in human skin. Histol HistoPathol.2004,19(2):629-636

19. 奥斯伯. 精编分子生物学实验指南. 北京:科学出版社,2008:114

20. 沈同,王镜岩. 生物化学. 第3版. 北京:高等教育出版社.1994:311

21. Sato,K. Biology of the eccrine sweat gland. Demratology in General Medcine. 1993,pp.221-241. MeGraw-Hill,New york

22. 成令忠. 组织学. 第2版. 北京:人民卫生出版社,1994:993

23. Joris L,Koruse ME,Hagiwara G. Patch-clamp study of cultured human sweat duct cells amiloride-blockable Na+channel. Flugers Arch.1989,414(3):369-372

24. Collin JRO:A manual of systematic eyelid surgery. London and edinburgh,Churchill Livingstone.1983

25. Knop E,Korb DR,Blackie CA,et al. The lid margin is an underestimated structure for preservation of ocular surface health and development of dry eye disease. Dev Ophthalmol .2010,45:108-22

26. Shine WE,McCulley JP. Association of meibum oleic acid with meibomian seborrhea. Cornea. 2000 Jan,19(1):72-74

27. 孙旭光,洪晶,赵少贞,等. 睑缘炎与睑板腺功能障碍[M]. 北京,人民卫生出版社.2015,112-113

28. 中华医学会眼科学分会角膜病学组. 干眼临床诊疗专家共识(2013年). 中华眼科杂志,2013,49:73-75

29. Shine,WE,McCulley JP. Role of wax ester fatty alcohols in chronic blepharitis. Invest Ophthalmol.1993.34:3515-3521

30. Butovich IA,Uchiyama E,McCulley JP. Lipids of human meibum:mass-spectrometric analysis and structural elucidation. . Invest. Ophthalmol Lipid Res.2007 Oct;48(10):2220-35

31. Tiffany JM. Individual variations in human meibomian lipid composition. Exp Eye Res. 1978,27:289-300

32. Nicolaides N,Kaitaranta JK,Rawdah TN,et al. Meibomian gland studies:comparison of steer and human lipids. Invest Ophthalmol 1981,20:522-536

33. McCulley JP,Shine W. A compositional based model for the tear film lipid layer. Trans Am Ophthalmol 1997,95:79-88

34. Chen J,Green-Church KB,Nichols KK. Shotgun lipidomic analysis of human meibomian gland secretions with electro spray ionization tandem mass spectrometry. Invest Ophthalmol Vis Sci 2010,51:6220-6231

第七节　泪道组织解剖与病理生理

一、泪道的组织解剖

由于泪道疾病导致的干眼在临床上并不少见,根据2007年国际干眼工作小组的专家共识,泪道疾病相关的干眼应该属于与眼表疾病相关的继发性干眼。与干眼相关的泪道疾病包括先天性及后天性两种,可发病于各个年龄层。了解泪道的组织解剖及导致干眼发生的病理生理对于明确干眼诊断及选择治疗方案具有重要意义。

泪液自泪腺产生以后即流入角膜及结膜表面,并最终汇入泪道排出(图 2-7-1)。

1. 泪点　泪液首先流入泪道的起始部位泪点,泪点上下眼睑各一,位于睑缘内眦端,朝向眼球表面便于收集泪液。上泪点距离内眦 6mm,下泪小点距离内眦 6.5mm,上泪点较下泪点位置稍靠鼻侧。泪点直径大约为 0.3mm,并形成乳头状隆起。环形结缔组织围绕泪小点开口形成管腔,泪小点开口是放置泪小管栓的重要解剖位置。临床上不当的泪道冲洗操作或者过度的泪点扩张,可损伤泪小点开口的环形结缔组织,造成泪小点哆开,致使病人溢泪。

2. 泪小管、泪总管　泪液经过泪小点后即流入泪小管。泪小管为连接泪点与泪囊之间的软性组织小管,分上泪小管和下泪小管。每一泪小管的外侧部先与睑缘成垂直方向,该垂直部长约 2mm,又称为泪小管壶腹,此后泪小管近乎直角转向鼻侧。泪小管壶腹是泪点成形术的重要解剖标志,一般将壶腹垂直于眼睑缘切开即可扩大泪液引流面积(图 2-7-2)。泪小管长约 8~10mm,内径 0.5~0.8mm,管腔内壁由复层鳞状上皮细胞覆盖。正常情况下,70% 的泪液是经过下泪小管引流,30% 则是经过上泪小管引流。90% 的人上、下泪小管汇合成泪总管,而后开口于泪囊上部,泪总管长约 3~5mm。

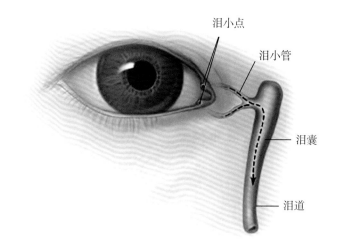

图 2-7-1　泪道组织解剖图

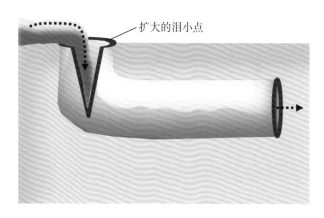

图 2-7-2　泪点扩张术

3. 泪囊　泪囊为一膜性囊,其表面为复层柱状上皮细胞和杯状细胞所覆盖。泪囊位于眼眶内侧壁前下方的泪囊窝内。泪囊窝由泪骨和上颌骨构成,其中泪骨厚度平均为 106um。在鼻腔泪囊吻合术中,泪骨和部分上颌骨被移除,从而将泪囊和鼻腔直接吻合,引流泪液。泪囊为内眦韧带所包围,其中,泪囊上端闭合成一盲端,约在内眦韧带上方 4mm 处;泪囊体部则为内眦韧带覆盖,长约 10mm。

4. 鼻泪管　泪囊下端逐渐缩窄,移行成为鼻泪管。鼻泪管长约 12mm,向下内后侧延伸进入鼻腔,鼻泪管上部包埋在上颌骨的骨性管腔中,下部逐渐变细进入鼻外侧壁黏膜内,开口于下鼻道的外侧壁。鼻泪管阻塞引起的溢泪常常需要鼻腔泪囊吻合术绕过鼻泪管引流泪液。鼻泪管下端 Hasner 膜的不完全退化是导致先天性鼻泪管阻塞的常见原因,90% 的患儿在 1 周岁时可自发缓解。

二、泪道的病理生理

泪液的产生速度约为 0.8~1.2μl/min,日均产生泪液约为 1.5ml。泪液蒸发速率跟年龄有关,青少年 10% 左右的泪液会自然蒸发,而成人这一比例则达到 20%。剩下的泪液都需要借助泪道系统引流出眼表。

与干眼相关的泪道疾病主要跟泪泵的功能有关。泪泵的概念最早是由 Jones 于 1961 年提出,目前已被广大眼科学者所接受。该理论是基于静态的解剖观察提出,其主要核心要点是眼表的泪液是在毛细作用、泪囊内的负压及眼睑由外侧向内侧闭合的综合作用下引流至鼻腔。

基于生理学研究,Rosengren-Doane 等人进一步对泪泵理论进行完善(图 2-7-3)。在该理论模型下,泪泵的作用进一步包括了眼轮匝肌收缩引起的正负压力变化作为始动因素。具体模型如下:①眨眼前眼表充盈泪液,而泪小管和泪囊处于相对负压;②眨眼开始时泪液由外向内被推挤入泪小管及泪囊,眼睑闭合

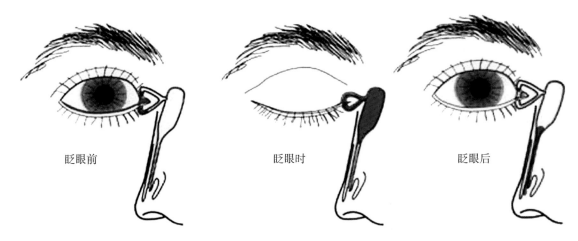

眨眼前   眨眼时   眨眼后

图 2-7-3 泪泵理论模型
上图分别为眨眼前、眨眼中及眨眼后

一半时,上下泪小点相对并被彼此堵塞;③在眨眼后半程,眼轮匝肌的收缩推挤泪小管及泪囊将泪液进一步引流入鼻腔;④眨眼结束时,泪道系统处于眼轮匝肌压迫状态且大部分为空腔,因此为相对负压;⑤当眼睑逐步开放时,泪小点仍然处于闭塞状态,泪道内的瓣膜可以避免泪液或者鼻腔内空气的反流;⑥随着眼轮匝肌逐步放松,它对泪道系统的压力解除,因此,泪小管及泪囊重新扩张,从而对眼表泪液产生毛细作用;⑦当眼睑开放至正常 2/3 时,泪小点重新开放,泪液重新引流入泪小管和泪囊。据分析,每次泪泵平均周期为 258 毫秒。

　　伴有流泪症状的干眼病人要特别注意泪道系统的全面检查。通过对眼表、泪道系统的检查有助于鉴别并明确病人的流泪原因。临床上可见 Parkinson's 病或者面神经瘫痪的病人并发的不完全眨眼导致泪泵功能下降,增大了泪液的蒸发速率从而诱发干眼。在另一方面,泪道疾病引起的干眼也与泪液清除效率下降有关,泪液中的有毒因素、感染原及炎症因子可刺激眼表,直接损伤眼表上皮细胞或者导致泪膜不稳定,最终导致干眼发病。

(洪佳旭　刘祖国)

参 考 文 献

1. Doane MG. Interactions of eyelids and tears in corneal wetting and the dynamics of the normal human eyeblink. Am J Ophthalmol, 1980, 89 (4): 507-16

2. Hong J, Yu Z, Cui X, et al. Meibomian Gland Alteration in Patients with Primary Chronic Dacryocystitis: An In vivo Confocal Microscopy Study. Curr Eye Res, 2015, 40 (8): 772-9

3. Jones LT. An anatomical approach to problems of the eyelids and lacrimal apparatus. Arch Ophthalmol, 1961, 66: 111-24

4. The definition and classification of dry eye disease: report of the Definition and Classification Subcommittee of the International Dry Eye WorkShop (2007). Ocul Surf, 2007, 5 (2): 75-92

Chapter 3

干眼流行病学

Epidemiology and risk factors of dry eye

一、概述

　　干眼的流行病学研究通过描述干眼在普通人群及患病人群中的分布特征来分析致病的危险因素,并能够揭示干眼在特定人群中的社会经济学效应。截至目前,世界范围内已有多个国家报道了干眼相关的流行病学结果。在正式切入这个主题前,笔者认为有必要先对这些结果的解读做一些说明。首先,不同学者的干眼流行病学研究所使用的干眼诊断标准可能有所不同;其次,读者应当合理区分发病人数及患病人数;再次,干眼患病率与不同人种的关系仍缺乏定论;最后,目前学术界对于干眼的自然病程,比如在统计干眼患病人数时是否兼顾症状及体征,并未达成共识。

　　干眼的自然病程毫无疑问会对干眼流行病学研究结果产生影响,目前学术界对干眼自然病程仍然有不同看法。有学者认为未经治疗的泪液缺乏型干眼最终都会进展成蒸发过强型干眼。基于此,Bron 等人提出干眼的自然病程可以分为 3 个阶段,即初发期、代偿反射期及失代偿期。但也有学者有不同观点,他们认为干眼并不一定会进展。以 2016 年美国妇女与医师人群的回顾性研究为例,该调查在前期收集了 700 余例明确诊断为干眼的病人,经过十余年后重新整理分析这些病人的临床资料,结果发现超过 70% 的病人眼干症状、视觉症状及视觉相关生活质量并未恶化,且结果不受病人药物治疗的影响。少部分症状加重的病人与年龄较大、基础病情较重、使用抗血压药物、有眼部手术史、抑郁病史、伴发睑板腺功能障碍有关。该研究的另一个发现是干眼症状进展与体征是分离的,即部分病情加重的干眼病人角膜染色评分并不增加。

　　尽管如何界定干眼的自然病程仍然存在争议,但随着我国社会人口老龄化的不断加剧,干眼的流行病学研究毫无疑问具有重要的社会意义,因而受到越来越多的重视。干眼仍然是目前眼科门诊常见的疾病之一,它对病人的影响主要体现在经济负担和生活质量方面。在经济负担方面,根据 2007 年国际干眼工作小组报告,干眼病人主要的经济支出主要包括医疗相关费用和患病导致的工作损失。据统计,在欧洲每一干眼病人年均经济支出约为 300 美元,英国这一数值则为 1100 美元;日本和美国干眼病人人均年支出分别为 700 美元和 1200 美元。值得注意的是,各个国家医保政策和商业保险的不同,病人实际承担费用可能有所不同。与此同时,干眼可导致病人眼部刺激症状、疼痛,并影响病人视功能,对病人生活质量也有较大影响。近年来,干眼与病人情绪及心理变化的相关性也逐渐成为一个研究热点。目前多个研究均表明干眼导致的眼部不适、疼痛,与病人的抑郁、焦虑存在一定相关性。学者们推测干眼导致的慢性疼痛会对病人生活质量造成影响,比如日常活动减少、工作受限等,可能是导致不良情绪的重要原因。临床医师应当早期关注干眼病人的异常情绪,及早干预。

干眼不仅对病人本人眼部健康和生活质量有重要影响,其相关的社会经济效应也很显著,因此,本章将重点汇总近年来干眼领域具有代表性的流行病学研究结果,并在此基础上总结干眼的自然病程及危险因素。

二、干眼患病率及发病率研究现状

(一)干眼定义对患病率研究的影响

与临床上干眼诊断标准不同,流行病学由于涉及的样本量较大,为了便于课题开展,不同的研究小组常常会因地制宜地选择合适的干眼诊断标准用于收集样本。干眼流行病学研究的一个重要特点就是不同研究之间所采用的干眼的定义、病情分级有所不同,因此读者在解读这些报告时常常需要考虑各自研究的特殊性。理论上,一个适用的干眼定义及分级系统应该包括明确的症状及体征诊断标准,诊断具有良好的可重复性及特异性,并且能够敏感地对病情变化做出反应。笔者受邀参编2017新版国际干眼工作小组报告时,各国专家曾有一个内部简单的评估标准,即各个干眼流行病学研究所提供的干眼患病率的波动区间可以作为了解不同干眼病情患病率的参考标准,可以近似地将波动区间的上限作为轻度干眼的患病率,而将波动区间的下限作为中度干眼的患病率。需要指出的是,使用单纯问卷调查的干眼流行病学研究往往报道的患病率较高,而使用传统干眼诊断标准(包含症状及体征)的研究则报道得较低。

(二)干眼的患病率研究现状

患病率是指单位时间内在某一人群中某一疾病的患病人群所占比例。笔者根据不同研究报告使用的不同干眼诊断标准将干眼患病率流行病学资料汇总如下。

1. 以病人自觉症状为诊断标准的干眼流行病学研究

如表3-0-1所示,不同以病人自觉症状为诊断标准的干眼流行病学研究所选样本的年龄、性别存在较大差异,所采用的诊断标准也有所不同,有些研究使用干眼症状(异物感、眼干、眼部烧灼症状)的出现频率,有些基于病人自诉的多个干眼症状,有些则将眼表疾病评分(OSDI)大于12分。

表 3-0-1　症状性干眼的患病率研究资料汇总

年份	国家	样本数	年龄(岁)	男女比例	患病率(%)
2008[3]	中国	2632	56±12	56:44	52.4(50.2~54.7)
2008[4]	美国	2414	63±10	44:56	21.6(19.9~23.3)
2009[5]	中国	1957	57±9	43:57	21(19.2~22.8)
2009[6]	新加坡	3280	40~80	48:52	8.2(6.9~9.7)
2010[7]	中国	1816	55±12	53:47	49.9(46.8~53.6)
2011[8]	韩国	657	72±6	48:52	30.3(26.9~33.9)
2011[9]	西班牙	654	64±14	37:63	18.4(15.4~21.3)
2014[10]	伊朗	1008	40~64	41:59	18.3(15.9~20.6)
2014[11]	法国	915	80±4	39:61	39.2(36.1~42.4)
2014[12]	美国	3275	21~84	45:55	14.5(13.3~15.7)
2014[13]	英国	3824	20~87	均为女性	20.8(19.5~22.1)
2015[14]	新加坡	1004	38±16	44:56	12.3(10.3~14.4)

东南亚的干眼流行病学研究显示以病人自觉症状为诊断标准的干眼患病率为20.0%~52.4%,新加坡的两个研究显示干眼患病率为6.5%和12.3%,西班牙和美国使用类似的诊断标准发现干眼的患病率分别为18.4%和14.5%,英国和韩国的症状性干眼患病率则为20%左右。法国和伊朗使用OSDI评分大于23

分作为症状性干眼的诊断标准,患病率分别为 39.0% 和 18.0%。

大多数以病人自觉症状为诊断标准的干眼流行病学研究中女性病人均多于男性,女性患病率比男性高约 1.5 倍。需要注意的是,大部分流行病学研究入组样本均要求在 40 岁以上,因此干眼患病率的结果并不一定适用于年轻人。部分研究显示年轻人的患病率稍低于老年人。

2. 以病人体征为干眼诊断标准的流行病学研究

以病人体征为干眼诊断标准的流行病学研究结果与症状性干眼有所不同,见表 3-0-2。这类研究所采用的诊断标准通常为单一或者多个阳性体征,包括泪膜稳定性、泪液分泌实验和眼表上皮染色结果。如果以泪膜破裂时间低于 10 秒为诊断标准,体征性干眼的患病率为 15.6~85.6%;以 Schirmer 试验结果低于 5mm 为诊断标准,体征性干眼的患病率为 19.9~37.0%;而以角膜染色评分为诊断标准,则患病率为 5.8~77.0%。体征性干眼在不同人群中的患病率差异比较大,其原因包括使用不同体征指标,不同诊断截断值,入组样本的年龄、性别及人种差异等。

表 3-0-2　体征性干眼的患病率研究资料汇总

年份	国家	样本数	年龄(岁)	男女比例	患病率(%)
2006[15]	日本	113	68±6	44:56	73.5(65.3~81.6)
2008[3]	中国	2632	56±12	56:44	35.3(33.1~37.5)
2009[5]	中国	1957	57±9	43:57	36.9(35.8~38.0)
2010[7]	中国	1816	55±12	53:47	37.7(33.5~35.9)
2011[9]	西班牙	654	64±14	37:63	15.6(12.7~18.5)
2014[11]	法国	915	80±4	39:61	44.9(41.3~48.5)

数个研究都表明正常人年龄越大,其干眼体征阳性率越高。另外,人种差异对体征性干眼流行病学研究结果有一定影响,黄色人种的泪膜稳定性和眼表上皮完整性稍差于白种人。学者们对于性别与干眼体征的相关性仍然有不同看法,多数研究结果支持男、女干眼病人之间临床体征是没有区别的。

3. 以病人症状和体征为干眼诊断标准的流行病学研究

如表 3-0-3 所示,不同国家之间干眼的患病率之间存在较大差异,其潜在原因在于不同研究之间存在纬度差异、地区差异。目前多数干眼流行病学研究均是基于成人的统计数据,仅有部分亚洲地区的研究包含少量青少年数据。

表 3-0-3　以病人症状和体征为干眼诊断标准的患病率研究资料汇总

年份	国家	样本数	年龄(岁)	男女比例	患病率(%)
2009[16]	中国	1085	51±18	39:61	30.1(27.4~32.8)
2011[9]	西班牙	654	64±14	37:63	11(8.6~13.3)
2014[10]	伊朗	1008	40~64	41:59	8.7(6.9~10.6)
2014[11]	法国	915	80±4	39:61	10.7(8.7~13.1)

(三)干眼的发病率研究现状

发病率是指单位时间内在某一人群中某一疾病新发病例所占比例。相对于患病率,干眼的发病率相关的流行病学研究较少。Beaver Dam 眼科研究的结果表明 40 岁以上正常人 5 年内发病率为 13.3%(12.0~17.4%),10 年内发病率为 21.6%(19.9~23.3%);女性发病率(25%)高于男性(17.3%),且年龄越大新发干眼的可能性越大。英国的数据显示 9.0% 的 20~87 岁女性在过去的 2 年内有过干眼症状,同期干眼发病率为 3.8%。总体而言,症状性干眼的患病率数据一致性稍好于体征性干眼,其可能原因在于检查方法及指标选择、人种、年龄、入组人群年龄构成等因素的影响。干眼体征检查的重复性较差及使用的干眼观察指标有所不同;黄色人种的干眼患病率稍高于白色人种;年龄越大干眼患病率越高;基于年轻人的干眼患病率数据较少;干眼发病率研究仍有待加强。

三、干眼相关的危险因素分析

了解干眼的危险因素能够为优化诊断方法,揭示干眼的发生发展机制以及公众健康教育提供良好的理论支撑。自 20 世纪 90 年代中期开始,国内外许多学者围绕干眼病人的生活方式、饮食、日常行为等个体因素展开了大量的研究,并取得了一系列成果,如表 3-0-4 所示。目前,公认的干眼危险因素包括女性、衰老、围绝经期雌激素治疗、omega-3 脂肪酸缺乏或高 omega-6/omega-3 结构饮食、屈光手术、维生素 A 缺乏、眼部放射治疗、骨髓移植、丙肝、一些特殊药物或手术治疗(抗组胺药物、减肥手术等)。其他确定的干眼危险因素还包括糖尿病、HIV 感染、自身免疫组织病、全身药物化疗等。饮酒、吸烟、咖啡因及女性经期在干眼发病中的作用仍有争议。口服避孕药、女性怀孕及人种差异是否是干眼的易感因素仍需要进一步研究。

(一) 年龄

尽管不同流行病学研究所使用的诊断标准可能有所不同,但近期多个研究仍然证实衰老是干眼的危险因素之一,Moss 等人的研究发现干眼在老年人群中的患病率较高。Schein 等少数研究则认为年龄与干眼发病无相关性。

(二) 性别

大多数研究认为女性是干眼的易感因素之一,仅有少部分学者并未发现二者相关性。

(三) 睑板腺功能障碍(MGD)

传统上曾经把 MGD 当做干眼的一个亚型——蒸发过强型干眼,但越来越多的研究倾向把 MGD 和干眼二者分开独立。MGD 流行病学研究目前仍缺乏统一的定义及分级标准,2011 年 IOVS 增刊对 MGD 诊断有了初步的标准,但由于诊断过程较为繁琐,实际在流行病学研究中难以应用。值得注意的是,干眼和 MGD 有些易感因素是共通的,比如衰老和女性。MGD 和干眼的关系不仅局限于临床表现,多个流行病学研究表明,MGD 也是干眼的危险因素之一。

(四) 佩戴接触镜(CL,contact lens)

临床上长期佩戴 CL 的病人常常有眼干的主诉,这也是部分病人无法长期坚持佩戴 CL 的原因。CL 佩戴病人得干眼的概率是正常人的 4 倍以上。2013 年国际泪膜眼表协会的报告显示,干眼是 CL 佩带者眼部不适感的重要原因。CL 佩戴后可以导致眼表微环境的改变,从而加重干眼的发生发展。

(五) 骨髓移植(BMT,bone marrow transplantation)

随着近年白血病诊疗技术的不断提高,BMT 病人在临床上也越来越常见。接受 BMT 治疗的病人多数有不同程度的移植物抗宿主反应(GVHD,graft-versus-host disease),其中,眼部表现由于严重影响病人生活质量,越来越受到眼科医生的重视。已有多个横断面研究表明 BMT 术后的眼部 GVHD 是干眼的重要危险因素。其中,受体与供体性别不同、免疫移植治疗方案不到位、病毒感染及伴有全身其他 GVHD 是加重 BMT 病人干眼的危险因素。GVHD 可以破坏病人的泪腺组织,因此往往造成的干眼病情较为严重,几乎所有 GVHD 病人的干眼均需要接受泪道栓治疗。

(六) 环境因素

环境因素在干眼发病中的作用很早就受到了学者们的重视。一般认为空气污染、强风、干燥气候及高纬度均是干眼的危险因素。部分研究也显示,相对农村,城市干眼患病率更高。韩国 Hwang 等人的研究显示户外臭氧浓度和低湿度也是干眼的易感因素。另外,干燥的室内工作环境也会加重干眼的发生发展。

(七) 视屏终端的使用

大规模的横断面研究结果显示视屏终端使用者,特别是年轻人,发生干眼的概率非常高。有学者推测这主要是因为视屏终端使用者眨眼次数减少,从而加快泪液蒸发并导致干眼症状。近年来,由于智能手机和电脑平板用户的大量增加,视屏终端使用的人数越来越多,视屏终端使用诱发的干眼问题日益受到重视。由于这些用户的年龄越来越低,在可以预计的未来,年轻人的干眼问题会越来越突出。

（八）维生素缺乏

在第三世界的贫穷国家，维生素 A 缺乏仍然是一个重要的社会健康问题。维生素 A 缺乏可以导致眼表上皮形态和功能的异常，从而使病人对干眼易感。在另一方面，近年来出现的减肥手术，即胃大部位切除来控制病人体重，由于使病人吸收维生素 B6 等能力下降，可能与干眼的患病存在一定联系。

（九）饮食

饮食与干眼的相关性一直是学者们感兴趣的话题，不仅是因为可以借此揭示干眼的发病机制，更重要的是可以从病人的日常行为中加以干预达到控制甚至预防干眼的目的。目前这方面的研究多数集中在必需脂肪酸的构成方面，特别是 Omega-3 和 Omega-6 脂肪酸的平衡，其主要原因是必需脂肪酸具有抗炎作用，并且是泪液脂质层的重要组成部分。

（十）屈光手术

原位激光角膜磨镶术（LASIK，laser-assisted in situ keratomileusis）是目前常见的屈光矫正手术。LASIK 术后的干眼既可以出现在早期，也可出现在晚期。一般认为 LASIK 相关的干眼主要与术中切断角膜神经末梢有关。其他跟 LASIK 相关干眼有关的危险因素包括 LASIK 术中上皮瓣的位置及大小、屈光矫正的程度和激光切削深度。

（十一）糖尿病

糖尿病病人患干眼的概率是正常人的两倍以上。糖尿病病程越长和伴有糖尿病性视网膜病变可使病人出现干眼的可能性加大。由于糖尿病病人角膜神经敏感性下降，因此，其流行病学研究不推荐单纯使用病人的自觉症状问卷或量表进行评价。

（十二）精神因素

精神因素在干眼发病中的作用在过去的 5 年得到了深入的研究。尽管精神异常与干眼发病的因果关系尚未明确，但其作为干眼的危险因素逐渐在学界内达成共识。在未来的研究中需要加以鉴别的是，精神疾病本身使病人对干眼易感还是所使用的精神类药物使病人患干眼的概率加大。抑郁、焦虑及紧张均是干眼的高危因素。

（十三）遗传因素

目前关于干眼致病或者易患基因的研究非常罕见。英国的双胞胎研究表明，仅有 30% 的干眼病人可能与遗传有关。多数学者推测干眼可能是一类多因素多基因的疾病。

表 3-0-4 干眼危险因素汇总

明确的危险因素	可能的危险因素	有争议的危险因素
衰老	亚洲人种	拉丁人种
女性	糖尿病	经期
睑板腺功能障碍	酒糟鼻	粉刺
结缔组织病	病毒感染	结节病
视屏终端的使用	甲状腺功能异常	吸烟
佩戴隐形眼镜	心理疾病	饮酒
激素替代治疗	胬肉	怀孕
骨髓移植	低脂肪酸饮食	肉毒杆菌注射
环境因素:空气污染、低湿度	屈光手术	蠕形螨感染
药物治疗:抗组胺类、抗抑郁类、抗焦虑类、反式维 A 酸	药物治疗:抗胆碱类、利尿剂、beta 受体阻滞剂	药物治疗:口服避孕药、咖啡因类

　　本章总结了目前已知的干眼患病率、发病率及危险因素资料。尽管如此,由于不同研究研究方法、入组样本的差异,部分研究结论仍有待未来更完善的设计加以解决。关于干眼发病率、干眼病人生活质量的流行病学研究仍需要加强,以期为临床医生及公众提供更多的干眼健康宣教资料,有效地做好干眼的预防工作,减少社会和个人的经济负担并提高病人的生活水平。

(洪佳旭　徐建江　刘祖国)

参 考 文 献

1. Bron AJ,Yokoi N,Gafney E,Tiffany JM. Predicted phenotypes of dry eye:proposed consequences of its natural history. Ocul Surf 2009,7(2):78-92

2. Guo B,Lu P,Chen X,et al. Prevalence of dry eye disease in Mongolians at high altitude in China:the Henan eye study. Ophthalmic Epidemiol,2010,17(4):234-241

3. Han SB,Hyon JY,Woo SJ,et al. Prevalence of dry eye disease in an elderly Korean population. Arch Ophthalmol,2011,129(5):633-8

4. Hashemi H,Khabazkhoob M,Kheirkhah A,et al. Prevalence of dry eye syndrome in an adult population. Clin Experiment Ophthalmol,2014,42(3):242-248

5. Hwang SH,Choi YH,Paik HJ,et al. Potential Importance of Ozone in the Association Between Outdoor Air Pollution and Dry Eye Disease in South Korea. JAMA Ophthalmol,2016;134(5):503-510

6. Jie Y,Xu L,Wu YY,Jonas JB. Prevalence of dry eye among adult Chinese in the Beijing Eye Study. Eye(Lond),2009,23(3):688-693

7. Lu P,Chen X,Liu X,et al. Dry eye syndrome in elderly Tibetans at high altitude:a population-based study in China. Cornea 2008,27(5):545-551

8. Lienert JP,Tarko L,Uchino M,et al. Long-term Natural History of Dry Eye Disease from the Patient's Perspective. Ophthalmology 2016,123(2):425-433

9. Moss SE,Klein R,Klein BE. Long-term incidence of dry eye in an older population. Optom Vis Sci 2008,85(8):668-674

10. Malet F,Le Goff M,Colin J,et al. Dry eye disease in French elderly subjects:the Alienor Study. Acta Ophthalmol 2014,92(6):e429-436

11. Nichols JJ,Jones L,Nelson JD,et al. The TFOS International Workshop on Contact Lens Discomfort:introduction. Invest Ophthalmol Vis Sci,2013,54(11):TFOS1-6

12. Paulsen AJ,Cruickshanks KJ,Fischer ME,et al. Dry eye in the beaver dam offspring study:prevalence,risk factors,and health-related quality of life. Am JOphthalmol 2014,157(4):799-806

13. Roncone M,Bartlett H,Eperjesi F. Essential fatty acids for dry eye:A review. Cont Lens Anterior Eye 2010,33(2):49-54

14. Rosenberg ES,Asbell PA. Essential fatty acids in the treatment of dry eye. Ocul Surf 2010,8(1):18-28

15. Schein OD,Tielsch JM,Munoz B,et al. Relation between signs and symptoms of dry eye in the elderly. A population-based perspective. Ophthalmology 1997,104(9):1395-1401

16. Tan LL,Morgan P,Cai ZQ,Straughan RA. Prevalence of and risk factors for symptomatic dry eye disease in Singapore. Clin Exp Optom 2015,98(1):45-53

17. Tian YJ,Liu Y,Zou HD,et al.[Epidemiologic study of dry eye in populations equal or over 20 years old in Jiangning District of Shanghai]. Zhonghua Yan Ke Za Zhi 2009,45(6):486-491

18. Tong L,Saw SM,Lamoureux EL,et al. A questionnaire-based assessment of symptoms associated with tear film dysfunction and lid margin disease in an Asian population. Ophthalmic Epidemiol 2009,16(1):31-37

19. Uchino M,Dogru M,Yagi Y,et al. The features of dry eye disease in a Japanese elderly population. Optom Vis Sci 2006,83(11):797-802

20. Viso E,Gude F,Rodriguez-Ares MT. The association of meibomian gland dysfunction and other common ocular diseases with dry eye:a population-based study in Spain. Cornea 2011,30(1):1-6

21. Vehof J,Kozareva D,Hysi PG,Hammond CJ. Prevalence and risk factors of dry eye disease in a British female cohort. Br J Ophthalmol 2014,98(12):1712-1717

22. Vehof J,Wang B,Kozareva D,et al. The heritability of dry eye disease in a female twin cohort. Invest Ophthalmol Vis Sci 2014,55(11):7278-7283

Chapter 4

第四章

干眼的病理生理

Pathogenesis of dry eye

泪膜的稳定依赖于组成泪膜各层(从外到内分别为脂质层、水液层和黏蛋白层)的量和质的正常及泪液动力学的正常。泪膜的稳定对于维持眼表湿润状态具有重要的作用。泪膜稳定性下降,可由多种机制共同作用引发。

泪液动态循环包括以下4个过程:①泪液的生成:泪膜的成分由睑板腺分泌的脂质、泪腺及副泪腺分泌的水样液和眼表杯状细胞、上皮细胞等分泌的黏蛋白所构成;②泪液的分布:泪液通过瞬目动作使之扩散至整个表面,瞬目动作依赖于瞬目反射弧的完整,包括正常的角膜知觉、眼睑解剖结构和第Ⅴ、Ⅶ脑神经的支配。只有正常的瞬目和神经反射才能完成泪液在眼表的正常分布;③泪液的蒸发:部分泪液从眼表面蒸发,脂质层在调节正常的蒸发过程中有重要作用,泪液蒸发速率易受到外界环境的影响;④泪液的清除:泪液最终经过泪小点,由泪道系统排入鼻腔。以上四个环节是维持眼表面正常泪膜稳定性的基础,其中任何环节发生异常均可导致泪膜稳定性的下降。泪膜稳定性的下降可由以上四个环节中的某一个引起,也可由几个环节共同引起。

干眼的发病机制复杂,其原因众多。但其共同的机制是各种原因引起泪膜的稳定性改变从而导致病人的症状或/和眼表面的改变,并影响其功能。眼表泪膜的不稳定引起一系列的病理生理改变,认识这些病理生理改变将有利于理解干眼和治疗。下面将主要介绍一些主要的病理生理改变及其机制。

第一节 泪液渗透压升高

干眼发病的核心机制是泪膜稳态的失衡与泪膜稳定性的下降,各种原因引起的泪膜不稳定均可导致泪液渗透压的升高。高渗的泪液可激活眼表炎症信号通路,使炎症介质分泌增加,从而引起眼表上皮细胞损害(包括细胞凋亡增加、杯状细胞丢失以及黏蛋白分泌异常等)。这种损害可导致泪膜不稳定,并进一步使泪液高渗恶化,这样就形成了恶性循环。

泪液的渗透压由其构成的阳离子(钠、钾、钙、铁、铜、镁)及阴离子(氯、碳酸氢盐、磷酸盐)决定,其中氯化钠含量起主要作用。渗透压也受大分子,如蛋白质、糖类的影响。正常人群泪液渗透压约为306 mOsm/L。各种原因引起的泪膜不稳定均可导致泪液渗透压的升高。

正常情况下,泪液的渗透压也会有所变化。泪液在产生初期离子构成和血浆相似,渗透压较高,在分泌终阶段钾离子、氯离子浓度会有所上升,水分子大量进入泪腺导管,泪液分泌进入眼表时渗透压同血浆相似。此外,眼表的不同区域泪液渗透压也有所不同,如上方结膜囊的渗透压较下方更低。当泪液分泌速度提高时,泪液渗透压有所下降,泪液中的钾离子浓度有所上升。另外,泪液渗透压具有日间节律性,饮食因素也会对它有影响。有研究报道一天中早晨泪液渗透压较低,午后达到峰值,夜间会逐渐下降。高盐饮食可增加泪液渗透压。年龄、性别对泪液渗透压影响不大。

干眼病人的泪液渗透压增高是引起眼表病理改变的重要因素。大量研究表明,干眼是一种慢性、炎症性眼表疾病。泪液渗透压增高在干眼眼表炎症启动中起着重要的作用。泪液渗透压增高可引起眼表上皮的炎症级联反应。泪液渗透压增高会激活 MAPK 和 NF-κB 信号通路,并进而引起前炎症因子 IL-1β、TNF-α、MMPs 等的释放。这些前炎症因子可引起眼表上皮的损害并进一步放大炎症反应。反过来,眼表炎症与上皮损害又可加重泪液高渗,如此便形成恶性循环。

(张晓博　李　炜　刘祖国)

参 考 文 献

1. Lemp MA, Foulks GN. The definition and classification of dry eye disease. The Ocular Surface, 2007, 5 (2):75-92
2. Murube J. Tear osmolarity. The ocular surface, 2006, 4 (2):62-73
3. Pflugfelder SC, Beuerman RW, Stern ME. Dry eye and ocular surface disorders.New York: Marcel Dekker, 2004
4. Stahl U, Willcox M, Stapleton F. Osmolality and tear film dynamics. Clin Exp Optom, 2012, 95 (1):3-11
5. Sweeney DF, Millar TJ, Raju SR. Tear film stability: a review. Exp Eye Res, 2013, 117:28-38
6. Willcox MDP, Argüeso P, Georgiev GA, et al. TFOS DEWS Ⅱ Tear Film Report.Ocul Surf, 2017, 15 (3):366-403
7. Craig JP, Nichols KK, Akpek EK, et al. TFOS DEWS Ⅱ Definition and Classification Report.Ocul Surf, 2017, 15 (3):276-283
8. Jones L, Downie LE, Korb D, et al. TFOS DEWS Ⅱ Management and Therapy Report. Ocul Surf, 2017, 15 (3):575-628
9. Bron AJ, de Paiva CS, Chauhan SK, et al. TFOS DEWS Ⅱ pathophysiology report.Ocul Surf, 2017, 15 (3):438-510
10. Braun RJ, King-Smith PE, Begley CG, et al. Dynamics and function of the tear film in relation to the blink cycle. Prog Retin Eye Res, 2015, 45:132e64
11. Stern ME, Gao J, Siemasko KF, et al. The role of the lacrimal functional unit in the pathophysiology of dry eye. Exp Eye Res, 2004, 78:409e16.
12. Luo L, Li DQ, Corrales RM, Pflugfelder SC.Hyperosmolar saline is a proinflammatory stress on the mouse ocular surface.Eye Contact Lens, 2005, 31 (5):186-93
13. Li DQ, Chen Z, Song XJ, Luo L, Pflugfelder SC.Stimulation of matrix metalloproteinases by hyperosmolarity via a JNK pathway in human corneal epithelial cells.Invest Ophthalmol Vis Sci, 2004, 45 (12):4302-4311
14. Li DQ, Luo L, Chen Z, Kim HS, et al.JNK and ERK MAP kinases mediate induction of IL-1beta, TNF-alpha and IL-8 following hyperosmolar stress in human limbal epithelial cells.Exp Eye Res, 2006, 82 (4):588-96
15. Luo L, Li DQ, Pflugfelder SC.Hyperosmolarity-induced apoptosis in human corneal epithelial cells is mediated by cytochrome c and MAPK pathways.Cornea, 2007, 26 (4):452-60.

第二节　眼表免疫异常

大量研究表明炎症在干眼发生发展中起着重要的作用,抗炎治疗也被纳入干眼诊疗规范中。干眼的炎症是基于免疫异常的非感染性炎症,常累及整个泪膜功能单位。干眼和炎症互为因果,相互消长,易形成恶性循环。如果泪液分泌及排出系统出现异常,就会引起眼表的炎症。同时,炎症也可推动干眼的疾病进展,影响整个泪膜功能单位的结构与功能,并进一步破坏泪膜的稳定性。

一、眼表自身免疫性疾病的病理生理与调控

泪膜、角膜、结膜、副泪腺、眼睑、睫毛、睑板腺与主泪腺和它们之间的神经连接由于其密切的解剖和功能联系而构成一个整体功能单位,该功能单位对于眼表光滑表面的形成,眼表上皮健康的维持以及眼表对外界环境刺激的保护具有重要的作用。其中任一环节的损害均可导致泪膜稳定性的下降,而泪膜的持续异常可进一步引起功能单位中其他组分的病理改变,进而导致眼表疾病的发生。眼表天然免疫与特异性

免疫的精细调控对于泪膜功能单位的健康具有重要的作用。天然免疫是眼表防御的第一道屏障,不仅可以清除眼表外界刺激,同时也可以激活与调控特异性免疫来维持眼表的健康。当外界环境刺激引起了眼表自身免疫的失衡就会导致自身免疫性疾病,如干眼、过敏性结膜炎、Steven-Jonson 综合征、移植物抗宿主疾病等。

眼表自身免疫疾病可以始发于眼表,如干眼、Mooren 溃疡等,也可以继发于全身系统性疾病,如风湿性关节炎、Sjögren 综合征(Sjögren's syndrome,SS)、系统性红斑狼疮等。眼表自身免疫性疾病的确切病因目前尚不明确,但普遍认为眼表自身抗原的异常表达与免疫调控的失衡导致了疾病的发生,外界环境刺激与激素失衡等可以诱发并加重上述疾病。

(一) 眼表免疫平衡状态的维持与调控

免疫调控主要涉及免疫耐受和免疫抑制。眼表免疫抑制的中心在颈部淋巴结,主要通过抑制特异性T 淋巴细胞和B 淋巴细胞的增殖与分化来发挥作用。目前有充分证据显示,在健康眼表存在着自身抗原的表达,同时存在一些自身反应性免疫细胞,但其在正常眼表微环境中并不造成病理性损害。因此,在眼表一定存在着精细而又复杂的免疫调控网络,维持着眼表自身免疫的静息状态。结膜是黏膜相关淋巴组织,其自身一定也存在着免疫耐受,但目前对眼表的免疫耐受机制所知甚少。

1. 眼表抗炎因子　眼表存在一系列的抗炎因子,如:转化生长因子(transforming growth factor,TGF-β),其可抑制树突状细胞(dendritic cells,DCs)的成熟与自身反应性T 细胞的增殖分化;白介素 1 受体拮抗剂(interlukin-1 receptor antagonist,IL-1RA),其可拮抗前炎症因子 IL-1 的作用;血管活性肠肽(vasoactive intestinal peptide,VIP),其由眼表感觉神经末梢分泌,可刺激 TGF-β 和 IL-10 的分泌,也可抑制前炎症因子IL-1β、肿瘤坏死因子 -α(tumor necrosis factor-α,TNF-α)、干扰素 -γ(interferon-γ,IFN-γ)等分泌。角膜上皮细胞可表达血管内皮生长因子受体 -1(vascular endothelium growth factor receptor-1,VEGFR-1)和 VEGFR-3来中和 VEGF-A 和 VEGF-C 的作用从而抑制新生血管的形成。还有一些细胞因子可以抑制效应性 T 细胞的功能,如程序性死亡配体 -1(programmed death ligand-1,PDL-1),其可抑制干眼和角膜移植中效应性 T 细胞介导的眼表损害。此外,性激素,尤其是雄性激素对免疫调控也有一定的作用。

2. 调节性 T 细胞　研究表明,多种调节性 T 细胞可以在眼表和颈部淋巴结调节免疫反应,这些调节性 T 细胞主要包括 CD4⁺CD25⁺Foxp3⁺T 细胞、CD8⁺T 细胞、γδT 细胞和 NKT 细胞,其中很多为上皮内淋巴细胞。这些调节性 T 细胞主要来源于胸腺,分为自然发生型 T 细胞和特异性抗原诱导型 T 细胞。眼表上皮内淋巴细胞如 CD8⁺T 细胞、γδT 细胞和 NKT 细胞主要为自然发生型 T 细胞,其可能与其他黏膜组织的同类细胞功能相似,主要对免疫反应起抑制作用。这些自然发生型调节性 T 细胞在炎症早期可能主要起抗感染与抑制效应性 T 细胞的分化有关,晚期可能通过分泌细胞因子 TGF-β 和 IL-10 等起作用。CD8⁺ 调节性 T 细胞对前房免疫相关偏离的形成也起一定作用。CD4⁺CD25⁺Foxp3⁺ 调节性 T 细胞主要为诱导型 T 细胞,主要对免疫性炎症起抑制作用。目前,对 CD4 于 CD4⁺CD25⁺Foxp3⁺ 调节性 T 细胞抑制眼表免疫反应的机制已经有了较为广泛的研究。其主要机制有:①通过分泌可溶性细胞因子 TGF-β、IL-10 等起作用;②通过细胞与细胞间的直接作用使效应性 T 细胞和抗原提呈细胞失活;③与通过中和可溶性 IL-2 抑制效应性 T 细胞的增殖。

(二) 眼表自身性免疫性疾病的病理生理

1. 眼表自身免疫性疾病病因　眼表免疫静息状态依赖于天然免疫与特异性免疫的共同作用。当天然免疫系统遭到过度的外界环境刺激或免疫调控系统功能出现异常就会激活特异性免疫反应系统,引起自身免疫性疾病。眼表免疫性疾病的病因目前总体来说尚不明了,但研究证实,其主要与以下因素有关:遗传(HLA 基因变异与多态性)、环境因素(如干燥环境、泪液高渗)、微生物感染、神经内分泌调控失衡等。

(1) 遗传因素:HLA 基因变异可损害免疫调控系统,可使病人易患自身免疫性疾病。目前,已有研究证实 SS 病人中存在 HLA-DA 与 DQ 的多态性,这些基因变异与 IL-10、IL-6、IL-1 受体拮抗剂、IFN-γ、TGF-β1 的异常表达相关。在 Stevens-Johnson 综合征的病人中也检测出 IL-4 与 IL-13 基因的多态性。

(2) 环境因素:环境刺激也与眼表免疫性疾病的发病密切相关。外界环境刺激可激活天然免疫系统并继而激活特异性系统。干燥环境、泪液高渗等外界环境压力可激活丝裂原活化蛋白激酶(mitogen-

activated protein kinase，MAPK）信号传导通路并影响细胞的增殖、分化、凋亡以及炎性介质的释放。干燥环境、泪液高渗和紫外线可直接导致眼表上皮细胞释放前炎症因子。

（3）微生物感染：研究表明，一些病毒或病毒产物与眼表自身抗原具有相似性，可引起眼表自身免疫性疾病。某些病毒或病毒产物可直接激活 Toll 样受体（Toll-likeReceptors，TLRs）引起前炎症因子的释放，前炎症因子可进一步造成眼表上皮损伤并导致自身抗原的异常暴露，并进一步引起免疫反应。微生物产物也可与 TLRs 结合并将信号传递给上皮细胞、单核细胞、DCs 和 T 细胞，这些细胞均具有抗原提呈功能并可激活特异性免疫系统。

（4）内分泌调控：激素也与自身免疫性疾病相关。流行病学调查显示，眼表自身免疫性疾病多发于女性。雄激素与免疫性炎症密切相关，雄性激素可调控泪腺与眼表上皮细胞分泌 TGF-β 并抑制炎症反应。

（5）自身抗原：自身抗原在自身免疫性疾病的发生发展中起着重要的作用。临床与动物实验均表明，SS 病人血清中抗乙酰胆碱受体 -3 抗体（autoantibodies to the type 3 muscarinic acetylcholine receptor，anti-M3R Ab）与泪腺炎症密切相关。病毒感染所致的细胞凋亡可导致核抗原，如 Ro52、Ro60、La48 的过度释放，也可造成 SS。最近研究证实，激肽释放酶 -13（Kallikre-13，Klk-13）是一种眼表自身抗原。Klk-13 通常连接在表皮生长因子（epidermal Growth Factor，EGF）上面而不发生作用，当泪液中 EGF 减少，Klk-13 就会暴露并引发免疫性炎症。

2. 前炎症反应   前炎症因子与基质金属蛋白酶（matrix metalloproteinase，MMPs）的高分泌是眼表自身免疫性疾病的一个重要标志。大量研究表明，前炎症因子 IL-1α，IL-1β，TNF-α 与 IL-6 在干眼与 Stevens-Johnson 综合征眼表中分泌均显著增加。IL-1α，IL-1β 与 TNF-α 可通过激活抗原提呈细胞（Antigen presenting cells，APCs）来诱发并放大免疫反应。在前炎症因子作用下，干眼病人眼表 DCs 可出现 CD80、CD86 和 MHC-Ⅱ类抗原的高表达。激活的 DCs 可分泌 IL-6、IL-12 与 B 细胞活化因子（B-cell activating factor，BAFF）来促进免疫反应。IL-6 与 IL-12 可分别调控 TH-17 与 TH-1 反应，BAFF 可导致 B 细胞的激活。MMPs，尤其是 MMP-3 和 -9 在眼表免疫性疾病上皮屏障功能损害中具有重要的作用。

3. 抗原提呈细胞的激活   APCs 可被多种刺激激活，并提呈自身抗原给自身反应性淋巴细胞。APCs 可分为专职（DCs、巨噬细胞、B 细胞等）和非专职（某些成纤维细胞等）两种。在正常角膜中央也存在着一定数量的 DCs，但其并不表达共刺激分子 CD80、CD86 和 MHC-Ⅱ类抗原。在前炎症因子作用下，DCs 可迅速激活并表达 CD80、CD86 和 MHC-Ⅱ类抗原。据报道，干眼病人结膜组织中 MHC-Ⅱ类抗原 HLA-DR、HLA-DQ 表达显著增加，但各亚类 APCs 的具体表达情况与作用，目前尚不明确。目前，已有研究表明，B 淋巴细胞在自身免疫性疾病如系统性红斑狼疮、Ⅰ型糖尿病、风湿性关节炎中均具有抗原提呈功能。在眼表中存在着大量的 B 细胞，据推测 B 细胞在眼表免疫性疾病中也可起到抗原提呈的作用，但尚待研究证实。

4. 自身反应性 T 淋巴细胞   眼表 T 细胞的增殖、分化与迁移有着复杂的调控网络。IL-12 与 IFN-γ 的共同作用可刺激 TH-1 细胞的增殖分化；IL-6，IL-23 与 TGF-β 的共同作用可刺激 TH-17 的增殖分化。TH-1 与 TH-17 细胞可分泌细胞因子，如 IFN-γ，IL-17 等损害眼表上皮。研究证实，细胞间黏附分子 -1（intercellular cell adhesion molecule-1，ICAM-1）在干眼病人眼表表达显著增加，其可与激活的 CD4+ T 细胞表面的淋巴细胞功能相关抗原 -1（lymphocyte function-associated antigen-1，LFA-1）结合而促进 T 细胞的迁移。在自身免疫性眼表疾病病人，眼表上皮转移趋化因子及其受体的表达也明显增加。有大量研究表明，阻断眼表转移趋化因子受体可明显缓解自身免疫性疾病的发生与发展。

5. 自身反应性 B 淋巴细胞

自身反应性 B 细胞在眼表自身免疫中具有重要的作用，它可依赖 TH-2 因子（IL-4、IL-13 等）的作用激活，也可通过 T 细胞非依赖型通路激活。自身反应性 B 细胞主要通过分泌自身抗体起作用，但也可起到 APCs 的作用或通过分泌细胞因子调节免疫反应。在 T 细胞非依赖型激活通路中，B 细胞可直接接受 TLR 的信号（主要为 TLR-3,-7/8,-9）激活并分泌自身抗体。B 淋巴细胞活化因子（BAFF）在 B 细胞相关性免疫疾病中起着重要的作用，在多种眼表自身免疫性疾病中均出现了高表达。B 细胞分泌的抗体可通过调理作用（与 DCs 等细胞结合并使其分泌细胞因子调节免疫反应）与补体介导的抗体依赖型杀细胞作用造成眼表上皮损伤。

二、干眼免疫异常

干眼为最常见的眼表自身免疫性疾病,其主要表现为眼表自身免疫性 CD4$^+$T 细胞的浸润(图 4-2-1)。眼表的长期慢性炎症可导致角膜屏障功能的破坏,眼表上皮细胞的凋亡,杯状细胞的丧失以及眼表上皮的鳞状化生。近年来,大量证据表明干眼是一种慢性炎症性、自身免疫性眼表疾病,其最有力的证据就是:将从干燥环境诱导的实验性干眼小鼠模型颈部淋巴结与脾脏中分离的 CD4$^+$ T 细胞过继转移至 T 细胞缺乏的裸小鼠,过继转的 CD4$^+$ T 细胞会迁移至受体小鼠眼表,并造成与供体小鼠相似的干眼样眼表损害,包括炎症细胞浸润、泪液分泌减少与杯状细胞密度下降等(图 4-2-2)。这就充分证明非 Sjögren 型干眼也是一种自身免疫异常性疾病,这一发现,为干眼免疫抑制治疗奠定了理论基础。

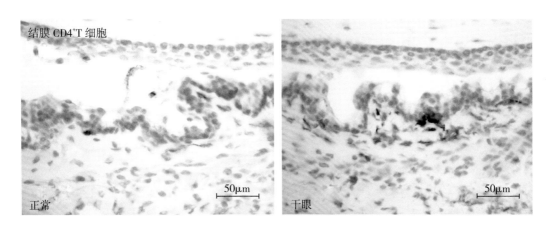

图 4-2-1　实验性小鼠干眼结膜 CD4$^+$ T 细胞的浸润

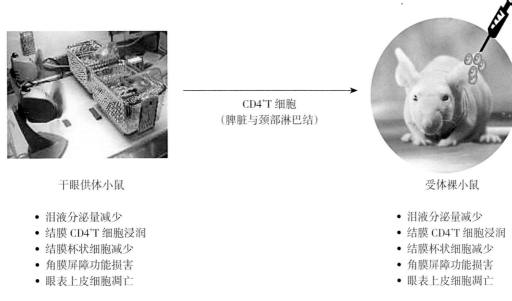

图 4-2-2　干眼致病性 CD4$^+$ T 细胞过继转移实验

(一)干眼免疫反应的启动

干燥环境、泪液高渗等外界环境刺激可激活 MAPK 信号传导通路与 NF-κb 信号传导通路并影响细胞的增殖、分化、凋亡以及炎性介质的释放。有研究表明,干燥环境、泪液高渗可直接导致眼表上皮细胞释放前炎症因子。这些前炎症因子包括 IL-1α、IL-1β、TNF-α、IL-6、MMPS 等。

（二）干眼免疫反应的传入弧

在前炎症因子的作用下，APCs，尤其是 CD11b$^+$/CD11c$^+$ APCs，可迅速激活并表达共刺激分子 CD80、CD86 和 MHC-Ⅱ类抗原。激活的 APCs 摄取自身抗原，并在多种细胞黏附因子和转移趋化因子的作用下迁移至颈部淋巴结。

对于干眼免疫反应中眼表自身抗原的认识目前所知甚少。目前，在 SS 中已经找到了一些自身抗原，如 M3R、Ro52、Ro60、La48 等，但对于非 SS 干眼，自身抗原尚不明确。Klk-13 是目前报道的唯一一个非 SS 干眼眼表自身抗原，其在眼表的暴露可引发自身免疫反应。对于干眼自身抗原，尤其是非 SS 眼眼表自身抗原，尚需进一步研究明确。研究者推测其可能为在前炎症因子的作用下凋亡或坏死的细胞所释放的宿主 DNA 或 RNA 抗原，这些抗原可通过激活 TLRs 而诱发自身免疫性疾病。

（三）干眼免疫反应的传出弧

激活的 APCs 摄取自体抗原并迁移至颈部淋巴结后，可将自身抗原提呈给原始 T 细胞并诱导其增殖分化。干眼主要表现为 TH-1 和 TH-17 反应的上升与 TH-2 反应的下降。在细胞因子 IL-12、IFN-γ 等的协同作用下自身反应性 TH-1 细胞可被激活并迅速增殖，在细胞因子 IL-6、TGF-β、IL-23 等的作用下 TH-17 细胞可被激活并迅速增殖。自身反应性 TH-1 和 TH-17 细胞在局部淋巴结增殖分化并迁移至眼表后，可分泌炎症因子 IFN-γ、IL-17 等造成眼表免疫损害。IFN-γ 可导致眼表上皮凋亡、上皮鳞状化生与杯状细胞密度的下降。IL-17 可通过刺激 MMP-3 和 9 分泌损害角膜屏障功能。值得一提的是，B 细胞及其分泌的自身抗体可能也参与了干眼免疫反应。美国贝勒医学院卡伦眼科研究所 Pflugfelder 教授团队从干燥环境诱导的小鼠干眼模型提取血清并过继转移至裸小鼠后，受体小鼠出现了干眼类似的眼表损害，这就充分说明，自身抗体在非 SS 干眼中也起着重要的作用，通过过继转移非 SS 干眼抗体也可诱导出实验性干眼。对于 B 细胞与自身抗体在干眼发病中的作用与机制目前所知甚少，尚需进一步研究。

（四）干眼免疫反应的调控

干眼免疫反应中起主要调控作用的调节性 T 细胞为 CD4$^+$CD25$^+$Foxp3$^+$ T 细胞与 CD8$^+$CD103$^+$T 细胞，其均可抑制干眼特异性 CD4+T 细胞的增殖。据报道，NK/NKT 细胞可促进干眼眼表 TH-17 反应并破坏角膜屏障功能。γδT 细胞可分泌 IL-17，其也可对干眼中角膜屏障功能的破坏其到促进作用。此外，眼表抗炎因子分泌的下降也促使了干眼免疫异常的发生发展。干眼眼表分泌下降的抗炎因子主要包括 TGF-β、IL-1RA、PDL-1、乳铁蛋白、分泌型 IgA 等。

目前对于干眼免疫异常已有了较为广泛的研究，已经证实干眼主要表现为 CD4+ T 介导的免疫异常。目前，对于遗传、环境与激素失衡等因素如何诱发与调控免疫反应尚所知甚少。干眼免疫异常的机制主要有以下几个问题急需解决：①干眼免疫反应如何启动，其自身抗原主要是什么？②干眼免疫调控系统失活的机制是什么？③神经内分泌系统如何调控干眼免疫反应？

（张晓博　刘祖国）

参 考 文 献

1. SternME, Schaumburg CS, Pflugfelder SC. Dry Eye as a Mucosal Autoimmune Disease. Int Rev Immunol., 2013, 32（1）:19-41

2. Zhang X, Schaumburg CS, Coursey TG, et al. CD8$^+$ cells regulate the T helper-17 response in an experimental murine model of Sjögren syndrome. Mucosal Immunol, 2014, 7（2）:417-427

3. Bron AJ, de Paiva CS, Chauhan SK, et al. TFOS DEWS Ⅱ pathophysiology report.Ocul Surf, 2017, 15（3）:438-510

4. Zhang X, Volpe EA, Gandhi NB, et al. NK cells promote Th-17 mediated corneal barrier disruption in dry eye.PLoS One, 2012, 7. e36822.

5. De Paiva CS, Villarreal AL, Corrales RM, et al. Dry eye-induced conjunctival epithelial squamous metaplasia is modulated by interferon-gamma. Invest Ophthalmol Vis Sci, 2007, 48:2553e60.

6. Schaumburg CS, Siemasko KF, De Paiva CS, et al. Ocular surface APCs are necessary for autoreactive T cell-mediated experimental autoimmune lacrimal keratoconjunctivitis, Immunol 2011, 187:3653e62.

7. Stern ME, Schaumburg CS, Siemasko KF, et al.Autoantibodies contribute to the immunopathogenesis of experimental dry eye disease.Invest Ophthalmol Vis Sci, 2012, 53:2062e75.

8. Jiang G,Ke Y,Sun D,et al. A new model of experimental autoimmune keratoconjunctivitis sicca（KCS）induced in Lewis rat by the autoantigen Klk1b22. Invest Ophthalmol Vis Sci,2009,50:2245e54.

9. Niederkorn JY,Stern ME,Pflugfelder SC,et al.Desiccating stress induces T cell-mediated Sjögren's Syndrome-like lacrimal keratoconjunctivitis. J Immunol 2006;176:3950e7.

10. De Paiva CS,Chotikavanich S,Pangelinan SB,et al. IL-17 disrupts corneal barrier following desiccating stress. Mucosal immunology,2009,2（3）:243-253.

11. Pflugfelder SC,Corrales RM,de Paiva CS. T helper cytokines in dry eye disease. Experimental eye research,2013,117:118-125.

12. Yoon KC,De Paiva CS,Qi H,et al. Desiccating environmental stress exacerbates autoimmune lacrimal keratoconjunctivitis in non-obese diabetic mice. Journal of autoimmunity,2008,30（4）:212-221.

13. Zhang X,Chen W,De Paiva CS,et al. Desiccating stress induces CD4+ T-cell-mediated Sjögren's syndrome-like corneal epithelial apoptosis via activation of the extrinsic apoptotic pathway by interferon-gamma. The American journal of pathology,2011,179（4）:1807-1814.

14. Zhang X,De Paiva CS,Su Z,et al. Topical interferon-gamma neutralization prevents conjunctival goblet cell loss in experimental murine dry eye. Experimental eye research,2014,118:117-124.

15. Zhang X,Chen W,De Paiva CS,et al. Interferon-gamma exacerbates dry eye-induced apoptosis in conjunctiva through dual apoptotic pathways. Investigative ophthalmology & visual science,2011,52（9）:6279-6285.

第三节 细胞凋亡

细胞凋亡与细胞坏死是细胞死亡的两种方式。不同于细胞坏死,细胞凋亡是基因调控的主动性程序化死亡过程。它以细胞核和细胞质浓缩为特征,细胞膜及各细胞器膜完整,膜可发泡成芽,形成凋亡小体,继而被吞噬细胞或邻近细胞吞噬并消化。细胞凋亡普遍存在于生物界,既发生于生理状态下,也发生于病理状态下。胚胎发育阶段通过细胞凋亡清除多余的和已完成使命的细胞,保证了胚胎的正常发育;在成年阶段通过细胞凋亡清除衰老和病变的细胞,保证了机体的健康。而不恰当的细胞凋亡也和多种疾病相关,如癌症、自身免疫性疾病以及神经退化性疾病。

（一）细胞凋亡机制

细胞凋亡过程包括以下 4 个阶段,即:诱导启动、细胞内调控、凋亡实施和凋亡细胞的吞噬搬运阶段。

1. 诱导启动 引起凋亡的信号可以来自细胞外,通过跨膜传导对细胞内的调控分子起作用,也可以直接作用于细胞内的靶分子。一些跨膜作用的抑制因子(如生长因子、某些激素、细胞因子、某些病毒蛋白等)具有抑制凋亡的作用,有利于细胞的生存。当这些因子缺乏时,会激发细胞凋亡。另外一些跨膜作用的刺激因子通过受体与配体的结合而激活细胞凋亡程序,其中最重要的是肿瘤坏死因子受体家族(tumor necrosis factor receptor,TNFR)。此外,尚有多种其他凋亡诱导因子。

2. 细胞内调控 细胞内的某些特异蛋白与细胞凋亡信号相连接,这些特异蛋白对细胞的凋亡与否起决定性作用。B 淋巴细胞瘤 -2(B-cell lymphoma-2,Bcl-2)蛋白家族通过调节线粒体通透性进而改变线粒体蛋白的释放来调控细胞死亡。Bcl-2 蛋白家族包括两类功能相反的蛋白,一类抑制细胞凋亡的蛋白如 Bcl-2 等,另一类促进细胞凋亡如 Bcl-2 相关 X 蛋白(Bcl-2 associated X protein,BAX)等。此外,细胞表面受体 Fas,属 TNFR 家族,它与免疫细胞产生的 Fas 配体(Fas ligand,FasL)结合可以启动凋亡信号的转导引起细胞凋亡。

3. 凋亡的实施 细胞凋亡的实施是通过蛋白水解的一系列连锁反应实现的。各种组织的细胞凋亡都要激活含半胱氨酸的天冬氨酸蛋白水解酶(cysteinyl aspartate specific proteinase,caspase)家族。Caspase 成员作为酶原的形式存在于细胞内,经裂解激活后,迅速启动序列性酶解死亡程序,裂解细胞骨架和细胞核蛋白基质并激活了核酸内切酶。在内源性核酸内切酶作用下,DNA 进行有控降解。

4. 凋亡细胞的吞噬搬运 凋亡细胞碎片的表面有标志分子如血小板反应素(thrombspondin-1,TSP-1)、黏附分子(adhesion molecules,AM)等有利于邻近的巨噬细胞以及其他细胞的识别、吞噬和处理,此过程无炎症反应。

（二）细胞凋亡与干眼

干眼病人泪腺腺泡细胞、结膜上皮细胞和角膜细胞的凋亡增加,而局部组织中的淋巴细胞的凋亡却被抑制。一方面导致了眼部组织的损伤和破坏,另一方面淋巴细胞存活时间的延长促进了炎症激活状态,因此,细胞的凋亡在干眼发病机制中占有重要地位。

正常泪腺腺泡细胞和结膜上皮细胞存在局灶性、程度轻的凋亡,但在狗的干眼模型却发现凋亡相关标志物 p53、Fas 和 FasL 在眼表组织的表达增强,凋亡抑制因子 Bcl-2 的表达下降,淋巴细胞的凋亡率却较正常狗显著下降。干眼病人眼表存在炎症反应,病人泪液中的炎症因子如白细胞介素 -1(interleukin-1,IL-1)、肿瘤坏死因子 α(tumor necrosis factor α,TNF-α)、干扰素 γ(interferonγ,INF-γ)表达增加可激活凋亡通路。此外,结膜上皮细胞的多种免疫激活标志物如人类白细胞抗原(human leukocyte antigen-antigen D related,HLA-DR),与 Fas、FasL 及细胞凋亡因子 2.7(apoptosis antigen 2.7,APO 2.7)等凋亡相关因子的表达显著相关。小鼠干眼模型中也发现角膜中心和周边上皮细胞、结膜上皮细胞、结膜基质、睑缘细胞普遍性凋亡,说明细胞凋亡在干眼中发挥关键作用。

(齐　虹)

参 考 文 献

1. 刘祖国,杨文照. 干眼症的发病机制. 眼科,2005(05):342-345
2. Bron A J,De Paiva C S,Chauhan S K,et al. TFOS DEWS Ⅱ pathophysiology report. Ocul Surf,2017,15(3):438-510
3. Brignole F,De Saint-Jean M,Goldschild M,et al. Expression of Fas-Fas ligand antigens and apoptotic marker APO2.7 by the human conjunctival epithelium. Positive correlation with class Ⅱ HLA DR expression in inflammatory ocular surface disorders. Exp Eye Res,1998,67(6):687-697
4. Gao J,Schwalb TA,Addeo JV,et al. The role of apoptosis in the pathogenesis of canine keratoconjunctivitis sicca:the effect of topical Cyclosporin A therapy. Cornea,1998,17(6):654-663
5. Kerr JF,Wyllie A H,Currie A R. Apoptosis:a basic biological phenomenon with wide-ranging implications in tissue kinetics. Br J Cancer,1972,26(4):239-257
6. Ren H,Wilson G. Apoptosis in the corneal epithelium. Invest Ophthalmol Vis Sci 1996;37:1017-25
7. Yeh S,Song X J,Farley W,et al. Apoptosis of ocular surface cells in experimentally induced dry eye. Invest Ophthalmol Vis Sci,2003,44(1):124-129
8. Zhang X,Chen W,De Paiva C S,et al. Interferon-gamma exacerbates dry eye-induced apoptosis in conjunctiva through dual apoptotic pathways. Invest Ophthalmol Vis Sci,2011,52(9):6279-6285
9. Coursey T G,Tukler H J,Barbosa F L,Et Al. Interferon-gamma Induced Unfolded Protein Response in Conjunctival Goblet Cells as a Cause of Mucin Deficiency in Sjögren Syndrome. Am J Pathol,2016,186(6):1547-58
10. Okuma A,Hoshino K,Ohba T,et al. Enhanced apoptosis by disruption of the STAT3-IkappaB-zeta signaling pathway in epithelial cells induces Sjögren's syndrome like autoimmune disease. Immunity,2013,38(3):450-60

第四节　氧 化 应 激

人体生命活动的有序进行依赖于机体细胞正常的氧化还原反应,线粒体的有氧呼吸不仅为机体生命活动提供能量和营养物质,而且微量的副产物在细胞信号转导、酶反应、基因表达等过程中起到不可替代的作用。当机体遇到各种物理(过强的自然光、电离光等)、化学(局部防腐剂、外源性化合物等)、微生物(细菌、真菌、病毒等)刺激或者自身抗氧化防御系统受损时,机体正常的氧化抗氧化系统就会失衡。大量氧化应激活性物质的堆积对机体会产生一系列病理损害,如:蛋白质功能损伤、信号转导异常、基因突变、细胞凋亡、肿瘤发生等。随着年龄的增长,机体氧化防御系统会减弱,机体更易遭受氧自由基的侵袭。

一、氧化应激机制

正常情况下机体氧化抗氧化处于平衡状态,体内抗氧化物质有内源性的和外源性的。人体自身的抗氧化剂主要有超氧化物歧化酶(Superoxide Dismutase,SOD)、谷胱甘肽过氧化物酶(Glutathione peroxidase,GSH-Px)、乳酸脱氢酶(Lactic dehydrogenase,LDH)、过氧化氢酶(Catalase,CAT)等还原酶以及非酶类抗氧化物质。体内氧化抗氧化系统失衡,大量氧化应激活性物质就会异常堆积或者清除障碍。氧化应激活性物质包括活性氧（Reactive oxygen species，ROS）、活性氮（Reactive nitrogen species，RNS）、活性硫（Reactive sulfur species，RSS）、活性氯（Reactive chlorine species，RCS）四类。氧化应激主要由 ROS 引起，ROS 包括超氧阴离子自由基（O_2）、过氧化氢（H_2O_2）、羟自由基（OH）、臭氧（O_3）等。细胞内的 ROS 主要由线粒体产生，高水平的 ROS 可引起蛋白质、脂质、DNA、RNA 等多种分子结构和功能的改变。由于细胞膜和线粒体膜含大量脂质，氧化应激活性基团可通过使脂质发生过氧化而改变细胞膜及细胞器膜的通透性并引起细胞凋亡。细胞内蛋白质，尤其是含脂肪族氨基酸、含芳香族氨基酸和含硫氨基酸的蛋白质，对氧化应激活性基团特别敏感，被氧化的蛋白质很难修复并且容易被降解。ROS 可引起 DNA 分子突变、断裂及修复异常。ROS 可激活和调控多种转录因子，如转录因子 -E2 相关因子 -2（nuclear factor erythroid-2 related factor 2，Nrf2）、活化蛋白 -1（Activator protein 1，AP-1）、核因子 -κB（nuclear factor κB，NF-κB），并增加炎性因子白细胞介素 -1（Interleukin-1，IL-1）、肿瘤坏死因子（Tumor necrosis factor，TNF）等的表达。此外，ROS 参与体内多种代谢及信号通路的启动和调节，如：丝裂原活化蛋白激酶（Mitogen activated protein kinases，MAPK）家族、细胞外调节蛋白激酶（Extra cellular regulated protein kinases，ERK）家族、磷脂酰肌醇 -3 激酶（phosphatidylinositol 3-kinase，PI3K）家族等。这些信号通路具有广泛的生物学功能，参与衰老、疾病甚至癌症的发生、发展及转归。

二、氧化应激与干眼

眼睛，尤其是眼表，是直接接触外环境的人体器官，容易遭受氧化应激损伤。研究表明，干燥环境刺激可使眼表的氧化 - 抗氧化系统失衡，这种失衡导致抗氧化应激的主要还原酶（SOD、GSH-Px、CAT）水平降低，氧化应激产物 ROS 水平升高。ROS 的升高可能对蛋白质、脂质、DNA 等大分子造成破坏，进而导致眼表组织损伤（图 4-4-1）。也有研究表明，对伴有瞬目减少的实验性干眼，眼表上皮屏障功能的破坏与氧化应激有关。此外，近期研究发现，随着干眼症状的逐渐加重，干眼病人结膜上皮中一氧化氮合酶也逐渐增加，同时炎性细胞因子（IL-lβ、IL-6、IL-8、TNF-α 等）也随之发生变化。以上研究结果表明氧化应激反应参与了干眼的发病过程。

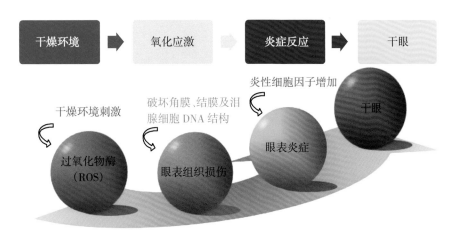

图 4-4-1　干眼与氧化应激

（李正日　刘祖国）

参 考 文 献

1. Balci M，Sahin S，Mutlu FM，et al.Investigation of oxidative in stress in pterygium tissue.Mol Vis，2011，17（5）：443：447
2. Cejková J，Ardan T，Jirsová K，et al.The role of conjunctival epithelial cell xanthine oxidoreductase /xanthine oxidase in oxidative reactions on the ocular surface of dry eye patients with Sjgren's syndrome.Histol Histopathol，2007，22（9）：997：1003
3. Izzotti A，Longobardi M，Cartiglia C，et al. Mitochondrial damage in the trabecular meshw ork occurs only in primary open-angle

glaucoma and in pseudoexfoliative glaucoma.PLoS One,2011,6(1):e14567

4. Li G,Luna C,Liton PB,et al. Sustained stress response after oxidative stress in trabecular meshw ork cells.Mol Vis,2007,13(25): 2282:2288

5. Pan Q,Qiu WY,Huo YN,et al.Low levels of hydrogen peroxide stimulate corneal epithelial cell adhesion,migration,and wound healing.Invest Ophthalmol Vis Sci,2011,52(3):1723:1734

6. Sorkhabi R,Ghorbanihaghjo A,Javadzadeh A,et al. Oxidative DNA damage and total antioxidant status in glaucoma patients.Mol Vis,2011,17(1):41:46

7. Zhou L,Li Y,Yue BY.Oxidative stress affects cytoskeletal structure and cell-matrix interactions in cells from an ocular tissue:the trabecular meshw- ork. J Cell Physiol,1999,180(2):182:189

第五节　神经调控异常

一、神经调控异常在干眼中的作用

(一)三叉神经病变

三叉神经病变会通过三个途径引起或加重干眼:①泪液分泌反射弧传入支受损导致泪液基础和反射性分泌减少;②瞬目反射弧传入支受损导致瞬目减少,泪液蒸发加快和泪液清除障碍,以及长时间瞬目减少导致睑板腺内睑脂淤积和排出障碍;③角结膜上皮发生神经麻痹性上皮病变导致上皮缺损和上皮细胞黏蛋白分泌功能下降。

1. 三叉神经麻痹　临床上三叉神经麻痹的主要原因有外伤、手术、炎症或肿瘤等破坏以及先天性疾病,包括遗传性感觉神经缺失和家族性自主神经异常等。角膜手术或切口在角膜的内眼手术是导致三叉神经眼支神经轴突和末梢损伤及术后发生手术源性干眼的常见原因。其中最常见的有角膜屈光手术、白内障手术和角膜移植,这些手术均不同程度地切断了角膜基质和上皮下神经丛,因此术后干眼是这些手术的最常见并发症之一。而长期干眼又会进一步引起角膜神经的病理改变和角膜知觉下降,造成难治性干眼。由于角膜神经丛在水平方向上的密度要高于垂直方向,因此一般认为屈光性角膜手术病人角膜瓣的蒂位于上方者对角膜神经的损伤更重,因而术后干眼的发生更多、程度更重、持续更长时间。

糖尿病是导致角膜神经麻痹的另一个常见原因。周围神经病变是糖尿病的常见并发症,在临床上引起糖尿病足等表现。许多临床研究已经证实糖尿病病人干眼的发生率较正常人显著增高,且与其神经病变包括三叉神经病变相关。Misra 等的病例对照研究显示,糖尿病病人的干眼临床表现为泪液分泌减少、泪膜稳定性下降、泪膜中脂质层厚度下降和角膜知觉下降,其中泪膜稳定性的下降与角膜知觉下降程度相关。最近,DeMill 等通过横断面研究对伴有不同严重程度的周围神经病变的糖尿病病人及正常人的眼表改变进行了研究,结果显示,糖尿病病人泪液分泌试验结果更低,泪液渗透压更高,而且泪液渗透压的升高、共聚焦显微镜下测量的角膜神经纤维的缩短与周围神经病变程度相关。上述研究结果提示三叉神经病变是导致糖尿病相关干眼的重要原因之一。事实正是如此,对糖尿病病人进行角膜共聚焦显微镜检查,可发现与正常人相比,糖尿病病人角膜上皮下神经丛的神经纤维长度和神经分支密度均显著减少,与之相对应的是这些病人角膜知觉的下降。角膜神经的损伤和修复受胶原、纤维连接蛋白、糖蛋白及TGF-β,成纤维细胞生长因子、神经生长因子等的调控,而这些调控因素在糖尿病病人中都呈异常表达。糖尿病病人在玻璃体切除、白内障、LASIK 等眼科手术后,更容易出现角膜上皮愈合延迟、点状角膜上皮缺损、上皮水肿、复发性上皮糜烂等临床表现,可能与神经纤维密度、神经分支密度的减少导致的神经麻痹有关。

2. 三叉神经损伤　此外,机械性、化学性和高温侵袭性损伤也是导致三叉神经损伤的常见原因。外伤会损害角膜上皮细胞和角膜神经,且外伤本身引起许多炎症介质的释放,如三磷腺苷、前列腺素、P物质、基质金属蛋白酶、活性氧和神经生长因子等。同时因为免疫细胞的浸润,分泌了大量的白介素和肿瘤坏死因子-α到泪液中,这些因素共同导致了角膜伤害感受器(nociceptors)功能的改变。近年来有研究发现,

Omega-3 和 Omega-6 脂肪酸的衍生物、消退素和保护素,可抑制上述炎症反应并重建伤害感受器的功能。在干眼病人泪液中促炎症因子和抗炎症因子的存在共同导致了干眼的发生。

(二)面神经病变

面神经病变又称贝尔麻痹,多见于中风、颅脑手术后、外伤等原因。一方面,面神经中的副交感支的麻痹影响对泪腺和副泪腺、睑板腺的支配,导致泪液中水液、脂质分泌减少;另一方面,内脏运动传出纤维受损引起的瞬目减少或眼睑闭合不全引起的眼表持续暴露和泪液清除障碍,共同导致了干眼的发生。

(三)自主神经病变

泪液中的黏蛋白来源于结膜杯状细胞和角结膜上皮细胞在周围交感或副交感神经调节下的分泌。自主神经是调节杯状细胞和结膜上皮细胞正常分泌的重要因素,若自主神经功能紊乱或因结膜反复迁延暴露于外源性或内源性炎症刺激因素中,会促使组织重塑和纤维化及引起神经损伤,进而导致杯状细胞和上皮细胞分泌颗粒减少,影响泪液黏蛋白比例,造成泪膜涂布困难和泪膜稳定性下降,最终引起干眼。此外,自主神经功能紊乱病人可导致睡眠和情绪受影响,而后者也可产生对泪液分泌的抑制作用。

二、干眼病人神经异常表现

已有大量研究显示,眼表神经病变会导致或加重干眼,而长期严重的干眼也会反过来导致眼表神经结构和功能的改变,形成恶性循环。

(一)角膜内神经改变

有许多研究显示干眼症病人,尤其是病程较长的严重的干眼病人可能出现角膜知觉减退,角膜知觉的减退则进一步加重眼表损害,使干眼陷入恶性循环。张梅等使用活体共焦显微镜对干燥综合征(Sjögren's syndrome,SS)和非 SS 水液缺乏性干眼症病人的角膜神经形态的研究发现,非 SS 水液缺乏性干眼和 SS 病人的角膜上皮基底细胞下层神经发生了明显的形态学改变,表现为神经纤维排列紊乱,失去平行走行的特点,神经弯曲度大,分支多。上述改变在 SS 病人中更为明显,并伴有神经纤维数量的增多,后者与干眼的严重程度呈正相关。SS 病人角膜上皮基底细胞下层神经数量增加,分支现象普遍,提示其神经可能处于代偿增生状态。然而,以上结果目前依然有争议,不同的研究有不同的研究结果。如 Labbe 等对非 SS 的干眼病人观察发现,与正常对照相比,干眼病人在活体共聚焦显微镜下出现以下改变:角膜神经密度并非增加而是减少、但也观察到弯曲度增加、串珠样改变增加的现象,且这些改变与病人角膜知觉的下降相关。还有研究报道 SS 病人角膜上皮下神经数量不变,角膜敏感性和神经密度无相关性。上述结果的差异可能与病人入组标准、诊断标准不同,如干眼类型不同或严重程度不同有关。

(二)神经性炎症

在干眼病人的神经调节中,三叉神经感觉纤维和自主神经在局部释放调控睑板腺腺泡分泌和炎症反应的神经肽起着重要作用。感觉神经末梢主要释放 P 物质(substance P,SP)、降钙素相关基因肽(calcitonine gene-related peptide,CGRP)。SP 通过使上皮细胞和免疫细胞释放细胞因子和趋化因子参与泪腺和眼表炎症的发生。CGRP 则通过扩张血管和刺激白细胞渗出参与炎症反应。而交感神经末梢释放的神经肽 Y(neuropeptide Y,NPY)可有效调节免疫反应,减少自然杀伤细胞(natural killer cell,NK cell)活性,阻止 T 细胞增殖,并促进 T 细胞的转化,主要是促进 1 型辅助性 T 细胞(Type 1 helper T cells,Th1)转换为 2 型辅助性 T 细胞(Type 2 helper T cells,Th2)。有学者观察到在 SS 病人中支配唾液腺的神经末梢分泌的 NPY 是减少的,从而提示 NYP 等因子表达的异常可能参与了干眼病人泪腺的免疫性炎症反应。

综上所述,正常的眼表、泪腺和副泪腺组织均有丰富的神经分布,通过完整的神经反射环路完成泪液分泌、涂布和清除整个过程,该反馈环路中任一环节异常均将导致泪液质、量和动力学的异常。其中三叉神经、面神经、交感与副交感神经是其中重要的神经组成。上述神经调控的异常会导致干眼的发生或加重。临床上糖尿病和角膜手术是常见的与眼表神经损伤相关干眼的原因。另一方面,干眼病人,尤其是重度干眼病人也往往存在角膜神经结构和功能的改变,并形成恶性循环。局部神经调控异常与中枢神经调控、精神心理的关系,以及神经调控异常与干眼的相互关系及其临床意义仍有待深入研究。

(梁凌毅)

参 考 文 献

1. 葛坚,王宁利.眼科学.第3版.北京:人民卫生出版社,2015

2. 刘祖国,杨文照.干眼的发病机制.眼科,2005,14(5):342-345

3. 李筱荣,王伟,袁佳琴.共焦显微镜观察 2 型糖尿病病人角膜神经分布及形态学特征.中华眼科杂志,2006,42(10):896-900

4. 张梅,刘祖国,陈家祺,等.正常人角膜神经的共焦显微镜观察.中华眼科杂志.2004,40(9):632-634

5. 张梅,刘祖国,罗丽辉等.Sjögren 综合征和非 Sjögren's 水液缺乏性干眼病人角膜上皮基底层下神经的异常改变.中华眼科杂志,2005,41(10):936-939

6. 赵堪兴,杨培增.眼科学.第8版.北京:人民卫生出版社,2013:20

7. A Galor1,RC Levitt,ER Felix,et al. Neuropathic ocular pain:an important yet underevaluated feature of dry eye. Eye,2015,29:301-312

8. A. Labbé,Q. Liang,None;Z. Wang,et al. Corneal nerve structure and function in patients with non-Sjögren dry eye:clinical correlations Investigative Ophthalmology & Visual Science. 2013,54(8):5144-5150

9. Battat L,A Macri,Dursun D,et al. Effects of laser in situ keratomileusis on tear production,clearance,and the ocular surface. Ophthalmology,2001,108:1230-1235

10. Chung CW,M Tigges,RA Stone. Peptidergic innervation of the primate Meibomian gland. Invest Ophthalmol Vis Sci,1996,37:238-245

11. Dastjerdi MH,Dana R. Corneal nerve alterations in dry eye-associated ocular surface disease.Int Ophthalmol Clin,2009,49(1):11-20

12. DeMill DL,Hussain M,Pop-Busui R,et al. Ocular surface disease in patients with diabetic peripheral neuropathy. Br J Ophthalmol,2016,100(7):924-928

13. Hosal BM,N Ornek,G Zilelioglu,AH Elhan. Morphology of corneal nerves and corneal sensation in dry eye:a preliminary study. Eye.2005,19:1276-1279

14. Jefferey D. MD Tiemstra,et al. Bell's Palsy:Diagnosis and Management. Am Fam Physician,2007,76:997-1002

15. Kova'cs I,A Luda'ny,T Koszegi,et al. Substance P released from sensory nerve endings influences tear secretion and goblet cell function in the rat.Neuropeptides,2005,39:395-402

16. Lambiase A,A Micera,M Sacchetti,et al.Alterations of tear neuromediators in dry eye disease.Arch Ophthalmol,2011,129(8):981-986

17. Lee SY,Han SJ,Nam SM,et al.Analysis of tear cytokines and clinical correlations in Sjögren syndrome dry eye patients and non-Sjögren syndrome dry eye patients. Am J Ophthalmol,2013,156(2):247-253

18. Mosimann BL,MV White,RJ Hohman,et al. Substance P,calcitonin generelated peptide,and vasoactive intestinal peptide increase in nasal secretions after allergen challenge in atopic patients. J Allergy Clin Immunol,1993,92:95-104

19. Muller LJ,CF Marfurt,Kruse F,et al.Corneal nerves:structure,contents and function.Exp Eye Res,2003,76:521-542.

20. Midena E,E Brugin,A Ghirlando,et al. Corneal diabetic neuropathy:a confocal microscopy study. J Refract Surg. 2006;22:S1047-S1052

21. Massingale ML,X Li,M Vallabhajosyula,et al. Analysis of inflammatory cytokines in the tears of dry eye patients. Cornea,2009,28(9):1023-1027

22. Mantelli F,M Massaro-Giordano,et al.The Cellular Mechanisms of Dry Eye:From Pathogenesis to Treatment.Journal of cellular physiology,2013,228:2253-2256

23. Rios JD,D Zoukhri,IM Rawe,et al. Immunolocalization of musearinic and VIP receptor subtypes and their role in stimulating goblet cell secretion.Invest Ophthalmol Vis Sci,1999,40(6):1102-1111

24. Solomon A,I Puxeddu,F Levi-Schaffer.Fibrosis in ocular allergic inflammation:recent concepts in the pathogenesis of ocular allergy.Curr Opin Allergy Clin Immunol,2003,3(5):389-393

25. Springer J,PGeppetti,A Fischer,DA Groneberg. Calcitonin gene-related peptide as inflammatory mediator. Pulm Pharmacol Ther,2003,16:121-130

26. Serhan CN,NA Petasis. Resolvins and protectins in inflammation resolution. Chem Rev 2011,111(10):5922-5943

27. StutiL.Misra,1 DipikaV.Patel,1 CharlesN.J,et al. Peripheral neuropathy and tear film dysfunction in type 1 diabetes mellitus. Journal of Diabetes Research,2014:1-6

28. Tseng SC,Kazuo T. Important Concepts for Treating Ocular Surface and Tear Disorders. American Journal Of Ophthalmology.1997,124:825-835

29. Tuisku IS, YT Konttinen, LM Konttinen, TM Tervo. Corneal innervation and morphology in primary Sjögrens syndrome. Invest Ophthalmol Vis Sci. 2003;44:2545-2549

30. Tuisku IS, YT Konttinen, LM Konttinen, TM Tervo. Alterations in corneal sensitivity and nerve morphology in patients with primary Sjögren's syndrome. Exp Eye Res. 2008;86:879-885

31. Xu KP, Y Yagi, K Tsubota.Decrease in corneal sensitivity and change in tear function in dry eye.Cornea, 1996, 15:235-239

第六节　内分泌调控异常

人体内分泌系统也是维持正常泪液的关键因素之一,其中最主要的相关激素有性激素如雄激素、雌激素和胰岛素、甲状腺激素和糖皮质激素等。

（一）性激素

1. 雄激素

（1）雄激素对泪腺的影响:雄激素对于维持泪腺的结构和调节泪腺功能非常重要,雄激素水平降低可引起泪腺的凋亡、坏死和自身免疫反应,导致干眼。

人、小鼠、大鼠、仓鼠及兔子的泪腺存在大量的雄激素受体。动物研究证明,雄激素水平升高,可增加泪腺质量。卵巢切除模型兔通过雄激素治疗,可增加 Na^+-K^+-ATP 酶的活性和肾上腺素受体结合位点,提高泪腺的分泌功能。干燥综合征模型鼠通过雄激素的治疗,可增加体外泪腺腺泡细胞分泌小体的合成,并使泪液中 IgA 及蛋白的浓度和含量显著增加,这是通过抑制淋巴细胞的浸润而起作用的;观察去势后雄兔,发现雄激素水平降低可导致泪腺上皮细胞胞浆萎缩扁平,腺腔扩大,腺泡泡状黏液消失,PAS 染色阳性物质减少,结膜杯状细胞数量减少,进而引起泪液分泌的质和量改变及泪膜稳定性降低。

雄激素在泪腺中可以发挥免疫抑制作用。雄激素可以通过刺激转化生长因子 β(transforming growth factor-β, TGF-β)的合成,使泪腺中白细胞介素 1β(interleukin-1β, IL-1β)和肿瘤坏死因子 -α(tumor necrosis factor-α, TNF-α)的水平降低,进而使泪腺的炎症反应减轻,使干眼的不适症状得到缓解。许多研究发现,单纯的雄激素缺乏不会导致泪腺的炎症反应或类似 Sjögren 综合征泪腺组织的病理改变,及无自身免疫性疾病的动物和人的水样液缺乏,但雄激素水平的降低可加重干燥综合征及其相关泪腺免疫性炎症,加重睑板腺功能异常,和严重干眼症的进展。

因此,当雄激素水平降低,一方面泪腺与睑板腺结构和功能将受到影响、泪液分泌减少;另一方面会导致泪腺免疫性炎症反应,且加速泪腺细胞凋亡、坏死,这又进一步促进炎症反应,形成恶性循环,最终导致泪液缺乏型干眼。

（2）雄激素对睑板腺的影响:睑板腺中也表达雄激素受体,雄激素可以调节睑板腺脂质的分泌,在保持泪膜稳定性、减少泪液蒸发方面起重要作用。雄激素水平降低可引起睑板腺功能障碍,导致蒸发过强型干眼。

睑板腺中雄激素受体位于睑板腺腺泡上皮细胞核中。动物实验发现,睾酮可以控制鼠睑板腺中超过 1590 种基因的表达,这些基因大多数都参与睑板腺的脂质代谢途径,包括调节脂质代谢、类固醇的合成、脂肪酸代谢,蛋白质运输、氧化还原酶活性、和过氧化物酶体相关的基因。由于绝经、衰老、干燥综合征、完全的雄激素不敏感综合征、应用抗雄激素药物等导致的雄激素水平降低,可导致睑板腺功能障碍,泪膜脂质成分减少,泪膜脂质层厚度变薄,泪液蒸发过多,并且通过高效液相色谱法分析睑板腺分泌物,可以发现睑板腺脂质成分改变,蜡酯、胆固醇酯、甘油二酯及甘油三酯的含量相对下降,胆固醇含量相对升高,而胆固醇含量的增高是引起泪膜不稳定的重要原因。此外,临床研究也证明应用局部雄激素治疗时,干眼症病人睑板腺脂质的分泌增加、脂质层厚度增加、泪膜破裂时间延长,病人症状和体征得到改善。

（3）雄激素对角膜、结膜上皮的影响:角膜、结膜上同样存在大量雄激素受体,雄激素可以促进角膜修复,抑制新生血管的形成,雄激素水平的降低可加重干眼病人角膜和结膜的损伤。

2. 雌激素　泪腺和睑板腺是雌激素的靶器官,雌激素可以对它们的功能产生影响,但迄今为止,关于雌激素与干眼症发病方面的机制存在争议,需要我们更深入的研究。

一方面,研究提示干眼病人泪液中的 MMP-2 和 MMP-9 水平增高,提示 MMP 表达的异常可能参与了干眼的发病,而雌激素可以正向调节 MMP-2 和 -9 的分泌。研究显现绝经期或绝经后妇女由于卵巢分泌功能减退,雌激素水平降低,睑板腺分泌功能减弱,脂质分泌量减少,泪液蒸发增强,从而促使绝经期或绝经后妇女干眼的发生。雌激素水平降低可加重眼表细胞因子介导的炎症反应,从而导致干眼。去双侧卵巢的大鼠中眼表上皮凋亡增加,17-β 雌二醇的应用能够减少眼表上皮细胞凋亡。雌激素还可能抑制睑板腺脂类合成的基因表达,减少泪液中脂质的含量。此外,雌激素水平的降低还可能导致雄激素利用度的降低。因此,理论上补充雌激素对细胞凋亡介导的眼表疾病,如干眼的治疗是有益的。

然而,也有动物实验结果显示雌激素的缺乏或补充对泪腺的结构和分泌功能并无影响,在临床方面也有相似的研究结果。如一项纳入了 16 例因肿瘤切除下睑全层睑板腺的病人,研究雌激素受体与病人年龄、性别、主观和客观的干眼参数相关性的临床试验,发现睑板腺腺泡细胞的雌激素受体随着年龄的增长而增加,而雌激素受体与干眼的主观症状、泪膜破裂时间、Schirmer 实验的结果无明显相关性。Debra A 等观察了 25 665 例绝经后妇女,比较使用激素替代疗法的病人与对照组的干眼发病率以及是否发生严重干眼的症状(间断性或持续性的眼干涩、异物感),结果显示使用激素替代疗法反而提高了干眼的发病率。

3. 孕激素　泪腺、睑板腺、角膜等眼表组织中存在孕激素受体,但目前关于孕激素对干眼作用机制方面的研究较少。研究证明孕激素可以下调睑板腺中调节核糖体合成,装配和结构的基因表达,意味着孕激素抑制睑板腺的蛋白、大分子物质及细胞的合成。动物实验证明孕激素可以调节鼠泪腺基因的表达,增加与泪腺信号转导和细胞交流相关的基因表达,减少与泪腺细胞的生长和维持相关的基因表达。孕激素对眼表的影响可能与雌激素、雄激素之间的平衡有关。有研究认为孕酮可以使泪腺的雄激素受体的表达增加。还有研究显示孕酮可与雌激素通过多克隆 B 细胞共同调节免疫系统。

4. 催乳素　研究已经在泪腺的腺泡细胞中发现了催乳素受体,但催乳素对泪腺的重量、腺泡细胞的结构及泪液分泌的质和量是否产生影响仍存在分歧,催乳素在泪腺组织内的作用仍需进一步研究。有人认为催乳素可与主泪腺直接作用,主要通过对 Na^+-K^+-ATP 酶、酸性磷酸酶的活性和神经递质受体的密度起作用。有人认为催乳素对主泪腺分泌功能的影响较小,而对副泪腺嘌呤的分泌非常重要。催乳素还可能促进泪腺组织自身免疫性疾病的发生。

5. 下丘脑 - 垂体轴及其他激素　下丘脑 - 垂体轴的完整性对于维持眼表正常结构和功能有非常重要的影响。性腺产生的雄激素受促黄体生成素(luteinizing hormone,LH)和卵泡刺激素(follicle-stimulating hormone,FSH)调节,肾上腺皮质产生的雄激素受促肾上腺皮质激素(adrenocorticotropichormone,ACTH)的调节。下丘脑 - 垂体轴中的其他激素对眼表正常功能功能也发挥一定的作用,如促黑激素和促肾上腺皮质激素(ACTH)在眼表的主要功能是调节泪腺组织的蛋白分泌。生长激素可以增加泪腺质量,但是不改变泪腺的形态。促黄体生成素、促卵泡素、促甲状腺激素可以增加泪腺的质量并促进分化。

(二)胰岛素

糖尿病是一种由于胰岛素分泌缺陷或胰岛素作用障碍所致的以高血糖为特征的代谢性疾病。在糖尿病病人中,干眼的患病率显著升高。胰岛素的缺乏或作用障碍可能为糖尿病病人的重要干眼发病机制。

研究表明胰岛素可能通过调节营养的吸收、能量的储存、基因的表达及蛋白质的合成来维持泪腺组织结构、功能及角膜上皮增殖。胰岛素缺乏将导致泪腺重量减轻,基础泪液分泌和雄激素诱导的泪腺的分泌减少,泪液中 IgA 和分泌蛋白浓度下降,免疫耐受性下降等等途径促进了干眼的发病。糖尿病病人经过胰岛素治疗后,泪液中 IgA 的浓度得到提高。胰岛素的作用机制尚不明确,可能是通过腺泡上皮细胞中的胰岛素受体起作用,当胰岛素与相应的受体结合后,诱导受体磷酸化并引起激活一系列信号分子。在泪膜中可检测出胰岛素,在眼表组织中存在胰岛素及胰岛素生长因子 -1(IGF-1)受体,胰岛素与包括上皮生长因子和神经生长因子在内的许多促进上皮生长的物质有相似的信号传导通路,这都支持了上述观点。

在链脲霉素(链佐星)诱导的糖尿病动物模型中表明,由于持续的高血糖状态,NF-κB 和 AGE(糖基化终产物)在泪腺中表达增加,这不仅使得信号级联放大进而导致泪腺的氧化损伤和炎症性改变,并且将损伤细胞内液的生化环境,最终减少泪液的分泌进而发生导致干眼。近期有研究提出了治疗糖尿病干眼的方案,例如抗 AGE 药物可能对糖尿病病人的眼表损害、肾损伤和视网膜病变有保护作用。

　　周围神经病变是糖尿病的常见并发症。糖尿病病人的高血糖水平可导致分布于角膜的感觉神经(三叉神经)发生病变,进而引起神经对作用器官的营养作用降低,造成神经麻痹性角膜上皮病变。三叉神经病变还将破坏控制泪液分泌的反馈调节。长期高血糖水平还能导致眼部微血管破坏、微循环障碍,对眼表营养供给造成影响。

(三) 甲状腺激素

　　动物研究发现补充甲状腺激素可以增加睾丸切除和甲状腺切除鼠的泪腺质量,并增加兔泪腺组织的再生能力和泪液的分泌。然而,这种作用受到糖皮质激素的影响,当缺少糖皮质激素时,甲状腺激素并不能影响泪腺的质量。临床上观察到甲状腺功能减退的病人泪腺功能减退,这可能与甲状腺功能失调病人的产生的甲状腺抗体有关。在 Grave's 病病人中,甲状腺抗体可能对泪腺组织产生抗原抗体反应,进而破坏泪腺的结构和功能。以上研究说明甲状腺激素的异常可能参与干眼的发生。

　　在甲状腺激素相关性疾病病人中,眼表和泪膜的改变是非常常见的。在甲亢和甲状腺激素相关性眼病中,由于眼睑回缩,上睑迟落,眼球突出,瞬目减少导致的眼睑闭合异常、瞬目不完全,泪液分布不均匀及泪液蒸发增强而引起干眼症。另外,对甲状腺相关眼病的抗甲状腺药物、^{131}I、免疫抑制剂及手术治疗均可能对眼表产生影响。而甲状腺功能低下病人的干眼发生率也增加,表现为泪液分泌减少、泪膜稳定性下降、角膜上皮粗糙。

(四) 糖皮质激素

　　糖皮质激素对泪腺的影响存在量效关系。在体外,低剂量的糖皮质激素能维持泪腺上皮细胞结构和功能的基础。生理水平的糖皮质激素可以增加泪腺细胞补体 C3 的合成,并促进雄激素诱导产生的 SC(分泌型 IgA 分子的辅助成分)和半胱氨酸蛋白酶抑制剂相关蛋白。而高浓度的糖皮质激素可促进 C 反应蛋白(CRP)及 C3 的合成,但将抑制雄激素相关 SC 的表达。

　　有研究认为,糖皮质激素可能对早期泪腺组织功能失调有治疗作用,对晚期的泪腺功能没有影响。但也有研究得出相反的结论,如对干燥综合征病人进行长期的糖皮质激素治疗并不能改善干眼症状,相反,会较少泪液的分泌。糖皮质激素可能是通过影响腺垂体的反馈调节起作用的,因为皮质醇的应用本身对垂体切除老鼠的泪液分泌水平没有影响。

　　综上所述,干眼的发病是一个多因素影响的过程,其中体液内分泌系统对眼表的结构和功能有关键性的影响,其中雄激素在干眼症发病机制中的作用较为明确。但值得注意的是,无论是雄激素还是其他激素都不是单独发挥作用的,多种激素之间通过相互作用、相互影响、相互转化共同发挥调节。内分泌系统对干眼的影响仍有大量问题需要我们进一步探讨,深入研究激素水平与干眼发病机制中的关系,将为我们应用激素对干眼进行治疗提供新的方向。

(梁凌毅)

参 考 文 献

1. 罗丰年,张汗承,孙叙清. 去势雄兔泪液分泌及泪膜稳定性的改变. 中华眼科杂志,2001. 37(6):458-461

2. Azzarolo AM,Bjerrum K,Maves CA,et al. Hypophysectomy-induced regression of female rat lacrimal glands:partial restoration and maintenance by dihydrotestosterone and prolactin. Invest Ophthalmol Vis Sci,1995. 36(1):216-226

3. Azzarolo AM,Mircheff AK,Kaswan RL,et al. Androgen support of lacrimal gland function. Endocrine,1997. 6(1):39-45

4. Auw-Haedrich C,Feltgen N. Estrogen receptor expression in meibomian glands and its correlation with age and dry-eye parameters. Graefes Arch Clin Exp Ophthalmol,2003. 241(9):705-709

5. Avunduk AM,Avunduk MC,Varnell ED,et al.The comparison of efficacies of topical corticosteroids and nonsteroidal anti-inflammatory drops on dry eye patients:A clinical and immunocytochemical study. American journal of ophthalmology,2003. 136(4):593-602

6. Alves M,Calegari VC,Cunha DA,et al.,Increased expression of advanced glycation end-products and their receptor,and activation of nuclear factor kappa-B in lacrimal glands of diabetic rats. Diabetologia,2005. 48(12):2675-2681

7. BarabinoS. and Dana MR.,Animal models of dry eye:a critical assessment of opportunities and limitations. Invest Ophthalmol Vis Sci,2004. 45(6):1641-1646

8. Cavallero C,Chiappino G,Milani F,,et al.,Uptake of 35S labelled sulfate in the exorbital lacrymal glands of adult and newborn rats under different hormonal treatment. Experientia,1960. 16:429-429

9. Crowe JP,Christensen E,Butler J,et al.,Primary biliary cirrhosis:the prevalence of hypothyroidism and its relationship to thyroid autoantibodies and sicca syndrome. Gastroenterology,1980. 78(6):1437-1441

10. Carter DA,Wobken JD,Dixit PK,et al.,Immunoreactive insulin in rat salivary glands and its dependence on age and serum insulin levels. Proceedings of the Society for Experimental Bi,1995,209(3):245-250

11. Degenhardt TP1,Alderson NL,Arrington DD,et al.,Pyridoxamine inhibits early renal disease and dyslipidemia in the streptozotocin-diabetic rat. Kidney International,2002,61(3):939-50.

12. Fox,P.C.,et al.,Prednisone and piroxicam for treatment of primary Sjögren's syndrome. Clinical and experimental rheumatology, 1993. 11(2):149-156

13. Goebbels,M.,Tear secretion and tear film function in insulin dependent diabetics. Br J Ophthalmol,2000. 84(1):19-21

14. Hann,L.E.,R.S. Kelleher and D.A. Sullivan,Influence of culture conditions on the androgen control of secretory component production by acinar cells from the rat lacrimal gland. Invest Ophthalmol Vis Sci,1991. 32(9):2610-21

15. Habib,T.,et al.,Growth factors and insulin stimulate tyrosine phosphorylation of the 51C/SHIP2 protein. J Biol Chem,1998. 273 (29):18605-18609

16. Ishida,N.,et al.,Corneal nerve alterations in diabetes mellitus. Archives of Ophthalmology,1984

17. Jahn,R.,et al.,Adrenocorticotropic hormone and alpha-melanocyte-stimulating hormone induce secretion and protein phosphorylation in the rat lacrimal gland by activation of a cAMP-dependent pathway. Eur J Biochem,1982. 126(3):p. 623-9

18. Jones,B.R. and H.V. Voop,The management of keratoconjuctivitis sicca. Transactions of the ophthalmological societies of the United Kingdom,1965. 85:p. 379-90

19. Krawczuk-Hermanowiczowa,O.,[Effect of sex glands on the lacrimal apparatus. Ⅱ. Changes in the lacrimal apparatus of rats after castration]. KlinOczna,1983. 85(1):p. 15-7

20. Kahán,I.L.,et al.,The possible role of tear fluid thyroxine in keratoconus development. Experimental Eye Research,1990

21. Kiljanski,J.,V. Nebes and J.R. Wall,Significance of tissue specific and tissue non specific autoimmune reactions of Graves' disease. Clin Exp Rheumatol,1996. 14 Suppl 15:p. S69-76

22. Krenzer,K.L.,et al.,Effect of androgen deficiency on the human meibomian gland and ocular surface. J Clin Endocrinol Metab, 2000. 85(12):p. 4874-82

23. Li,D.Q. and S.C. Pflugfelder,Matrix metalloproteinases in corneal inflammation. OCULAR SURFACE,2005. 3S(4):p. S198-S202

24. Lockwood,A.,M. Hope-Ross and P. Chell,Neurotrophic keratopathy and diabetes mellitus. Eye(London,England),2006. 20(7): p. 837-9

25. Markitziu,A.,et al.,Salivary and lacrimal gland involvement in a patient who had undergone a thyroidectomy and was treated with radioiodine for thyroid cancer. Oral Surg Oral Med Oral Pathol,1993. 75(3):p. 318-22

26. McClellan,K.A.,et al.,Investigation of the role of prolactin in the development and function of the lacrimal and harderian glands using genetically modified mice. Invest Ophthalmol Vis Sci,2001. 42(1):p. 23-30

27. McCabe,E. and S. Narayanan,Advancements in anti-inflammatory therapy for dry eye syndrome. Optometry,2009. 80(10):p. 555-66

28. Nasu,M.,O. Matsubara and H. Yamamoto,Post-mortem prevalence of lymphocytic infiltration of the lacrymal gland:a comparative study in autoimmune and non-autoimmune diseases. The Journal of pathology,1984. 143(1):p. 11-5

29. Nover,A.,[Effect of testosterone and hypophysin on tear secretion]. Arzneimittel-Forschung,1957. 7(4):p. 277-8

30. Ozcura,F.,et al.,Effects of estrogen replacement therapy on apoptosis and vascular endothelial growth factor expression in ocular surface epithelial cells:An experimental study. Int J Ophthalmol,2012. 5(1):p. 64-8

31. PJ,D. and L. MA,Meibomian gland dysfunction. Surv Ophthalmol,1996. 5(40):p. 343-67

32. Paliwal,A. and De PK,Marked sexual dimorphism of lacrimal gland peroxidase in hamster:repression by androgens and estrogens. Biochem Biophys Res Commun,2006. 341(4):p. 1286-93

33. Rocha,E.M.,et al.,Characterization of the insulin-signaling pathway in lacrimal and salivary glands of rats. Curr Eye Res,2000. 21(5):p. 833-42

34. Rocha,E.M.,et al.,Identification of androgen receptor protein and 5alpha-reductase mRNA in human ocular tissues. Br J Ophthalmol,2000. 84(1):p. 76-84

35. Rocha,E.M.,et al.,Identification of insulin in the tear film and insulin receptor and IGF-1 receptor on the human ocular surface. Investigative Ophthalmology & Visual Science,2002

36. Sullivan,D.A. and L.E. Hann,Hormonal influence on the secretory immune system of the eye:endocrine impact on the lacrimal gland accumulation and secretion of IgA and IgG. J Steroid Biochem,1989. 34(1-6):p. 253-62

37. Sato,E.H.,H. Ariga and D.A. Sullivan,Impact of androgen therapy in Sjögren's syndrome:hormonal influence on lymphocyte populations and Ia expression in lacrimal glands of MRL/Mp-lpr/lpr mice. Investigative ophthalmology & visual science,1992. 33(8):p. 2537-45

38. Stolwijk,T.R.,et al.,Analysis of tear fluid proteins in insulin-dependent diabetes mellitus. Acta Ophthalmol(Copenh),1994. 72(3):p. 357-62

39. Sullivan,D.A.,L. Block and J.D. Pena,Influence of androgens and pituitary hormones on the structural profile and secretory activity of the lacrimal gland. Acta Ophthalmol Scand,1996. 74(5):p. 421-35

40. Sulliva,D.A.,L. Block and J. Pena,Influence of androgens and pituitary hormones on the structural profile and secretory activity of the lacrimal gland. Acta OphthalmologicaScandinavica,1996

41. Sullivan,D.A. and J.A. Edwards,Androgen stimulation of lacrimal gland function in mouse models of Sjögren's syndrome. J Steroid Biochem Mol Biol,1997. 60(3-4):p. 237-45

42. Sullivan,D.A.,et al.,Androgen influence on the meibomian gland. Invest Ophthalmol Vis Sci,2000. 41(12):p. 3732-42

43. Schaumberg,D.A.,et al.,Hormone replacement therapy and dry eye syndrome. JAMA,2001. 286(17):p. 2114-9

44. Sullivan,D.A.,et al.,Are women with Sjögren's syndrome androgen-deficient? J Rheumatol,2003. 30(11):p. 2413-9

45. Schirra,F.,et al.,Androgen control of gene expression in the mouse meibomian gland. Invest Ophthalmol Vis Sci,2005. 46(10):p. 3666-75

46. Suzuki,T.,et al.,Estrogen and progesterone control of gene expression in the mouse meibomian gland. Invest Ophthalmol Vis Sci,2008. 49(5):p. 1797-808

47. Tabbara,K.F. and R.A. Frayha,Alternate-day steroid therapy for patients with primary Sjögren's syndrome. Annals of ophthalmology,1983. 15(4):p. 358-61

48. Vitali,C.,et al.,Preliminary criteria for the classification of Sjögren's syndrome. Results of a prospective concerted action supported by the European Community. Arthritis Rheum,1993. 36(3):p. 340-7

49. Vanaken,H.,et al.,Androgenic induction of cystatin-related protein and the C3 component of prostatic binding protein in primary cultures from the rat lacrimal gland. Mol Cell Endocrinol,1996. 121(2):p. 197-205

50. Westrom,B.R.,et al.,Levels of immunoreactive insulin,neurotensin,and bombesin in porcine colostrum and milk. J Pediatr Gastroenterol Nutr,1987. 6(3):p. 460-5

51. Worda,C.,et al.,Treatment of keratoconjunctivitis sicca with topical androgen. Maturitas,2001. 37(3):p. 209-21

第七节　黏蛋白分泌异常

黏蛋白是一类高度糖基化的大分子糖蛋白,是泪膜的重要组成成分。眼表的黏蛋白位于泪膜内层,与泪液中的水分结合,并直接与上皮细胞接触,具有保存泪液水分,维持泪膜稳定性、维持光滑的屈光表面,防止病原微生物入侵等重要作用。黏蛋白的结构和分布的改变贯穿于多种眼表病变的生理病理,黏蛋白的异常与干眼密切相关,对黏蛋白的研究在探索干眼的发病机制、指导疾病的诊断和治疗方面有重要意义。

一、黏蛋白的结构及分类

（一）黏蛋白的结构

黏蛋白是迄今为止发现的分子量最大且高度糖基化的糖蛋白,由各自相应名称的黏蛋白核心多肽基因编码产生。黏蛋白最重要的共同结构特点是分子中均有数目不等的串联重复序列,为O-糖基化提供空间。氨基酸的串联重复序列数量的不同使黏蛋白基因及其合成的蛋白具有多态性。黏蛋白广泛的O-糖基化是由N-乙酰半乳糖胺转移酶(pp-GalNAc-Ts)的催化反应下将N-乙酰半乳糖胺(N-GalNAc)通过α-1,3糖苷链添加到丝氨酸或苏氨酸串联重复序列中。通过不同糖基转移酶的活化,使得糖类有序的添加,最终达到O-聚糖链的延长,其中糖链占总相对分子质量的50%~80%。此外,O-聚糖还有助于为黏蛋白主干提供一个延伸的或"瓶刷样"空间构象。

（二）黏蛋白的分类

黏蛋白按其功能分为跨模型黏蛋白和分泌型黏蛋白。按形成聚合物的能力,将后者进一步分为成胶型黏蛋白和可溶性黏蛋白。成胶型黏蛋白包括MUC2,MUC5AC,MUC5B,MUC6,MUC19,可溶性黏蛋白

MUC7和MUC9,以及跨膜型黏蛋白MUC1,3A,3B,4,12,13,15,16,17,20和21,MUC8和MUC11尚未分类。

1. 跨膜型黏蛋白　跨膜型黏蛋白为单向的跨膜蛋白质,由四部分构成:高度保守的短胞质尾区(为跨膜型黏蛋白插入上皮细胞的主要锚定区域)、跨膜结构域(呈亲水性,将其锚定在上皮细胞膜上,形成眼表的糖衣层)、自我酶解区域(SEA模块)以及一个延伸高度糖基化的细胞外结构(主要由富含丝氨酸和苏氨酸的重复序列组成,能够促进上皮细胞的顶端细胞多糖-蛋白质复合物的形成)。跨膜型黏蛋白一般比凝胶型黏蛋白分子量小,其由于缺乏富含半胱氨酸的结构域,不形成多聚体。MUC1、3A、3B、4、12、13、15、16、17、20和21为目前发现的人表皮跨膜型黏蛋白,其中MUC1、4、15、16、20存在于眼表。眼表的跨膜型黏蛋白除了可与细胞膜锚定外,还以可溶型的形式存在,这可能与胞外片段从细胞表面脱落,或者在转录后跨膜片段被移除而产生了剪切变异体有关。

(1) MUC1约120~300kDa,是最小的跨膜型黏蛋白,核心蛋白包括一个较大的高度糖基化的细胞外结构域和一个SEA结构域,近期发现气管上皮的MUC1由20个氨基酸组成,其中包含丝氨酸和苏氨酸组成的重复序列及与膜结合域毗邻的SEA域。在MUC1、16中发现了SEA域,MUC3、12、17也存在。SEA域由120个氨基酸构成,与MUC1在细胞表面的自我剪切相关。眼部MUC1由结膜和角膜的复层上皮细胞分泌,MUC1的功能为:①防止与其他细胞的附着,形成保护屏障;②有利于黏蛋白层的分布;③细胞通路:MUC1的胞质尾区含有磷酸化酪氨酸,可以激活细胞内信号通路,目前具体机制尚在研究;④抗炎:有研究表明,在肺部炎症炎症中MUC1的表达上调抑制了铜绿假单胞菌的toll样受体家族通路,从而抑制炎症。在干眼病人中,MUC1的上调可以用类似的抗炎保护机制解释。。

(2) MUC4又称唾液黏蛋白复合物,具有保护润滑角膜及生长因子的功能。MUC4是由2个亚单位——MUC4α和MUC4β非共价结合的异构二聚体,MUC4α的胞外域中包含糖基化糖蛋白结构域,同时还包含了富含半胱氨酸的类似血管血友病因子D的序列,这两种结构同时在分泌型黏蛋白中表达,主要起锚定形成黏蛋白复合体的作用。但有研究认为此结构在MUC4中的作用与分泌型黏蛋白中并不完全一致。MUC4β具有三个表皮生长因子样结构域、一个跨膜序列和一个潜在的磷酸化位点。免疫荧光沉淀法发现SMC分子中MUC4β和酪氨酸激酶受体ErbB2复合物表达于眼表上皮细胞膜上,SMC分子中MUC4β表达的上皮生长因子(EGF)样结构域可能与ErbB2结合,通过自分泌信号促进眼表上皮的正常生长和分化。MUC4存在于人结膜、角膜缘和角膜复层上皮的各层中,也存在于泪液中,但不存在于杯状细胞中。人类MUC4在结膜组织表达最高,向角膜缘和中央角膜表达逐渐减少。干燥综合征病人结膜复层上皮MUC4的表达与正常人相比无显著性差异。

(3) MUC16是人类眼表发现的第三个黏蛋白,也是分子量最大的跨膜型黏蛋白位于19号染色体短臂的13.3区域,MUC16携带H185碳水化合物表位,可以被单克隆抗体H185所识别,形成多糖-蛋白质复合物,从而监测糖基化的变化过程。发现在正常人抗H185抗体不同程度地以嵌合体形式结合于顶层细胞,而干眼病人此种结合方式消失,抗体与杯状细胞的结合增加,结果表明干眼病人结膜组织黏蛋白的分布和糖基化发生了改变。MUC16 mRNA存在于角膜上皮表层的扁平细胞及结膜各层细胞中,在人角膜上皮细胞系中,抑制MUC16会导致金黄色葡萄球菌的锚定数量增加。MUC16具有抗黏附和屏障功能,阻止细胞与细胞、细胞与蛋白之间的相互作用。除了屏障功能以外,MUC16的胞质尾区含有一个多元序列,可与肌动蛋白细胞骨架相结合,且可与连接蛋白家族ERMs相互作用。同时,MUC16可能与细胞骨架(如微绒毛等结构)相关,是潜在的信号转导因子。

(4) MUC20是在眼表的上皮细胞中广泛分布的跨膜型蛋白,位于角膜、结膜复层上皮细胞的中间细胞层,但在结膜杯状细胞中不表达。在角膜组织中,MUC20首先发现于角膜复层上皮细胞中的中间细胞层的细胞膜上。MUC20结合型抗体首先发现于细胞基底层柱状细胞的顶端膜上,而非位于顶端细胞层扁平细胞的顶端膜上,与MUC1、MUC4和MUC16不同的是,MUC20沿着复层上皮的中间层细胞的细胞膜分布的情况也发生于结膜组织中,即MUC20亦发现于结膜复层上皮细胞中间细胞层的细胞膜上。MUC20根据上皮细胞层中间层细胞的分化不断地调节变化,但仅存于细胞层,泪液中尚未发现MUC20的表达。

2. 分泌性黏蛋白　分泌性黏蛋白包括两类:成胶型黏蛋白,包括MUC2、5AC、5B、6和9,以及可溶型黏蛋白,即MUC7和MUC9。与人类眼表相关的分泌型黏蛋白为:成胶型黏蛋白MUC2,MUC5AC,MUC5B

及可溶性黏蛋白 MUC7。

（1）成胶型黏蛋白成胶型黏蛋白与血管性血友病因子 D 区域具有同源性，其中央为一个串联重复序列，两侧为富含半胱氨酸的结构域，且均在 11p15 染色体进行编码，在这一区域内通过二硫键的形成使得黏蛋白产生聚合反应。目前发现的成胶型黏蛋白包括 MUC2、5AC、5B、6 和 19，在它们的串联重复序列的氨基酸、羧基酸均存在富含半胱氨酸的结构域，利用半胱氨酸残基在肽链间形成二硫键，以利于黏蛋白单体的聚合。结膜上皮的杯状细胞表达一种或多种成胶型黏蛋白。

① MUC2：人结膜组织及泪液中均表达 MUC2 的 mRNA，其 mRNA 含量较 MUC5AC 低 5900 倍，且男性的 MUC2 表达高出女性 21 倍。目前的分泌机制及来源尚不清楚，推测可能与杯状细胞的一个亚型相关。

② MUC5AC：主要由结膜杯状细胞分泌，存在于结膜杯状细胞及泪液中。由染色体 11P15.5 基因簇表达，是泪膜中主要的分泌型黏蛋白，MUC5AC 分子的核心蛋白质串联重复功能域的两端，富含半胱氨酸，有利于形成分子间二硫键，在泪膜形成及维持中起重要作用。目前研究发现眼表 MUC5AC 的含量个体差异大，但这种差异与年龄、性别无明显相关。干眼病人泪液及结膜上皮中的 MUC5AC 水平明显低于正常人。另有研究证实 Sjögren 综合征病人结膜上皮 MUC5AC mRNA 表达水平显著减少，而 MUC1mRNA 和 MUC4mRNA 表达无明显改变。同时酶联免疫吸附试验方法分析泪液中的 MUC5AC 蛋白表达水平也明显减少。MUCSAC 在泪液中的含量降低可能与 Sjögren 综合征病人泪膜不稳定的发生与发展有关。神经营养素（neurturin）基因缺陷小鼠的干眼模型中，结膜 MUC4 和 MUC5AC 蛋白表达减少，杯状细胞密度降低，角膜上皮 MUC4 mRNA 和 MUC5AC mRNA 的表达量下降。此外，有研究发现 MUC5AC 的表达随着干眼的发展逐渐减少，这也与炎症的增多密切相关。MUC5B 的信使 RNA 也在结膜组织中被发现，但含量极少，在结膜上皮细胞中未发现 MUC5B 的蛋白及信使 RNA，所以目前 MUC5B 在结膜组织中的产生机制尚不明确，但目前发现睑板腺的黏液细胞可分泌 MUC5B。

③ MUC19：为目前发现的分子量最大的成胶型黏蛋白，2004 年最先被 Chen 等通过生物信息学及分子克隆等方法在唾液中发现，随后也被证实存在于呼吸道、中耳上皮、眼表及泪腺上皮细胞中。人源 MUC19 基因结构在 2011 年公布，MUC19 与其他成胶型黏蛋白结构不同，其 5' 端存在一高度可变区，且存在 20 种不同剪切本（转录时选择性剪切形成的不同 mRNA）。其中最大的转录本由 182 个外显子构成，在第一个 VWD 链（VWD-VWD-VWD- "threonine/serinerich repeats"-VWC-CT）上游存在一长链氨基酸终点站，且其巨大分子量可增加黏液黏度，生理情况下对上皮组织黏膜起到保护作用。在病理情况下，黏液分泌物获得黏度可以防止正常黏液分泌缺乏。2008 年，刘祖国等在角结膜复层上皮细胞、结膜杯状细胞及泪腺上皮细胞中发现 MUC19 的表达，且与 MUC5AC 在结膜杯状细胞中共表达，提示 MUC19 也与杯状细胞的功能障碍引起的眼表疾病相关。与 MUC5AC 不同，MUC19 还表达于角膜上皮细胞，它的成胶性及大分子量的特点提示其在维持眼表稳态中起到关键作用。Joseph 等发现将中耳上皮细胞暴露于 TNF-α，IL-1β 等炎症因子，早期可以提高 MUC19 的转录水平，从而促进其分泌，其成胶性、大分子量以及对炎症因子刺激的应答等特点提示其在中耳炎的生理病理中发挥重大作用。然而，MUC19 在眼表的生物学功能尚不明晰，但它在杯状细胞中与 MUC5AC 的共表达，提示其调控机制可能与杯状细胞调控 MUC5AC 类似，但具体机制及是否与眼表炎症相关还需进一步研究。

（2）可溶型黏蛋白：可溶型黏蛋白以单体形式被发现，缺乏半胱氨酸结构域，是目前所知的分子量最小的黏蛋白。MUC7 为眼表主要表达的可溶型黏蛋白。

最初发现 MUC7 是由涎腺的浆液细胞分泌，因为泪腺的结构与分泌成分同涎腺相近，推测泪腺可能分泌 MUC7。目前证实 MUC7 由泪腺及结膜复层上皮合成产生，在部分泪腺腺泡细胞及结膜组织中表达，但目前尚无证据表明它在泪膜中存在。在唾液腺中有抗真菌及抗微生物的抑菌杀菌作用。尽管在眼表的作用上不明确，但有学者猜测其在泪腺中也充当杀菌剂的角色。

二、黏蛋白在眼表的分布

眼表存在的黏蛋白遍布于角膜和结膜上皮细胞、结膜杯状细胞以及泪器（包括泪腺和泪道）中。

（一）角膜和结膜上皮细胞

角膜和结膜复层上皮细胞能够表达至少4种跨膜型黏蛋白：MUC1、MUC4和MUC16及MUC20。其中，前三种跨膜型黏蛋白位于角膜、结膜复层鳞状上皮最顶端，在上皮细胞与泪膜的交界处形成一个密集的多糖-蛋白质复合物，且这些黏蛋白也能从细胞表面释放，并在泪膜中检测到。MUC20则表达于眼表上皮细胞的中间层细胞的细胞膜上。MUC1和MUC16表达于眼表上皮细胞全层，并通过其胞质尾区与细胞骨架上的蛋白质相互作用。而MUC4则发现于结膜组织、角膜缘以及泪腺组织中。

（二）结膜杯状细胞

杯状细胞来源于结膜上皮细胞底层的圆柱状细胞。杯状细胞是分泌黏液的，是黏蛋白的主要来源，是嵌入到结膜上皮细胞间的特化细胞，具有高度极性。在鼻侧结膜及半月皱襞部位分布最多，上方球结膜分布最少，而睑缘部及角膜缘处缺如。杯状细胞通过浆顶分泌的方式排出分泌泡，在结膜表面形成黏液网。Kessing报道，眼睑部球结膜杯状细胞密度若<350/mm^2，可以表明眼部患有疾病，下部球结膜杯状细胞密度<500/mm^2，表明内在或原发眼表疾病可能。结膜杯状细胞能产生包含成胶型黏蛋白MUC5AC及MUC19。近期研究发现可在结膜中检测到成胶型黏蛋白MUC2，但尚未证据表明其在杯状细胞上的特定存在部位。

（三）泪附属器

MUC5AC、MUC5B、MUC6、MUC7，MUC19已被发现在泪腺组织中表达。Krause副泪腺以及鼻泪管中检测到MUC1、MUC2、MUC4、MUC16。同时，在泪囊及鼻泪管上皮细胞中检测到MUC5AC、MUC5B、MUC6和MUC7的表达。

三、黏蛋白的生理功能

黏蛋白不仅能维持眼表的健康状态，还能保护眼表免受外界环境的影响，起到屏障的功能。无论是黏附在眼表上皮细胞表面的跨膜型黏蛋白，还是释放入泪液的分泌型黏蛋白，其含量及正常的功能对于维持眼表稳态至关重要。两种类型的黏蛋白共同参与泪膜的形成，并起到稳定泪膜的作用。此外，泪道狭窄的病人泪道上皮黏蛋白的表达减少，提示黏蛋白可能具有促进泪液排出的功能。黏蛋白生成过多或不足均会引起眼表疾病，相比较而言，黏蛋白生成不足对眼表的损害更为严重。

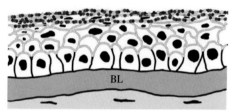

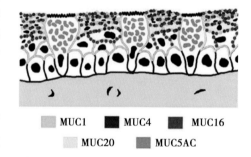

图 4-7-1　主要黏蛋白分布

（一）跨膜型黏蛋白

1. 屏障功能　眼表的黏蛋白可以形成眼表上皮细胞的保护屏障，具有防止病原微生物入侵的作用。当眼表上皮缺损或变性时，泪膜中的黏蛋白会填补在跨膜型黏蛋白缺损区，从而维持屏障完整性，防止病原微生物穿透到眼表面的上皮细胞。此外，人类角膜上皮细胞中表达的跨膜黏蛋白能阻止用于检测眼表损害程度的虎红、阴离子及有机染料等分子渗透到眼表。

2. 抗黏附功能　眼表的跨膜型黏蛋白具有亲水性，以吸附泪膜中的水分，从而起到稳定泪膜的作用。由于跨膜型黏蛋白和分泌型黏蛋白均带有负电荷，它们之间存在的斥力有利于分泌型黏蛋白随瞬目运动在眼表面分布，从而具有润滑眼表的功能。跨膜型黏蛋白可形成一个相对较厚的细胞表面O-多聚糖-蛋白质复合物，从眼表面的细胞膜延长出500nm，从而可实现角膜上皮细胞表面的非黏附特性，故眨眼及睡眠时可黏蛋白可润滑眼表，使角膜上皮与睑结膜的上皮细胞不会粘连。

3. 信号转导　MUC1的胞质尾区含有磷酸化酪氨酸，通过与包含SH2片段的蛋白相互作用，从而发挥信号传导作用。目前机制尚在研究之中。

而MUC4因其特殊的结构，其内的表皮生长因子片段可以作为配体调节受体酪氨酸激酶ErbB2的活性，从而调节上皮细胞的生长。

4. 渗透压感受器作用　近期关于酵母菌的研究表明，随着渗透压的升高，信号通路中类似黏蛋白的跨膜型蛋白 Hrk1 和 Msb2 可以激活高渗透压应答的信号通路（High Osmolarity Glycerol response pathway，HOG）。因此，可以假设跨膜型黏蛋白在高等真核细胞中可能具有通过胞外域感受细胞外环境的新功能，并能将信号传递到细胞内领域从而间接影响渗透压。

（二）分泌型黏蛋白

1. 润滑眼表　分泌型黏蛋白具有高度亲水性，黏蛋白层能黏附于结膜和角膜表面的微绒毛和多糖复合物，在上皮层表面和水层之间构成一亲水的界面。吸水性非常强，可维持着泪膜的稳定和代谢。结膜和角膜上皮层的表面为疏水性，如果没有黏蛋白层，水质层只能在其表面形成泪珠，而不能湿润其表面。成胶型黏蛋白能够形成高度水化凝胶，起到润滑眼表的作用。

2. 清除作用　成胶型黏蛋白能够将病原微生物和细胞碎片聚集在一起并协助将其清除出黏膜表面。黏蛋白以单体的形式从泪膜中将其分泌出来，随后在杯状细胞内形成多聚体。黏蛋白可包裹结膜囊内的细小异物、脱落细胞及细菌，然后随瞬目逐渐带入下穹窿部。黏蛋白的黏附作用还可防止外来抗原进入上皮层。此外，成胶型黏蛋白可作为病原体的相应受体，并且能黏附免疫球蛋白例如 IgA，因此，有助于清除黏膜表面的病原体。在动物模型中已经证实泪膜中的黏蛋白能够结合绿脓杆菌，因而阻止微生物接触角膜上皮并通过泪腺引流通道将其清除。

3. 抗菌　现已证实可溶性的 MUC7 具有很强的抗真菌和抗细菌活性。尽管尚未在泪液中发现 MUC7，但推测其在泪腺中也可能起到抗菌剂的作用。

四、黏蛋白的基因调控机制

任何原因引起的眼表黏蛋白质和量的变化均会导致黏蛋白缺乏型干眼。泪膜促炎因子水平的增加，伴泪腺来源的细胞因子（表皮生长因子等）浓度的降低，最终导致眼表上皮的损害。环境、生理学因素、病理学因素，包括空气污染、细菌感染、癌症、激素以及胚胎移植，都能影响黏蛋白基因的表达。调控黏蛋白基因表达的分子机制尚未完全明确，但最近研究通过 MUC2 和 MUC5AC 调控区的荧光素酶报告基因，揭示了 NF-κB 以及特异性蛋白家族（Specificity Protein，SP）转录因子假定的结合靶点的存在，并得出相应结论，即在不同的刺激条件下，通过共同信号转导串联途径激活黏蛋白的转录。

目前研究发现黏蛋白的调控可能和以下因素相关：①杯状细胞和结膜上皮细胞、泪腺腺泡上皮细胞的成熟；②胆碱能激动剂活化刺激杯状细胞的分泌；③副交感神经：支配杯状细胞分泌黏蛋白；④交感神经：刺激复层鳞状上皮细胞分泌黏蛋白；⑤炎症介质：促进炎症反应和抑制炎症反应的介质均见有刺激眼表黏蛋白分泌的作用，一氧化氮（NO）、肿瘤坏死因子 -α（TNF-α）、白介素 -1（IL-1）和 IL-6；⑥眼表炎症促进跨膜黏蛋白的脱落；⑦结膜杯状细胞内的生长因子：EGF、BDNF、NT3、NT4 等。大量不同的生长因子和它们的受体存在于杯状细胞或者结膜内，并且还可以调节杯状细胞和结膜的功能。

五、干眼中黏蛋白的改变

黏蛋白的异常与干眼密切相关，除黏蛋白异常以外的其他因素导致的干眼也可以引起黏蛋白的改变。泪膜不稳定和泪液渗透压升高是干眼发生的核心机制。泪液渗透压升高可激活一系列炎症反应造成眼表上皮的破坏，包括细胞凋亡、杯状细胞减少以及黏蛋白的改变，它们均可引起泪膜不稳定，从而加剧泪液渗透压的升高，形成恶性循环。黏蛋白的改变，包括量的减少和黏蛋白结构的改变，是干眼发病机制中的中间环节，也是干眼的结果之一。

酸性糖唾液酸化是许多黏蛋白的共同特点，其作用包括维持大分子的粘弹性和作为细菌的受体。Hazlett 证实未成熟小鼠角膜上皮黏蛋白中的 α-（2-6）连接唾液酸介导蛋白与绿脓杆菌的鞭毛结合，认为该结构可能能够阻止细菌黏附于正常状态下的眼表上皮。也有研究发现干眼病人泪液中的唾液酸浓度显著降低，与其干眼的其他体征如荧光素染色、泪膜破裂时间等存在明显相关性，但与干眼的严重程度及类型无关。泪液中的唾液酸水平的改变由黏蛋白质或量的改变造成，Berry 等通过分析有干眼症状无干眼体征的病人，发现这些病人眼表黏液中的黏蛋白呈现低度糖基化形式。

黏蛋白的糖基化程度决定其极性，糖基化改变使黏蛋白失去极性，导致黏蛋白之间、黏蛋白与上皮细胞之间的电荷平衡被破坏,抗黏附功能随之消失,凝胶层失去其原有亲水性,从而保持水分、稳定泪膜能力减弱。正常情况下,细胞碎片、细菌等无极性或极性很小的物质易与极性的黏蛋白层结合而不与眼表上皮细胞层结合,若黏蛋白层失去其极性,则这些物质更易与上皮细胞层结合,黏蛋白层的屏障功能随之消失。干眼病人缺乏杯状细胞,因此 MUC5AC 表达减少在中重度干眼病人中尤为明显。然而,在两只缺乏 MUC5AC 的转基因小鼠体内检测到 MUC4 和 MUC5B 代偿性升高。另一方面,干眼相关的炎症介质的上调或下调均能够直接影响眼表黏蛋白的分泌,表现为 MUC1、MUC5AC 及 MUC16 基因表达、蛋白质表达以及细胞外释放的下降。

综上所述,在干眼初始阶段杯状细胞减少,跨膜型及其他黏蛋白的代偿性增多。但随着病情的进展,黏膜上皮细胞的结构与功能受损导致眼表黏蛋白和 / 或糖基化表达的下降。眼表黏蛋白由角膜结膜上皮细胞、结膜杯状细胞及泪器(包括泪腺和泪道)黏膜上皮细胞合成并分泌。眼表黏蛋白作为泪膜的重要组成部分,它在眼表起到清除、润滑、抗菌、抗黏附、眼表屏障、感受渗透压以及信号转导的功能。

表 4-7-1　常见黏蛋白表达部位、种类及功能

黏蛋白	结膜上皮	杯状细胞	角膜上皮	角膜缘	泪腺	泪液	种类	功能
MUC1	√		√	√	√	√	跨膜型	屏障、抗黏附、润滑、渗透压感受器
MUC4	√			√	√		跨膜型	
MUC16	√		√	√	√		跨膜型	
MUC20	√		√	√			跨膜型	
MUC2	√					√	成胶型	清除细胞碎片及病原体、润滑
MUC5AC		√	√		√	√	成胶型	
MUC5B	√				√		成胶型	
MUC19	√	√	√	√	√	√	成胶型	
MUC7	√				√		分泌型	抗菌

(梁凌毅)

参 考 文 献

1. Argueso P, Balaram M, Spurr-Michaud S, Keutmann HT, Dana MR, Gipson IK. Decreased levels of the goblet cell MUCin MUC5AC in tears of patients with Sjögren syndrome. Investigative ophthalmology & visual science. 2002;43(4):1004-1011

2. Albertsmeyer AC, Kakkassery V, Spurr-Michaud S, Beeks O, Gipson IK. Effect of pro-inflammatory mediators on membrane-associated MUCins expressed by human ocular surface epithelial cells. Experimental eye research. 2010;90(3):444-451

3. Bobek LA, Situ H. MUC7 20-Mer:investigation of antimicrobial activity, secondary structure, and possible mechanism of antifungal action. Antimicrobial agents and chemotherapy. 2003;47(2):643-652

4. Berry M, Harris A, Corfield AP. Patterns of MUCin adherence to contact lenses. Investigative ophthalmology & visual science. 2003;44(2):567-572

5. Blalock TD, Spurr-Michaud SJ, Tisdale AS, Heimer SR, Gilmore MS, Ramesh V, et al. Functions of MUC16 in corneal epithelial cells. Investigative ophthalmology & visual science. 2007;48(10):4509-4518

6. Chen Y, Zhao YH, Kalaslavadi TB, Hamati E, Nehrke K, Le AD, et al. Genome-wide search and identification of a novel gel-forming MUCin MUC19/MUC19 in glandular tissues. American journal of respiratory cell and molecular biology. 2004;30(2):155-65.

7. Das B, Cash MN, Hand AR, Shivazad A, Culp DJ. Expression of MUC19/Smgc gene products during murine sublingual gland

development：cytodifferentiation and maturation of salivary MUCous cells. The journal of histochemistry and cytochemistry：official journal of the Histochemistry Society. 2009 Apr；57（4）：383-96

8. Dogru M，Okada N，Asano-Kato N，Igarashi A，Fukagawa K，Shimazaki J，et al. Alterations of the ocular surface epithelial MUCins 1，2，4 and the tear functions in patients with atopic keratoconjunctivitis. Clinical and experimental allergy：journal of the British Society for Allergy and Clinical Immunology. 2006；36（12）：1556-1565

9. de Nadal E，Real FX，Posas F. MUCins，osmosensors in eukaryotic cells? Trends in cell biology. 2007；17（12）：571-574

10. Floyd AM，Zhou X，Evans C，Rompala OJ，Zhu L，Wang M，et al. MUCin deficiency causes functional and structural changes of the ocular surface. PloS one. 2012；7（12）：e50704

11. Gipson IK. Distribution of MUCins at the ocular surface. Experimental eye research. 2004；78（3）：379-388

12. Govindarajan B，Gipson IK. Membrane-tethered MUCins have multiple functions on the ocular surface. Experimental eye research. 2010；90（6）：655-663

13. Govindarajan B，Menon BB，Spurr-Michaud S，Rastogi K，Gilmore MS，Argueso P，et al. A metalloproteinase secreted by Streptococcus neumonia removes membrane MUCin MUC16 from the epithelial glycocalyx barrier. PloS one. 2012；7（3）：e32418

14. Hori Y，Spurr-Michaud S，Russo CL，Argueso P，Gipson IK. Differential regulation of membrane-associated MUCins in the human ocular surface epithelium. Investigative ophthalmology & visual science. 2004；45（1）：114-122

15. Hazlett L，Rudner X，Masinick S，Ireland M，Gupta S. In the immature mouse，Pseudomonas aeruginosa pili bind a 57-kd（alpha 2-6）sialylated corneal epithelial cell surface protein：a first step in infection. Investigative ophthalmology & visual science. 1995；36（3）：634-643

16. Hayashi Y，Kao WW，Kohno N，Nishihara-Hayashi M，Shiraishi A，Uno T，et al. Expression patterns of sialylated epitope recognized by KL-6 monoclonal antibody in ocular surface epithelium of ormal and dry eye patients. Investigative ophthalmology & visual science. 2004；45（7）：2212-2217

17. Jumblatt MM，McKenzie RW，Steele PS，Emberts CG，Jumblatt JE. MUC7 expression in the human lacrimal gland and conjunctiva. Cornea. 2003；22（1）：41-45

18. Jager K，Wu G，Sel S，Garreis F，Brauer L，Paulsen FP. MUC16 in the lacrimal apparatus. Histochemistry and cell biology. 2007；127（4）：433-438

19. Jay H Krachmer MJM，Edward J Holland. Cornea-Diseases. 2011；one：33-34

20. Kerschner JE，Khampang P，Erbe CB，Kolker A，Cioffi JA. MUCin gene 19（MUC19）expression and response to inflammatory cytokines in middle ear epithelium. Glycoconjugate journal. 2009；26（9）：1275-84

21. Moniaux N，Escande F，Porchet N，Aubert JP，Batra SK. Structural organization and classification of the human MUCin genes. Frontiers in bioscience：a journal and virtual library. 2001；6：D1192-1206

22. McKenzie RW，Jumblatt JE，Jumblatt MM. Quantification of MUC2 and MUC5AC transcripts in human conjunctiva. Investigative ophthalmology & visual science. 2000；41（3）：703-708

23. McAuley JL，Linden SK，Png CW，King RM，Pennington HL，Gendler SJ，et al. MUC1 cell surface MUCin is a critical element of the MUCosal barrier to infection. The Journal of clinical investigation. 2007；117（8）：2313-2324

24. Mantelli F，Argueso P. Functions of ocular surface MUCins in health and disease. Current opinion in allergy and clinical immunology. 2008；8（5）：477-483

25. Montes-Mico R，Cervino A，Ferrer-Blasco T，Garcia-Lazaro S，Madrid-Costa D. The tear film and the optical quality of the eye. The ocular surface. 2010；8（4）：185-192

26. Nielsen PA，Bennett EP，Wandall HH，Therkildsen MH，Hannibal J，Clausen H. Identification of a major human high molecular weight salivary MUCin（MG1）as tracheobronchial MUCin MUC5B. Glycobiology. 1997；7（3）：413-419

27. N FM，Pura M，A SBW，Vanuga P，Meager A，P MK，et al. Autoimmune polyendocrine syndrome type I in Slovakia：relevance of screening patients with autoimmune Addison's disease. European journal of endocrinology / European Federation of Endocrine Societies. 2008；158（5）：705-709

28. Parry G，Beck JC，Moss L，Bartley J，Ojakian GK. Determination of apical membrane polarity in mammary epithelial cell cultures：the role of cell-cell，cell-substratum，and membrane-cytoskeleton interactions. Experimental cell research. 1990；188（2）：302-311

29. Pflugfelder SC，Liu Z，Monroy D，Li DQ，Carvajal ME，Price-Schiavi SA，et al. Detection of sialoMUCin complex（MUC4）in human ocular surface epithelium and tear fluid. Investigative ophthalmology & visual science. 2000；41（6）：1316-1326

30. Paulsen FP，Corfield AP，Hinz M，Hoffmann W，Schaudig U，Thale AB，et al. Characterization of MUCins in human lacrimal sac and nasolacrimal duct. Investigative ophthalmology & visual science. 2003；44（5）：1807-1813

31. Spurr-Michaud S，Argueso P，Gipson I. Assay of MUCins in human tear fluid. Experimental eye research. 2007；84（5）：939-950

32. Samsom ML，Morrison S，Masala N，Sullivan BD，Sullivan DA，Sheardown H，et al. Characterization of full-length recombinant human Proteoglycan 4 as an ocular surface boundary lubricant. Experimental eye research. 2014；127：14-19

33. Stephens DN，McNamara NA. Altered MUCin and Glycoprotein Expression in Dry Eye Disease. Optometry and vision science：

official publication of the American Academy of Optometry. 2015;92(9):931-938

34. Tatebayashi K,Tanaka K,Yang HY,Yamamoto K,Matsushita Y,Tomida T,et al. Transmembrane MUCinsHkr1 and Msb2 are putative osmosensors in the SHO1 branch of yeast HOG pathway. The EMBO journal. 2007;26(15):3521-3533

35. Uchino Y,Uchino M,Yokoi N,Dogru M,Kawashima M,Okada N,et al. Alteration of tear MUCin 5AC in office workers using visual display terminals:The Osaka Study. JAMA ophthalmology. 2014;132(8):985-992

36. Wang IJ,Yu CJ,Hu FR. Alteration of ocular surface MUCins in MUC5AC-DTA transgenic mice. Molecular vision. 2009;15:108-119

37. Woodward AM,Argueso P. Expression analysis of the transmembrane MUCin MUC20 in human corneal and conjunctival epithelia. *Investigative ophthalmology & visual science.* 2014;55(10):6132-6138

38. Yu DF,Chen Y,Han JM,Zhang H,Chen XP,Zou WJ,et al. MUC19 expression in human ocular surface and lacrimal gland and its alteration in Sjögren syndrome patients. Experimental eye research. 2008;86(2):403-411

39. Zhao H,Jumblatt JE,Wood TO,Jumblatt MM. Quantification of MUC5AC protein in human tears. Cornea. 2001;20(8):873-877

40. Zhang J,Yan X,Li H. Analysis of the correlations of MUCins,inflammatory markers,and clinical tests in dry eye. Cornea. 2013;32(7):928-932

41. Zhu L,Lee P,Yu D,Tao S,Chen Y. Cloning and characterization of human MUC19 gene. American journal of respiratory cell and molecular biology. 2011;45(2):348-58

Chapter 5

第五章

干眼动物模型

Animal model of dry eye

  干眼已成为眼科常见病与多发病,干眼发病机制多样而复杂。根据病因不同,干眼可分为蒸发过强型,水样液缺乏型,黏蛋白缺乏型,泪液动力学异常型和混合型。建立稳定而又可靠的动物模型,对于干眼发病机制研究及治疗药物研发具有重要的意义。目前已有多种干眼动物模型建立,不同方法建立的干眼模型模拟了不同类型干眼的发病机制(图 5-0-1)。本章节拟对现有、常用的干眼动物模型的建立方法、特点以及局限性做一简要介绍。

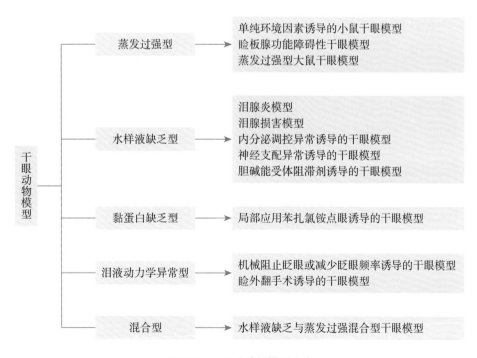

图 5-0-1　干眼动物模型分类

一、蒸发过强型干眼动物模型

(一) 单纯环境因素诱导的小鼠干眼模型

由于眼表长时间暴露在外界环境中,湿度、温度、气流等环境因素都会影响泪液蒸发的速率,并导致泪膜稳定性的改变。当环境湿度降低,气流加大时(如空调开放的室内环境),泪液蒸发速率明显加快,泪膜稳定性明显下降。美国哈佛大学 Dana 教授团队通过建立环境控制箱首次成功诱导出了该类小鼠干眼模型。该模型由于环境控制箱设计的局限性,其湿度受外界环境影响,且除湿效率有限,这些缺陷使该模型的稳定性与实用性受到了极大限制。温州医科大学陈蔚教授团队通过技术改进,设计了一种智能环境控制系统,该系统可有效调控环境温度、湿度以及气体流速。将小鼠放置在该系统中,单纯利用环境因素 4 周即可诱导出干眼模型。该模型病因明确,利用单纯环境因素诱导的小鼠干眼模型,无手术及药物的副作用,较好地模拟了环境因素相关性干眼的发生发展。该模型主要问题就是诱导时间过长,需要 4 周时间,不利于大规模实验的开展。

(二) 睑板腺功能障碍性干眼模型

泪膜的脂质是由睑板腺分泌的,当睑板腺分泌的脂质成分出现变化时,泪液蒸发就会加速,从而导致蒸发过强性干眼。Gilbard 等通过烧灼兔睑板腺开口建立的睑板腺导管闭塞模型,首次为以上理论提供了客观依据。他们观察到 12 周后兔结膜杯状细胞的密度和角膜上皮糖原的水平就会大幅减少,20 周后结膜就会出现明显的炎症细胞浸润。该模型在一定程度上反映了睑板腺功能障碍对眼表的影响,但其采用的通过烧灼睑板腺开口来诱导干眼模型的方法虽然具有快速可靠的优点,但可导致睑板腺功能不可逆损害,与临床上许多睑板腺功能障碍性干眼(通常为可逆)存在较大的差别,也不适于观察对睑板腺功能有影响的药物的疗效。Jester 等通过局部滴用肾上腺素建立了与临床类似的可逆性睑板腺功能障碍干眼模型,发现兔眼滴用肾上腺素后,睑板腺导管可出现过度角化,造成导管开口狭窄或阻塞,睑板腺分泌物排出障碍及分泌成分异常,从而产生睑板腺功能障碍,但制作这种睑板腺功能障碍干眼模型往往需较长时间(约半年以上),且成功率较低。

最近,厦门大学眼科研究所李炜教授团队发现 EDA 基因突变小鼠,即 Tabby 小鼠可出现先天性睑板腺缺失。该小鼠 4 周时即可出现明显的角膜屏障功能损害与眼表上皮鳞状化生,可作为睑板腺功能障碍相关性干眼的有效模型,为研究睑板腺功能障碍相关性干眼的发病机制与药物治疗提供了一个有效的工具。

(三) 蒸发过强型大鼠干眼模型

Nakamura 等将雌性大鼠放在悬空的塑料管架上,同时,正面放置一台风扇,以固定的风速迎面吹向大鼠,每天持续 7.5 小时,其余时间则放置于固定湿度的大鼠笼内,诱导 10 天。结果发现大鼠眨眼频率显著降低,角膜荧光素染色明显加,泪液分泌量显著减少,而且角膜表面微绒毛和微皱褶出现了明显损害。该模型利用了一个有趣的原理——双眼固视功能在保持身体平衡方面起着非常重要的作用,大鼠为了在塑料管架上保持平衡,迫使自己双眼向前持续性的固视,致使眨眼频率减少,眼表暴露时间增加,最终导致了泪液蒸发的加快。这个原理与面对荧光屏、长时开车、阅读等长时间用眼引起的干眼类似。

二、水样液缺乏型干眼动物模型

(一) 泪腺炎模型

1. 非肥胖型糖尿病(Nonobese diabetic,NOD)小鼠模型　该模型主要表现为泪腺组织和其他器官,包括胰腺、颌下腺和甲状腺的自发性 CD4$^+$ T 细胞浸润。在 8 周龄以前,雄性 NOD 小鼠就会表现出明显的泪腺炎症,而雌性需到 30 周以后才会表现出明显的泪腺炎症。据 Takahasih 等报道,尽管雌性 NOD 小鼠糖尿病与涎腺炎的发病率远高于雄性,但在任何年龄段雄性 NOD 小鼠泪腺炎的发生率均高于雌性。他们发现睾酮会增加 NOD 小鼠泪腺自身免疫损害的发生率,这与人类 Sjögren 综合征极为不同,人类女性体内雄激素水平较低,但 Sjögren 综合征发病率和严重程度却远高于男性。NOD 小鼠眼表干眼样病变随年龄增长逐渐加重,在 1 岁龄时比较明显。

2. MRL/lpr 小鼠模型　MRL/lpr 小鼠是多代近亲杂交而出现的自身免疫性疾病小鼠。和 NOD 小鼠相似,其泪腺也可出现 CD4⁺ T 细胞浸润,眼表上皮损害也随年龄增长逐渐加重。

3. TGF-β1 基因敲除小鼠　TGF-β1 基因敲除小鼠在 2~4 周时可出现明显的泪腺炎症细胞浸润,但眼表仍具有正常的结构与表型。TGF-β1 基因敲除小鼠在离乳后就会出现消瘦综合征的表现,并在 3~4 周内死亡。如果在离乳后为其提供流质饮食,寿命也只能延长一倍。由于寿命较短,这种小鼠的实用性受到很大限制。

4. Aly 基因突变小鼠　Aly 基因突变鼠是常染色体隐性基因(alymphoplasia,aly)突变而培育出的纯合型小鼠,其特点是无全身性淋巴结和 Peyer 淋巴结,这样会导致泪腺、唾液腺、肝脏、脾脏等器官被 CD4+ T 细胞所浸润。可作为 Sjögren 综合征的一种动物模型,在 14 周龄时,雄性和雌性 Aly 基因突变小鼠泪腺均表现出明显的泪腺炎症。该模型主要存在以下缺点:①迄今为止尚无泪腺炎症与泪液分泌相关的确切证据;②由于淋巴细胞的缺乏和其他一些免疫功能的缺陷,如免疫球蛋白的缺乏,T 细胞增殖、分化的缺陷。这些因素使研究泪液不足对眼表造成的影响变得极为复杂,尚无法确定是某一因素在起作用,还是众多因素共同发挥作用。

5. IQI/Jic 小鼠　IQI/Jic 小鼠是一种新型的用以研究 Sjögren 综合征的干眼模型。不同于 NOD 小鼠模型,IQI/Jic 小鼠淋巴细胞浸润只局限在泪腺和唾液腺中,是研究早期干眼的一种较好的模型。据推测,该模型泪腺炎症的早期可能是由树突状细胞介导的,从而导致 Th1 型免疫反应。也可能是由泪腺上皮细胞介导的,它也有作为次级抗原提呈细胞的功能。这一表型使得这一模型在研究 Sjögren 综合征疾病早期具有独特的优势。

6. 免疫细胞或抗体过继转移诱导的泪腺炎模型　把从 MRL/lpr 鼠下颌下腺中分离出来的单核细胞注入到 Scid 鼠的腹腔中,8 周后,,Scid 鼠泪腺和唾液腺会出现炎症反应,而其他的器官却并不出现,显示出一定的组织特异性。有趣的是,注射从 MRL/lpr 鼠脾脏获得的淋巴细胞,却并未出现任何炎症损害。

研究者在 Sjögren 综合征病人的血清中发现了一系列的自身抗体,如 SS-A 抗体和 SS-B 抗体。最近还发现了 α-fodrin 抗体、M1-Aeh 抗体和 M3-Aeh 抗体。研究者在 NOD 鼠和 MRL/lpr 鼠的血清中也发现了一系列的抗体,但和 Sjögren 综合征病人血清中的抗体有所不同。研究发现,在没有 B 淋巴细胞的 NOD 裸小鼠身上,即使唾液腺出现局部浸润,唾液腺的分泌功能也不会出现异常,证明了自身抗体在这些动物干眼发病机制上起着关键作用。此外,研究还发现把 M3-Ach 抗体注射给 NOD-Scid 鼠将会减少其唾液腺的分泌,目前尚未证明 M3-Ach 抗体对泪液分泌的影响。值得一提的是,美国贝勒医学院卡伦眼科研究所 Pflugfelder 教授团队从干燥环境诱导的小鼠干眼模型提取血清后,过继转移至裸小鼠,受体小鼠出现了干眼类似的眼表损害。这就充分说明,自身抗体在非 Sjögren 综合征的干眼中也起着重要的作用,通过过继转移非 Sjögren 综合征干眼抗体也可诱导出干眼模型。

(二)泪腺损害模型

摘除狗、猪、兔和小鼠的泪腺后会发现泪液基础分泌量的下降,但长期观察却未发现眼表体征的显著变化,这可能是因为副泪腺的分泌提供了足够的代偿。猴的主泪腺的解剖结构和人类相似,切除泪腺也可引起泪液分泌量的下降,但不会引起明显眼表损伤,同样也是副泪腺的代偿分泌维持了泪膜的稳定性。栓塞兔的泪腺导管并外科切除其第三眼睑及哈氏腺,术后第 1 天泪液渗透压明显升高,术后 8 周可出现结膜杯状细胞密度的显著下降。

(三)内分泌调控异常诱导的干眼模型

迄今为止,文献中尚无记载由特异性内分泌失衡引起的自发进展的干眼模型。然而经过睾丸和卵巢切除术的兔、大鼠、小鼠、豚鼠、仓鼠以及做过垂体切除术的大鼠已被人们作为动物模型来研究激素对泪腺和睑板腺结构与功能的影响。Sullivan 等人已证实雄激素对泪腺的分泌功能,以及对由睑板腺分泌的泪膜中的脂质的质、量与代谢均有调控作用。激素对动物泪腺的影响作用中有许多变量,比如动物的种属、品系、性别和年龄等。在泪液分泌的内分泌调控研究中需考虑的另一个重要因素是实验过程本身,例如:雌性大鼠经过垂体切除术后会出现催乳素分泌的缺乏,并导致泪腺萎缩与泪液分泌功能不足,但同时也会引起生长激素的缺乏,而生长激素可调节泪腺的发育及功能。

(四)神经支配异常诱导的干眼模型

近年来,也有学者通过破坏三叉神经节减少反射性泪液分泌来创建实验性干眼模型。Gilbard 和 Rossi 将射频探针插入兔三叉神经节,破坏兔眼表的神经支配后,发现泪液分泌量明显下降,泪液渗透压增高,杯状细胞密度下降,发生了明显的干眼改变。此法的主要缺点是要准确定位三叉神经节具有一定的困难。此外,如果操作时温度控制不当,有可能同时破坏三叉神经中的运动支。

(五)胆碱能受体阻滞剂诱导的干眼模型

Burgalassi 等对新西兰白兔局部应用 1% 的硫酸阿托品后,2 天后出现泪液分泌显著性降低,3 天后眼表上皮出现损害。奇怪的是,肌肉注射阿托品后却无法造成眼表的损害。Zhu 等对小鼠泪腺注射肉毒杆菌毒素 B,观察到 1 至 2 周时小鼠泪液分泌量显著下降,角膜出现荧光素着色,眼表炎性介质表达增加,但 4 周后回复到正常水平。

三、黏蛋白缺乏型干眼动物模型

目前黏蛋白缺乏型干眼动物模主要为局部应用苯扎氯铵点眼诱导的小鼠干眼模型。防腐剂苯扎氯铵 (BAC)属于季铵盐类化合物,是滴眼液中最常用的防腐剂。研究发现,长期、频繁使用含 BAC 的滴眼液可引起眼部的不适症状以及眼表病理改变,其中包括泪膜稳定性的下降,角膜上皮细胞间连接蛋白的破坏,黏蛋白生成减少,及眼表上皮细胞凋亡等。厦门大学眼科研究所刘祖国教授团队通过局部 BAC 滴眼的方式成功诱导出了小鼠干眼模型。该模型能够出现与临床干眼相似的一系列病理改变,包括泪液分泌量减少,角膜屏障功能损害(图 5-0-2),基质金属蛋白酶表达增加(图 5-0-3),杯状细胞密度降低(图 5-0-4),眼表上皮细胞凋亡(图 5-0-5),结膜 CD4+ T 细胞浸润(图 5-0-6)等。该模型诱导方法简便,不易产生全身副作用,可模拟临床上药物毒性引起的干眼,是以眼表细胞损害及黏蛋白缺乏为主,同时伴有炎症的干眼类型,适用于研究干眼的病理机制以及药物治疗研究。王智崇教授用防腐剂诱导出了兔干眼模型,并对于其稳定性进行了评价。

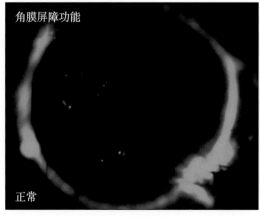
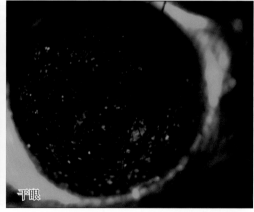

图 5-0-2 BAK 诱导干眼模型角膜屏障功能损害。俄勒冈绿色葡聚糖(Oregon green-dextran,OGD)染色,角膜上皮屏障功能受损处会出现点状染色

正常　　　　　　　　　　　　　　干眼

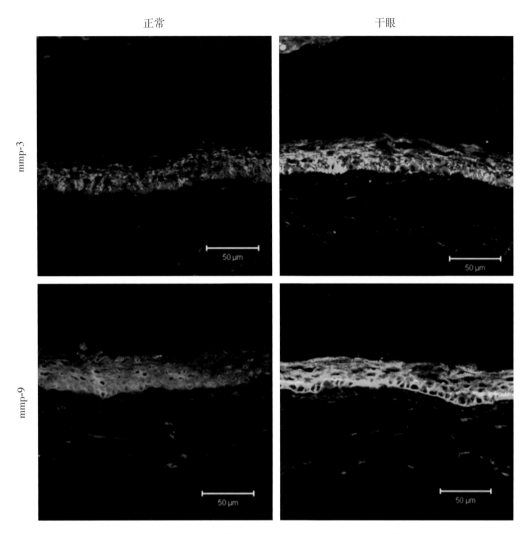

图 5-0-3　BAK 诱导干眼模型角膜上皮 mmp-3 与 mmp-9 表达增加

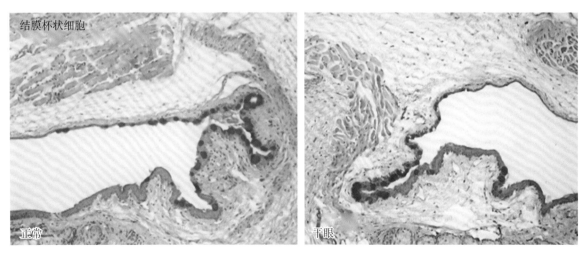

图 5-0-4　BAK 诱导干眼模型结膜杯状细胞密度下降

正常　　　　　　　　　　　　　　　　干眼

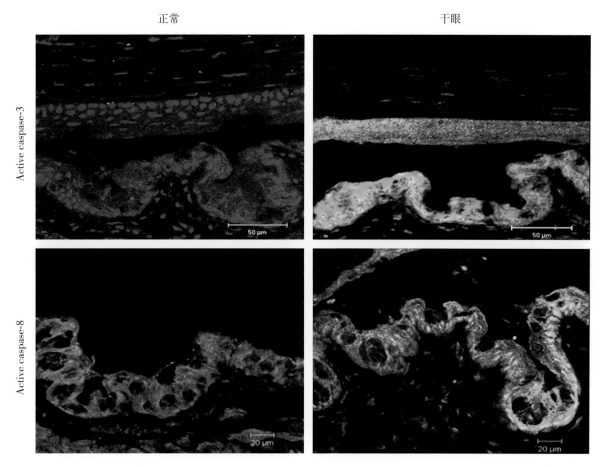

图 5-0-5　BAK 诱导干眼模型眼表上皮凋亡增加

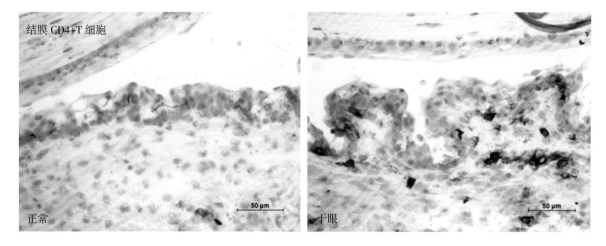

图 5-0-6　BAK 诱导干眼模型结膜 CD4$^+$T 细胞浸润

四、泪液动力学异常型干眼动物模型

眨眼可把睑板腺分泌的脂质均匀分布于水液层的表面,它会阻止泪液的过快蒸发。通过开睑器或眼睑缝线阻止兔眨眼,2 小时后,角膜上皮就会出现干燥斑,并被亚甲蓝染色。刘盛春等为模拟荧屏终端(VDT)操作人群的瞬目特点,用铁夹机械系固定兔睑,使其瞬目频率减少至正常的三分之一,每天持续 8 小时。3 天后发现角膜荧光素染色明显,BUT 显著减少,结膜杯状细胞密度下降。另外,韩臻等利用缝线的方法,对兔眼睑进行睑外翻手术,3 天后发现兔眼眼表也出现了干眼眼表样的改变。通过暴露眼表或控制眨眼频率诱导的干眼模型其诱发的干眼过程是急性的,而实际的干眼发病是一缓慢过程,再加上该类模型存在麻醉剂的副作用与手术的创伤性炎症等缺点,因此它不是研究干眼病理机制的理想模型。不过,该模型角膜上皮的病变发生在几小时之内,故可用来评估人工泪液或其他旨在减少泪液蒸发的治疗方法的疗效。

五、混合型干眼动物模型

美国贝勒医学院卡伦眼科研究所 Pflugfelder 教授团队通过给小鼠经皮下注射东莨菪碱,并将小鼠放置干燥、通风装置中成功诱导出小鼠干眼模型,该模型属于水样液缺乏与蒸发过强混合型干眼模型。该模型稳定可靠,是目前全世界范围内应用最广泛的干眼模型,该模型为干眼药物的研发与免疫性炎症机制的研究做出了巨大的贡献。该小鼠模型泪液分泌量的减少、角膜屏障功能的损害、结膜的鳞状化生与眼表炎症改变跟人类干眼眼表表现十分类似。应用该模型发现 $CD4^{+}T$ 细胞在非 Sjögren 型干眼眼表上皮损害中也起着重要的作用。将从该模型中分离的 $CD4^{+}T$ 细胞过继转移至裸小鼠,受体小鼠也会出现与受体相似的眼表损害,包括炎症细胞浸润、泪液分泌减少与杯状细胞密度下降,这就提示我们非 Sjögren 型干眼也是一种自身免疫异常性疾病,这一发现,为干眼免疫抑制治疗奠定了理论基础。

总之,现有干眼动物模型从多方面模拟了干眼的发病机制,每一种动物模型均有其优点,也有其弊端,因此在进行干眼病理及药效研究中,需根据实验目的去选择合适的动物模型。由于小鼠免疫遗传学的飞速发展,转基因小鼠和敲除基因小鼠的出现,小鼠模型越来越得到人们的关注。随着对动物模型免疫、内分泌、神经支配等内部因素和环境等外部因素研究的不断深入,在不久的将来,该领域一定会取得长足的发展。值得提出的是,我国科研工作者为干眼动物模型的研究做出了巨大的贡献,防腐剂诱导的小鼠干眼模型、睑板腺功能障碍相关性小鼠干眼模型及单纯环境因素诱导的小鼠干眼模型均在世界范围内具有科研原创性与先进性。

(张晓博　刘祖国)

参 考 文 献

1. 张晓博,陈蔚. 干眼动物模型的研究进展. 国外医学眼科学分册,2005,29(5):329-334

2. Burgalassi S,Panichi L,Chetoni P,Saettone MF,Boldrini E.Developmentof a simple dry eye model in the albino rabbit and evaluationof some tear substitutes. Ophthalmic Res. 1999,31:229:235

3. Barabino,S.,et al.,The controlled-environment chamber:a new mouse model of dry eye. Invest Ophthalmol Vis Sci,2005. 46(8):-2766-71

4. Chen,W.,et al.,A murine model of dry eye induced by an intelligentlycontrolled environmental system. Invest Ophthalmol Vis Sci, 2008,49(4):p. 1386-91

5. Dursun D,Wang M,Monroy D,et al. A mouse model ofkeratoconjunctivitissicca. Invest Ophthalmol Vis Sci. 2002,43:632-638

6. Fujihara T,Nagano T,Nakamura M,Shirasawa E. Establishment ofa rabbit short-term dry eye model J Ocul Pharmacol Ther. 1995,11:503-508

7. Gilbard JP,Rossi SR,Heyda KG. Tear film and ocular surfacechanges after closure of the meibomian gland orifices in the rabbit. Ophthalmology. 1989,96:1180-1186

8. Lin-Z-,et al.,A mouse dry eye model induced by topical administration ofbenzalkonium chloride. Mol Vis,2011,17:257-64

9. Nakamura,S.,et al.,D-beta-hydroxybutyrate protects against corneal epithelial disorders in a rat dry eye model with jogging board.

Invest Ophthalmol Vis Sci,2005,46(7):2379-2387

10. Stern ME,Beuerman RW,Fox RI,Gao J,Mircheff AK,PflugfelderSC. The pathology of dry eye:the interaction between the ocularsurface and lacrimal glands. Cornea. 1998,17:584-589

11. Sullivan DA,Sullivan BD,Evans JE,et al. Androgen deficiency,meibomian gland dysfunction,and evaporative dry eye. Ann NYAcad Sci. 2002,966:211:222

12. Schaumberg DA,Sullivan DA,Buring JA,Dana MR. Prevalence ofdry eye syndrome among US women. Am J Ophthalmol. 2003, 136:318-326

13. Xiao,X.,et al.,Therapeutic effects of epidermal growth factor onbenzalkonium chloride-induced dry eye in a mouse model. Invest Ophthalmol Vis Sci,2012,53(1):191-197

第二篇

临床篇

Dry Eye
干眼

Chapter 6

干眼的分类

Classification of dry eye

干眼的分类一直是国际以及我国干眼领域关注的重点之一,多年以来,国际上许多学者提出了几种不同的分类方法与标准,比如一些作者根据干眼的发病机制、病因、临床表现等角度提出了各自的分类。从病因的角度分类,对于临床治疗有比较大的价值,是比较理想的分类。但引起干眼的病因很多,而且一些病人可能有多个病因同时存在,因而病因分类仍然存在比较大的挑战,还需要逐渐完善。本章对国际和国内的一些主要干眼分类作简要介绍。

一、干眼病因分类

(一) 美国国立眼科研究所提出的干眼病因分类

1995 年,美国国立眼科研究所提出的分类方法曾被广泛采用。此分类法将干眼分为两大类:泪液分泌不足型(Tear-deficient Dry Eye,TDDE)及蒸发过强型(Evaporative Dry Eye,EDE)。TDDE 指由于泪腺疾病或泪液分泌功能障碍引起的泪液生成不足,又可根据发病原因分为 Sjögren 综合征相关干眼(Sjögren Syndrome Tear Deficiency,SSTD)及非 Sjögren 综合征相关干眼(Non-Sjögren Tear Deficiency,NSTD)。EDE 指由于泪膜脂质层异常或瞬目异常等原因引起的泪液蒸发增加的情况,最常见于睑板腺功能障碍(Meibomian Gland Dysfunction,MGD)。

(二) DEWSI 干眼病因分类

随着对干眼的深入研究,人们逐渐看到了美国国立眼科研究所提出的干眼分类方法的不足,这种分类方法简单,不够深入,而且也没有反映干眼的病理生理过程。因此,DEWSI 进一步进行了完善。DEWSI 将水样液缺乏型与蒸发过强型(图 6-0-1)进一步深入,并分成不同的亚类,并特别强调了环境因素(外环境与内环境)对干眼的影响。

1. 水样液缺乏型干眼 ADDE 与泪腺腺泡的分泌功能障碍有关。各种原因引起的泪腺腺泡结构和功能异常,都会导致泪液分泌量下降,进而出现泪液渗透压升高。泪液高渗可引起眼表上皮细胞(角膜上皮和结膜上皮)的高渗,高渗刺激可使眼表产生炎症级联反应(如激活 MAP 蛋白激酶和 NF-κB 信号通路),导致炎症细胞因子(IL-1α、IL-1β、TNF-α)及基质金属蛋白酶(MMP-9)升高。

在 ADDE 中,泪液蒸发量是增加还是减少尚不明确,这可能跟疾病的发展阶段有关。研究表明,在 NSSDE 中,泪膜脂质层虽较厚,但瞬目过程中脂质重新分布延迟。不仅如此,在严重的 ADDE 中,几乎检测不到泪膜的重新分布,说明泪液脂质层已严重缺失。泪膜重新分布延迟或缺乏,将导致水分进一步丢失。

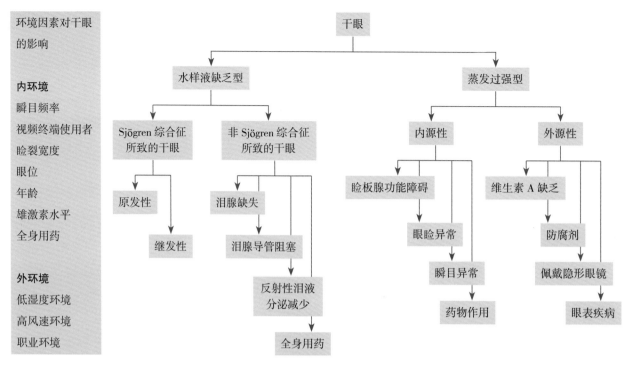

图 6-0-1 干眼的分类

ADDE 分为两类,即 Sjögren 综合征相关干眼(Sjögren Syndrome Dry Eye,SSDE)与非 Sjögren 综合征相关干眼(Non-Sjögren Syndrome Dry Eye,NSSDE)。

(1) Sjögren 综合征相关干眼:SSDE 是一种外分泌腺疾病,该疾病泪腺、唾液腺及其他组织器官均受到了自身免疫系统的攻击。泪腺及唾液腺被激活的 T 淋巴细胞浸润,导致腺泡及导管细胞死亡,泪液及唾液分泌减少。炎症的激活进一步促进眼表上皮细胞自身抗原(如抗干燥综合征 A 抗体 SS-A/Ro、抗干燥综合征 B 抗体 SS-B/La 等)的表达,并进一步导致组织特异性 CD4+ T 淋巴细胞的激活。

SSDE 又分为两个亚类——原发性 SSDE 和继发性 SSDE。原发性 SSDE 除了 ADDE 的表现外,还伴有口干、唾液分泌减少、小唾液腺活检阳性等改变。继发性 SS 除了具有原发性 SS 的表现外,还存在明显的全身自身免疫性结缔组织疾病,如类风湿性关节炎(最常见)、系统性红斑狼疮、结节性多动脉炎、Wegener 肉芽肿、多发性硬化及混合性结缔组织病。

(2) 非 Sjögren 综合征相关干眼:NSSDE 是 ADDE 的另一种亚类,主要表现为泪腺功能障碍,排除了 SSDE 特有的自身免疫性特征。最常见的形式是年龄相关的干眼。下面简要介绍几种不同类型的 NSSDE。

1) 原发性泪液分泌不足

① 年龄相关性干眼:虽然正常人的泪液动力学是否随着年龄改变尚不明确,但多数学者认为泪液的总量、蒸发量及渗透压与年龄显著相关。随着年龄的增加,泪腺导管会出现阻塞性病变,包括导管周围纤维化、腺泡间纤维化、导管旁血管丢失、腺泡细胞萎缩等;

② 先天性无泪:它也是某些综合征中的表现,如常染色体隐性三联 A 综合征(Allgrove 综合征),该病常伴有贲门失弛缓症、Addison 病、中枢神经退化、自主神经功能障碍等;

③ 家族性自主神经机能异常:该病是一种常染色体隐性遗传病,又名赖利-戴综合征,属于多系统性疾病。突出表现为进行性的痛觉丧失,以及情绪性、反射性泪液分泌缺乏。该疾病还存在支配泪腺的交感和副交感神经异常及眼表感觉神经支配异常。

2) 继发性泪液分泌不足

① 泪腺炎症:泪腺的炎症浸润可引起泪液分泌减少。包括肉状瘤病(泪腺被结节样肉芽肿浸润),淋巴瘤(泪腺被淋巴瘤细胞浸润),艾滋病(AIDS)(泪腺被 T 细胞浸润),移植物抗宿主病。干眼是移植物抗宿主

病的常见并发症,常见于造血干细胞移植后6个月,主要是由于泪腺导管周围T淋巴细胞和抗原提呈细胞聚集引起了泪腺纤维化;

②泪腺切除:泪腺导管部分穿过眼睑,因此,切除眼睑和切除泪腺有同样的结果。在不同年龄段,完全或部分切除泪腺将引起干眼,但并不是绝对的,因为部分病人的副泪腺及结膜分泌功能有可能完全代偿。研究表明,完全切除松鼠猴的泪腺会降低基础及反射性泪液分泌,但却不会引起干眼;

③泪腺去神经支配:泪腺去副交感神经支配可引起干眼。

3) 泪腺导管阻塞

任何类型的瘢痕性结膜炎均可能引起主泪腺及副泪腺导管阻塞,进而导致水样液缺乏性干眼。

①沙眼:是一种全球性致盲性眼病,主要表现为眼睑瘢痕形成、倒睫、睑板腺阻塞等,晚期可呈现角膜浑浊与视力丧失;

②瘢痕性类天疱疮:是一种皮肤黏膜疾病,临床上主要表现为皮肤及黏膜疱疹,在眼部可出现进行性结膜瘢痕,最终因泪腺导管阻塞、阻塞性MGD以及眼睑异位而出现干眼;

③多形性红斑:是一种急性、自限性皮肤黏膜疾病,通常由药物、感染及恶性肿瘤引起,最终同样因结膜瘢痕形成而导致干眼;

④化学烧伤及热烧伤:弥漫性的烧伤会导致结膜大范围的瘢痕形成,从而引起干眼。

4) 反射性泪液分泌减少

①感觉神经异常:正常情况下,泪腺分泌泪液受到三叉神经感觉支的支配。在睁眼状态下,眼表的暴露会使神经反射信号增强。目前普遍认为,眼表感觉减弱可通过以下两种机制引起干眼:第一,通过减少泪液的反射性分泌;第二,减少瞬目频率,增加泪液蒸发量。

②佩戴角膜接触镜:长期佩戴角膜接触镜后,角膜敏感性下降,可出现干眼的症状。研究表明,佩戴角膜接触镜后泪液渗透压升高。

③糖尿病:糖尿病也是干眼的危险因素。糖尿病病人的干眼发生率和使用人工泪液的频率均高于正常人,可能与糖尿病导致眼表感觉神经、自主神经调控异常与泪腺出现微血管病变有关。

④神经营养性角膜炎:各种原因引起的眼前段(角膜、球结膜、睑结膜)感觉神经异常,如眼部带状疱疹病毒感染、三叉神经损伤等,均可导致神经营养性角膜炎。神经营养性角膜炎可出现典型的干眼的改变,如泪膜稳定性下降、弥漫性的点状上皮缺损、杯状细胞丢失,甚至出现角膜溃疡、穿孔。

感觉神经异常除了会导致泪液分泌减少、瞬目频率下降,还可出现眼表的神经营养功能障碍。研究表明,眼表的神经营养功能障碍主要与P物质及神经生长因子释放减少有关。

⑤运动神经异常:第七对脑神经损害(面神经),如外伤、手术、多发性神经瘤病等,会出现泪腺促分泌功能障碍及眼睑闭合不全,进而引起干眼。

5) 全身用药:研究发现,部分全身用药物可通过减少泪液分泌导致干眼。目前较为明确的有:抗组胺药、β-受体阻滞剂、解痉药、利尿剂等。

2. 蒸发过强型干眼

在泪液分泌功能正常的前提下,EDE可分为内源性和外源性。前者是由眼睑结构异常及泪液动力学异常引起的,后者与某些外在的致病因素有关,不过这两种类型的界限并不明显。

(1) 内源性病因

1) 睑板腺功能障碍:MGD是EDE最常见原因,MGD相关内容详见本书相关章节,在此不再赘述。

2) 眼睑异常:狭颅症、内分泌疾病(如甲亢)、高度近视以及其他原因引起的眼球突出,均会扩大眼表暴露面积,导致泪液蒸发量增加。Rolando等已证实,睑裂宽度与泪液蒸发量呈正相关。Gilbard等发现,内分泌疾病导致的眼球突出与眼表干燥及泪液高渗有关(主要是睑裂宽度增加)。不同的眼位也会导致不同程度的眼表暴露,上转眼位暴露最多。眼睑畸形或位置不良会引起眼表暴露面积增加及泪膜重新分布功能异常,这也是眼睑整形手术后引起干眼的常见原因。

3) 瞬目异常:某些工作需要长时间集中注意力(如长期面对视频终端、驾驶等),可使瞬目频率减少,睁眼时间延长,造成眼表暴露时间过长、泪液蒸发加快。

锥体外系疾病,如帕金森病亦可使瞬目频率减少。帕金森病人中多巴胺神经元内的黑物质减少,造成瞬目频率下降,并与干眼的严重程度成正比。Karson 等认为帕金森病人瞬目频率下降是造成干眼最本质的原因。Biousse 等发现未进行治疗的早期帕金森病人,其瞬目频率和泪膜破裂时间均显著降低,并且干眼症状逐渐加重。Tamer 等提出了帕金森引起干眼的几种可能机制:①瞬目频率降低;②帕金森病人雄激素水平下降,造成泪腺、眼表及睑板腺炎症与功能障碍;③约 1/3 帕金森病人存在自主神经功能衰弱的表现,造成反射性泪液分泌下降。

(2) 外源性病因

1) 眼表异常

① 维生素 A 缺乏症:维生素 A 缺乏可通过两种独特的机制引起干眼。第一,结膜杯状细胞的发育及黏蛋白的分泌均需要维生素 A 的参与,缺乏可导致黏蛋白合成及分泌下降;第二,维生素 A 缺乏可引起泪腺腺泡的损伤,导致病人出现 ADDE。

② 药物毒性(防腐剂和麻醉剂):滴眼液的许多成分具有眼表毒性,最常见的就是防腐剂,如苯扎氯铵,它能引起眼表上皮细胞的损伤及点状角膜上皮病变。青光眼病人使用含有防腐剂的滴眼液常可引起干眼症状,而改用不含防腐剂的滴眼液后干眼症状改善。因此,应尽量避免使用含有防腐剂的人工泪液。

眼用局部麻醉剂可通过以下两种途径引起干眼。第一,通过阻断传入神经造成泪液分泌减少、瞬目频率降低;第二,通过阻断上穹窿表面的泪腺分泌神经末梢影响泪腺的分泌功能。研究表明,长期使用局部麻醉剂可引起神经营养性角膜炎,甚至角膜穿孔。

③ 配戴角膜接触镜:配戴隐形眼镜在发达地区是比较流行的,而配戴隐形眼镜经常会出现干涩、不适等症状。一项流行病学调查显示,50% 的隐形眼镜配戴者有干眼症状,是正常眼的 12 倍,框架眼镜配戴者的 5 倍。干眼病人的泪膜脂质层厚度与泪膜破裂时间具有相关性。研究表明,佩戴隐形眼镜后,泪液蒸发加快,主要与泪液脂质分布的改变有关。

配戴含水量较高的硅水凝胶镜片是否更有可能出现干眼尚有争议。Thai 等对 5 种硅水凝胶镜片进行研究,发现佩戴者泪液蒸发加快、泪膜破裂时间缩短,并且不同材质和处理技术的镜片结果都一样。相反,还一些文献报道隐形眼镜的水合作用与干眼症状、泪膜破裂时间、泪液蒸发率不相关。

2) 眼表疾病:研究表明,各种类型的眼表慢性疾病都可能导致泪膜不稳定,进而导致干眼的发生。

3) 变应性结膜炎:变应性结膜炎包括季节性过敏性结膜炎、春季角结膜炎以及特应性角结膜炎。眼表上皮细胞的损伤、炎症介质的释放,均可导致干眼。眼表过敏性疾病是干眼的危险因素,同时服用全身抗过敏药物,如抗组胺药也会加重干眼。

3. 环境因素对干眼的影响　DEWS 分类法强调了环境因素对干眼的影响。图 6-0-1 方框中的内容表示环境因素对各类型干眼病人的影响。环境因素又分为内部环境和外部环境。简单地说,前者指不同病人之间的个体差异,后者指病人所处的周围环境条件。

能增加干眼发病风险的特殊生理状况统称为内部环境。例如自然瞬目频率较低,各种行为学或心理学方面的原因引起的瞬目频率降低,都会增加干眼的发病风险。因为瞬目频率下降,睁眼时间延长,泪液蒸发增加。同样的,第一眼位下睑裂宽度因人而异,睑裂越宽泪液蒸发也越快。

外部环境包括周围生活环境及职业暴露。在空调房、空中旅行或其他人工造成的低湿度环境中,泪液的蒸发会加快。同样,在高风速的条件下泪液的蒸发量也显著增加。

职业暴露最常见于视频终端工作人员,长时间面对屏幕会使瞬目频率降低,这是导致干眼的危险因素。其他导致瞬目频率下降、睑裂宽度增加(如台球运动员收下颌、眼球上转的瞄准动作)的活动也会导致干眼的发生。

(三) 美国干眼诊疗指南干眼病因分类

美国的干眼诊疗指南提出的干眼分类主要借鉴了 DEWSI 的分类方法。值得提出的是,DEWSI 并没有提出混合型干眼的概念,但 2008 年美国的干眼诊疗指南提出了混合型干眼的概念。该指南提出除 ADDE 与 EDE 外,还应该有一种混合型干眼,即同时存在引起 ADDE 与 EDE 的病因的干眼。

（四）DEWSⅡ干眼分类

2017年，DEWSⅡ又进一步修改了DEWSⅠ的干眼病因分类。与DEWSⅠ相比，DEWSⅡ也提出干眼按病因分类应包含混合型干眼。毕竟，干眼炎症与组织损害是一种恶性循环，干眼发展到一定程度都会同时具备水液缺乏与蒸发过强的特征。

（五）中国干眼病因分类

2004年，刘祖国提出来根据泪膜的结构及动力学改变进行干眼分类方法，即将干眼分为水液缺乏型、蒸发过强型、黏蛋白缺乏型、泪液动力学异常型与混合型。2013年中华医学会眼科学分会角膜病学组制定的干眼临床诊疗专家共识完全采纳了该分类方法，该分类方法目前为我国采用的方法。该分类方法如下：

1. 水液缺乏型干眼　当水液性泪液生成不足和（或）质的异常时，如原发性或继发性SS、泪腺缺失、泪腺导管阻塞、衰老、神经支配异常导致的基础泪液分泌及反射性泪液分泌减少、全身用药引起的泪液分泌减少等，便出现水液缺乏型干眼。移植物抗宿主反应、干燥综合征、糖尿病等是常见的引起水样缺乏性干眼的全身性疾病。目前水液缺乏型干眼的主要发病机制学说仍主要建立在泪腺功能单位的基础上。

水液缺乏型干眼病人临床上常出现干涩感、异物感、眼睑沉重、眼红等主诉，尤以干涩感最为常见。裂隙灯检查可见泪河明显变浅，甚至消失。Schirmer试验可表现为基础泪液分泌及反射性泪液分泌均减少。因此，泪河高度及Schirmer试验是诊断该类型干眼的金标准。国内外流行病学调查显示，水液缺乏型干眼在临床上是最常见的，这也预示着大量的病人需补充人工泪液。

2. 蒸发过强型干眼　脂质层位于泪膜最表面，最主要的作用是阻止水分从眼表蒸发。蒸发过强型干眼主要由于泪膜脂质层的质或量的异常而引起，如脂质层游离脂肪酸增加、内源性蜡酯及胆固醇合成增多、磷脂水平下降等。临床上常见于睑板腺功能障碍、睑缘炎、眼睑发育异常等引起的泪膜脂质层异常。眼睑缺损或闭合不全、视频终端综合征、环境因素、佩戴角膜接触镜、ω-3脂肪酸缺乏等也是常见的诱发因素。近年来，随着生活环境和生活习惯的改变，如智能手机普及、电子化办公人群增加、不良的阅读习惯、空调环境、长期熬夜等，蒸发过强型干眼所占的比例越来越大，需引起高度重视。

该类型病人常诉有眼部烧灼感、视力波动，瞬目后可缓解。泪膜破裂时间（BUT）明显缩短，通泪膜成像仪分析可见泪膜脂质层稳定时间缩短，泪膜扩散形态异常，泪液镜成像质量差。由于泪膜的脂质层主要由睑板腺分泌，因此该型病人睑板腺护理至关重要。

3. 黏蛋白缺乏型干眼　泪膜的最内层由黏蛋白构成，当结膜杯状细胞或角膜上皮细胞发生炎症或损伤时（如手术源性上皮损伤、眼表化学伤、热烧伤、MGD、维生素A缺乏、滴眼液中的防腐剂等）会造成凝胶型黏蛋白或跨膜蛋白缺乏，终将导致泪膜不稳定引起干眼。该类型干眼在临床上越来越受到重视，现如今也是一大研究热点。

该型病人常诉眼表不适，结膜、角膜有损伤，丽丝胺绿染色和荧光素染色阳性，BUT显著下降，并且与MUC5AC的表达水平呈正相关。使用增加黏蛋白层厚度的局部药物后可改善角结膜的损伤。临床上可用丽丝胺绿染色、虎红染色探测角结膜损伤，角膜共聚焦显微镜可以观察杯状细胞的状态，印迹细胞学染色可以观察角结膜上皮细胞以及杯状细胞的状态。

值得一提的是最近新发现MUC19黏蛋白分泌量较大，病变时显著减少，其可能对于干眼的发病机制贡献更大。

4. 泪液动力学异常型干眼　由泪液的动力学异常引起，如瞬目异常、眼睑位置异常、泪液排出延缓、结膜松弛等。各种原因引起的泪液涂布异常与排出延缓均可导致泪液动力学异常型干眼。

5. 混合型干眼　为以上两种或两种以上原因所引起的干眼。混合型干眼是临床上的主要类型，即使病人是由单一因素引起的单一类型干眼，如治疗不及时或治疗效果不佳也将最后发展为混合型干眼。

此种分类方法是根据泪膜的结构与功能进行的分类，对于治疗具有比较大的价值，从理论上是比较理想的分类。但在临床应用上，目前没有方便的检测泪液黏蛋白的方法，因而在判断黏蛋白异常性干眼存在一定的难度,对于基层医院仍然存在困难。因而还需要进一步研究新的检测手段来推动此种分类方法。

二、干眼严重程度分类

(一) DEWSI干眼严重程度分类

Delphi 小组认为将干眼分为 ADDE 与 EDE 的分类方法,未将干眼发病的炎症机制包含进去,且各项分类之间界限模糊,有很多重叠的部分。不仅如此,该方法还将 SS 干眼和非 SS 干眼完全区分开,但实际上两者之间还存在共同的免疫炎症机制。该小组认为,这种分类方法无法建立规范的治疗计划。他们主张根据病情严重程度和治疗后症状、体征的变化来确定最佳的分类方法。

2007 年国际干眼病专题研究会讨论认为,Delphi 小组的分类方法更适用于临床,经讨论修改后得出以下干眼严重程度分类(表 6-0-1)。

表 6-0-1 干眼严重程度分类

干眼严重程度	1	2	3	4
不适感	轻度,在特定环境下偶然出现	中度,反复出现或特定环境下出现	重度,持续存在	重度,持续存在或导致功能障碍
视觉症状	无或偶尔发生,轻度视疲劳感	视物模糊,偶尔限制视觉活动	反复或持续出现视物模糊、视觉活动受限	永久性失明
结膜充血	无	无	+/-	+/++
结膜染色	无	轻度,可数的	中度~重度	重度
角膜染色	无	轻度,可数的	中央区重度点状染色	重度点状溃疡
角膜、泪膜	无	泪液中少许碎屑,泪河高度降低	丝状角膜炎,黏液性分泌物,泪液中较多碎屑	丝状角膜炎,黏液性分泌物,泪液中碎屑无法清除
眼睑、睑板腺	眼睑、睑板腺疾病偶尔出现	眼睑、睑板腺疾病偶尔出现	眼睑、睑板腺疾病经常出现	出现倒睫、角膜角质化、睑球粘连等
泪膜破裂时间	正常	≤10	≤5	0
泪液分泌试验	正常	≤10	≤5	≤2

(二) 中国干眼严重程度分类

2013 年,中华医学会眼科学分会角膜病学组制定的干眼临床诊疗专家共识基于 Delphi 小组报告并结合中国国情提出了我国干眼严重程度分类标准。

1. 轻度 轻度主观症状而无裂隙灯显微镜下可见的眼表面损害体征。

2. 中度 中重度主观症状同时有裂隙灯显微镜下的眼表面损害体征,但经过治疗后体征可消失。

3. 重度 中重度主观症状及裂隙灯显微镜下的眼表面损害体征,治疗后体征不能完全消失。

三、干眼临床表现分类

2017 年,DEWSⅡ从临床的角度(主要根据干眼的症状与体征)提出了干眼分类方法(图 6-0-2)。并特别提出对于一部分有眼表不适症状,但无眼表损害体征的患者,要考虑神经痛的可能。依据疼痛病理机制,慢性疼痛可分为伤害性或炎症性疼痛(对疼痛刺激的适当反应)和神经性疼痛。神经痛是神经科常见症状之一,此种疼痛是指在没有外界刺激的条件下而感到的疼痛,又称为自发痛。

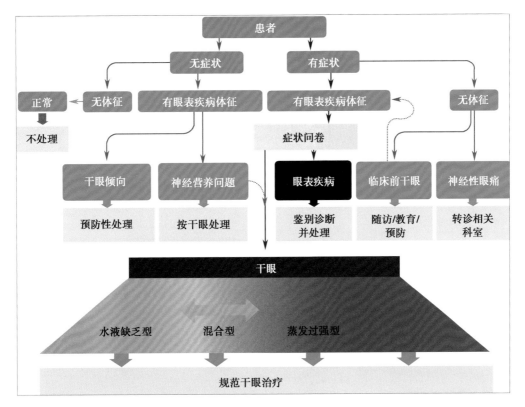

图 6-0-2　DEWSⅡ干眼分类

（刘祖国）

参 考 文 献

1. 刘祖国. 关于干眼名词及分类的初步建议. 中国眼耳鼻喉科杂志, 2004，(01):4-5.
2. 中华医学会眼科学分会角膜病学组. 干眼临床诊疗专家共识(2013 年). 2013.
3. AMERICAN ACADEMY OF OPHTHALMOLOGY. Prefered Practice Pattern: Dry Eye Syndrome, 2008
4. Behrens A, Doyle JJ, Stern L, et al. Dysfunctional tear syndrome - A Delphi approach to treatment recommendations. Cornea, 2006, 25(8):900-907.
5. Lemp MA. Report of the National Eye Institute/Industry workshop on Clinical Trials in Dry Eyes. Clao j, 1995, 21(4):221-232.
6. Lemp MA, Baudouin C, Baum J, et al. The definition and classification of dry eye disease: Report of the Definition and Classification Subcommittee of the international Dry Eye WorkShop (2007). Ocular Surface, 2007, 5(2):75-92
7. Craig JP, Nichols KK, Akpek EK, et al. TFOS DEWS Ⅱ Definition and Classification Report.Ocul Surf, 2017, 15(3):276-283

第七章

干眼的检查

Examination and diagnostic tests of dry eye

虽然目前尚无国际公认的干眼诊断标准,但干眼症状是不同诊断标准中的必需条件,因此如何有效评估干眼症状和相关因素以及对病人主观感受进行量化评估,提供对疾病严重程度以及生存质量的客观评估依据,干眼的问卷调查表对于干眼的诊断和治疗都具有重要价值。

干眼的常规检查除了视力、外眼和裂隙灯检查外,应重点检查泪腺分泌功能、泪膜的稳定性以及角结膜上皮的完整性。随着新技术的发展,近年来涌现出许多新的检查方法,如泪液渗透压、炎症因子、基质金属蛋白酶的检测等,这些方法不仅提高了干眼诊断的准确性,有些还可以进行定性或定量分析,帮助对干眼的严重程度进行分级。

一、干眼的问卷调查表

各国的诊断标准中都包含干眼症状,因此如何有效评估干眼症状对干眼的诊断具有重要意义。当前,对于干眼症状的评价一般都采用问卷的方式,因其简单、易行,且重复性良好。迄今为止,国际上已有十余种干眼问卷表用于干眼流行病学调查或临床诊断,常用于临床的干眼症状问卷包括眼表疾病指数(Ocular surface disease index,OSDI)和标准干眼症状评估(the Standard Patient Evaluation of Eye Dryness,SPEED),但这两种问卷并不完全适合中国人。刘祖国等研制的干眼问卷更符合中国人群的使用习惯,其信度、效度及特异性和敏感性均较高,在中国人干眼临床诊断中较 OSDI 问卷具有更好的诊断价值。上述三个干眼问卷详见附录。

二、干眼的检测

(一) 裂隙灯检查

裂隙灯检查常在其他干眼检查之前进行。裂隙灯检查的干眼体征包括以下几点。

1. 泪河高度　可直接检查或在滴入荧光素后检查,但要避免刺激结膜,以免影响结果的准确性。≤0.3mm 为异常。该方法为非侵袭性检查,操作简便,特异性强。干眼者泪河变窄、断裂或消失。

2. 泪点　位置、大小、形态、是否开放等。

3. 睑缘　观察前部睑缘是否倒睫、双行睫、分泌物、螨虫等;后部睑缘形态异常(肥厚、充血、角化、瘢痕)、睑板腺异常(如开口形态、大小、加压后睑板腺分泌物排出减少或过多),睑板腺分泌物特点(如混浊、增厚、泡沫样、减少),Marx 线是否移位。

4. 结膜　①睑结膜：充血(包括眼睑刷区域充血)、乳头增生、滤泡形成、黏液线、瘢痕、角化、穹窿缩短、睑球粘连；②球结膜：充血、局部干燥、角化、虎红(rose Bengal,rb)、荧光素(fluorescein,Fl)或丽丝胺绿(lissamine green)点状或片状染色；③下方球结膜：松弛，堆积的结膜可导致泪液排出障碍，轻者可致干眼，严重者导致角膜暴露。

5. 角膜　睑裂区局限性干燥，可表现上皮点状糜烂、虎红或荧光素或丽丝胺绿点状着染，严重者可融合成片、上皮缺损、黏液斑块、角化、血管翳形成、丝状角膜炎、角膜变薄、浸润、溃疡、瘢痕化等。

裂隙灯检查结果可以帮助、指导医生明确下一步检查的方向。

(二) 角结膜上皮完整性检查

1. 活体染色　常见的活体染色包括荧光素、虎红及丽丝胺绿染色。

(1) 荧光素染色：可渗透至细胞的间隙，染色阳性提示角膜上皮缺损或角膜上皮细胞膜破坏、细胞间连接缺失，主要评价上皮细胞的屏障功能。

荧光素染色评分方法很多，国内常采用12分法：将角膜分为4个象限，每个象限为0-3分，无染色为0分，1~30个点状着色为1分，>30个点状着色但染色未融合为2分，3分为出现角膜点状着色融合、丝状物及溃疡等。干眼者通常角膜下方染色最重，上方染色最轻，染色分布下方>鼻侧>颞侧>中央>上方，最后形成典型的睑裂区染色。

荧光素染色注意事项：染色2~3分钟后在染色区边缘易形成浸染，染色后应尽快观察。角膜和结膜均可被荧光素染色，但角膜染色更易观察。

(2) 虎红染色：是评价泪膜保护功能的染色方法。正常情况下眼表受黏蛋白的保护可阻止虎红的弥散因而不被染色。染色阳性反映死亡或变性的角结膜上皮细胞，或没有被正常黏蛋白层覆盖的健康上皮细胞，虎红也可以使泪膜中的碎屑染色。虎红刺激性大，且对上皮有毒性作用。

检查方法同荧光素试纸条法，通常用1%虎红。虎红染色评分采用9分法，将眼表面分为鼻侧球结膜、颞侧球结膜及角膜3个区域，每一区域的染色程度分为3分，0分为无染色，1分为少量散在点状染色，2分为较多点状染色但未融合成片，3分为出现片状染色。正常眼由于上皮细胞的更新，轻微的虎红染色为正常现象。

应用虎红染色注意事项：①滴用虎红可引起短暂刺痛，染色前可滴入表麻剂；②染色后宜尽早观察，因半小时后虎红将退色；③浓度以1%为宜，0.5%可出现假阴性，2%以上易假阳性，泪阜处着染可见于正常人；④结膜染色比角膜强。

(3) 丽丝胺绿染色：可使死亡和变性的细胞染色，染色评分与虎红染色相同，其刺激性较虎红小。丽丝胺绿染色主要用于评价结膜病变。

虎红和丽丝胺绿染色均为时间和浓度依赖的，因此，应在滴入试剂后1分钟内进行检查，以免影响检查结果。

近年来，双重染色逐渐在临床应用，如荧光素钠与丽丝胺绿双重染色纸条染色，可以使临床医生同时了解缺损细胞和变性细胞的改变，更准确的评价眼表损伤的程度。三种染色方法总结见表7-0-1。

表 7-0-1　三种眼表活体染色总结

	染料		
	荧光素	虎红	丽丝胺绿
正常细胞染色	否	是	否
死亡或变性细胞染色	否	是	是
临床意义	细胞缺失、细胞间连接破坏或细胞膜渗透性增加	眼表黏蛋白缺乏或不足细胞变性或死亡	细胞变性和死亡

2. 印迹细胞学(impression cytology,IC)检查 可收集浅层细胞,因此,主要评价的是终末分化细胞。

通常 IC 可观察三类细胞:上皮细胞、杯状细胞和炎性细胞。无麻醉或表面麻醉后嘱被睑眼向相反方向注视,将醋酸纤维素膜轻轻压向结膜,立即或停留几秒后取下醋酸纤维素膜,结膜囊内滴抗菌眼药水,醋酸纤维素膜于 12 小时内染色或置于 -80℃冰箱保存。

据 Nelson's 分级标准,IC 结果可分为 0~3 级。

①0 级:结膜上皮细胞形态正常,大小一致,核/浆比(N/C)为 1:2,杯状细胞密集分布(>500 个/mm²),胞浆 PAS 染色强;②1 级:结膜上皮细胞轻度扩大,胞核变小,N/C 为 1:3,无角化,杯状细胞开始减少,密度下降(350-500 个/mm²),胞浆 PAS 染色强;③2 级:上皮细胞扩大或多角形,偶见多核,细胞核进一步变小,N/C 为 1:4~1:5,轻度角化,杯状细胞明显减少(100-350 个/mm²),胞浆 PAS 染色弱;④3 级:结膜上皮细胞胞浆内出现颗粒状物,核固缩崩解,N/C 为 1:6~1:8,出现不同程度的角化,杯状细胞极少(<100/个 mm²)。

正常人结膜印迹细胞分级多为 0~1 级,年龄可影响 IC 的结果,随年龄增长上皮细胞 N/C 下降,但年龄不影响正常人杯状细胞数,杯状细胞数与 BUT、泪液分泌试验的值不相关。

干眼病人可出现眼表损害征象,如结膜杯状细胞密度降低,上皮细胞核浆比增大,鳞状上皮化生,蛇形核上皮细胞、角膜上皮结膜化等。通过观察眼表上皮细胞的病理改变,计算结膜杯状细胞密度,可间接评估疾病严重程度,研究显示眼表上皮细胞学改变与干眼严重程度成正相关。

结膜杯状细胞的分布受结膜暴露程度及周围环境的影响,不同区域的杯状细胞数量和密度不一致,因此,追踪病情变化时应注意每次检测取材部位的一致性。

Alberto 等将 IC 标准化,认为用 0.22μm 孔径的滤纸,60g 的压力所印取的细胞数最多,且能最好保持细胞的形态。目前,印迹细胞检查法采用了很多新技术,如免疫组化、流式细胞学技术和免疫荧光等。

3. 活体共聚焦显微镜(in vivo confocal microscopy,IVCM) 角膜共聚焦显微镜是一种具有高分辨率的新型非侵入性的眼表呈像仪器,使人们对活体角膜各层进行细胞水平的观察成为可能。使用 IVCM 对干眼病人的角膜上皮、角膜基质细胞、角膜神经、角膜内的免疫和炎症细胞、结膜细胞以及睑板腺等进行观察,可以帮助进一步阐明干眼的病理生理机制,监测病人的病情变化,评价治疗效果。

(1)角膜上皮:通过 IVCM 观察可见干燥综合征病人角膜上皮细胞形态不规则并伴有斑片状改变,表层上皮细胞密度显著减小,高反光细胞的平均面积明显增大。

(2)角膜基质:研究发现,干燥综合征病人角膜基质层变薄,角膜基质细胞存在异常高反光,且角膜前基质层细胞密度明显高于非干燥综合征相关性干眼病人以及健康受试者。

(3)角膜神经:近年来有关干眼病人角膜神经数量和形态变化的研究层出不穷,但其结论不尽相同。有研究表明干眼病人角膜敏感性下降,也有研究发现干眼者角膜敏感性增高。关于干眼病人角膜神经密度的研究也得到不同的结果。但各项研究均提示角膜上皮基底层下神经的弯曲度及反光程度增加。

(4)角膜免疫与炎症细胞:研究显示,干眼病人中央及周边角膜的朗格汉斯细胞和其他炎症细胞密度显著增高,在干燥综合征病人更为明显。

(5)结膜:研究发现,干眼病人结膜上皮细胞密度明显低于正常组,干燥综合征病人结膜上皮囊泡显著增多,可作为评价干眼病人结膜上皮细胞改变的有效非侵入性工具。

(6)睑板腺:使用 IVCM 对干眼病人进行观察发现其睑板腺结构及数量均有不同程度的改变。研究发现,干燥综合征病人的睑板腺泡壁及腺泡周围睑酯在 IVCM 图像中呈不均质性改变,腺泡略有扩张。睑板腺功能障碍病人睑板腺腺体周围睑酯不均质性改变明显,腺体萎缩伴腺周纤维化所致的腺泡扩张,腺体导管上皮角化,腺体周围炎症细胞广泛浸润。

(三)泪膜稳定性检查

1. 泪膜破裂时间(Tear break-up time,TBUT) 泪膜破裂时间是常用的检测泪膜稳定性的方法。在受试者下睑结膜囊滴入 1% 荧光素钠 5~10μl 或使用商品化荧光素试纸条,病人向前直视,嘱病人瞬目 3~4 次,裂隙灯下用钴蓝光观察最后 1 次瞬目后自然平视睁眼后荧光素在泪膜中出现第一个随机分布干斑所需时间。正常 BUT>10s,<10s 为泪膜不稳定。该检查方法操作简便、费用较低,但是重复性稍差。重复两次的平均值可帮助提高其准确性。所有干眼均有 BUT 缩短,如泪液量正常、BUT 缩短,提示粘蛋白缺乏或

睑酯异常,尤其是在固定位置反复出现泪膜破裂时,提示该区域没有黏蛋白覆盖。BUT 检查可受年龄、种族、睑裂大小、温度和湿度的影响。BUT 随年龄增长而递减,滴用表麻剂、强烈气流及虎红均使 BUT 缩短,检查过程中过分睁眼或用手指撑开眼睑可使 BUT 明显缩短。

2. 角膜地形图 角膜地形图是通过不同方法获取的角膜地形资料,经过计算机图像处理系统,可详细分析和反映角膜的形状及规则性。这项检查是屈光性角膜手术前后的标准检查,随着该项技术的广泛应用,其对于圆锥角膜、边缘性角膜变性和干眼的早期诊断价值日益显现。研究显示,正常情况下角膜表面规则性指数(surface regularity index,SRI)和表面不对称指数(surface asymmetry index,SAI)平均值分别为 0.2±0.2 和 0.33±0.1,干眼病人 SRI 和 SAI 增高(图 7-0-1),并且 SAI、SRI 与角膜荧光素染色程度及角膜预测视力(potential visual acuity,PVA)明显相关,干眼病人 PVA 降低与其视物模糊相符(图 7-0-1)。总之,干眼病人的角膜表面规则性较正常人差。

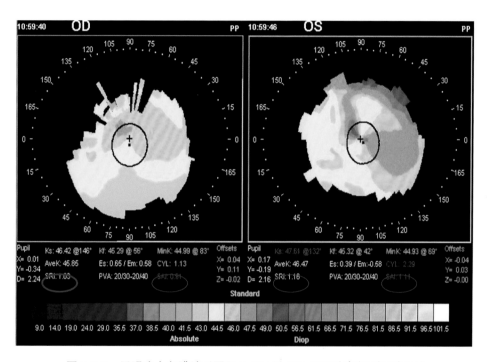

图 7-0-1 干眼病人角膜地形图显示 SAI 及 SRI 明显升高(图中红框示)

(四) 泪腺功能的检查

1. 泪液分泌试验(Schirmer's test) 迄今为止,临床上尚无直接检测泪腺功能的方法,泪液分泌试验是目前最常用的定量检测水液性泪液分泌的方法,由 Schirmer 于 1903 年设计并命名。根据检查方法不同,是否麻醉分为基础 Schirmer 试验、Schirmer I 和 Schirmer II 试验。

临床上较常采用的为非表面麻醉下的 Schirmer I 试验,可间接检测泪腺分泌功能,它测量的是主副泪腺的基础和反射性泪液分泌以及泪河的容量。基础 Schirmer 试验实际上是表面麻醉下的 Schimer I 试验,用于检测基础泪液分泌。Schirmer 试验应在安静、暗光环境下进行。

(1)基础 Schirmer 试验:表面麻醉后用棉棒擦拭

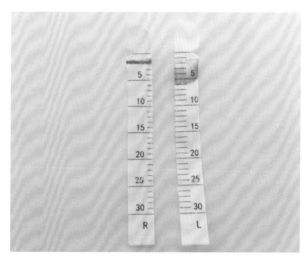

图 7-0-2 干眼病人基础 Schirmer 试验结果

多余的液体,然后将试纸置入下结膜囊的中外 1/3 交界处,嘱病人正常眨眼,5min 后取出滤纸,测量滤纸条湿润长度,按毫米计算(图 7-0-2)。尽管检查结果变异大,但如果重复测量均 <5mm/5min,表明水液性泪液缺乏,5~10mm 为可疑。

(2)Schirmer I 试验:方法同基础 Schirmer 试验,但无需麻醉。Schirmer I 试验正常值:>10mm/5min,≤5mm/5min 为异常。

(3)Schirmer II 试验:检测反射性泪液分泌。先行基础 Schirmer 试验,即表面麻醉后将试纸置入下结膜囊的中外 1/3 交界处,再用棉棒刺激鼻黏膜(棉棒长 8mm,顶端宽 3.5mm,沿鼻腔颞侧壁平行向上轻轻插入鼻腔),5min 后取出滤纸,测量滤纸条湿长,正常值为 ≥10mm/5min,≤5mm/5min 为异常。

Schirmer I 试验测量泪腺对眼表刺激的反应,其结果异常的原因可能是泪腺疾病、眼表敏感性降低或缺乏,或眼表至中脑的传入神经异常。在泪腺正常情况下,也可能由于眼表炎症导致角膜敏感性下降从而使泪液分泌减少。当 Schirmer I 试验异常时,Schirmer II 试验可帮助判断泪液分泌减少的原因究竟是眼表异常或泪腺异常。如果 Schirme II 试验的结果大于 Schirmer I 试验,说明眼表异常。如果 Schirmer I 和 II 均异常,表明泪腺异常。

有研究者认为 1 分钟 Schirmer 试验可以减轻受试者的不适,易于临床应用。虽然 Schirmer 试验是干眼诊断应用最广泛的方法,但有一定的局限性,如试验为侵入性检查,精确性较差,受试者在试验过程中眼部不适感强,依从性差,试验结果易受眼球位置、环境因素如室内亮度、气温、湿度及操作手法、滤纸质量和受检者心理因素、年龄等影响。

2. 酚红棉丝实验 (phenol red cotton thread test) 酚红棉丝试验也是一种检测泪液分泌的方法,检查时将酚红棉丝置于下睑穹窿部,15 秒后取出,测量湿长。其刺激性小,检查时间短,正常值为 9~18mm,可帮助诊断水液缺乏型干眼。该方法检测的是泪河容量,与 Schirmer I 和 Schirmer II 试验均没有相关性。

3. 眼前节光学相干断层扫描 (optical coherent tomography,OCT) OCT 是一种无创、可重复性好的眼科影像学诊断工具,常用于眼底疾病的诊断和定量分析。近年来,前节 OCT 或角膜前节模块(cornea and anterior segment module,CAM)拓展了 OCT 的应用领域。前节 OCT 可以测量泪河的相关参数,包括泪河高度、泪河深度及泪河横截面积(图 7-0-3)。被检查者需端坐于操作台前,下颌及额部分别固定于下颌托及额托上。选择眼前节长镜头单线扫描模式,嘱病人注视设备内固视灯,选择扫面线长度为 2mm,于角膜下方 6 点钟位进行扫描。调节镜头上下位置,将泪河置于扫描窗的中心,微调 OCT 镜头使泪河截面图像最清晰。

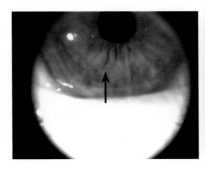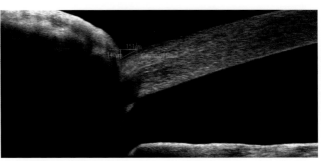

图 7-0-3 图示为前节 OCT 测量泪河高度、泪河深度、及泪河横截面积

有研究显示泪河的泪液容积占眼表泪液总量的 75%-90%,泪河高度 ≥0.2mm 即泪液分泌正常,<0.2mm 即泪液分泌不正常,可考虑泪液缺乏型干眼。通过观察泪河的改变可有效评估干眼病人泪液变化,因而泪河高度为评价泪液容积的可靠指标。一般而言,下方泪河高度及深度可反映整个眼表的泪液量、泪液系统的功能及病理变化。前节 OCT 可客观、精确、非侵入性地测量干眼病人的泪河数值,超清 OCT 甚至可以测量泪膜厚度,与干眼临床诊断的传统方法存在良好的一致性,并有更高的敏感性及特异性,能直观且较为真实地反映泪河情况,是一种可靠的诊断干眼的工具。

4. 便携式裂隙灯数字化泪河测量仪(the portable slit-lamp mounted digital meniscometer，PDM)　将 ipodtouch 和裂隙灯结合应用。使用软件在 ipodtouch 表面呈现黑白条纹，条纹宽度调至 7.5mm。利用裂隙灯调至屏幕距离至被检眼 50mm(图 7-0-4 左)。泪河表面反射黑白光栅成像并被照相机获取。通过 ImageJ 测量两条相邻黑色条纹最外侧之间的距离(图 7-0-4 右)，可精确计算泪河形态、曲率、高度、横断面积，判断泪液量。该方法简单，可操作性强，成本较低。如果以 0.25mm 作为正常与异常值的分界，其敏感性与特异性分别为 88.9% 和 77.8%。

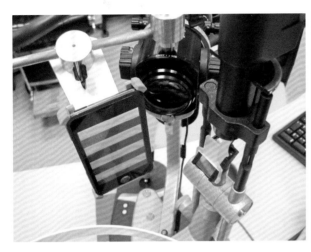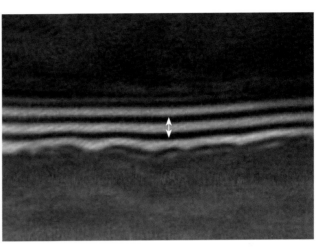

图 7-0-4　左图为 PDM 装置，右图为 ImageJ 测量两条相邻黑色条纹最外侧之间的距离

(五) 泪液的排出

泪液清除率(Tear clearance rate，TCR)：泪液清除的延迟导致有害物质在泪液中积聚，造成眼表细胞的损害而引起干眼发生。TCR 主要检查泪液清除有无延迟。检查时被检眼结膜囊内滴入 2% 荧光素 5ul，15min 后吸取泪湖泪液，用分光光度计进行检测。最近有学者通过泪液分泌试验检测 TCR，操作简便，结果相似。

方法为在被检眼结膜囊内滴入 0.25% 荧光素 5ul，每 10min 测一次泪液分泌试验，每次滤纸放置 1min，共 3 次。

结果判定：①泪液正常分泌者，前两条滤纸湿润长度超过 3mm(基础泪液分泌)；②正常的反射性分泌，最后一条滤纸湿润长度应超过前两条(最后一次检查时麻醉作用失效，因而为反射性泪液分泌)；③TCR 正常者结束第一次泪液分泌试验后染色就开始消退。

该方法可检测包括基础泪液分泌、反射性泪液分泌和泪液清除三个泪液动力学异常。

(六) 泪膜脂质层检测

1. LipiView 眼表干涉仪(LipiView ocular surface interferometer)　是一种用于临床检测和评价泪膜脂质层厚度(lipid layer thickness，LLT) 的新型仪器。LipiView 采用白光干涉原理，通过镜面反射方法，直接对泪膜进行干涉光颜色的评估，从而间接测量出脂质层的厚度(图 7-0-5)。脂质层厚度可检测的最小变化值为 15nm，测量值以 15nm 递增。Blackie 等研究发现 LLT≤60nm 病人中，74% 病人干眼症状严重，LLT≥75nm 病人中 72% 无干眼症状。Finis 等发现，病人的 LLT 越薄，患 MGD 的可能性越大，以 LLT≤60nm 为 MGD 诊断标准时，敏感度和特异度分别为 47.9%、90.2%，以≤75nm 为诊断标准时，敏感度和特异度分别为 72%、62%。临床医生还需要结合其他临床检测结果，如睑板腺缺失状态和泪液分泌功能来综合判断，明确诊断。

LipiView 还可以动态记录病人瞬目的整个过程，检测一只眼的整个过程为 30~60 秒，需要观察 5 次或 5 次以上的瞬目。LipiView 能够自动检测瞬目的状态，记录不完全瞬目或正常瞬目习惯的数据，以便于医师评估。因此，临床医生可以发现病人是否存在不完全瞬目。自发性瞬目能将泪液均匀地分布于整个眼球表面，并促进泪液和睑板腺分泌的脂质清除，保持眼表湿度的动态平衡。瞬目次数减少或不完全瞬目使

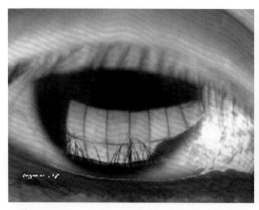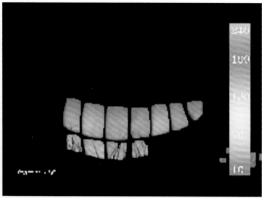

图 7-0-5　LipiView 眼表干涉仪角膜表面获取泪膜图像

眼表泪液蒸发增加导致干眼。

2. 泪膜镜　泪膜镜是一种非侵入式泪膜检查仪,泪膜镜通过弥散光照明,在脂质层产生衍射作用。由于脂质厚度不同,所产生衍射作用各异,因而可在泪液表面形成不同的颜色与形态改变,根据其颜色和表面形态来评估泪膜脂质层,并可推测脂质层厚度,同时也可直接测量泪膜破裂时间。脂质层形态经典的分级方法分为:缺乏型、开放式大理石型、闭合式大理石型、流水型、无形型、正常彩条型、异常彩条型 7 种,其中稳定性最好的是无形型,稳定性最差的是缺乏型或异常彩条型。泪膜镜采用的是冷光源,对泪膜基本不产生人为干扰,结果比较可靠,但是应注意避免检查环境温度、湿度、空气流速等对结果的影响。

3. 干眼仪(tearscope plus)　属于泪膜干涉呈像仪的一种,在 1989 年由 Doane 设计的一种光学干涉影像信号记录系统。利用白色照射光在脂质层前表面和后表面(即脂质层和水液层的交界面)形成双折射光干涉条纹的原理,通过影像显示终端观察角膜正中央 2.2mm×3.0mm 的脂质形态。

Yokoi 等将干涉图像分为 5 级(图 7-0-6),其分级与干眼的严重程度正相关。Ⅰ级:灰白色无图像;Ⅱ级:灰白色、但有轻微条纹改变;Ⅲ级:出现红色、黄色光谱;Ⅳ:出现杂乱的紫色、蓝色光谱;Ⅴ级:泪膜层消失,角膜上皮暴露,不产生干涉图像。正常人多为 Ⅰ~Ⅱ级图像,干眼病人多为 Ⅲ级及以上等级图像。

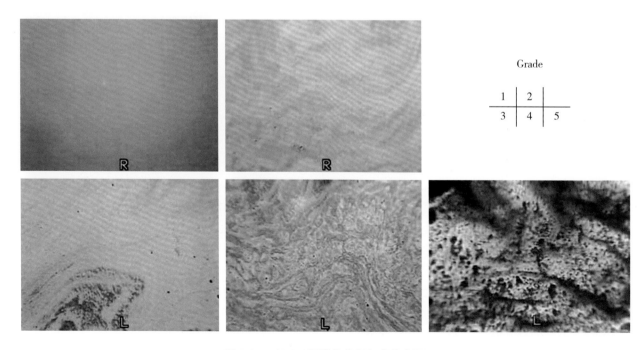

图 7-0-6　Yokoi 干眼仪分级标准参考图

刘祖国等研究发现此方法诊断干眼的特异性为80%,灵敏度为83%,说明干眼仪在诊断干眼,尤其是脂质层异常引起的干眼有较好的临床辅助诊断价值。干眼仪的局限性包括:实际操作中部分病人图像与仪器设定的参照图像有一些差异,较难判断到底属于哪一种等级,需要根据操作经验和熟悉程度联合判断,容易造成一些误差。距离受试者瞬目时间不同,结果差异较大,建议瞬目后立刻进行检查较为准确。

（七）睑板腺的检查

睑板腺功能障碍相关干眼的检查中,睑板腺的检查在诊断中起重要作用。主要包括睑缘形态变化、睑缘分泌物变化和睑板腺缺失三个方面。

1. 睑缘形态变化 睑板腺功能障碍病人睑缘可表现为过度角化,后睑缘钝圆、增厚、新生血管形成、睑缘形态不规则等。睑板腺开口改变,表现为睑板腺口脂帽、凸出、脂栓、开口狭窄、闭塞或消失。

2. 睑缘分泌物变化 主要包括睑酯排出难易度和睑酯的性状改变。正常情况下睑板腺分泌物清亮透明,若分泌物呈现浑浊、颗粒,甚至牙膏状则属异常。

Hykin等提出睑酯排出难易度评分方法:挤压上睑或下睑,观察中央5条睑板腺睑酯排出情况并进行评分,其评分标准为:①0分:所有腺体均有分泌物挤出;②1分:3~4条腺体有分泌物挤出;③2分:1~2条腺体有分泌物挤出;④3分:所有腺体均无分泌物挤出。

睑酯性状的评分方法为:观察下睑中1/3的8条睑板腺分泌物性状,根据每个腺体分泌物性状分为0~3分。评分标准为:①0分:清亮透明;②1分:浑浊;③2分:浑浊伴有小碎片(颗粒物质);④3分:黏稠,似牙膏状。每眼分别进行评分记录。

上述评价方法在应用过程中,由于检查者手指加压的力度不一致,检查结果误差较大。近年出现的睑板腺评估器(meibomian gland evaluater,MGE)可对睑板腺分泌功能进行较为准确的评估。MGE挤压压力为 $1.25g/mm^2$,相当于自然瞬目时的眼睑压力($1\sim2g/mm^2$)。用手指挤压的方法所用压力无法控制,当压力 $>15g/mm^2$(5psi)时即可导致病人明显疼痛。

检查前使用酒精棉片消毒MGE,棉签擦拭睑缘,在裂隙灯下进行检查。检测顺序,可从鼻侧至颞侧,也可从颞侧至鼻侧,将MGE置于距睑缘 $1\sim2mm$ 处,轻压MGE可向睑板腺实施 $1.25g/mm^2$ 的压力,停留 $10\sim15$ 秒,使睑酯排出。MGE的接触面积 $40mm^2$,可同时挤压大约8个腺体(图7-0-7),记录3个位置(鼻侧、中间、颞侧),总计可观察24个腺体开口的数量并评估每个开口处分泌的睑酯状况。当MGE检查无透明睑酯排除,表明睑板腺阻塞、正常瞬目的压力下睑板腺不能发挥作用。

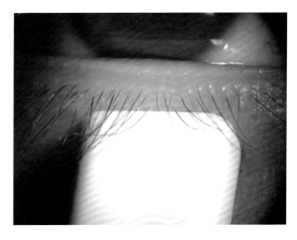

图7-0-7 MGE检查下睑中央,可见7个腺体有透明睑酯排出

3. 睑板腺缺失检查 利用红外线睑板腺分析仪可观察到睑板腺的缺失并进行评分和分级。首先根据睑板腺缺失的程度进行评分,之后再根据总评分对睑板腺功能进行评级,左右眼分别评分与评级。

（1）睑板腺评分 根据睑板腺缺失面积占睑板腺的总面积的比例进行计算:①1分:睑板腺缺失 <1/3;②2分:睑板腺缺失 1/3~2/3;③3分:睑板腺缺失 >2/3;

（2）睑板腺缺失评分标准(图7-0-8):

（3）睑板腺分级 将每眼上下睑板腺缺失总评分合计,根据分值进行分级:①0级:0~1分;②1级:2~3分;③2级:4~5分;④3级:6分。

睑板腺缺失分级越高,说明睑板腺缺失越明显,此指标可帮助MGD的临床诊断及分级。但此评价方法不够精确,而且带有一定主观性,很难发现治疗前后睑板腺缺失的微小变化,因此,仅适用于常规临床治疗效果的初步评价。

近年来,使用ImageJ软件手工标出整体睑板腺面积及腺体缺失区域面积(图7-0-9),经计算机自动计

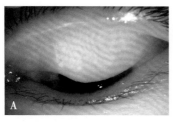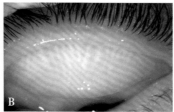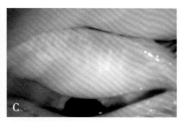

图 7-0-8

A. 睑板腺缺失 <1/3；B. 睑板腺缺失 1/3~2/3；C. 睑板腺缺失 >2/3

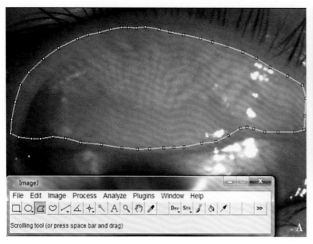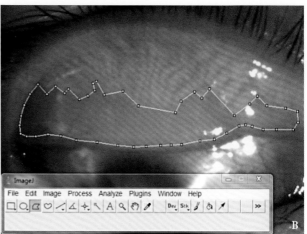

图 7-0-9

A. 使用折线工具画出整体睑板腺范围；B. 使用折线工具画出腺体缺失范围

算腺体缺失面积占整体腺体面积的百分比，可对睑板腺进行较为精确的定量分析，适用于临床研究时对 MGD 病变程度分级与疗效客观评价。

Srinivasan 等将该方法用于诊断 MGD 时，将腺体缺失面积百分比截断值设定为 >25% 时，ROC 曲线下面积为 95%，灵敏度和特异度分别为 84% 和 94%。

（八）Oculus Keratograph 眼表综合分析仪

Oculus Keratograph 眼表综合分析仪是基于 Placido 盘原理和穿透摄像技术设计，用于评估眼表状态的多功能临床检测仪器，可提供包括非侵入式泪膜破裂时间、非侵入式泪河高度、脂质层观察、睑板腺拍照、眼表高清图片及视频拍摄、眼红分析以及角膜点染分析等眼表检查方案。检查客观、量化、非侵入，突破传统方法的局限性，可帮助临床医生探寻干眼病因并引导分类，让病人可以得到针对性的有效治疗，可提高门诊诊疗效率和客观性。

1. 泪膜稳定性检测　Oculus Keratograph 5M 采用白光和红外光光源两种照明方式，精确记录泪膜变化的微小细节。TF-Scan 泪膜分析程序，非接触、全自动测量非侵入式泪膜破裂时间（noninvasive keratography break-up time，NIKBUT）。

病人第 2 次瞬目后设备每隔 1.5 秒自动记录首次泪膜破裂时间和泪膜破裂位置，并以不同颜色绘制泪膜破裂分布图（图 7-0-10）。根据公式计算得到平均泪膜破裂时间，综合所记录数据绘制出泪膜破裂曲线。

该方法的 BUT 结果判定标准与传统 BUT 不同，标准如下：①正常：第一次泪膜破裂时间 10 秒，平均泪膜破裂时间 14s；②临界：第一次泪膜破裂时间 6-9s，平均泪膜破裂时间 7~13 秒；③干眼：第一次泪膜破裂时间 5s，平均泪膜破裂时间 7s。

2. 泪河高度　采用穿透摄像技术在白光光源下拍摄下睑泪河图像，设备自带标尺，可进行非侵入式泪河高度测量，无需点荧光素钠，并可同时评估泪河的连续状态和泪液分泌量（图 7-0-11）。泪河高度是判断泪液分泌量的重要指标，泪河高度≥0.2mm 即泪液分泌正常，<0.2mm 即泪液分泌异常，可考虑泪液缺乏

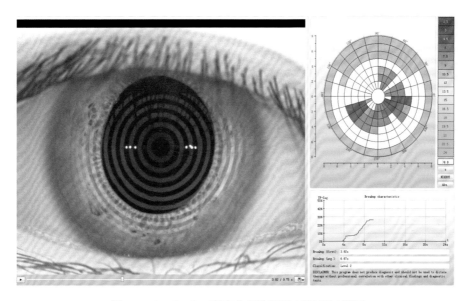

图 7-0-10　Oculus 眼表分析仪测量 NIKBUT 界面

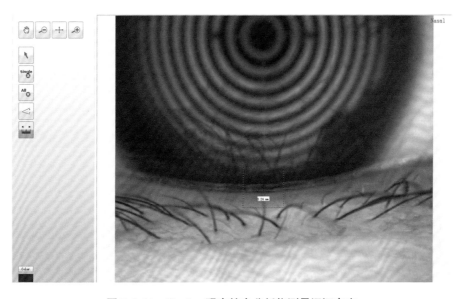

图 7-0-11　Oculus 眼表综合分析仪测量泪河高度

型干眼。泪河高度还可采用红外光采集数据。红外光采集对测量结果影响小且几乎无刺激性泪液分泌情况发生。

3. 睑板腺拍摄　通过红外投射睑板腺拍摄观察睑板腺组织结构特征的改变(图 7-0-12),进而客观评估睑板腺功能。尤其是清晰的睑板腺图像和独特的增强对比模式,让腺体更加突出,易于辨认。

4. 脂质层观察　通过干涉光对脂质层显影拍摄(图 7-0-13),观察脂质层结构、色彩及涂布状态,从而评估脂质层的厚度和稳定性。如果脂质层厚度过薄或脂质层消失,会导致泪液蒸发率增加,泪膜稳定性下降;①正常脂质层:色彩丰富呈五颜六色状,涂布均匀;②厚脂质层:色彩较正常脂质层更加艳丽,睑裂间脂质层涂布面积多且均匀;③薄脂质层:之间泪液流动,未见色彩,涂布不均匀,偶伴有颗粒状物质流动。

5. 眼表充血分析　眼红分析 R-Scan 程序,通过对球结膜及角膜缘拍摄,可自动对结膜充血程度进行评分并分级(图 7-0-14)。自动评分系统是基于所分析区域内血管的面积与总面积的百分比率计算所得,充血评分在 0-4 分(图 7-0-14)。研究显示,R-Scan 眼表充血评分测量结果重复性最好,可用于指导临床炎症分级及用药。

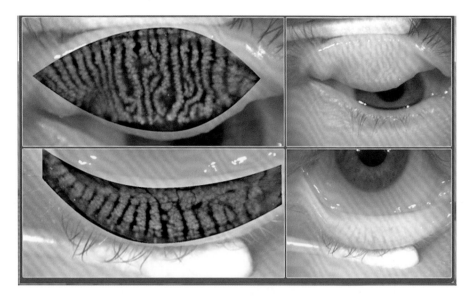

图 7-0-12   腺体图像更清晰,易于辨认

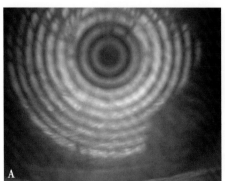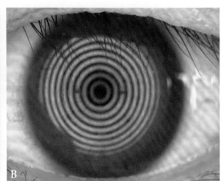

图 7-0-13
A. 正常脂质,色彩及结构清晰;
B. 薄脂质层,色彩及结构均不明显

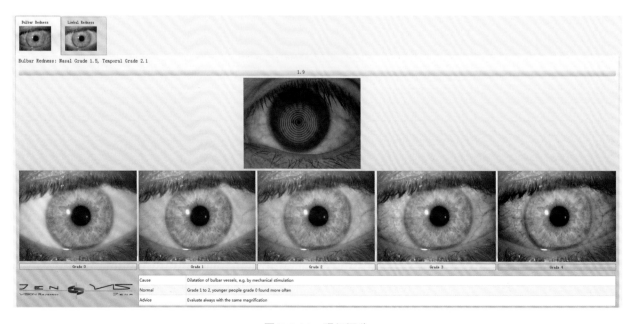

图 7-0-14   眼红评分

（九）泪液成分检查

1. 泪液乳铁蛋白 乳铁蛋白（lactoferrin,LF）存在于人体的多种液体和分泌液中,如泪液、唾液、乳汁等。泪液中的 LF 主要由泪腺分泌产生,少部分来自副泪腺,在泪液中含量丰富。LF 具有抗菌、抗病毒、免疫调节等作用,是保护眼表面不受外物入侵的主要防御力量。正常泪液中 LF 的含量在 1.46mg/ml±0.32mg/ml,<0.9mg/ml 为异常。

干眼病人泪液中 LF 含量明显下降,且泪液 LF 的含量与 Schirmer 试验及 BUT 成正相关。目前泪液 LF 的检测方法主要有分光光度法、高效液相色谱法、免疫法,最常用的方法为酶联免疫吸附（ELISA）法和放射免疫（RIA）法。检测方法复杂、成本高等因素限制了其在临床上的应用。

2. 泪液渗透压 研究发现,干眼病人泪液渗透压升高。泪液渗透压升高可激活一系列炎症反应,造成眼表上皮的破坏,包括细胞凋亡、杯状细胞减少以及黏蛋白的改变,它们均可引起泪膜不稳定,从而加剧泪液渗透压升高,造成恶性循环。目前常用的渗透压测量仪有 TearLabosmority system 和 Clifton Osmometer。TearLab 系统可以通过测量泪液渗透压数值,辅助诊断干眼。有研究表明泪液渗透压高于 308mOsm/L 被认为有干眼可能,还有研究认为 305mOsm/L 为干眼病人与正常人群的分界。但有研究发现干眼病人泪液渗透压一天波动在 21.9mOsm/L。该检查耗时较长,价格昂贵,且不能明确判断干眼,故存在使用局限性。

Clifton Osmometer 通过测量泪液的凝固温度来计算泪液渗透压。低渗透压的液体凝固点较高渗透压液体高,因而泪液标本的凝固温度越低,受试者干眼可能性越大。测量时从下泪河取不到 0.1ul 的泪液,正常渗透压为 304~330mOsm/L,干燥综合征病人渗透压为 343mOsm/L±32.3mOsm/L,当正常与异常的截断值为 312 mOsm/L,其敏感性和特异性分别为 94.7% 和 97.7%,但在正常与干眼病人间仍有重叠。该方法需要取样后迅速进行以免泪液蒸发,临床操作困难。

3. 白介素测定 近年来,许多研究证实炎症在干眼的发生发展中起到重要作用,相关因子包括 IL-1,IL-8。其中 IL-1 在干眼的发病中起关键的作用,它是一种重要的炎症介质,主要有两种前体形式:IL-α 和 IL-β。IL-1 是 IL-6、IL-8 和 TNF-α 等其他炎症因子的强力诱导物。Huang 等分析干眼病人泪液发现,泪液中 IL-1Ra 和 IL-8 含量与干眼临床症状及角膜染色严重程度呈正相关,可以辅助诊断干眼症。

4. 基质金属蛋白酶（martrixmetallopreteinase,MMP） MMP 是一组由结缔组织细胞分泌的参与细胞外基质降解的内肽酶。在眼表,MMP-9 可作用于角膜上皮基底膜、紧密结合蛋白、封闭蛋白,因此泪液中 MMP-9 活性的增加可以导致角膜上皮屏障功能紊乱。正常人泪液中 MMP-9 平均浓度约为 8ng/ml。研究显示,干眼病人泪液中 MMP 的浓度和活性增加,且 MMP-9 活性越大,干眼症状越明显,可作为临床诊断干眼的敏感指标。MMP-9 的浓度与角膜荧光素染色呈正相关、与 BUT 呈负相关。

泪液中 MMP-9 浓度可分为 4 级:①1 级 36ng/ml~66ng/ml;②2 级 66ng/ml~101ng/ml;③3 级 101ng/ml~381ng/ml;④4 级 >381ng/ml。MMP-9 免疫试剂盒在 MMP-9 浓度大于 40ng/ml 时显示阳性结果。Sambursky 等发现使用 MMP-9 免疫试剂盒诊断干眼的敏感度和特异度分别为 85% 和 94%,可以辅助诊断干眼。

5. 泪液蕨样变（羊齿状物）试验 泪液的重要生理特性之一是黏蛋白形成结晶的能力。通常取 2~3μl 泪液,置于干净的载玻片上,室温下干燥 5~10min 后在光学显微镜或相差显微镜下观察形成的羊齿状结晶图形,是一种简单实用的评价黏蛋白方法。

其结晶图形分级为:①Ⅰ级:均匀致密的羊齿状分支结晶图,分支间的空间间隔很小;②Ⅱ级:结晶图的分支数量较少、形态小,分支间的空间间隔增大;③Ⅲ级:结晶图分支明显减少,分支间的空间间隔显著增大,增大的间隔足以形成新的结晶;④Ⅳ级:几乎观察不到羊齿状的结晶图,只能看见少量、不定性的结晶。

该结果无性别差异,82.7% 的正常人为 Ⅰ~Ⅱ级,91.7% 干燥综合征病人为 Ⅲ~Ⅳ级,黏蛋白缺乏者例如眼类天疱疮、Stevens-Johnson 综合征,羊齿状结晶减少甚至消失。

（十）血清学检查

了解自身抗体的存在对诊断干燥综合征很重要。干燥综合征病人可查出的抗体包括抗核抗体、抗DNA 抗体、抗 ENA 抗体（SS-A、SS-B、RNP、FR）、类风湿因子等。对非干燥综合征病人的诊断其敏感性较低。

（晏晓明）

参 考 文 献

1. 董白霞,马景学,吕兰存,等. 结膜印迹细胞学检查在干眼病诊断中的价值. 中国实用眼科杂志. 2006,24(10):1066-1067.

2. 刘祖国,罗丽辉,程冰,等. 干眼仪在干眼诊断中的价值初步评价. 中国实用眼科杂志. 2003,21(05):358-361.

3. 罗丽辉,刘祖国,林建贤,等. 干眼病人结膜上皮细胞的凋亡与炎症. 中国眼耳鼻喉科杂志. 2004,4(2):75-77.

4. 师蓉,朱豫. 睑板腺功能障碍临床检查进展. 中国实用眼科杂志. 2014,32(4).

5. 中华医学会眼科学分会角膜病学组. 干眼临床诊疗专家共识(2013年). 中华眼科杂志. 2013,49(1).

6. Bandlitz S,Purslow C,Murphy PJ,Pult H,Bron AJ. A new portable digital meniscometer. Optometry & Vision Science Official Publication of the American Academy of Optometry. 2014,91(1):e1-8.

7. Blackie CA,Solomon JD,Scaffidi RC. The relationship between dry eye symptoms and lipid layer thickness. Cornea. 2009,28(7): 789-794.

8. Bron AJ,Smith JA,Calonge M. Methodologies to diagnose and monitor dry eye disease:report of the Diagnostic Methodology Subcommittee of the International Dry Eye WorkShop(2007). Ocular Surface. 2007,5(2):108-152.

9. Chotikavanich S,de Paiva CS,Li DQ,et al. Production and activity of matrix metalloproteinase-9 on the ocular surface increase in dysfunctional tear syndrome. Investigative Ophthalmology & Visual Science. 2009,50(7):3203-3209.

10. Finis D,Pischel N,Schrader S,Geerling G. Evaluation of lipid layer thickness measurement of the tear film as a diagnostic tool for Meibomian gland dysfunction. Cornea. 2013,32(12):1549-1553.

11. Gilbard JP,Farris RL. Osmolarity of tear microvolumes in keratoconjunctivitis sicca. Archives of Ophthalmology. 1978,96(4): 677-681.

12. Goto E. The brilliant beauty of the eye:light reflex from the cornea and tear film. Cornea. 2007,25(10 Suppl 1):S78-81.

13. Goto E,Yagi Y,Matsumoto Y,Tsubota K. Impaired functional visual acuity of dry eye patients. American Journal of Ophthalmology. 2002,133(2):136-137.

14. Holly FJ. Physical chemistry of the normal and disordered tear film. Transactions of the Ophthalmological Societies of the United Kingdom. 1985,104(Pt 4)(4):374-380.

15. Li J,Shen M,Wang J,et al. Clinical significance of tear menisci in dry eye. Eye & Contact Lens. 2012,38(3):183-187.

16. Li M,Du C,Zhu D,Shen M,Cui L,Wang J. Daytime variations of tear osmolarity and tear meniscus volume. Eye & Contact Lens. 2012,38(5):282-287.

17. Liu Z,Pflugfelder SC. Corneal surface regularity and the effect of artificial tears in aqueous tear deficiency 1 ☆. Ophthalmology. 1999,106(5):939-943.

18. Meller D,Tseng SCG. Conjunctivochalasis:Literature Review and Possible Pathophysiology. Survey of Ophthalmology. 1998,43 (3):225-232.

19. Nichols KK,Mitchell GL,Zadnik K. The repeatability of clinical measurements of dry eye. Cornea. 2004,23(3):272-285.

20. Rd ER,Giehl TJ. Killing of gram-negative bacteria by lactoferrin and lysozyme. Journal of Clinical Investigation. 1991,88(4): 1080-1091

21. Sambursky. Sensitivity and Specificity of a Point-of-Care Matrix Metalloproteinase 9 Immunoassay for Diagnosing Inflammation Related to Dry Eye(vol 131,pg 24,2013). 2013,131(3):364-364.

22. Savini G,Barboni P,Zanini M. Tear meniscus evaluation by optical coherence tomography. Ophthalmic Surgery Lasers & Imaging the Official Journal of the International Society for Imaging in the Eye. 2006,37(37):112-118.

23. Solomon A,Dursun D,Liu Z,Xie Y,Macri A,Pflugfelder SC. Pro- and anti-inflammatory forms of interleukin-1 in the tear fluid and conjunctiva of patients with dry-eye disease. Investigative Ophthalmology & Visual Science. 2001,42(10):2283-2292.

24. Szalai E,Berta A,Szekanecz Z,Szûcs G,Jr ML. Evaluation of tear osmolarity in non-Sjögren and Sjögren syndrome dry eye patients with the TearLab system. Cornea. 2012,31(8):867-871.

25. Tung CI,Perin AF,Gumus K,Pflugfelder SC. Tear meniscus dimensions in tear dysfunction and their correlation with clinical parameters. American Journal of Ophthalmology. 2014,157(2):301-310.e301.

26. Werkmeister RM,Alex A,Kaya S,et al. Measurement of tear film thickness using ultrahigh-resolution optical coherence tomography. Investigative Ophthalmology & Visual Science. 2013,54(8):5578-5583.

27. Wu S,Hong J,Tian L,Cui X,Sun X,Xu J. Assessment of Bulbar Redness with a Newly Developed Keratograph. Optometry & Vision Science Official Publication of the American Academy of Optometry. 2015,92(8):892-899.

Chapter 8

第八章

干眼的诊断

Diagnosis of dry eye

干眼的诊断目前全世界尚无统一标准,各个国家都在探索自己的诊断标准,在早年我们主要参照的是欧美的标准,近年来我国眼科工作者也在不断探索及讨论,结合国际及我国已提出的标准,并在行业内达成共识,形成了目前我国的干眼诊断标准。

一、中国干眼的诊断

根据中华医学会眼科分会角膜病学组2013年在《中华眼科杂志》上发表的《干眼临床诊疗专家共识》,干眼的诊断应包括以下内容:①是否干眼;②干眼的病因和分类诊断;③干眼的严重程度。

1. 干眼的诊断标准

(1) 有干燥感、异物感、烧灼感、疲劳感、不适感、视疲劳或视力波动等主观症状之一,和BUT≤5秒或Schirmer Ⅰ试验≤5mm/5min 可诊断干眼。

(2) 有干燥感、异物感、烧灼感、疲劳感、不适感等主观症状之一,和BUT≤10秒或Schirmer Ⅰ试验≤10mm/5min 时,同时有角结膜荧光素染色阳性可诊断干眼。

2. 干眼的严重程度

轻度:轻度主观症状,无角结膜荧光素染色;

中度:中重度主观症状,有角结膜荧光素染色,但经过治疗后体征可消失;

重度:中重度主观症状,角结膜荧光素染色明显,治疗后体征不能完全消失。

3. 干眼的分类　干眼可分为水液缺乏型、蒸发过强型、黏蛋白缺乏型、泪液动力学异常型及混合型干眼,已在相关章节介绍,不再赘述。

二、国外干眼的诊断

(一) 日本干眼诊断

1. 日本干眼的定义　干眼是由多种因素引起的角膜、结膜和泪腺慢性疾病,及其相关的眼部不适和视力障碍。

2. 日本干眼分类　日本将干眼分为两种:确定型干眼(DDE)或疑似型(可能型)干眼(PDE)。

(1) 确定型干眼(DDE)的诊断标准①泪液异常:Schirmer 试验≤5mm;②泪膜破裂时间(BUT)≤5秒。以上两项任意一项满足即为阳性;

② 角膜和结膜上皮异常:荧光素染色得分超过 3 分(9 分为满分);玫瑰红染色得分超过 3 分(9 分为满分);丽丝胺绿染色得分超过 3 分(9 分为满分)。以上三项任意一项满足即为阳性。

(2) 疑似型(可能型)干眼的诊断

表 8-0-1　日本干眼诊断标准

主观症状	○	○	×	○	角结膜上皮异常	○	×	○	○
泪液异常	○	○	○	×	干眼的诊断	诊断明确	疑似	疑似	疑似

○代表存在该症状,×代表该症状缺失

通常,若病人仅有角结膜上皮异常而没有泪液异常,需要考虑干眼以外的病因。

3. 日本的干眼诊断标准

2006 版日本干眼诊断标准如上表所示。与十几年前的标准相比,这一版本在以下几点进行了修订。

(1) 该版本将干眼的主观症状(包括视觉障碍)囊括为诊断的重要指征。

(2) 泪液检查:Schirmer 试验和泪膜破裂时间(BUT)一直作为检测泪液异常的主要手段,然而,检查方法的标准化是一个突出的问题。在 Schirmer 试验中,是否使用眼表麻药、试纸的放置位置、是否应该在测试前拭去眼泪,检测时是否保持正常眨眼频率等细节在各个医疗机构均有细微差异。BUT 检查亦是如此,比如荧光素染色溶液的用量和浓度,测量方法的时间,是否反复测量取平均值等。这些注意事项均需要进一步的研究来制定其标准;

(3) 角结膜上皮性疾病的检查:在干眼病病人中,结膜上皮的缺损比角膜上皮缺损更为常见。如果经眼药水和泪管栓塞治疗后结膜上皮着色依然存在,则表明病人需要进一步的治疗。通常建议使用虎红染色法来确定结膜上皮的缺损。虽然荧光素和虎红染色法的机制不同,但在临床实践中,荧光素染色法也是明确结膜病损的手段之一。此外,丽丝胺绿染色法无需滤光镜即可直接观测,在临床应用中也有很高的实用价值。

(二) 亚洲干眼诊断

亚洲干眼学会对于干眼的诊断标准为病人有症状,BUT 小于或等于 5 秒。此诊断标准是基于亚洲地区(主要是中国、日本、韩国)的病人而设立,相对于其他标准,此诊断标准是最为简单。其主要的概念是将泪膜的稳定性作为干眼最核心的发病机制。

(三) 2017 年国际泪膜与眼表协会(Tear Film and Ocular Surface, TFOS)DEWS Ⅱ 干眼诊断

1. TFOS DEWS Ⅱ 的干眼定义　2017 年版国际泪膜与眼表协会第二版干眼指南(TFOS DEWS Ⅱ)对干眼的定义是:

干眼是一种由多种因素导致的眼表疾病。干眼的主要特征是泪膜的稳定性失衡,同时合并有眼部的多种症状。泪膜的不稳定和渗透压增高、眼表的炎症及损伤,以及神经感受的异常在干眼的发病中起了重要作用。

2. TFOS DEWS Ⅱ 的干眼分类　在 2007 年 TFOS DEWSI 的分类中,干眼病常被分为水分缺乏型和蒸发过强型两大类。这一版的 TFOS DEWS Ⅱ 认为这两大类之间并没有绝对的分界线,两者之间并不相互排斥,很多患者存在有这两种干眼的混合症状。而相比较而言,蒸发过强型干眼病患者的比例更高。

与以往根据患者的体征进行的分类和分级不同的是,TFOS DEWS Ⅱ 建议根据患者的症状进行分类:

患者首先可以分为有症状的患者和无症状的患者,而有症状的患者进一步分为有眼表疾病体征者和无体征者。

(1) 有体征者先根据 TFOS DEWS Ⅱ 的诊断流程排除其他眼表疾病,继而根据不同的诊断进行相应的治疗(详情请参见 TFOS DEWS Ⅱ 治疗与处置章节);

有症状而无体征者可能是出于:a 干眼的临床前状态,因此对患者进行相应的宣教,并以给予预防性的治疗(详情请参见 TFOS DEWS Ⅱ 治疗与处置章节);b 神经性疼痛,应给予病人镇痛治疗(详情请参见 TFOS DEWS Ⅱ 疼痛和感觉章节)。

(2) 无症状而有眼表疾病体征的患者可以进一步分为普通的无症状有体征的患者和神经感觉障碍的

患者

1）普通的无症状有体征的患者应给予预防性的非手术治疗

2）神经感觉障碍的患者则必须给予相应的干眼治疗

3. TFOS DEWS Ⅱ的干眼诊断标准　2017 年 TFOS DEWS Ⅱ对目前现有的各种检查手段进行了详尽的利弊分析，并提议了一套干眼的诊断步骤（详情请参考 TFOS DEWS Ⅱ诊断方法学章节）

TFOS DEWS Ⅱ推荐的干眼诊断方法流程：

（1）首先通过一系列问诊来判断患者病情的严重程度并评估相关危险因素；

（2）采用包含五个项目的干眼问卷（DEQ-5）或眼表疾病指数评分（OSDI）量表筛选可能患有干眼的患者；

（3）然后采用以下方法和标准进行检测：

1）非侵入性方法（如角膜荧光钠染色）检测泪膜破裂时间 <10s；

2）单眼的泪液透压≥308mOsm/L，或者双眼泪液渗透压差值 >8mOsm/L（如果使用角膜荧光染色则在测量泪膜破裂时间之前查）；

3）用荧光素钠和丽丝胺绿眼表染色等角膜着色点 >5 个，结膜着色点 >9 个，睑缘着色点长度≥2mm 和 / 或矢状宽度≥25% 睑缘宽度。

（4）在初步诊断中，特别需要注意利用鉴别诊断问题排除其他与干眼类似的疾病，并评估可能影响治疗方案的风险因素。例如症状明显而体征轻微可能提示神经性疼痛。

（5）蒸发过强型或水液缺乏型干眼病可以根据睑板腺功能障碍（MGD）的表现（详情请参考 TFOS MGD 专家共识）、脂质厚度 / 动力学和泪液量评估及其严重程度进行分类，有助于干眼的治疗。

补充说明：

① 根据 TFOS MGD 专家共识（2011）的建议，轻度 MGD 表现为分泌物评分 4-7 分，脂质分泌等级 1 级和无定形 / 彩色的脂质层干涉图像；中度 MGD 表现为睑板腺开口堵塞，睑缘血管，分泌物评分 8~12，脂质分泌等级 2 级和网状或波浪型（流动）的脂质层干涉图像；重度 MGD 表现为由睑缘睑板腺脂栓或错位，分泌物评分≥13 分，脂质分泌等级 3 级和缺失、球形或异常颜色的脂质层干涉图像。

② 泪液的量则主要通过泪河的高度进行判断。

③ 如果 DEQ-5 得分 >12，应该怀疑干燥综合征。

（详情请参照 www.tearfilm.org）

（张明昌　　刘　洋）

参 考 文 献

1. 島﨑潤＊（ドライアイ研究会＊＊）2006 年ドライアイ診断基準，あたらしい眼科 2007，24（2）：181-184

2. 刘祖国 . 干眼的诊断 . 中华眼科杂志，2002，38（5）：318-320

3. 中华医学会眼科学分会角膜病学组 . 干眼临床诊疗专家共识 . 中华眼科杂志，2013，49（1）：73-75

4. 赵慧，刘祖国，杨文照 . 我国人干眼问卷调查表的研制及评估 . 中华眼科杂志，2015，51（9）：589.

5. Methodologies to diagnose and monitor dry eye disease：report of the Diagnostic Methodology Subcommittee of the International Dry Eye WorkShop（2007）. Ocular Surface 2007，5（2）：108-52.

6. The Definition and Classification of Dry Eye Disease：Report of the Definition and Classification Subcommittee of the International Dry Eye WorkShop（2007）.Ocular Surface，2007，5（2）：75-92

7. Wolffsohn，James S.，et al. "TFOS DEWS Ⅱ diagnostic methodology report." The Ocular Surface 15.3（2017）：539-574

8. Craig，Jennifer P.，et al. "TFOS DEWS Ⅱ definition and classification report." The Ocular Surface 15.3（2017）：276-283

9. Belmonte，Carlos，et al. "TFOS DEWS Ⅱ pain and sensation report." The Ocular Surface 15.3（2017）：404-437

10. Nelson J D，Shimazaki J，Benitez-del-Castillo J M，et al. The international workshop on meibomian gland dysfunction：report of the definition and classification subcommittee. Investigative ophthalmology & visual science，2011，52（4）：1930-1937

11. Tomlinson A，Bron A J，Korb D R，et al. The international workshop on meibomian gland dysfunction：report of the diagnosis subcommittee. Investigative Ophthalmology & Visual Science，2011，52（4）：2006-2049

第九章

干眼的治疗

Management of dry eye

第一节　干眼的治疗原则

干眼基本的治疗原则为改善病人眼部不适症状与保护病人视功能,通过补充或恢复泪液正常成分,恢复眼表面的正常解剖结构,抑制眼表面的炎症,最终达到恢复眼表及泪膜的正常解剖及生理功能。

干眼根据发病机制总体上可分为蒸发过强型、水液缺乏型、黏蛋白缺乏型、泪液动力学异常型与混合型五种类型。明确干眼的具体类型有助于针对不同类型的干眼制定具体的治疗原则。干眼发病机制的复杂性决定了在干眼的治疗中单一治疗手段可能无法解决全部问题,因此,针对发病过程的多因素性的综合治疗措施在干眼的治疗中具有着重要的作用。不同严重程度的干眼治疗目标不同,轻度干眼病人主要是缓解眼部症状,而严重干眼病人则主要是保护病人的视功能。

干眼的治疗总体上应遵循以下原则:

(一) 针对病因治疗

针对病因进行治疗是提高干眼治疗效果的关键。对于某些诱因或病因明确的干眼,及时解除这些诱因,或者针对确定的病因进行治疗,通常可以收到明确的疗效。例如某些干眼的发生和加重与生活和工作环境有关,如长期在空调环境内工作、经常使用电脑或夜间驾车等,在这些情况下睑裂暴露面积增大、瞬目频率减少,泪液蒸发增加,因此对于这一类病人应积极改善工作和生活环境。长期全身应用某些药物:如镇静剂、解痉药、减充血剂等也可引起干眼,应停用这些药物。由眼部化妆品引起者,则应停止在睑缘附近使用化妆品,并用棉棒拭去睑缘的化妆品及睑板腺油脂。此外,睡眠不足、长期使用多种眼药也会引起干眼,应予以注意。

(二) 治疗全身病

如确诊是由全身疾病引起干眼,应配合相应专科共同对原发病进行治疗。遗憾的是,由于干眼的病因十分复杂,许多病人常难以发现明确的病因,而一些全身病引起的干眼病人,其全身治疗往往效果不佳。对于这些病人,缓解干眼症状是其治疗的重要目标。

(三) 根据严重程度分级治疗

1. 轻度干眼教育及环境饮食改善;减少或停用有不良作用的全身或局部药物;眼睑物理治疗;人工泪液。

2. 中度干眼:在轻度干眼的基础上增加,湿房镜,局部抗炎治疗,泪道栓塞。

3. 重度干眼:在中度干眼的基础上增加全身性抗炎药,口服刺激泪液分泌药物,自体血清,治疗性隐形眼镜(尤其是巩膜镜),手术(永久性泪小点封闭、睑缘缝合术、眼睑手术、颌下腺移植手术等)。

(四)个性化治疗

干眼治疗在去除病因的同时,可针对主要症状及体征,在使用人工泪液和抗炎药物的基础上,进行相应有效的个性化治疗,设计适合个人病情的个性化治疗方案。

(五)根据干眼的不同类型制定治疗原则

不同类型干眼具有不同的特点与临床表现,不同类型的干眼应制定不同的治疗方案。

1. 蒸发过强型干眼 主要由于脂质层质或量的异常而引起,如睑板腺功能障碍(Meibomine Gland Dysfunction,MGD)、睑炎、睑缘炎等,眼睑的缺损或异常引起蒸发增加等。视频终端综合征病人瞬目次数减少,泪液蒸发加快,也可归为这一类干眼。

在治疗蒸发过强性干眼中,正确的诊断、发现病因十分重要,如对于暴露引起的干眼,应采取措施减少暴露,轻症补充人工泪液、睡前涂眼膏,如仍无效,则要考虑巩膜镜或睑裂缝合手术。角膜接触镜所致的干眼常因为角膜敏感性降低,瞬目次数减少所致,补充人工泪液、停戴角膜接触镜可达到治疗效果。MGD是蒸发过强性干眼最主要的原因,以下主要讨论此病的治疗,MGD的治疗应包括一系列综合的措施。

(1)睑板腺物理治疗:睑板腺物理治疗包括热敷、按摩和清洁,具体方法详见本章第二节,在此不再赘述。

(2)口服抗生素:应用的抗生素主要有四环素、强力霉素(多西环素)与阿奇霉素。这些药物为亲脂性药物,可通过抑制细菌脂肪酶的生成而减少脂肪酸的合成。值得注意的是,这些药物8岁以下儿童、孕妇及哺乳期妇女慎用。

(3)局部药物的应用:局部应用的药物包括抗生素眼液、非甾体滴眼液、激素眼液、人工泪液及治疗脂溢性皮炎的药物。应根据引起睑缘炎及慢性睑板腺炎症的致病菌种类选择敏感的抗生素滴眼液。对于眼表面炎症较重者应局部应用非甾体或皮质类固醇激素,但不宜长期应用,炎症减轻后逐步减量至停药。对于炎症严重者宜使用不含保存剂的人工泪液,对于需要长期滴人工泪液且每天滴用次数较多的病人应选择泪小点栓子植入。晚上可在下睑内涂眼膏。如伴有皮肤病,治疗相关皮肤病也十分必要。

(4)减少蒸发:蒸发过强型干眼病人应改善生活和工作环境,避免长期待在干燥、高气流的环境中;佩戴湿房镜可降低蒸发率,缓解眼干的程度。

(5)脂质替代治疗:在睑板腺脂质分泌不足病人,进行脂质的替代治疗可能有效,目前国内尚无理想的药物。

(6)口服omega-3:omega-3是一组人体必需的多不饱和脂肪酸,最早在深海鱼油中发现,有研究发现omega-3可以应用于蒸发过强型干眼的治疗。

2. 水液缺乏型干眼 主要由于各种原因导致泪膜中水液层缺乏而引起的干眼,此类病人除了有明确的眼干的症状外,检查还发现泪液分泌不足,如泪河窄,Schirmer试验减小,泪膜破裂时间缩短,以及眼表面的损害(虎红或荧光素染色阳性)。对此类病人治疗的主要方法为:

(1)人工泪液:根据病人的需要局部应用人工泪液。

(2)保存泪液:对于需要长期滴人工泪液且每天滴用次数较多(3次以上)的病人应选择泪小点栓子植入;改善生活环境与佩戴湿房镜可降低蒸发率。

(3)激素及免疫抑制剂:对于有眼表面炎症病人应根据眼表面炎症的严重程度应用激素或免疫抑制剂,一旦炎症控制后应及时逐步停用激素或免疫抑制剂。

(4)刺激泪液分泌:对于局部人工泪液及泪小点栓子植入效果不佳病人可使用刺激泪液分泌的药物。

(5)自家血清的应用:对于常规药物治疗无效而角膜上皮愈合不佳的病人应选用自家血清治疗。

(6)相关全身疾病的治疗:如病人同时伴有全身性疾病,应根据病人全身疾病与相应的专科联合治疗。

（7）应用巩膜镜：对于药物疗效不佳的重度干眼，巩膜镜是一个极佳的选择。

（8）手术治疗：对于所有的保守治疗无效的严重水液性泪液不足性干眼病人可行颌下腺移植治疗。

3. 黏蛋白缺乏型干眼　主要为眼表上皮细胞受损而引起，包括眼表面的化学伤、热烧伤、滴眼液药物毒性等。此类干眼，轻者则局部应用不含保存剂的人工泪液，并行泪小点栓子植入，眼表面有炎症者则应用激素及免疫抑制剂。严重者则需要用手术方法恢复眼表面的正常解剖结构和功能，手术包括角膜缘干细胞移植，羊膜移植及眼表面重建等。手术后应使用不含防腐剂的人工泪液。

4. 泪液动力学异常型干眼　由泪液的动力学异常引起，包括瞬目异常，眼睑位置异常，结膜松弛等。对此类病人治疗的主要方法为：

（1）人工泪液。

（2）抗炎治疗：泪液的动力学异常型干眼均会引起眼表面炎症，应根据眼表面炎症的严重程度应用非甾体、激素和／或免疫抑制剂，一旦炎症控制后应及时停用激素或免疫抑制剂。

（3）相关全身疾病的治疗：如眨眼频率异常应与相应专科协同治疗。

（4）手术治疗：对于因眼睑位置异常、结膜松弛等而引起的严重泪液动力学异常性干眼病人，应行眼睑整形手术或松弛结膜切除术。

5. 混合型干眼　以上两种或两种以上原因所引起的干眼，此种类型干眼是临床最常见的类型，治疗应综合考虑各类型干眼的治疗原则。

（六）Sjögren 综合征相关干眼的治疗原则

对于全身疾病引起的干眼病人，应对其全身疾病进行治疗，如 Sjögren 综合征常伴有其他全身自身免疫性疾病。如发现病人有相关临床表现应建议病人联合内外科或皮肤科进行治疗。与 Sjögren 综合征相伴发的自身免疫性疾病包括：类风湿性关节炎、系统性红斑狼疮、硬皮病、多发性肌炎、多发性结节性动脉炎、甲状腺炎、慢性肝胆管硬化、血小板减少性紫癜、高丙种球蛋白血症、巨球蛋白血症、雷诺现象、进行性系统性硬化、皮肌炎、间质性肾炎等。

总之，随着干眼发病机制的认识逐渐深入，新的药物与治疗仪器出现，对于干眼的治疗将由目前以对症治疗为主发展到对因治疗，针对干眼的发病机制和各种类型干眼症的共同的致病环节进行治疗将是干眼治疗的一个重要发展方向。

（刘祖国　张晓博）

参 考 文 献

1. 中华医学会眼科学分会角膜病学组 . 干眼临床诊疗专家共识（2013 年）. 中华眼科杂志，2013

2. Lemp MA. Report of the National Eye Institute/Industry workshop on Clinical Trials in Dry Eyes. Clao j，1995，21（4）：221-232

3. Lemp MA，Baudouin C，Baum J，et al. The definition and classification of dry eye disease：Report of the Definition and Classification Subcommittee of the international Dry Eye WorkShop（2007）. Ocular Surface，2007，5（2）：75-92

4. American Academy of Ophthalmology，2013. Preferred Practice Patterns Committee.Dry Eye Syndromes Preferred Practice Pattern[®] Guidelines. Dry Eye Syndrome.

5. Jones L，Downie LE，Korb D，et al. TFOS DEWS Ⅱ Management and Therapy Report. Ocul Surf，2017，15（3）：575-628.

第二节　物 理 治 疗

蒸发过强型干眼是干眼的主要类型，而睑板腺功能障碍（Meibomine Gland Dysfunction，MGD）是蒸发过强型干眼的最主要病因，因此，改善睑板腺功能是治疗蒸发过强型干眼的关键。研究显示眼睑物理治疗可显著提高睑板腺的分泌功能，增强泪膜稳定性并缓解干眼不适症状。2013 年我国干眼临床诊疗专家共识将眼睑物理治疗作为 MGD 引起的蒸发过强型干眼的首选治疗方法。

眼睑的物理治疗包括基础物理治疗和仪器辅助的物理治疗。基础物理治疗指传统的睑缘清洁、眼睑热敷、睑板腺按摩和挤压（有时也将"睑板腺挤压"称为"睑板腺按摩"）。仪器辅助的物理治疗指借助仪器如眼部加热装置、睑板腺探针、热度脉动系统（LipiFlow）等进行的物理治疗。

一、基础物理治疗

（一）睑缘清洁

睑缘的清洁能够有效去除睫毛根部的菌落、睑缘碎屑以及堵塞睑板腺导管开口的固化分泌物,改善睑板腺开口堵塞情况,有助于分泌物从腺管排出。通常用消毒棉签蘸取少量生理盐水,沿着睑缘进行擦洗。研究发现用温盐水联合无防腐剂的人工泪液清洁 MGD 病人的睑缘可显著地改善泪膜破裂时间,缓解眼部不适症状。过去,医生也建议病人用稀释的婴儿洗发香波来清洁眼睑,但有学者提出,婴儿洗发香波有皂化作用,会加重炎症和自由脂肪酸对泪膜的损害,且未被核准在眼部使用,因此不建议广泛应用于临床。目前,国内外已有商品化的睑缘清洁湿巾和清洁液上市。研究表明,睑缘清洁湿巾可有效改善 MGD 病人眼表不适症状与睑板腺分泌功能。

（二）眼睑热敷

睑板腺分泌物由多种脂质组成,各种脂质熔点不同。正常睑脂常温下为液态,熔点在 19.5~32.9℃之间。MGD 病人睑脂成分发生改变,高熔点脂质成分增加,不利于脂质排出,导致泪膜成分发生改变,稳定性差。眼睑热敷可使睑缘皮肤温度持续高于脂质融点,使积存变性的脂质融化,易于排出,同时可软化睑缘皮肤、帮助睑板腺开口扩张,降低脂质排出阻力。脂质排出顺畅,使泪液脂质层厚度增加。眼睑热敷通常采用热敷眼贴或干净的湿热毛巾（约 40℃）敷于双眼 10 分钟以上。研究发现对 MGD 相关的干眼病人用热毛巾（40℃）敷眼 5 分钟后,泪膜脂质层的厚度增加 80% 以上,敷眼 15 分钟后,脂质层厚度可再增加 20%,而用常温（24℃）毛巾敷眼 5 分钟,泪膜脂质层厚度未见增加。目前我国已有商品化的医用热敷眼贴上市。

（三）睑板腺按摩

睑板腺按摩,通常在眼睑清洁和热敷后进行。原理是通过增加压力促进睑板腺内稠厚的分泌物排出,从而消除睑板腺的阻塞。睑板腺按摩操作方法简单方便,可用食指指腹前端在睑缘做旋转的动作,或者牵拉外眦固定上下眼睑,之后用对侧手向下或向上分布按摩上、下眼睑。

（四）睑板腺挤压

睑板腺挤压通常需在医院内进行。对于睑板腺挤压的方法,目前尚未标准化。常用的方法有:①眼表麻醉(如滴加利多卡因滴眼液)后,左手翻转眼睑,大拇指位于眼睑皮肤面并加压睑板,右手持刚性物体(棉签,玻璃棒,或金属板)在睑结膜面靠穹窿部睑板向睑缘合力挤压,挤压出睑板腺分泌物(如图 9-2-1A)。②眼表麻醉后,在眼睑的内表面放一个刚性物体,在眼睑外用另一个刚性物体相互挤压眼睑(如图 9-2-1B)。除上述使用的棉签、玻璃棒等传统的睑板腺挤压辅助性刚性物体外,近年来市面上出现不少专用于睑板腺挤压的按摩器,如厦门大学眼科所干眼研发团队发明的睑板腺按摩夹子(如图 9-2-2),该夹子具有操作简便、操控平稳、病人可自行操作等优点。目前按摩眼睑需要多大的压力尚无标准,但需以病人所能承受的疼痛为限,其最终目标是疏通阻塞的睑板腺、促进脂质排出,从而恢复正常的睑板腺功能。临床上建议持续、多次进行睑板腺挤压以改善 MGD。对于睑板腺挤压的频次及时间间隔目前亦无统一标准。根据笔者经验,给予病人连续 3 次(每 3 天 1 次)睑板腺挤压治疗,病人睑板腺开口会变得通畅,眼部不适症状就会明显缓解。

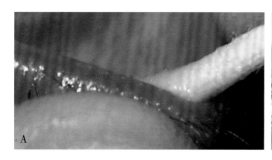
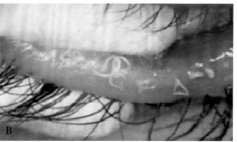

图 9-2-1　睑板腺挤压示意图

（五）冷敷

研究表明,冷敷可通过刺激角膜冷热感受器促进泪液分泌。此外,冷敷还可使毛细血管收缩,减轻结膜充血,可使神经末梢的敏感性降低而缓解眼表疼痛等不适症状。

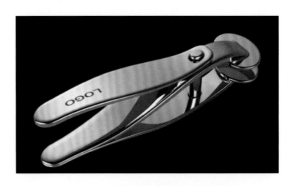

图 9-2-2　睑板腺按摩夹子示意图

二、仪器辅助的物理治疗

（一）眼部加热装置法

目前常用的眼部加温装置主要有加热眼罩、红外线照射仪和水蒸气加热仪等。

1. 加热眼罩原理是在眼罩内加入铁质,当铁质遇到含氧的水环境后,在氧气和水的作用下氧化成氢氧化铁,并产生热能和水蒸气,从而达到熏蒸、热敷的作用。红外线照射仪则是通过对眼睑进行恒温照射,以达到对眼睑加热的目的。

2. 水蒸气加热仪通过控制水温使仪器产生持续的水蒸气来加热和湿润眼部。研究发现 MGD 病人每天使用眼睑红外加热装置 2 次,每次 5 分钟,持续 2 周,可以显著提高泪膜稳定性、减轻眼表上皮损伤,缓解眼不适症状。

有学者比较了水蒸气加热仪与毛巾热敷眼睑两种方法,发现两种方法均能改善眼部不适症状,不同的是水蒸气加热仪组在 10 分钟内可显著增加病人泪膜脂质层厚度,延长泪膜破裂时间,而毛巾热敷眼睑组在 10 分钟内泪膜破裂时间没有明显改变,2 周后泪膜脂质层厚度的增加幅度也明显小于水蒸气加热仪组。

（二）睑板腺针刺疏通术

2010 年有学者首次使用睑板腺探针来治疗 MGD,此法可机械性打开及扩大睑板腺腺孔和腺管,清除异常的睑板腺分泌物。

方法如下:眼表麻醉后将坚固的不锈钢探针插入无菌探头手柄,在裂隙灯下使探针徐徐进入睑板腺导管,达到疏通睑板腺的作用。

研究显示行睑板腺疏通术 4 周后,所有病人干眼症状均明显好转,且经过 11 个月的随访,未见不良反应。需要注意的是,睑板腺疏通术虽可有效清除积压在睑板腺的异常脂质,减轻眼睑充血和炎症,但也可能出现一些副作用,如操作过程中出现局部不适症状、腺孔出血等。

（三）热度脉动系统（LipiFlow）治疗法

传统的热敷仅作用于眼睑外层,热量需经由眼睑皮肤层、肌层及睑板才能作用于睑板腺内容物,效果较弱。热度脉动系统（LipiFlow,图 9-2-3A）是近年来欧美国家普遍推广用于 MGD 治疗的装置,具备热敷与按摩两方面的功能。其工作部分（图 9-2-3B）主要由眼杯和眼睑加热器组成,眼睑加热器类似一个大的巩膜镜,呈拱形越过角膜,可同时加热上下眼睑内表面,眼杯由一个可充气气囊组成,可按摩眼睑,促进睑板腺分泌。工作时,LipiFlow 利用眼睑加热器和眼杯之间产生的脉冲式压力间歇施加于眼睑上,同时使用眼睑加热器的特殊供热系统完成睑板腺的治疗,全程耗时仅 12 分钟（如图 9-2-3C）。研究显示,经 LipiFlow 治疗后,MGD 相关干眼病人睑板腺分泌功能改善,泪膜破裂时间明显延长。

综上,眼睑物理治疗是治疗 MGD 相关蒸发过强型干眼的有效方法,应引起重视。值得注意的是,目前我国眼睑物理治疗仍存在诸多问题,对于不同程度 MGD 相关干眼物理治疗方法的选择,加热眼睑所需的温度,眼睑按摩或睑板腺挤压的力度以及治疗的频次与间隔等均无统一的、公认的标准。因此,尽快开展多中心、大样本的临床研究,建立符合我国干眼病情的物理治疗规范十分必要。此外,我国应自主研发更多价格便宜、操作简便的眼睑物理治疗仪,以便惠及更多的干眼病人。

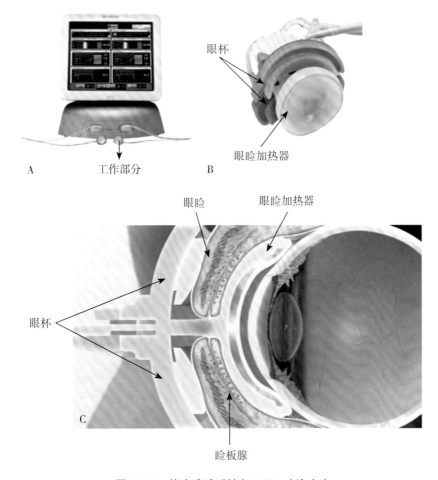

图 9-2-3　热度脉动系统（LipiFlow）治疗法
A. 热度脉动系统（LipiFlow）；B. LipiFlow 工作部分；C. 热度脉动系统（LipiFlow）按摩过程

（黄彩虹　张晓博　刘祖国）

参 考 文 献

1. 中华医学会眼科学分会角膜病学组. 干眼临床诊疗专家共识（2013 年）. 中华眼科杂志，2013，49：73-75

2. Friedland BR，Fleming CP，Blackie CA，et al. A novel thermodynamic treatment for meibomian gland dysfunction. Curr Eye Res，2011，36：79-87

3. Goto E，Monden Y，Takano Y，et al. Treatment of non-inflamed obstructive meibomian gland dysfunction by an infrared warm compression device. Br J Ophthalmol，2002，86：1403-1407

4. Geerling G，Tauber J，Baudouin C，et al. The International Workshop on Meibomian Gland Dysfunction：Report of the Subcommittee on Management and Treatment of Meibomian Gland Dysfunction. Invest Ophthalmol Vis Sci，2011，52：2050-2064.

5. Green-Church KB，Butovich I，Willcox M et al. The international workshop on meibomian gland dysfunction：report of the subcommittee on tear film lipids and lipid-protein interactions in health and disease. Invest Ophthalmol Vis Sci，2011，52：1979-1993

6. Guillon M，Maissa C，Wong S. Eyelid margin modification associated with eyelid hygiene in anterior blepharitis and meibomian gland dysfunction. Eye Contact Lens，2012，38：319：325

7. Greiner JV. A single LipiFlow® Thermal Pulsation System treatment improves meibomian gland function and reduces dry eye symptoms for 9months. Curr Eye Res，2012，37：272：278

8. Matsumoto Y，Dogru M，Goto E，et al. Efficacy of a new warm moist air device on tear functions of patients with simple meibomian gland dysfunction. Cornea，2006，25：644：650

9. Maskin SL. Intraductal meibomian gland probing relieves symptoms of obstructive meibomianglanddysfunction. Cornea，2010，29：1145：1152

10. Olson MC,Korb DR,Greiner JV. Increase in tear film lipid layer thickness following treatment with warm compresses in patients with meibomian gland dysfunction. Eye Contact Lens,2003,29:96:99

11. Romero JM,Biser SA,Perry HD,et al. Conservative treatment of meibomian gland dysfunction. Eye Contact Lens,2004,30:14:19

12. Toyos R,McGill W,Briscoe D. ntense pulsed light treatment for dry eye disease due to meibomian gland dysfunction:a 3-year retrospective study. Photomed Laser Surg. 2015 Jan;33(1):41-6

13. Wladis EJ. Intraductal meibomian gland probing in the management of ocular rosacea. Ophthal Plast ReconstrSurg.,2012,28:416-418

14. Jones L,Downie LE,Korb D,et al. TFOS DEWS Ⅱ Management and Therapy Report. Ocul Surf,2017,15(3):575-628

第三节　湿　房　镜

湿房镜，又称保湿护目镜，是一种功能性眼镜。湿房镜能在眼睛周围形成一个相对密闭的空间，减少眼睛表面的泪液蒸发，同时可散发水蒸气增加眼周的湿度和温度。2007年，湿房镜被DEWS推荐为第二级（位于第一级人工泪液治疗之后）的治疗选择方法。2013年，我国干眼临床诊疗专家共识也将湿房镜列为干眼的非药物性治疗手段之一。

（一）湿房镜的由来

1978年，眼科医生Savar DE将他发明的框周封闭式眼罩用于一位干眼病人，连续9个月后，发现病人的干眼症状明显缓解，视力也大大提升。随后，越来越多的眼科医生建议干眼病人佩戴此类眼罩，并发现大多数病人在佩戴后眼睛干涩、酸痛、疲劳感等不适症状减轻。2011年11月，我国一家公司以美国透明保湿眼罩技术为基础，研发了我国第一代湿房镜，至今已更新到第三代。

（二）湿房镜的结构与工作原理

从外观上看，我国第三代湿房镜（图9-3-1）与普通眼镜差别不大，实则多了一个密闭眼杯圈和隐藏在镜框两侧的储水盒。戴镜后，密闭眼杯圈与眼周皮肤紧密贴合，在眼睛周围形成一个相对密闭的环境，减少了眼周空气流动和眼表面泪液蒸发，水分被锁定在相对密闭的小空间里且不断循环。镜框两侧配有带蒸发孔装置的储水盒，可加水储水，还可放置托玛琳远红外线冷热体。当储水盒中加入额外的水分后，水蒸气可通过蒸发孔散发出来，使眼周空气湿度升高，最高可维持在90%左右。当储水盒中放入加热后的托玛琳远红外线冷热体后，热气可通过蒸发孔散发出来，使眼周温度升高。

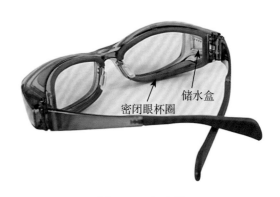

图9-3-1　湿房镜

（三）湿房镜的作用

湿房镜的主要作用包括减缓泪液蒸发，增加眼表湿度，提高眼周温度，防止风尘、雾霾、紫外线、蓝光等外界刺激与避免过敏原。

泪膜在眼表形成一个保护性屏障，不仅能润滑眼表，还能清除过敏原和病原体，因此治疗干眼的主要目标是稳定泪膜。正常情况下，泪腺分泌的泪液量和眼表蒸发的泪液量可保持动态平衡。当上述平衡被打破，泪液分泌不足或泪液蒸发量大于分泌量时，泪膜稳定性就会下降，导致眼睛出现干涩、疼痛、眼睛充血等干眼症状。

对于蒸发过强型干眼，湿房镜密闭作用的眼杯圈，可以长时间减少泪液蒸发，并增加眼周的湿度，以达到间接保存泪液的目的。脂质在维持泪膜稳定性中起重要作用，脂质分泌不足是导致蒸发过强型干眼的最主要原因。湿房镜密闭的空间可使眼周温度在戴镜1小时后升高4~5℃，储水盒中热后的托玛琳红外线冷热体，可使眼周温度在原有基础上再上升0.8~1.1℃。眼周温度升高，模拟了热敷作用，有利于脂质的排放，稳定泪膜。

对于水液缺乏型干眼，如Sjögren综合征、Steven-Johnson综合征等自身泪液分泌减少的严重干眼病人，湿房镜储水盒储备的水可以水蒸气的形式通过蒸发孔装置散发出来,增加眼周空气湿度,从而减轻眼睛干涩等不适。

此外,由于干眼眼表抵抗外界刺激能力差,湿房镜的密闭功能还可起到隔离的作用,避免眼表受到外界环境(风沙、粉尘、紫外线、过敏原等)的干扰。

(四) 湿房镜在治疗干眼中的应用

具有保湿功能的眼罩或眼镜自1978年起已被广泛应用于干眼的治疗。2011年,对于我国第一代湿房镜的临床评估显示,轻中度干眼病人在配戴湿房镜1周后,干眼症状明显改善,睑球结膜充血与角膜荧光染色明显降低,泪膜破裂时间和眼表规则指数明显改善,但睑板腺分泌物性质在戴镜前后并无明显改变。湿房镜对蒸发过强型干眼病人泪膜稳定性的效果明确,可显著增加病人的泪膜稳定性,病人佩戴湿房镜60分钟后泪河高度、泪膜破裂时间和脂质层均明显增加。干眼病人佩戴湿房镜90分钟,随着时间的延长,病人的眼部舒适感越来越明显,但眼表充血在短时间内并无明显改善。

(五) 湿房镜的主要适用人群

1. 各种类型干眼病人,尤其是蒸发过强型干眼。

2. 眼睑闭合不全导致泪液蒸发过度的病人。

3. 过敏性结膜炎等易被过敏原刺激的病人,隔离过敏原。

4. 长时间使用电脑、看电视或在干燥、高气体流量等环境中工作或生活的人群。

综上所述,湿房镜可以改善干眼病人的症状与体征,由于其无创及无副作用,可以作为干眼治疗中优先选用的治疗方法。湿房镜只是通过减少泪液蒸发和增加眼周湿度与温度来发挥治疗作用。对于部分轻度干眼病人可能不需要联合使用人工泪液等药物就能达到明显治疗效果。对于大多数干眼病人,应联合人工泪液及抗炎药物,但在这类病人中,湿房镜也具有减少人工泪液使用频率的作用。

(黄彩虹　张晓博　刘祖国)

参 考 文 献

1. 沈光林,马晓萍. 湿房镜对蒸发过强型干眼病人泪膜稳定性的影响. 2015,33(10):1127-1131
2. 中华医学会眼科学分会角膜病学组. 干眼临床诊疗专家共识(2013年). 中华眼科杂志,2013,49(1):73-75
3. 赵慧,刘祖国,肖辛野,陈景尧,林志荣,何卉,杨文照,胡皎月. 非加热型湿房镜治疗干眼的临床疗效,2014,6(9):517-521
4. Lemp M A,Baudouin C,Baum J,et a1. The definition and classification ofdry eye disease:report of the Definition and Classification Subcommittee of the International Dry Eye WorkShop(2007). Ocul Surf,2007,5(2):75-92
5. Kurihashi K. Moisture aid during sleep for the treatment of dry eye:wetgauze eye mask. Ophthalmologica 1994,208:216-9
6. Korb Dr,Greiner JV,Glonek T,et al. effect of periocular humidity on thetear film lipid layer. Cornea,1996,15:129-34
7. Savar DE.A new approach to ocular moisture chambers.J Pediatr Ophthalmol Strabismus,1978 Jan-Feb,15(1):51-3.
8. Shen G,Qi Q,Ma X. Effect of Moisture Chamber Spectacles on Tear Functions in Dry Eye Disease. Optom Vis Sci,2016 Feb,93(2):158-64
9. Tsubota K,Yamada M,urayama K. Spectacle side panels and moist inserts for the treatment of dry-eye patients. Cornea,1994,13:197-201

第四节　强脉冲光治疗

(一) 强脉冲光的概念

强脉冲光(intense pulsed light,IPL)是一种脉冲式的、高强度的宽谱光,波长范围500~1300nm。

1976年Muhlbauer初次报道了宽谱光在治疗血管畸形治疗上的应用。色素结构、细胞和细胞器选择性吸收光辐射所产生的光热作用于1983年被详细地进行了阐述。1990年,Goldman和Eckhouse将新的高强度脉冲光技术作为治疗血管性疾病的合适手段进行了介绍。1994年起,IPL正式作为医疗器械在市场上投入使用。在随后的几年中,多种技术的发展使得该项技术的操作更容易、治疗更安全,并且光谱范围的增宽使得IPL的应用也更为广泛。

IPL 治疗仪器使用氙灯和电脑控制的电源系统组成,可以产生高强度的、脉冲宽谱光。电源系统在氙灯两端加载高压电,使之瞬间放电并产生强脉冲光,从而将电能转化为光能。IPL 的发射光谱为 500-1300nm。在可选择的滤光片的帮助下,治疗者能够选择需要的波长范围进行应用,这使得 IPL 技术的应用范围更加广泛,减少了治疗相关的副作用。

IPL 治疗技术和激光类似,其作用原理是皮肤中所含有的生色基团对光子吸收并将能量转入生色基团中,这一转化过程产生热量并对目标结构进行破坏。人类皮肤中的主要生色基团存在于血红蛋白、黑色素以及水中,它们均具有一个广泛的吸收光谱,能够被 IPL 激活光热效应。根据病人的皮肤分型、皮肤条件以及治疗目的选择适合长度的滤光片后,就能通过适合的波长范围的 IPL 进行治疗。如图 9-4-1 所示,与激光技术相同,IPL 的一个脉冲作用时间应当短于相应组织的热弛豫时间,从而避免非目标的周围组织的损伤。

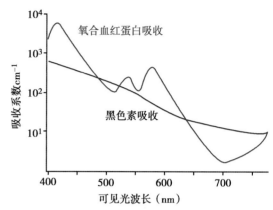

图 9-4-1　氧合血红蛋白和黑色素对可见光的吸收

优化脉冲光(Optimal Pulsed Technology,OPT)是最新一代的 IPL 技术的代表,能够更精确地控制强光发射的时间与能量,与前代技术相比更安全、更有效。它通过控制脉冲能量以方波形式输出,可实现三脉冲的叠加。该技术避免了以往能量瞬间的尖峰输出对表皮的损伤,而以更均匀的形式输出,并可以叠加,让操作者更容易控制,避免产生副作用,进一步提高了安全性和有效性。

（二）治疗用途

IPL 目前广泛应用于皮肤科及医学美容领域。通过选择特定的波长范围、脉冲持续时间、脉冲间隔,能够对许多不同的皮肤疾病进行治疗。目前 IPL 主要治疗的疾病包括:寻常痤疮、色素沉着病变、血管性病变、多余的毛发生长、皮肤光老化、疤痕、毛细血管扩张等。医学美容领域也常通过 IPL 技术达到光子嫩肤以及除去文身等治疗目的。

近年来,在美国 IPL 在眼科也得到了应用。蒸发过强型干眼病以及睑板腺功能障碍(meibomian gland dysfunction,MGD)的病人也能通过 IPL 治疗得到帮助。作为一种无创性的治疗技术,IPL 的应用范围相当广泛。

（三）发现过程

睑板腺是眼睑的皮脂腺,其分泌的油脂构成泪膜的脂质层,维持泪膜的稳定。睑脂的分泌或质量异常,会引起泪膜稳定性下降,泪液的蒸发率升高。而玫瑰痤疮则是面部皮脂腺异常的一种疾病,其中眼型病人的眼部皮脂腺也可受累,出现与睑缘炎、MGD 以及干眼病相同的眼部不适。

2002 年,Rolando Toyos 在为玫瑰痤疮的病人进行面部的 IPL 治疗的过程中,发现病人眼部情况也发生了阳性改变。病人面部充血改善的同时,病人同时具有的与 MGD 和干眼相关的症状以及体征均发生了改善。根据这个发现,Toyos 诊所开始发展并改善 IPL 在干眼病治疗中应用,并参加学术会议进行介绍报道该发现的同时,也成功完善了相关的治疗技术方法,使得治疗效果更大化的同时将可能的副作用降低。在与医生操作的睑板腺挤压治疗进行结合后,IPL 能够有效缓解病人的干眼症状,并且治疗效果能在结束后维持数月。目前美

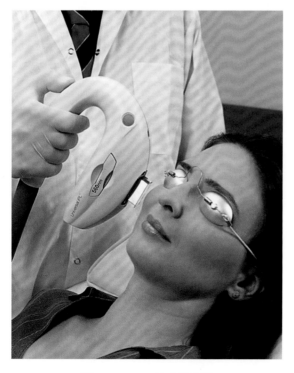

图 9-4-2　IPL 治疗示意图

国已经展开了增加 IPL 相关适应证的正式申请。

（四）治疗原理

目前 IPL 治疗干眼病的原理尚无定论,主要的可能作用机制包括:封闭睑缘异常扩张血管减少炎症介质输入,以及减少眼睑细菌和螨虫的生长。此外光热作用产生的热能,也可能帮助融化睑板腺导管开口阻塞的分泌物,使睑脂更容易排出。

黑色素、血红蛋白以及水是皮肤中的主要三项生色基团。随着光的波长增加,黑色素对光能的吸收下降,而氧合血红蛋白的吸收峰位于 578nm 的波长。黄光能够在不产生额外的黑色素吸收的情况下穿过皮肤的表层。氧合血红蛋白对于黄光的吸收会将光能转化为热能,最终导致表层异常扩张血管的凝结和封闭。在具有 MGD 以及眼型玫瑰痤疮的病人中,睑缘毛细血管扩张很常见,这增加了相关组织中炎症介质的输入。IPL 能够选择性的封闭这些表层的异常血管扩张,这不仅能改善治疗部位的充血情况,更能减少炎症介质输入睑板腺。此外,IPL 帮助胶原重建的作用,也可能改善了弹性组织变性以及结缔组织的损伤,起到一定的修复作用。

另一主要的可能作用机制是 IPL 能够减少眼睑中的细菌以及寄生虫生长。正常的睑脂具有抑菌作用,而睑缘炎以及睑板腺功能障碍的病人中睑板腺功能异常,睑缘细菌生长增多,500nm 波长的光作用能够抑制细菌增长。此外,蠕型螨是一种皮外寄生虫,主要寄居在人类的毛囊和皮脂腺中,与睑缘炎以及睑板腺功能障碍具有密切的联系。Prieto 报道了进行了 IPL 治疗的病人中能够观察到凝结的蠕型螨组织,并发现淋巴细胞浸润减少。因此 IPL 可能通过减少细菌以及螨虫,从而改善睑板腺的炎症状况,达到治疗干眼的作用。

此外,光热作用产生的热能本身,也被认为对睑板腺的阻塞具有一定的治疗作用。IPL 技术治疗干眼病的确切机制仍有待进一步探索。

（五）治疗效果

Toyos 的研究报道中,在进行了 IPL 结合睑板腺挤压的治疗后,87% 因 MGD 引起干眼症的病人发生了泪膜破裂时间（tear break-up time,TBUT）的改善,94% 病人睑脂改善,98% 的病人睑缘状况改善,93% 的病人对治疗效果表示满意。Vegunata 以及 Vora 等人也报告了这种结合治疗的有效性,且一个疗程治疗的疗效维持时间可以达到 6~12 个月。

Craig 进行的随机双盲前瞻性研究,以同一 MGD 病人对侧眼作为匹配的空白对照,证实了单纯 IPL 治疗后,病人的非接触性泪膜破裂时间（Noninvasive tear break-up time,NIBUT）,以及泪膜的脂质层较治疗前以及对侧眼发生改善,泪河高度在治疗前后没有明显的变化。

因此目前认为单纯的 IPL 治疗,或结合眼睑挤压的 IPL 治疗均能够改善因 MGD 引起的蒸发过强型干眼病病人的症状及体征,且一个疗程后的治疗效果可以维持约半年。图 9-4-3 为病人治疗前后对比。

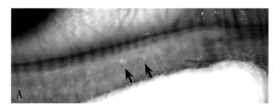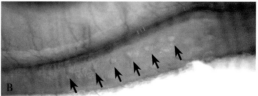

图 9-4-3　MGD 引起的蒸发过强型干眼病人 IPL 治疗前后的睑缘对比

A. 治疗前:鼻侧轻柔挤压睑缘,仅 2 个开口有睑脂排出,且分泌物浑浊（黑色箭头）;B. IPL 治疗 1 次后:鼻侧起睑板腺开口均有睑脂排出,且分泌物清（黑色箭头）

（六）操作步骤

1. 病人准备

进行 IPL 治疗的病人首先需要充分清洁面部,治疗前取下装饰品以及美容性角膜接触镜,确认病人治疗前一月内未经历过暴晒以及面部皮肤过敏。治疗部位外敷凝胶,治疗全程使用眼部保护罩,嘱病人治疗过程中闭眼。

2. 治疗前测试

治疗者按病人的 Fitzpatrick 皮肤分型选择治疗参数,面颊部首先测试一次光照,按病人的皮肤反应调整治疗参数。

3. 治疗部位

两侧对称同时治疗。一般采用从眶周皮肤的一侧耳前到另一侧耳前,鼻部也包括在治疗部位内。治疗过程中需要注意避开病人眉部,以免发生毛发脱失。该方案安全性较高。

此外,部分治疗医师采取直接在眼睑上靠近睑缘的部位进行治疗,以获得更好的治疗效果。然而因为睫毛以及虹膜中的黑色素均可吸收 IPL 发生不良反应,越靠近睑裂部位进行治疗,治疗操作的风险性越大。因此治疗过程中必须严格使用保护眼罩遮盖睑裂、或使用金属垫眼板覆盖角膜,以防止急性虹膜炎的发生。

4. 治疗频率

每 3~5 周进行一次治疗,一个疗程共 3~5 次。

5. 治疗参数

按病人的 Fitzpatrick 皮肤分型(亚洲人群一般处于 Ⅱ 型 ~ Ⅳ 型)选择能量密度。能量密度一般在 8~20J/cm^2 范围内,分型越高的病人使用的能量越低。临床实际操作中可按具体病人的皮肤反应情况调整具体的参数使用情况。

6. 治疗注意事项

治疗过程中注意保护眼罩的使用。治疗后 1 个月内严格注意防晒。

(七) 禁忌证

1. 皮肤

① 1 月内面部皮肤经历过暴晒。

② 1 月内面部皮肤存在过敏及皮疹。

③ Fitzpatrick 皮肤分型 Ⅴ~ Ⅵ 型。

④ 面部皮肤存在皮肤癌或色素性损伤。

⑤ 疤痕体质。

2. 其他

① 面部具有神经麻痹、或带状疱疹病史。

② 妊娠。

③ 1 月内服用过可能引起光敏的药物或食物(如异维 A 酸、四环素等)。

④ 头颈部已进行或计划进行放化疗。

⑤ 500~1300nm 波长光可能激发的疾病(如单纯复发性疱疹、红斑狼疮、紫质症)。

⑥ 非可控感染或免疫抑制类疾病病人。

(八) 安全性以及副作用

强脉冲光的总体安全性高,大部分病人对于治疗操作的耐受性好,并发症较少出现。常见的治疗后可能出现的副作用以及处理方法如下:

1. 治疗区域的皮肤红肿刺痛 治疗后,治疗区域的皮肤可能出现轻度的红肿及刺痛,治疗 1~2 小时后可消退,为正常现象。嘱病人治疗后使用冰袋冷敷治疗区域皮肤半小时。

2. 色素沉着 治疗后病人应当严格防晒,若未能注意防晒,治疗部位皮肤可出现色素沉着。多数病人在 1~2 月后色素沉着可消退,无需特别处理。

3. 毛发缺失 部分病人可能因为照射部位的偏移,出现眉毛或睫毛的部分缺失(如图 9-4-4 所示)。一般无需特别处理,3~4 个月后可重新长出。医师治疗时应当注意治疗部位。

4. 虹膜炎 虹膜色素也可吸收强脉冲光产生损伤,从而出现急性的虹膜炎症以及损伤,按急性虹膜炎症进行处理。但多数病例报道损伤后的虹膜萎缩及瞳孔变形不可逆。治疗过程中当注意使用保护眼罩。

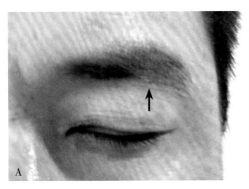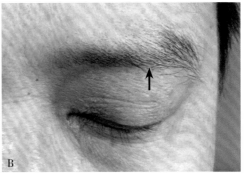

图 9-4-4　IPL 治疗后出现眉毛缺失的病人

A. 治疗前:可见病人治疗前眉毛形态完整;B. IPL 治疗一次后:可见病人颞侧上方的眉毛出现部分缺失

(九) 应用前景

IPL 治疗作为一种新兴的干眼症治疗方法,在治疗 MGD 引起的蒸发过强性干眼上具有明确的治疗效果,具有良好的应用前景。传统的眼睑的热敷按摩等物理性的治疗是治疗 MGD 引起的蒸发过强型干眼病的基石。但传统方法需要病人长期坚持自行操作,临床过程中病人往往对此依从性较差,或在症状缓解后自行停止。IPL 治疗则在不依赖病人的依从性上展现了突出的优点,并其治疗效果能够长期维持,这对干眼病此类慢性病的症状控制是具有重大意义的。此外 IPL 治疗的操作简便,安全性高,病人耐受性好,相信能够在未来得到广泛的应用。

(龚　岚)

参 考 文 献

1. Babilas P. Intense pulsed light(IPL):a review. Lasers Surg Med,2010,42:93-104.
2. Craig JP,Chen YH,Turnbull PR. Prospective trial of intense pulsed light for the treatment of meibomian gland dysfunction. Invest Ophthalmol Vis Sci. 2015,56:1965-1970.
3. Toyos R,McGill W,Briscoe D. Intense pulsed light treatment for dry eye disease due to meibomian gland dysfunction;a 3-year retrospective study. Photomed Laser Surg,2015,33:41-46.
4. Vora GK,Gupta PK. Intense pulsed light therapy for the treatment of evaporative dry eye disease. Curr Opin Ophthalmol,2015, 26:314-318.

第五节　人 工 泪 液

人工泪液是模仿人体泪液成分制成的替代品,具有和人体自身分泌的泪液类似的性质,能够补充眼睛水分、湿润眼表面,改善干眼病人症状,是治疗干眼的一线用药。

(一) 人工泪液的特点

人工泪液的特点是低渗或等渗缓冲液,并包含电解质、表面活性剂和增黏剂。理想的人工泪液应不含防腐剂,含有钾、碳酸氢盐等电解质,并包含聚合物体系以延长其作用时间。人工泪液为中性或微碱性,渗透压范围为 181~345mOsm/L。在人工泪液的配方中,主要的变量包括:电解质的种类及浓度,聚合物体系的种类及渗透性,防腐剂存在与否及防腐剂的类型。

1. 防腐剂　由于滴眼液产品有污染的危险,大多数滴眼液会添加防腐剂。对于中重度的干眼病人,不含防腐剂比眼用润液剂中所用的特殊聚合物更重要。含防腐剂的润液剂会造成干眼病人的眼表炎症进一步恶化。

苯扎氯铵(benzalkonium chloride,BAK)是局部用眼用制剂中最常用的防腐剂。BAK 的毒性与其用药频率、浓度、泪液分泌水平、眼表疾病严重程度有关。BAK 对眼表上皮有一定的毒性作用,会损伤角膜、结膜上皮细胞,影响细胞间连接、细胞形态及表面的微绒毛,最终引起细胞的坏死并伴有细胞脱落。对于严重的干眼病人,长期使用人工泪液需注意眼用制剂中防腐剂的毒性作用。

乙二胺四乙酸二钠(Ethylene Diamine Tetraacetic Acid,EDTA)是人工泪液中常用的添加剂,可以增强BAK和其他防腐剂的作用。EDTA会增加重度干眼病人眼表的刺激性,可能对眼表上皮造成损伤。

部分眼膏中添加的羊毛脂成分会刺激眼表并延迟上皮愈合,并可能引起部分患者过敏。

2. 电解质　含有电解质的人工泪液可以更有效地治疗干眼。含碳酸氢盐的人工泪液可以促进受损角膜上皮屏障功能的修复,有助于维持角膜上皮的超微结构和泪液中黏蛋白层。含有钾的人工泪液可以更有效的维持角膜厚度。

3. 渗透性　干眼病人的泪液较正常人渗透压较高。泪膜渗透性的改变会引起眼表上皮形态学的改变,并产生促炎效应,从而进一步引起眼表的损害。眼表的上皮细胞由于细胞膜的损伤会引起细胞水肿,添加高胶体渗透压的液体可以减轻水肿,促进细胞正常生理的恢复。此外,使用低渗人工泪液也可以促进眼表渗透压的恢复。

4. 增黏剂　泪膜稳定性依赖于跨膜黏蛋白(MUC-16、MUC-4)与角膜、结膜上皮共同作用。人工泪液除了洗脱、稀释眼表的刺激物外,还可以水化凝胶形成黏蛋白,从而增加眼表的表面活性和湿润性。人工泪液中添加大分子复合物可以增加人工泪液的黏性,延长药物在眼表的停留时间,增加药物的渗透性,保护眼表上皮。目前常用的增黏剂主要有玻璃酸钠、羧甲基纤维素、聚乙二醇、乙二醇400、羟丙基纤维素、丙二醇羟甲纤维素等。

(二) 目前常用的人工泪液

1908年人工泪液被首次报道,其发展已经历了几个阶段。从早期作用短暂的生理盐水到可延长作用时间的纤维素醚类人工泪液,再到具有成膜性的聚乙烯醇和其他具有吸附特性的聚合物类人工泪液,已取得了较大的进展。国内市场上人工泪液也有多种类型,主要的变量包括:电解质的种类及浓度,聚合物体系的种类及渗透性,防腐剂存在与否及防腐剂的类型。

1. 纤维素醚类人工泪液　常用的有羧甲基纤维素(CMC,如潇莱威滴眼液)和羟丙基甲基纤维素(HPMC,如泪然)。此类物质黏度高,富含羧基羟基等亲水基团,具有润滑和保湿作用,同时其带的负电荷能与角膜黏液蛋白黏附,延长药物在眼表的停留时间。此外纤维素醚类化合物和其相关眼药有较好的相容性,但此类物质仅对泪液生成不足型干眼效果明显。

2. 聚乙烯醇人工泪液(PVA)　聚乙烯醇人工泪液(如利奎芬)是一种水溶性高分子化合物,浓度为1.4%,与天然泪液等渗,具有良好的成膜性和保水性,能保护泪膜脂质层,减少泪液的蒸发,不伴有黏眼和视力模糊等现象。但PVA黏度低,在角膜表面的存留时间较短。

3. 聚乙烯吡咯烷酮人工泪液(PVP)　健康人角膜上皮细胞间联结紧密,可以防止水和各种离子的渗透,而干眼病人的细胞间联结遭到破坏,角膜上皮失去屏障作用而渗透性增加,导致角膜呈脱水状态。2%的PVP人工泪液有润滑眼球、修复细胞间联结和恢复上皮屏障的作用。主要用于治疗黏液缺乏引起的干眼。

4. 聚乙二醇人工泪液　聚乙二醇滴眼液(如思然)属高分子聚合物,具有亲水性和成膜性,可增加泪膜黏液层的厚度。能较长时间黏附眼表并维持眼表功能,能使泪液蒸发减少,保持住泪液水分,起类似泪液的作用。治疗严重干眼时可以增加结膜杯状细胞数量,延长泪膜破裂时间,减少角膜荧光素染色评分和结膜充血。也可应用于相对低湿度环境的正常眼或亚临床干眼症。

5. 聚丙烯酸眼用凝胶(PAA)　聚丙烯酸眼用凝胶(如唯地息)是一种水溶性凝胶,由固相基质和水相分散层组成,类似泪膜的黏液蛋白胶层,可黏附在角膜表面,增加制剂在眼表面的留存时间。其聚合物骨架与泪液中的电解质作用后可释放水分,治疗中、重型干眼更为有效,用药频率也较少。但是因为其凝胶性质,可引起短时间的视物模糊。

6. 黏多糖类人工泪液　常用的有玻璃酸钠(HA,如爱丽、海露)和硫酸软骨素(CS,如爱馨乐)。HA是目前人工泪液中使用最广泛的黏多糖。HA带有大量负电荷而具有较强的保水功能,同时有较高的黏度和亲和力,能在角膜表面滞留较长的时间,润滑眼表。其分子结构与泪液中的黏性糖蛋白有相似之处,易与泪液发生作用,增加泪膜的稳定性。此外还可促进角膜上皮伸展和创伤愈合,可降低眼用制剂中的防腐剂带来的不良影响。CS 结构与 HA 相似,也具有较强的保水性,能在角膜表面形成一层透气水膜,且可加速角膜损伤修复。

7. 维生素 A 人工泪液 维生素 A 人工泪液(如兹养、诺沛)中的维生素 A 对于正常角结膜上皮的生长和分化十分重要,它能有效地防止角膜、结膜上皮细胞的角化,促进泪腺细胞及杯细胞的分泌功能。

8. 几丁糖人工泪液(CCS) CCS(如眼舒康)也称为壳聚糖,属于天然多糖,不溶于水但有亲水性,具有良好的生物黏附性和组织相容性,是补充、形成黏液层的良好人工泪液替代物,还具有良好的抑菌性,对革兰阳性菌尤为明显。

9. 卡波姆凝胶(carbo mer gel) 含 3g/L 的卡波姆凝胶 940 和 0.08g/L 的苯扎氯铵作为防腐剂。卡波姆是一种水溶性的凝胶,该品与以往的人工泪液相比能显著延长粘滞时间,并可促进角膜上皮的愈合,降低通透性。治疗中型干眼病 10d 比对照组有明显改善,重型干眼病病人 42d 显著改善症状和体征(不适感、异物感、烧灼感、视觉模糊、泪膜破裂时间等),极少数人有过敏反应。

10. 中药人工泪液 黄精多糖是黄精生物活性物质的一个重要成分,用黄精多糖制成的滴眼液有抗炎、抗渗出、抗增生的作用,可以恢复受损的结膜杯状细胞,对实验性干眼症结膜有较明显改善作用。但其机制还有待进一步研究。中药人工泪液 1 号有菊花、黄连、梨汁、荸荠汁、蜂蜜等成分,虽然目前还不能正式单独应用于临床,但作为辅助用药,能解决西医治疗中的一些不良反应问题,更大地发挥西药的疗效。

11. 海藻糖 海藻糖是一种自然界中广泛存在的非还原性双糖,无不良反应,化学性质稳定。可以抑制结膜杯状细胞数目的减少,能够降低角膜上皮细胞在干燥环境中的病死率,可有效治疗中、重度干眼综合征,且疗效优于含有透明质酸或纤维素的滴眼液,提示了海藻糖滴眼液在干眼的治疗方面具有一定的应用前景。

12. 磷脂 磷脂是一种生命基础物质,也存在于泪膜脂质层中,可改善泪液的表面张力来稳定泪膜,具有较好的防粘连和润滑性能。当前更多的研究是在寻找一种亚稳态的脂类乳剂来治疗干眼。通过快速分离出油相和水相,这种亚稳态脂类乳剂能够模拟泪液脂质层中的极性与非极性脂类成分。

13. 小牛血去蛋白提取液 主要成分为 20% 的小牛血去蛋白提取物,含有多种游离氨基酸、低分子肽和寡糖,能促进眼表上皮细胞对葡萄糖和氧的摄取与利用,可促进细胞能量代谢,从而改善眼表组织营养,刺激细胞再生和加速组织修复。

(三)人工泪液的选择

临床医师应根据干眼病人的类型、程度、经济条件等进行个性化选择。轻症干眼病人应选用黏度较低的人工泪液,中重度干眼伴蒸发过强的病人应选择黏度较高的人工泪液。对于泪液动力学异常、脂质层异常及眼表炎症较重的病人优先选择不含防腐剂的人工泪液。对于需长期或高频率使用人工泪液的病人,首选不含防腐剂或防腐剂毒性较低的制剂。

(四)人工泪液发展方向

目前人工泪液主要起替代泪膜水液层的作用,并不能完全替代泪液的作用,未来人工泪液应包含泪膜脂质成分与黏蛋白成分。此外,未来人工泪液也应包含正常泪液中的活性成分,如溶菌酶、乳铁蛋白、脂质运载蛋白等。

(李炜 席兴华)

参 考 文 献

1. Majid Moshirfar, Artificial tears potpourri: a literature review. Clin Ophthalmol. 2014;8:1419-1433.
2. 龚佳怡. 人工泪液治疗干眼的新进展. SHanximedJ, Septeptember 2014, vol.43, No.17
3. 李凤鸣, 谢立信. 中华眼科学. 第 3 版. 北京:人民卫生出版社,2014,1241-1242
4. Pflugfelder S C. Management and therapy of dry eye disease: report of the Management and Therapy Subcommittee of the International Dry Eye WorkShop(2007). The Ocular Surface, 2007, 5(2):163-1785
5. Jones L, et al. TFOS DEWS II Management and Therapy Report. Ocul Surf. 2017 Jul;15(3):575-628
6. Gayton JL. Etiology, prevalence, and treatment of dry eye disease. Clin Ophthalmol 2009;3:405-12
7. Doughty MJ, Glavin S. Efficacy of different dry eye treatments with artificial tears or ocular lubricants: a systematic review.

Ophthalmic Physiol Opt 2009;29:573-83

8. Henderson R, Madden L. Dry-eye management. Optometry 2013;14:137-46

9. McCabe E, Narayanan S. Advancements in anti-inflammatory therapy for dry eye syndrome. Optometry 2009;80:555-66

10. Celebi AR,et al. The efficacy of autologous serum eye drop for severe dry eye syndrome:a randomized double-blind crossover study. Graefes Arch Clin Exp Ophthalmol 2014;252:619-26

11. Tost FH,Geerling G. Plugs for occlusion of the lacrimal drainage system. Dev Ophthalmol 2008;41:193-212

12. Zhu W,et al. Efficacy of polyunsaturated fatty acids for dry eye syndrome:a meta-analysis of randomized controlled trials. Nutr Rev 2014;72:662-71

13. Baeyens V,Bron A,Baudouin C. Efficacy of 0.18% hypotonic sodium hyaluronate ophthalmic solution in the treatment of signs and symptoms of dry eye disease. Journal Français d'Ophtalmologie. 2012;35(6):412-9

14. C. Chaumeil,S. Liotet,O. Kogbe Treatment of severe eye dryness and problematic eye lesions with enriched bovine colostrum lactoserum Adv Exp Med Biol,350(1994),pp. 595-599

15. Messmer EM. Preservatives in ophthalmology. Ophthalmologe. 2012;109:1064-1070

16. Lee SY,Tong L. Lipid-containing lubricants for dry eye:a systematic review. Optom Vis Sci. 2012;89:1654-1661

17. Geerling G,Unterlauft JD,Kasper K,Schrader S,Opitz A,Hartwig D. Autologous serum and alternative blood products for the treatment of ocular surface disorders. Ophthalmologe. 2008;105:623-631

18. Celebi AR,Ulusoy C,Mirza GE. The efficacy of autologous serum eye drops for severe dry eye syndrome:a randomized double-blind crossover study. Graefes Arch Clin Exp Ophthalmol. 2014;252:619-626

第六节　促泪液分泌治疗

干眼多以局部治疗为主,包括局部的药物治疗及物理治疗。但对重度干眼,特别是泪液分泌不足型干眼,或伴有全身症状的干燥综合征治疗效果仍较差。长期局部应用糖皮质激素类眼液可引起眼压升高、青光眼、白内障等并发症。对于此类病人的干眼治疗,采用局部或全身促进泪液分泌药物可提高疗效。

一、促泪液分泌药物治疗

(一)促泪液分泌眼局部用药

1. P2Y2 受体激动剂滴眼液　P2Y2 受体广泛存在于角结膜上皮、杯状细胞、睑板腺腺体和导管细胞及泪腺导管上皮,其表达在不同性别及年龄层未见明显不同,但 P2Y2 受体 mRNA 在球结膜中的表达随年龄增长而增加。外源性核苷酸类 $P2Y_2$ 受体激动剂能促进人和兔结膜组织黏蛋白的表达,且在一定范围内呈药物剂量依赖性。

地夸磷索钠(Diquafosol sodium)是稳定的 $P2Y_2$ 受体激动剂,与结膜上皮细胞和杯状细胞表面的 P2Y2 受体结合,通过改变细胞内 Ca2+ 和 Cl- 浓度、激活蛋白激酶 C 等机制发挥多种生理作用。一方面,通过磷脂酶 C 活化钙依赖性氯通道,使泪液中的水液分泌和可溶性黏蛋白分泌增加;另一方面,地夸磷索钠可上调角膜上皮细胞中跨膜型黏蛋白的表达。在动物(小鼠、大鼠及兔)干眼模型中,局部应用 3% 地夸磷索钠可促进模型动物泪液分泌、黏蛋白分泌增加,杯状细胞密度升高。

目前地夸磷索钠滴眼液已在日本和韩国上市用于干眼的治疗。目前已经报道的关于地夸磷索钠治疗干眼的随机对照临床研究共有 8 项,包括共 1516 例病人(包括高加索人中和黄色人种)。在这 8 项研究中,所有研究显示在局部应用 3% 地夸磷索钠后病人眼表染色减少,80% 的研究提示干眼病人的泪膜破裂时间延长,75% 病人干眼症状得到显著改善,40% 的研究发现泪液分泌试验结果增加,应用 0.5%~5% 的地夸磷索钠点眼未有严重的不良反应的报道。上述结果提示局部应用地夸磷索能改善干眼病人眼表上皮细胞的健康及黏蛋白的分泌。

由于临床试验对入选者有严格的纳入标准,然而实际临床工作中,医生面对的病人大多是不符合研究中的纳入标准的。为了回答地夸磷索钠是否对没有纳入临床研究的病人依然有效的问题,在日本开展了"真实世界"研究,即符合干眼的诊断即可接受地夸磷索钠的治疗。该研究涵盖 29 个中心,纳入超过 3000 名干眼病人,这些病人包括因为年龄不符合或有佩戴角膜接触镜史等在临床试验中被排除的病人,研究显示,用 3% 的地夸磷索钠 6 次 / 天,76% 的病人干眼程度有所改善,该药对不同干眼类型的病人均有效。

还有研究将 3% 地夸磷索钠应用于常规人工泪液治疗无效的 LASIK 术后长期干眼的病人,发现应用人工泪液及玻璃酸钠滴眼液无效的病人加用 3% 地夸磷索钠点眼后结膜染色显著减少,泪膜破裂时间增加。另一研究表明,准分子激光手术后应用 3% 地夸磷索钠联合 0.3% 玻璃酸钠可在术后 1 月改善病人的远近视觉质量。

2. 瑞巴派特滴眼液 黏蛋白分布于几乎所有的黏膜表面,包括胃黏膜,因此一些促进胃黏膜黏液分泌的药物或可用于干眼。

早在 1997 年,Nakamura 等研究发现,吉法酯可以减少干燥对角膜上皮的损害,该保护作用呈剂量依赖性,其主要机制是通过促进黏蛋白的分泌而保护黏膜组织。吉法酯在结膜损伤动物模型中可上调杯状细胞的密度和黏蛋白的表达,提示其可以促进结膜杯状细胞增殖,促进黏蛋白合成和释放,从而保护角膜上皮。

瑞巴派特是一种喹啉酮衍生物,可促进胃黏膜黏蛋白的分泌,广泛应用于治疗胃溃疡及慢性胃炎。研究发现瑞巴派特作用于动物干眼模型可增加眼表黏蛋白表达。一项纳入 308 名干眼病人的双盲、对照、平行研究评价了 2% 瑞巴派特局部点眼治疗干眼的效果,该研究显示其能促进角膜、结膜分泌黏蛋白,减轻角膜、结膜上皮损伤,且能缓解干眼病人的自觉症状。目前临床上已有 1% 或 2% 瑞巴派特眼用混悬液治疗干眼,尤其是黏蛋白缺乏导致的角膜上皮细胞损害。此外,该药通过增加黏蛋白的表达,加强眼表细胞表面的屏障功能及抗黏附功能,从而进一步改善泪膜的稳定性。基于该药对结膜上皮的保护作用,瑞巴派特局部应用还可治疗其他眼表疾病,如化学伤、睑裂闭合不全、角膜上皮持续不愈合等。近期研究发现,瑞巴派特还可下调特应性角结膜炎病人泪液中的 IL-8,IgE 及 ECP 等,提示其具有抗炎作用。由于瑞巴派特具有修复眼表上皮细胞、增加黏蛋白分泌,有效延长泪膜破裂时间,抑制炎症反应,恢复及维持眼表泪膜的稳定性,且不良反应发生率低,有望成为治疗严重干眼及其他眼表疾病的理想药物。

(二) 促泪液分泌全身用药

1. 环戊硫酮

(1) 作用机制:环戊硫酮可增加外分泌腺(如唾液腺和泪腺等)毒蕈碱样乙酰胆碱 M3 受体的数量,明显提高腺体的分泌量;同时可拮抗由阿托品等 M 受体拮抗剂所致的唾液腺、泪腺分泌抑制作用。可用于泪腺功能减退病人的治疗,但对于腺体完全萎缩的极重度干眼病人环戊硫酮治疗效果仍不理想。

(2) 适应证:①中、重度干眼,特别是泪液分泌不足型干眼病人,如干燥综合征;②在局部人工泪液替代治疗、抗炎治疗和物理治疗效果欠佳者;③纠正服用某些药品(抗高血压药、利尿剂、安定剂、镇静剂、抗抑郁药、抗帕金森病药等)导致的药源性或放疗性干燥症。

(3) 用量用法:口服,12.5~25mg/ 次,3 次 / 日。

(4) 不良反应:不良反应少,偶可出现胃肠道反应及软便。

(5) 注意事项:①长期服用可致甲状腺功能亢进,如出现荨麻疹样红斑,应立即停药,可消失;②黄疸、肝硬化、胆道及总胆管有闭塞者禁用;③孕妇禁用。

2. 毛果芸香碱(pilocarpine)

(1) 作用机制:胆碱能受体激动剂,选择性唾液腺和泪腺上皮细胞 M1 和 M3 型胆碱能受体激动剂,以刺激唾液腺及泪腺中尚未破坏的腺体分泌,其功效有赖于残存腺体的数目。

(2) 适用症:中、重度干眼,特别是泪液分泌不足型干眼病人,如干燥综合征。

(3) 用法用量:口服,9mg/ 次,3 次 / 日,连续治疗至少 1 个月

(4) 不良反应:出汗、头痛、视力障碍、流泪、呼吸窘迫、低血压、休克、心律失常、震颤、胃肠痉挛以及精神错乱。

(5) 注意事项:①应注意避免使用于胆石症、胆管疾病、肾结石、未控制的哮喘、急性虹膜炎、恶性青光眼、严重心血管疾病、腹泻、溃疡病以及有认知和精神障碍的病人;②与其他胆碱能药物合用时有协同作用;③与 β 受体阻滞剂合用时会加重心脏传导系统异常④与氟西汀、胺碘酮、奎尼丁、帕罗西汀、伊曲康唑、硫氮酮、酮康唑、维拉帕米等药物联用,会增加 cevimeline 的毒性。

3. 新斯的明(neostigmine)

(1) 作用机制:易逆性胆碱酯酶抑制药,它能竞争性与胆碱酯酶结合,从而抑制了胆碱酯酶水解乙

酸胆碱的活力,使胆碱能神经末梢释放的乙酸胆碱破坏减少,突触间隙中乙酸胆碱积聚,从而促进腺体分泌。

(2) 适应证:干燥综合征病人,对轻症干眼症可望获得一定效果。

(3) 用法用量:口服,15mg/ 次,3 次 / 日。

(4) 不良反应:胆碱能危象,包括肌无力加重、大汗淋漓、大小便失禁、心动过速。

(5) 注意事项:机械性肠梗阻、尿路梗阻,对溴剂、抗胆碱酯酶药过敏者、支气管哮喘者禁用。

4. 必嗽平(溴苄环己胺,bromhexine)

(1) 作用机制:为半合成鸭嘴花衍生物,有较强的溶解黏液及促进泪液分泌的作用。

(2) 适应证:干燥综合征病人。

(3) 用法用量:口服,16mg/ 次,3 次 / 日,连续服 2~3 个月,但疗效评价不一。

(4) 不良反应:偶有恶心、胃部不适及血清转氨酶升高。

(5) 注意事项:胃溃疡病人慎用。

5. 3- 异乙酸 -1- 甲基黄嘌呤(3-isobutyl-1-methylxanthine,IBMX)

为一种磷酸二酯酶抑制剂,可通过增加细胞内 cAMP 或 cGMP(环鸟苷酸)水平而刺激副泪腺的泪液分泌,其作用呈剂量依赖性。同时,研究显示干眼病人应用该药 4 周后可明显降低病人泪液的渗透压。

6. 雄激素

(1) 作用机制:可同时促进脂质及泪液分泌的药物。当体内雄激素水平降低时,可以引起非 SS 水液缺乏型干眼,雄激素通过下调免疫机制,促进上皮细胞蛋白质的合成,对某些分泌过程具有放大作用,可以改善泪腺和睑板腺脂质的分泌功能。

(2) 适应证:SS 或非 SS 水液缺乏型干眼。

(3) 用法用量:以能控制病人症状的最小剂量为宜。

(4) 不良反应:女性男性化,老年男性前列腺增生等。

(5) 注意事项:原因不明的阴道流血及子宫流血、肿瘤或疑似肿瘤病人、肝功能不全、心、肝、肾疾病引起的水肿等病人禁用,严重高血压及糖尿病、血管栓塞病史等病人慎用。

二、促泪液分泌物理治疗

(一) 鼻神经刺激疗法

鼻神经刺激疗法是一种有效刺激泪液分泌,改善干眼症状及体征的方法。该方法主要通过刺激鼻 - 泪反射促进泪液分泌。目前首个适用于成年患者、通过神经刺激机理来刺激泪液分泌的鼻神经刺激电磁装置 TrueTear™ 已获得美国 FDA 批准上市。临床研究证实,该装置对轻中度干眼疗效明确。

(二) 其他疗法

在采用药物或手术治疗方法效果欠佳时,可辅助物理方法提高干眼的治疗效果。双眼局部热敷可促进泪腺及副泪腺分泌泪液,同时有利于眼表炎症的消散。泪腺局部按摩也可增加泪液的分泌。中医的针灸治疗在一定程度上可促进泪腺及副泪腺分泌泪液。

(王 华　梁凌毅)

参 考 文 献

1. 刘祖国 . 眼表疾病学 . 第一版 . 北京:人民卫生出版社,2003
2. 王华,刘祖国,彭娟,林辉,钟敬祥,胡皎月 . 环戊硫酮治疗干眼的临床疗效评价 . 中华眼科杂志,2009,6(4):4012-4018
3. 张玉秋,龚岚 .P2Y2 受体激动剂治疗干眼的研究进展 . 中华实验眼科杂志,2014,32(9):856-859
4. Gadaria-Rathod N,Lee K. I,Asbell P. A.Emerging drugs for the treatment of dry eye disease.Expert OpinEmerging Drugs,2013,18:121-136

5. Somer D,Budak K,Demirci S. Against-the-rule(ATR)astigmatism as a predicting factor for the outcome of amblyopia treatment. Am J Ophthalmol,2002,133:741-745

6. William H Ridder Ⅲ,ApoorvaKarsolia.New drugs for the treatment of dry eye disease.Clinical Optometry,2015,7:91-102

7. Jones L,Downie LE,Korb D,et al.TFOS DEWS Ⅱ Management and Therapy Report.The Ocular Surface,2017,15(3):575-628

8. Jumblatt JE,Jumblatt MM. Regulation of ocular MUCin secretion by P2Y2 nucleotide receptors in rabbit and human conjunctiva. Experimental eye research,1998,67(3):341-346

9. Jumblatt JE,Cunningham LT,Li Y,Jumblatt MM. Characterization of human ocular MUCin secretion mediated by 15(S)-HETE. Cornea,2002,21(8):818-824

10. Kinoshita S,Awamura S,Oshiden K,et al. Rebamipide(OPC-12759)in the treatment of dry eye:a randomized,double-masked, multicenter,placebo-controlled phase Ⅱ study. Ophthalmology,2012,119(12):2471-2478

11. Kashima T,Itakura H,Akiyama H,Kishi S. Rebamipide ophthalmic suspension for the treatment of dry eye syndrome:a critical appraisal. Clinical ophthalmology,2014,8:1003-1010

12. Kojima T,Dogru M,Ibrahim OM,et al. The effects of 3% diquafosol sodium application on the tear functions and ocular surface of the Cu,Zn-superoxide dismutase-1(Sod1)-knockout mice. Molecular vision,2014,20:929-938

13. Koh S. Clinical utility of 3% diquafosol ophthalmic solution in the treatment of dry eyes. Clinical ophthalmology,2015,9:865-872

14. Lopez-Garcia JS,Garcia-Lozano I,Rivas L,et al. Effects of Autologous Serum Eye Drops on Conjunctival Expression of MUC5AC in Patients With Ocular Surface Disorders. Cornea,2016,35(3):336-341

15. Moore CP,McHugh JB,Thorne JG. Phillips TE. Effect of cyclosporine on conjunctival MUCin in a canine keratoconjunctivitis sicca model. Investigative ophthalmology & visual science,2001,42(3):653-659

第七节 脂质替代疗法

泪膜的脂质层能有效防止泪液蒸发。随着人们对 MGD 及脂质缺乏的逐渐重视,含脂类滴眼液的应用也越来越广泛。为了修复泪膜的脂质层,眼部润滑剂中加入了各种油脂包括矿物油和磷脂。

(一)含脂质滴眼液制剂

含脂滴眼液常被制为乳剂。乳剂是指互不相融的两相液体乳化形成的非均相液体分散体系,比如油和水。乳剂不易制备,必须应用高剪切力、高压以及适宜的表面活性剂以克服表面张力的影响。

根据乳滴粒径大小大致将乳剂分为三种类型。粗乳剂的乳滴粒径 >100nm,纳米乳剂的乳滴粒径为 10~100nm,微型乳剂的乳滴粒径 <10nm。粗乳剂常混浊,由于乳滴粒径较大可散射光线,当局部应用这种剂型时可致视物模糊。为了使潜在的视力模糊的影响最小化,应注意控制点眼时乳剂的稳定性、粒径大小、浓度及脂质类型等方面。粒径小于可见光波长的微小乳滴不会造成散射,从而可有效减轻点眼时的视物模糊。为了最小化视物模糊时间,大多商用药品常制成相对稳定型乳剂,使用前需颠倒或摇晃药瓶使乳剂均匀。

乳剂可有效递送脂类药物,而这对于水性载体而言则较为困难。阳离子型亚微米水包油载体作为新型制剂,可利用黏蛋白层中的阴离子。阳离子型水包油纳米乳剂是一种双相制剂,是由带正电荷的纳米脂滴(油相)分散于水中(连续相)所形成的。脂滴表面的阳离子表面活性剂使其带正电荷。当局部应用阳离子型水包油纳米乳剂滴眼液时,带正电荷的纳米脂滴与带负电荷的眼表黏蛋白之间的电荷吸引力在宏观上表现为滴眼液的扩散及作用时间增加。若与阳离子型泪膜蛋白相接触,上述反应则会改变,例如溶菌酶。对于由于泪液脂质缺乏而导致泪膜不稳定的 MGD 患者来说,这种滴眼液是尤为有利的。

在临床前研究中,即使不包含有效的活性成分,阳离子型水包油纳米乳剂仍对眼表有益。Cationorm®(日本参天)是一种用于治疗干眼的不含防腐剂的阳离子型乳剂,其阳离子辅药为苯扎氯铵的亲脂性的烷基衍生物西他氯铵。有研究表明,培养的人角膜上皮细胞对 Cationorm® 有较好的耐受性。然而,另一项体外实验表明用 Cationorm® 会造成角膜上皮缺失,以及浅层角膜基质的改变。合并壳聚糖的阳离子型纳米系统可提供多种制剂手段。

纳米乳剂在眼表的长期应用安全性还有待评估。

（二）含脂质滴眼液的种类

脂质替代治疗所应用的各种不同的脂类成分应尽量与天然睑脂成分相似。目前所应用的脂类通常包含磷脂、饱和脂肪酸、不饱和脂肪酸、甘油三酯。例如不同浓度的矿物油、蓖麻油、橄榄油、甘油卡波姆、椰子油、大豆油和卵磷脂与各种乳化剂和表面活性剂。

磷脂可以是中性的（两性离子），带负电荷的（阴离子）或是带正电荷的（阳离子）。思然滴眼液（美国爱尔康）含有极性磷脂 DMPG（二肉豆蔻酰磷脂酰甘油）。泪液中含有多种磷脂，其中最常见的两种是磷脂酰胆碱和磷脂酰乙醇胺。与中性的磷脂相比，带负电荷的磷脂能有效地增加脂质层的厚度，可能是因为带负电荷的磷脂可以使亲水的水液层表面的非极性脂质之间形成稳定的交界。这也就证实了极性磷脂有助于形成一个稳定的多分子脂质膜的理论。研究表明，在泪膜不稳定的人群中这两种极性磷脂的含量较低。

国内目前上市的产品中含有脂质成分的药物还有两种，卡波姆（立宝舒）和羟糖甘（新泪然），都是目前常用的脂质替代治疗药物，不良反应主要为用药后短暂的视物模糊。

卡波姆属于亲水凝胶，含 1% 的中链甘油三酯，94% 的水，0.2% 的卡波姆，分布模拟天然泪液的脂质层、水质层和黏蛋白层，其重要成分卡波姆可与含阴离子的黏蛋白相互作用并结合，分散性好，黏附力强，可高效延长药物的眼表停留时间，既往研究表明，卡波姆在眼表的停留时间长于其他低黏度滴眼液。卡波姆的作用机制可能为：在切变力（眨眼）和眼球运动作用下，凝胶体的结构被破坏，黏度随之降低，经过休整，粘结的聚合体骨架重建，凝胶体恢复至原来的黏度，释放出水分，每眨眼一次，凝胶中的水分即可部分释放以补充泪液，泪膜稳定性得以提高。羟糖甘含 0.2% 的甘油成分，在眼表可形成亲水保护层，补充脂质层，模拟天然泪液，为角膜提供持久保护和长效润滑，能显著改善患者的角膜荧光颜色、提高 BUT，同时促进角膜上皮的再生，改善自觉症状。

多项研究表明，含脂质的滴眼液可以有效改善干眼的症状及体征。

（三）全身治疗

全身药物治疗包括口服 ω-3 必需脂肪酸、N- 乙酰半胱氨酸、性激素等，用于调节脂质的代谢和分泌，改善局部的脂质成分。

1. ω-3 必需脂肪酸是不饱和脂肪酸。目前对 ω-3 脂肪酸治疗 MGD 的作用机制尚不十分清楚，有学者认为 ω-3 脂肪酸可抑制 NF-κB 活化，使炎症因子释放减少，而 ω-6 脂肪酸具有促炎作用，二者可结合同一酶的相应位点影响炎症反应通路。因此，口服 ω-3 脂肪酸可竞争性拮抗 ω-6 脂肪酸的作用，减轻眼睑炎症。也有研究结果表明，ω-3 脂肪酸可使睑板腺上皮细胞中甘油三酯含量增加，使中性脂质囊泡数量增加（而非溶酶体），进而改善睑脂质量，提高泪膜稳定性，减轻腺管阻塞及睑脂瘀滞，并可促进睑板腺上皮细胞分化（而非增生）。一组随机、双盲的临床研究中，实验组口服 ω-3 脂肪酸，1.5g/ 日，同时配合睑缘清洁和人工泪液，对照组则使用睑缘清洁和人工泪液治疗，3 个月时，实验组的 OSDI、TBUT、睑缘炎症、睑板腺表达及 Shirmer 试验均较对照组明显改善。因此，该研究结论认为，ω-3 脂肪酸有利于提高泪膜稳定性，减轻睑缘炎症，恢复眼表动态平衡。

2. 性激素

泪腺和睑板腺是雄激素作用的靶器官，可调节泪腺和睑板腺基因表达，促进泪液及睑脂生成，性激素的缺乏可导致泪液及睑脂分泌减少，使分泌物变黏稠，睑板腺开口及腺管阻塞，泪膜稳定性下降，导致 MGD 的发生。围绝经期妇女因其体内性激素失调、瞬目减少、神经调节缺陷等异常，成为 MGD 的高发人群，老年人由于性激素水平下降，也易导致 MGD 的发生。

研究显示，对围绝经期妇女使用性激素替代治疗后，除了能改善围绝经期症状，还对 MGD 有治疗作用，不仅能改善症状，NIBUT、睑酯质量、睑酯分泌难易程度、角膜点染等均显著改善，但激素替代治疗无法改变睑板腺形态异常，治疗前后 Schirmer 值也无统计学差异。

因此，对于围绝经期妇女及性激素失调的 MGD 患者，可适度考虑性激素替代治疗。

（洪　晶）

参 考 文 献

1. Craig JP, Tomlinson A. Importance of the lipid layer in human tear film stability and evaporation. Optom Vis Sci, 1997, 74(1): 8e13

2. Lee SY, Tong L. Lipid-containing lubricants for dry eye: a systematic review. Optom Vis Sci, 2012, 89(11): 1654e61

3. Moshirfar M, Pierson K, Hanamaikai K, et al. Artificial tears potpourri: a literature review. Clin Ophthalmol, 2014, 8: 1419e33

4. Korb DR, Scaffidi RC, Greiner JV, et al. The effect of two novel lubricant eye drops on tear film lipid layer thickness in subjects with dry eye symptoms. Optom Vis Sci, 2005, 82(7): 594e601

5. Scaffidi RC, Korb DR. Comparison of the efficacy of two lipid emulsion eyedrops in increasing tear film lipid layer thickness. Eye Contact Lens, 2007, 33(1): 38e44

6. Mason TG, Wilking JN, Meleson K, et al. Nanoemulsions: formation, structure, and physical properties. J Phys Condens Matter, 2006, 18: R635

7. Benelli U. Systane lubricant eye drops in the management of ocular dryness. Clin Ophthalmol, 2011, 5: 783e90

8. Daull P, Lallemand F, Garrigue JS. Benefits of cetalkonium chloride cationic oil-in-water nanoemulsions for topical ophthalmic drug delivery. J Pharm Pharmacol, 2014, 66(4): 531e41

9. Amrane M, Creuzot-Garcher C, Robert PY, et al. Ocular tolerability and efficacy of a cationic emulsion in patients with mild to moderate dry eye disease– a randomised comparative study. J Fr Ophtalmol, 2014, 37(8): 589e98

10. Rieger G. Lipid-containing eye drops: a step closer to natural tears. Ophthalmologica, 1990, 201(4): 206e12

11. Korb DR, Greiner JV, Glonek T. The effects of anionic and zwitterionic phospholipids on the tear film lipid layer. Adv Exp Med Biol, 2002, 506(Pt A): 495e9

12. McCulley JP, Shine W. A compositional based model for the tear film lipid layer. Trans Am Ophthalmol Soc, 1997, 95: 79e88.

13. Tomlinson A, Madden LC, Simmons PA. Effectiveness of dry eye therapy under conditions of environmental stress. Curr Eye Res, 2013, 38(2): 229e36

14. Wilson C G, Zhu Y P, Frier M, et al. Ocular contact time of a carbomer gel (GelTears) in humans.. British Journal of Ophthalmology, 1998, 82(10): 1131-1134

15. Marquardt R, Christ T. [Corneal contact time of artificial tear solutions]. Klinische Monatsblätter Für Augenheilkunde, 1986, 189(3): 254-257

16. Xiao Q, Hu Y, Chen F, et al. A Comparative Assessment of the Efficacy of Carbomer Gel and Carboxymethyl Cellulose Containing Artificial Tears in Dry Eyes. Journal of Huazhong University of Science and Technology [Medical Sciences], 2008, 28(5): 592-595

17. Erdinest N, Shmueli O, Grossman Y, et al. Anti-inflammatory effects of alpha linolenic acid on human corneal epithelial cells.. Investigative Ophthalmology & Visual Science, 2012, 53(8): 4396-406.

18. Endres S, Ghorbani R, Kelley V E, et al. The effect of dietary supplementation with n-3 polyunsaturated fatty acids on the synthesis of interleukin-1 and tumor necrosis factor by mononuclear cells.. New England Journal of Medicine, 1989, 320(5): 265-271

19. Calder P C, Grimble R F. Polyunsaturated fatty acids, inflammation and immunity. European Journal of Clinical Nutrition, 2002, 56 suppl 3(9): 1007-1024

20. Liu Y, Kam W R, Sullivan D A. Influence of Omega 3 and 6 Fatty Acids on Human Meibomian Gland Epithelial Cells.. Cornea, 2016, 35(8)

21. Oleñik A, Jiménezalfaro I, Alejandrealba N, et al. A randomized, double-masked study to evaluate the effect of omega-3 fatty acids supplementation in meibomian gland dysfunction. Clinical Interventions in Aging, 2013, 8(3): 1133-1138

22. Malhotra C, Singh S, Chakma P, et al. Effect of oral omega-3 Fatty Acid supplementation on contrast sensitivity in patients with moderate meibomian gland dysfunction: a prospective placebo-controlled study.. Cornea, 2015, 34(6): 637-643

23. Versura P, Giannaccare G, Campos E C. Sex-Steroid Imbalance in Females and Dry Eye.. Current Eye Research, 2015, 40(2): 162-175

24. Ding J, Sullivan D A. Aging and dry eye disease. Experimental Gerontology, 2012, 47(7): 483-490

25. Mantelli F, Moretti C, Macchi I, et al. Effects of Sex Hormones on Ocular Surface Epithelia: Lessons Learned From Polycystic Ovary Syndrome. Journal of Cellular Physiology, 2016, 231(5): 971-975

26. Feldman H A, Longcope C, Derby C A, et al. Age trends in the level of serum testosterone and other hormones in middle-aged men: longitudinal results from the Massachusetts male aging study.. Journal of Clinical Endocrinology & Metabolism, 2002, 87(2): 589-598

27. Jin X, Lin Z, Liu Y, et al. Hormone replacement therapy benefits meibomian gland dysfunction in perimenopausal women.. Medicine, 2016, 95(31)

第八节　抗 炎 治 疗

一、干眼的炎症相关发病机制

干眼作为影响视觉质量和生活质量的常见眼表疾病,其发病因素涉及诸多环节。近年来,大量研究证实眼表炎症在干眼的发生发展过程中起着重要的作用。2007 年国际干眼研究组(DEWS)对干眼的定义进行调整,其中特别强调了炎症与干眼的关系,认为干眼是伴有眼表炎症的一组泪液和眼表疾病。

目前已有较多炎症相关干眼的动物模型被建立来研究干眼的炎症发病机制,包括通过基因敲除或构建特殊基因型小鼠建立以泪腺腺体炎症细胞浸润为主的 sjögren 综合征(SS)模型和药物局部点眼如防腐剂 BAK、阿托品、山莨菪碱、肉毒杆菌等诱导的非 SS 的泪液不足型干眼模型,均可观察到角结膜炎症细胞浸润,并检测到泪液炎症因子上调,同时表现为典型的干眼体征。

干眼的主要临床病理变化表现为泪液的高渗性、泪液分泌量的减少和泪膜的不稳定,而这些改变与眼表炎症存在重要的关联性:①泪腺分泌的天然抗炎因子乳铁蛋白表达降低;②由于泪液缺乏,瞬目过程中睑缘的机械摩擦及高渗状态使结膜上皮细胞和淋巴细胞分泌多种细胞因子和蛋白水解酶于泪膜中;③眼表受损时,细胞因子和活化的蛋白酶参与早期防御机制,其中具有代表性的炎症因子和通路包括白介素 -1(IL-1)、肿瘤坏死因子 -α(TNF-α)、基质金属蛋白酶 -9(MMP-9)、MAPK 信号通路等。

以上变化最终导致眼表级联式免疫炎症反应的激活。大量炎症因子的表达可促进角结膜细胞上皮鳞状化生,加速上皮细胞脱落,直接损伤角膜屏障,加速角膜、结膜细胞凋亡及炎症反应,诱导干眼的发生和加重。

泪腺中的炎症因子浸润不仅导致腺体功能异常,同时可通过泪液分泌进入眼表,攻击结膜杯状细胞,引起角结膜上皮微绒毛损伤和细胞凋亡,导致眼表粘蛋白表达下降,这些危害最终将导致或加重泪膜不稳定。泪膜的不稳定和分泌量下降将加重泪液的高渗状态,引起眼表微环境恶化,眼表炎症加重,形成负反馈循环,从而推动干眼病情的进展。除泪膜高渗状态,眼部过敏以外,局部使用防腐剂或佩戴隐形眼镜也会使干眼病情加重。

除原发性眼表炎症以外,泪膜稳态环节的破坏,同样可诱发炎症性干眼。角膜神经功能的异常将引起泪液分泌的减少,缺少泪膜保护的眼表上皮的损害将刺激角膜神经末梢引起刺激症状。同时角膜神经功能的下降如糖尿病角膜上皮病变、角膜屈光手术等,也可导致角膜上皮损伤修复延迟,以致眼表炎症迁延,从而加重泪膜不稳定。

总而言之,干眼的发生原因复杂,泪腺 - 角膜神经 - 眼表上皮轴之间任何以一个因素变化都将将造成泪膜不稳定,并且往往多个因素相互影响,在诸多的危险因素中,眼表的炎症是需要关注和给予有效治疗的核心环节,如图 9-8-1 所示。

二、炎症相关干眼发生的危险因素

(一)原发性全身免疫性疾病

全身的免疫性炎症亢进,炎症因子攻击黏膜组织包括眼表,导致干眼的发生,由于发病机制复杂,治疗措施有限,这类病人往往伴有眼表炎症的反复迁延。

(1) Sjögren 综合征:自身免疫反应的过度应答,造成外分泌腺体大量 CD4+T 细胞浸润,使腺体细胞破坏,功能丧失,从而出现一系列临床症状与体征。这类病人的干眼体征主要表现为结膜炎症及角膜上皮点状缺损,眼部刺激症状有朝轻暮重的特点。此外,还伴有口干、结缔组织损害(关节炎)等临床表现。

(2) 移植物抗宿主病:干细胞移植后慢性移植物抗宿主病。接受了造血干细胞移植的病人,由于输入的骨髓中混有供体的 T 淋巴细胞,其与自体的同种异型抗原发生应答,除皮肤、肝脏、肠道上皮以外,结膜、泪腺腺管和睫状体亦有大量 T 细胞浸润继而引起严重炎症反应,导致泪腺纤维化及角膜上皮弥漫性点状脱失,从而造成干眼。

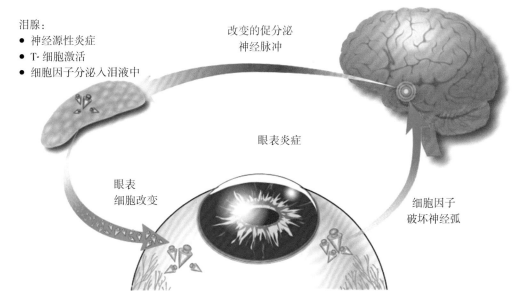

泪腺：
- 神经源性炎症
- T-细胞激活
- 细胞因子分泌入泪液中

改变的促分泌
神经脉冲

眼表炎症

眼表
细胞改变

细胞因子
破坏神经弧

图 9-8-1　干眼的炎症相关发病机制

（3）眼型天疱疮：为病因未明、治疗效果不佳的一种非特异性慢性结膜炎，伴有口腔、黏膜、瓣膜和皮肤病变。特点为结膜瘢痕形成，继而引起睑球粘连、睑内翻、倒睫等。结膜炎症反复发作可损伤杯状细胞，结膜瘢痕化可堵塞泪腺导管，泪液中水样液和粘蛋白的缺乏最终导致干眼，而睑内翻及倒睫可进一步加重干眼。

（4）Stevens-Johnson 综合征：发病机制与免疫复合物在真皮和结膜实质中的沉积有关。部分药物如苯丙磺胺、抗惊厥药、水杨酸盐、青霉素、氨苄西林和异烟肼，或单纯疱疹病毒、金黄色葡萄球菌，腺病毒感染均可诱发此病。特征表现为黏膜的溃疡形成和皮肤的多形红斑。双眼结膜均受累，最初表现为黏液脓性结膜炎和浅层角膜炎，晚期瘢痕形成导致结膜皱缩，倒睫和泪液缺乏，最终因继发角膜血管瘢痕化而影响视力。

（二）继发于各种眼表疾病

原发于眼表或角膜的疾病导致眼表炎症，在治疗及恢复过程中都可因炎症的存在而造成泪膜不稳定及上皮损伤的加重，药物的不规范使用可致使治疗周期延长。

（1）过敏性结膜炎：眼部组织对过敏原产生的超敏反应。病人常有明确的过敏原接触史，Ⅰ型超敏反应表现为眼部瘙痒，眼睑水肿，结膜充血水肿；Ⅳ型超敏反应表现为眼睑皮肤急性湿疹、皮革样变，睑结膜乳头增生、滤泡形成，长期反复的眼表过敏反应，造成角膜上皮损伤，眼表炎症持续，泪膜稳定性破坏。

（2）病毒性角膜炎：最常见的为单纯疱疹病毒（HSV）感染，常可潜伏于人体的三叉神经及角膜中，当机体抵抗力下降，活化的病毒将沿神经轴突逆行至角膜上皮细胞，引起 HSV 复发。多次复发后角膜神经功能受损，角膜敏感性下降，泪液分泌不足；同时角膜上皮损伤修复功能减弱，神经源性炎症难以稳定控制。

（3）眼化学伤：化学伤后期反复持续存在的眼表炎症，造成角膜被纤维血管翳遮盖，或角膜、结膜瘢痕化，或结膜鳞状上皮化，导致难治性干眼。

（4）急性结膜炎：常见于急性炎症控制后的恢复期，由于炎症的浸润累及角膜上皮及结膜杯状细胞，导致泪膜稳定性下降，病人从而出现干眼相关症状。

（三）手术源性炎症

由于眼科手术操作带来的不可避免的眼表创伤，导致术后明显的眼表炎症，围手术期的不规范用药可加重眼表损伤和泪膜的破坏。手术源性干眼的发生多与术后的炎症反应、角膜神经功能障碍，泪膜流体动力学异常等因素相关。角膜屈光手术、角膜移植手术，由于角膜神经的切断可导致其对上皮的营养作用以及瞬目功能减弱，术中局麻药的频繁使用、术后不恰当使用具有角结膜上皮毒性的药物，将导致上皮微绒毛的炎症及损伤,均可加重干眼的症状。

三、干眼炎症程度的评估指标

根据炎症在眼表表达的部位及特点,目前用于评估眼表炎症严重程度的方法主要有结膜充血评分、角结膜染色评分、角膜共聚焦检查、泪液炎症因子测定、结膜印迹细胞学检测等。

(一)结膜充血评分:眼表炎症因子的释放造成结膜血管网的扩张和充血,通过对睑裂区结膜充血的程度划分可推测眼表炎症的严重程度。目前多采用等级评分法:无充血(0 分),轻度(1 分),中度(2 分),重度(3 分)。此方法简单直观,但是受医生主观判断影响较大。

近年来,眼表综合分析仪 Keratograph5 为眼表炎症评估提供了新的选择。通过眼前节成像,获得病人平视前方的睑裂区外观影像,经过碎片化分析由软件测算出睑裂区结膜血管投影在巩膜的面积百分比,得到眼红指数(Hyperemia Index),HI<1 为正常,2>HI≥1 为轻度炎症状态,HI≥2 为中度炎症,HI≥3 为重度炎症(图 9-8-2)。

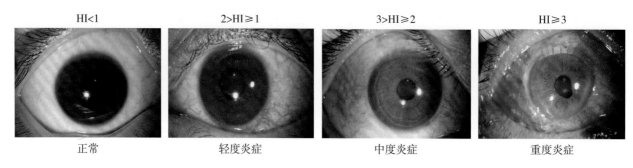

HI<1	2>HI≥1	3>HI≥2	HI≥3
正常	轻度炎症	中度炎症	重度炎症

图 9-8-2   基于眼红指数的炎症分级

炎症不仅造成血管的扩展,同时也造成血管内血流速度的变化。Wang 等人通过功能性裂隙灯成像系统(FSLB)观测人体结膜微血管血流变化,发现在佩戴了角膜接触镜 6 小时之后,受试者的结膜微静脉平均管径显著升高,血流速度显著加快,结膜微血管网的复杂指数显著升高。该技术为眼表炎症的临床评估提供了潜在的客观、无创性的方法。

(二)角结膜染色评分:眼表的炎症破坏泪膜的稳定性,同时也破坏角结膜上皮的完整性,通过荧光素、虎红、丽丝胺绿等眼表活性染料,配合裂隙灯系统的相应滤光片进行显示,通过分析染色病灶形态、数量、面积及侵犯象限进行相应评分,分值越高提示眼表炎症严重程度越重。

目前临床上有多种评分体系,Van Bijsterveld、NEI 和 Oxford 是国际上常用的 3 种定量评分法,其中 Van Bijsterveld 在 1969 年提出了一种染色评分方法,使用孟加拉红对角结膜进行染色,将鼻、颞侧结膜和角膜的染色按轻、中、重的程度分为 1~3 分,总分≥4 分定为阳性标准。目前临床中最常用的 Oxford 评分方法,具体方法为:角结膜分为三象限,包括颞侧结膜、鼻侧结膜和角膜,按染色严重程度每象限计 0~5 分,最后将染色评分进行加权。美国国立卫生研究院(NIH)资助的国际合作联盟(SICCA)在 2010 年提出眼表染色评分(Ocular Staining Score,OSS),将单眼眼表分鼻侧结膜、角膜和颞侧结膜 3 部分,根据三个区角结膜着染点数量分别评分并相加,若着染点有融合、着染点位于瞳孔区或出现丝状角膜炎则在着染点数量的评分基础上加 1 分。

除了上述目前国际较为常用的染色评分法外,笔者还推荐一种根据角膜染色形态程度(Type)及染色范围(Grade)进行分级的标准(图 9-8-3):①Type0~4 分别表示无染色、微小点状上皮脱失,粗大的上皮脱失,角膜上皮糜烂,以及片状缺损染色(≥1mm);②Grade0~4 分别表示:Grade0 为角膜上皮无丢失,Grade1 为角膜上皮缺失累及 1 个象限,Grade2 为累及 2 个象限,Grade3 为累及 3 个象限,Grade 4 为累及角膜中央光学。

(三)泪液炎症因子测定生物标记物的测定在评估泪腺功能、眼表健康及眼表分化功能方面的价值近年来逐渐受到重视。将免疫分析和生化实验运用于泪液中炎性因子的浓度变化检测(HLA-DR,MMP-9,

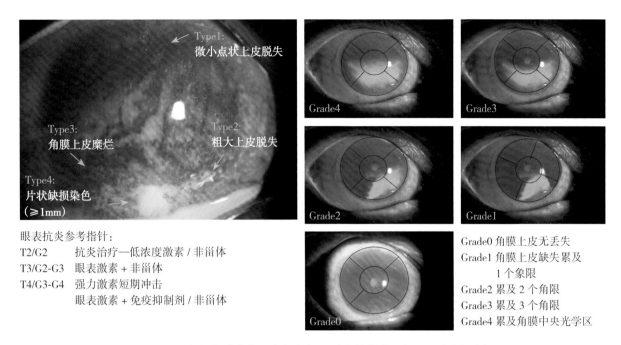

眼表抗炎参考指针：
T2/G2　抗炎治疗—低浓度激素/非甾体
T3/G2-G3　眼表激素+非甾体
T4/G3-G4　强力激素短期冲击
　　　　　眼表激素+免疫抑制剂/非甾体

Grade0 角膜上皮无丢失
Grade1 角膜上皮缺失累及
　　　　 1个象限
Grade2 累及2个角限
Grade3 累及3个角限
Grade4 累及角膜中央光学区

图9-8-3　根据角膜染色形态程度（Type）及染色范围（Grade）进行分级

TearEGF,TearIL-6,IL-8,MIP-1a,IL-1b等)是评估眼表炎症。近年来,通过半定量免疫法测定泪液基质金属蛋白酶9(MMP-9)的检测试剂盒在欧美国家逐渐被推广应用。

（四）结膜印迹细胞学检查对所获取的眼表结膜组织标本进行PAS染色以确定结膜杯状细胞数目（以cells/mm²为单位）以及结膜上皮细胞形态,临床多采用Nelson分级方法。评估持续炎症对眼表带来的损害后果。

（五）角膜共焦显微镜共聚焦显微镜具有1μm分辨率,800倍放大的优点,可以观察到角膜各层组织的细胞水平的显微结构,能够对干眼病人角膜上皮细胞形态、基底膜下免疫细胞浸润的数量及神经纤维形态、密度进行分析,判断病情严重程度。干眼眼表炎症活动期,表层高反射上皮细胞数量增加,角膜中央基质内可见免疫及炎性细胞,晚期可见上皮基底膜下的神经丛及纤维减少。但是目前缺乏炎症严重程度分级标准,对于炎症较轻、早期的干眼诊断的敏感性有待提高。

四、干眼抗炎治疗

鉴于眼表炎症在干眼发病机制中的重要作用,进行有效和安全的抗炎治疗是获得满意治疗效果的前提和基础。

（一）眼用抗炎药物的种类
根据抗炎药物的作用机制不同,可分为糖皮质激素、免疫抑制剂和非甾体类消炎药三大类。

1. 糖皮质激素　根据在血浆中半衰期长短,可将激素分为:①短效激素:氢化可的松,可的松,泼尼松,氟米龙;②中效激素:泼尼松龙,甲基泼尼松龙;③长效激素:地塞米松,倍他米松。临床上已经研制成的眼用剂型主要有地塞米松,泼尼松龙,氟米龙,氯替泼诺,倍他米松等。糖皮质激素的作用机制是通过抑制前体细胞向效应T细胞的转化,及抑制肥大细胞的炎症介质释放等途径抑制炎症。临床上选择眼用激素的考量指标包括抗炎效能及眼部使用安全性,不同种类激素等效量下抗炎作用强弱顺序为:地塞米松>泼尼松龙>氟米龙、氯替泼诺,安全性比较中以眼压变化作为评估指标,引起高眼压的风险由高到低为:地塞米松>泼尼松龙>氟米龙、氯替泼诺。

地塞米松眼科制剂为复方妥布霉素地塞米松眼液和眼膏,其浓度为5mg/5ml,在较强抗炎作用基础上还具有广谱抗菌性能。MGD合并睑缘炎的病人,适合夜间使用妥布霉素地塞米松眼膏,妥布霉素地塞米松眼膏治疗MGD合并睑缘炎的临床研究均证实,给予药物干预治疗2周,4周后睑缘炎的治疗有效率分别为 86.4% 和 95%。波尼松龙类剂型代表为 1% 醋酸泼尼松龙滴眼液,其抗炎效能及穿透力与 0.1% 地塞米松制剂相类似,同样适用于中重度的眼表炎症。

0.02% 和 0.1% 氟米龙以及 0.5% 氯替泼诺是眼表激素的代表性药物,虽然抗炎效能稍弱,但由于其药物代谢过程在角膜内完成,水解产物较少到达房角,因此其引起眼压升高的副作用发生率显著低于前两者,适用于眼表炎症的抗炎治疗。临床研究证实,干眼病人接受 0.5% 氯替泼诺治疗 2~4 周后,31% 病人角膜荧光素染色显著改善,25% 病人结膜充血症状显著改善,且眼压异常增高率与对照组相同;另一项研究也显示干眼病人使用 0.1% 氟米龙 1 周后主观症状缓解,1 个月后客观体征显著改善,并且治疗周期内具有较好的安全性。

2. 眼用免疫抑制剂　代表性药物为 0.05%~0.1% 的环孢素 A(Cyclosporine,CsA)和 0.05%~0.1% 他克莫司(FK506)。该类药物通过抑制钙离子内流,抑制钙调磷酸酶活性,并且通过减少 IL-2 的合成从而抑制 T 淋巴细胞和 B 淋巴细胞活化,抑制下游炎症因子的释放(如 IL-3,IL-4,IL-5,IL-8,干扰素 γ 和 TNF-α)。Stevenson D TJ 等人的研究指出,在干眼病人为期 8 周的治疗过程中 0.05% 的 CsA,以每日两次的用法其干眼主观不适症状改善明显,同时病人视觉质量提高。滴用 0.1%CsA 每日两次的病人客观检查指标(角膜上皮染色评分、泪膜破裂时间、泪液分泌量)改善最明显,治疗过程中未观察到明显的不良反应。他克莫司作用机制与 CsA 类似,但其体外药物效力是 CsA 的 10~100 倍,在重度干眼中显示了比较好的治疗效果,因而其在炎症相关干眼的治疗中有着极大的应用前景。

免疫抑制剂类药物的起效时间需数周,最佳疗效到达时间为 6 周左右,并且与糖皮质激素合用能达到较好的联合效果,由于其不良反应少、安全性高,因此可作为眼用激素的联合用药或发生激素不良反应时的替代药物,可用于炎症较重干眼或者需长时间抗炎的干眼病人治疗。

3. 眼用非甾体抗炎药(NSAIDs)　NSAIDs 通过抑制环氧化酶,阻止花生四烯酸转化为前列腺素,从而起到抑制炎症作用。目前临床上使用较多的眼用制剂是普拉洛芬(pranoprofen)、吲哚美辛(indomethacin)及双氯芬酸(diclofenac)。由于 NSAIDs 的药物起效路径单一,因此单独使用 NSAIDs 进行眼表抗炎的疗效弱于糖皮质激素,普拉洛芬滴眼液联合玻璃酸钠滴眼液治疗干眼的疗效的研究中指出,普拉洛芬联合人工泪液组治疗 4 周后其眼部症状评分,结膜充血评分,泪膜破裂时间,角膜荧光素染色评分较单用人工泪液组均有显著改善。在另一项使用 0.1% 吲哚美辛和 0.1% 双氯芬酸治疗干燥综合征(Sjögren's syndrome)的研究中证明,在用药 30 天后,NSAIDs 类药物能显著缓解主观不适症状,因此,NSAIDs 具有一定的治疗干眼相关性炎症的疗效,并且具有不影响眼压及不诱发白内障的特点,可作为轻度干眼及中重度激素冲击治疗后的替代药物。

4. 其他　除上述三种主流的眼用抗炎药物外,自体血清、四环素类衍生物等,同样可通过下调炎症因子的表达、抑制炎症因子活性,从而达到减轻干眼炎症症状的效果。

自体血清不仅含有天然人工泪液的成分,还含有多种生长因子及纤维连接蛋白,有利于角结膜上皮愈合,临床使用浓度为 20%~100% 不等,主要用于重度干眼病人。

四环素及其衍生物具有抑制中心粒细胞和淋巴细胞的激活、增殖、移行,抗氧化,以及抑制磷脂酶 A2、基质金属蛋白酶、及 IL-1 的作用,此外还可抑制睑缘微生物的脂肪酶释放,其用于伴有细菌感染的睑板腺功能障碍(MGD)所致干眼效果较佳,眼用剂型的代表药物是 1% 的阿奇霉素,不仅具有广谱抗菌作用,还具有抑制促炎症介质和细胞因子的分泌、抑制基质金属蛋白酶的生成、抑制核转录因子 κB 的生成等作用,体外试验和动物试验均证明阿奇霉素的抗炎作用和多西环素相当。

(二)干眼抗炎治疗基本原则:

2007 年 DEWS 提出了基于干眼主观症状及角结膜染色程度的分级体系。

1 级:轻度主观症状,轻微的结膜染色,无角膜症状

2 级:中度主观症状,中度结膜染色,轻度角膜染色

3 级:重度主观症状,显著的角膜点染及中央部位角膜染色

4 级:极重度主观症状,严重影响生活质量,严重的角膜染色及上皮糜烂。

其中以 2 级(中度结膜染色及轻度角膜上皮染色)作为启动抗炎治疗的基线,3 级在此基础上追加泪

点栓塞等治疗方案,4级需联合全身抗炎治疗、口服环孢素、以及配戴湿房镜、接触镜,乃至进行手术干预。

2013年发表的中国干眼专家共识中指出,可根据不同的干眼类型和疾病发展情况单独或者联合使用局部抗炎药及免疫抑制剂。

1. 糖皮质激素用于中重度干眼伴有眼部炎症反应的病人。使用原则为低浓度、短时间,一旦炎症反应控制即停止使用,可间断使用,但应注意糖皮质激素引起的并发症。点用次数及用药时间视干眼病人眼表面炎症反应的严重程度,每天1~4次,炎症反应减轻应及时减少用药次数及时间。

2. 环孢素A:用于中重度干眼伴有眼部炎症反应的病人。

3. 他克莫司:用于中重度干眼伴有眼部炎症反应的病人。

4. 非甾体类抗炎药:用于轻中度干眼的抗炎治疗。对于有糖皮质激素并发症的高危干眼病人可优先选用。

总而言之,干眼的眼表抗炎药物首选是糖皮质激素,激素使用过程中需要全程监控眼压以及避免其他激素相关并发症的发生,通过联合使用免疫抑制剂或者NSAIDs可减少激素使用的剂量和时间,取长补短,减少不良反应,达到更安全和长期眼表抗炎的治疗效果。

(三)干眼抗炎治疗的方案与策略

抗炎药物早期介入是缓解干眼不适症状、改善干眼远期预后、防止病情恶化的关键;把握好用药时机,用药剂量及撤药时间是达到最佳视觉质量和生活质量恢复的关键。目前临床上都在探索理想的干眼抗炎治疗策略。

1. 基于DEWS分级的时间轴治疗方案 2006年美国科学院眼科联席会议达成的专家共识中建议遵照DEWS的分级标准,2级及以上启动抗药治疗方案。其治疗策略如下。

1至14天的激素短期冲击:使用5mg/g氯替泼诺滴眼液(Lotemax)每天4次,辅助人工泪液治疗。病人症状体征无改善,需长期抗炎时(14天至60天)联合使用0.05%环孢素滴眼液(Restasis)每天2次,同时氯替泼诺改为每天2次,降低激素相关并发症的出现。更长时间的抗炎治疗(60天至6个月),继续使用环孢素滴眼液每天2次,激素可采用间歇使用,短期冲击的策略。当病情完全控制后,逐渐停止使用抗炎药物(图9-8-4)。

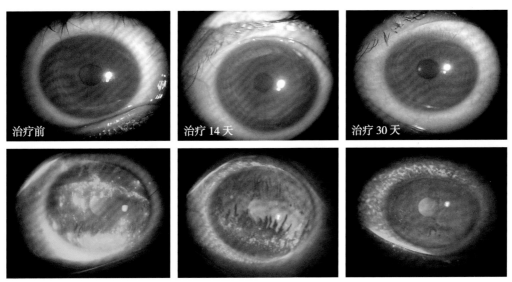

0.5%氯替泼诺滴眼液4次/日+人工泪液　　　　0.5%氯替泼诺2次/日+人工泪液

图9-8-4 基于DEWS分级标准的时间轴抗炎方案

2. 基于角膜染色量化评分的抗炎治疗方案 上述以时间轴进行眼表抗炎方案调整的策略缺乏对病人个体眼表损害情况的评估,因此在其基础上笔者在临床尝试了时间轴联合角膜染色TG分级(Type & Grade)的抗炎治疗方案(图9-9-3)。

根据角膜上皮染色范围及程度进行的分级抗炎治疗的制定,以 T2/G2 作为抗炎用药起始基线,此时可启用低浓度激素如 0.02% 氟米龙或非甾体抗炎药。T3/G2~G3 可使用眼表激素氟米龙或氯替泼洛,并联合非甾体抗炎药。T4/G3~G4 可使用强力激素地塞米松或百力特进行短期冲击,然后联合眼表激素、免疫抑制剂或非甾体抗炎药治疗(图 9-8-5)。

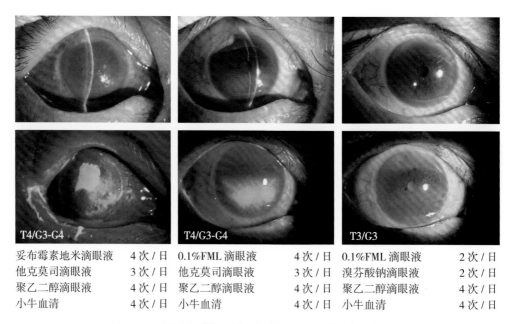

妥布霉素地米滴眼液	4 次 / 日	0.1%FML 滴眼液	4 次 / 日	0.1%FML 滴眼液	2 次 / 日
他克莫司滴眼液	3 次 / 日	他克莫司滴眼液	3 次 / 日	溴芬酸钠滴眼液	2 次 / 日
聚乙二醇滴眼液	4 次 / 日	聚乙二醇滴眼液	4 次 / 日	聚乙二醇滴眼液	4 次 / 日
小牛血清	4 次 / 日	小牛血清	4 次 / 日	小牛血清	4 次 / 日

图 9-8-5   基于角膜染色量化评分 TG 分级的抗炎治疗方案

3. 基于眼红指数分级的干眼抗炎治疗方案   干眼的严重程度可直观体现在眼部结膜血管充盈扩张的程度上。笔者进行了以非接触性眼前节综合分析仪 Keratograph5 提供的眼红指数(HI)为参考指标进行抗炎方案的调整(图 9-9-5)。

将 2>HI>1 或者角膜荧光素染色阳性 FL(+)(符合其中一条)作为抗炎治疗启动基线进行规范化治疗,可使用低浓度激素如 0.02% 氟米龙(FML)滴眼液或者非甾体消炎药。3>HI>2 使用眼表激素 0.1%FML 或 0.5% 氯替泼洛,可联合使用免疫抑制剂或非甾体消炎药。HI>3 短期联合强效激素地塞米松或泼尼松龙冲击,同时联合使用免疫抑制剂。治疗过程中根据 HI 的变化调整用药策略,遵循短期、间歇使用的原则,同时注意评估激素使用的安全性(图 9-8-6)。

4. 睑缘的抗炎治疗   睑板腺功能障碍(MGD)作为干眼的特殊类型,睑缘的炎症是 MGD 发生和加重的核心环节,因此睑缘的抗炎治疗日益受到重视。针对这类疾病临床上疗效较好的药物包括妥布霉素地塞米松眼膏及阿奇霉素滴眼液。

MGD 国际工作小组在 MGD 治疗指南中推荐局部 1% 阿奇霉素点眼,每日两次,可使得睑缘红肿、睑板腺开口阻塞、睑板腺分泌物三项指标显著好转。几项多中心随机对照研究证实,使用妥布霉素地塞米松眼膏(0.3% 妥布霉素,0.1% 地塞米松)每天一次涂抹睑缘,连续使用 4 周,治疗睑缘炎可使病人的炎症减轻,睑缘充血、鳞屑等得到改善,有效率达到 95%。

5. 全身抗炎治疗   伴有全身免疫性炎症处于活动期者,需请内科会诊给予全身的抗炎及免疫抑制治疗。此外 MGD 伴有眼外症状如红斑痤疮、酒渣鼻、脂溢性皮炎者需口服全身抗炎药物。临床上推荐的四环素及其衍生物口服用量为四环素和土霉素(每次 250mg,每天一至四次),多西环素和米诺环素(50~100mg 每次,每天一至两次)。

五、展望

1. 新抗炎药物的筛选及研发   除了临床上正在使用的各种眼部抗炎药物外,一些正处于研发或临床

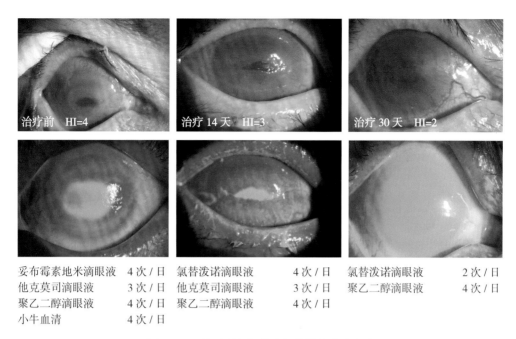

妥布霉素地米滴眼液	4 次 / 日	氯替泼诺滴眼液	4 次 / 日	氯替泼诺滴眼液	2 次 / 日
他克莫司滴眼液	3 次 / 日	他克莫司滴眼液	3 次 / 日	聚乙二醇滴眼液	4 次 / 日
聚乙二醇滴眼液	4 次 / 日	聚乙二醇滴眼液	4 次 / 日		
小牛血清	4 次 / 日				

图 9-8-6　基于眼红指数分级的抗炎治疗方案

试验阶段的治疗药物展现了其潜在的应用前景,如白介素 1 受体拮抗剂(IL-1Ra)、多不饱和脂肪酸氧合作用产物 Resolvin E1(RvE1)、趋化因子受体拮抗剂,CP-690,550(Janus 激酶选择性拮抗剂)、SAR 1118(淋巴细胞功能相关抗原 -1 拮抗剂)、Mapracorat(新型选择性糖皮质激素)、软骨细胞衍生的细胞外基质(CDECM)等。此外近来的研究证实黏蛋白家族具有抗眼表炎症作用,黏蛋白代替物或促进靶黏蛋白分泌药物的研发将有利于眼表炎症的控制。通过深入研究干眼的免疫炎症发病机制,针对干眼炎症的关键环节或关键因子,研制和筛选靶向药物将使未来干眼抗炎治疗更加精准。

2. 经验疗法向基于客观、量化指标的个体化治疗模式转变　有效、安全抗炎治疗模式的最终实现,不仅要选择合适的抗炎药物种类,还需要医生对病人的诉求和用药依从性进行评估,同时结合临床检查结果和病人的症状体征改善情况进行综合分析,从而制定个体化治疗方案。因此进一步探索准确评估炎症程度的临床检查方法,有据可循地把握用药与停药的时机,控制激素的使用频率及疗程,寻找抗炎疗效与安全性之间的平衡点,使得干眼抗炎用药更规范化、安全化,将干眼抗炎治疗从过去的经验疗法向基于客观、量化指标的个体化治疗模式的转变,亦是未来干眼抗炎治疗的重要发展方向。

(袁　进)

参 考 文 献

1. 齐惠,黄一飞 . 干眼动物模型的最新研究进展 . 中国实验眼科杂志 . 2012(30)

2. 孙雯,顾扬顺 . 干眼抗炎治疗进展 . 浙江医学 . 2005;27(11);879-880

3. 王宁利,葛坚 . 眼科学 . 第 3 版 . 北京:人民卫生出版社 . 2015

4. 王智崇,晏孙,谢洪 . 妥布霉素地塞米松眼膏治疗睑缘炎的多中心临床观察 . 中华眼科杂志 . 2013;49(1)

5. Akpek MHEK. Dry eye an inflammatory ocular disease. Ophthalmic Vis Res;2014;9(2):240-50.

6. Baudouin C AP,Messmer EM,Tomlinson A,et al. Role of hyperosmolarity in the pathogenesis and management of dry eye disease: proceedings of the OCEAN group meeting.Ocul Surf. 2013;11(4):246-258)

7. Bron AJ,Evans VE,Smith JA. Grading of corneal and conjunctival staining in the context of other dry eye tests. Cornea.2003;22(7): 640-650

8. Foulks GN,Pflugfelder SC. New testing options for diagnosing and grading dry eye disease. Am J Ophthalmol. 2014;157(6):1122-1129

9. Jiang H,Zhong J,DeBuc DC,Tao A,Xu Z,Lam BL,et al. Functional slit lamp biomicroscopy for imaging bulbar conjunctival

microvasculature in contact lens wearers. Microvasc Res. 2014;92:62-71

10. Lin T, Gong L. Topical fluorometholone treatment for ocular dryness in patients with Sjögren syndrome:a randomized clinical trial in China. Medicine(Baltimore). 2015;94(7):e551

11. Maskin SL,Anderson B,Chodosh J,et al. Loteprednoletabonate 0.5% (Lotemax) versus vehicle in the management of patients with KCS and at least moderate inflammation.Invest Ophthalmol Vis Sci. 2003;44:686

12. MAPSAFFM. Effects of the topical treatment with NSAIDs on corneal sensitivity and ocular surface of Sjögren's syndrome patients. Eye(Lond). 2005 May;19(5):535-539.

13. Methodologies to Diagnose and Monitor Dry Eye Disease:Report of the Diagnostic Methodology Subcommittee of the International Dry Eye WorkShop(2007). The Ocular Surface. 2007;5(2):108-152

14. Meeting AAoOJ. Expert consensus in the treatment of dry eye inflammation. In:Ophthalmology Times. 2007;32(8,S3,9)

15. Chen M,Gong L,Sun X,et al. A comparison of cyclosporine 0.05% ophthalmic emulsion versus vehicle in Chinese patients with moderate to severe dry eye disease:an eight-week,multicenter,randomized,double-blind,parallel-group trial. J Ocul Pharmacol Ther. 2010,26(4):361-366

16. Pflugfelder SC. Antiinflammatory therapy for dry eye. Am J Ophthalmol. 2004;137(2):337-342

17. Shirai K,Saika S. Ocular surface mucins and local inflammation--studies in genetically modified mouse lines. BMC Ophthalmol. 2015,15 Suppl 1:154

18. The definition and classification of dry eye disease report of the Definition and Classification Subcommittee of the International Dry Eye WorkShop. The Ocular Surface. 2007;5(2):75-92

19. Whitcher JP,Shiboski CH,Shiboski SC,et al. A simplified quantitative method for assessing keratoconjunctivitis sicca from the Sjögren's Syndrome International Registry. Am J Ophthalmol. 2010,149(3):405-415

第九节   泪道栓塞治疗

干眼是临床的常见眼病,其治疗常常根据干眼患者的不同程度、不同类型及不同个体均有一定差异。但基础治疗对泪液的关注是第一位的,诸如促进泪液分泌、补充泪液成分及减少泪液流失,泪液的开源及节流是基本措施。本节介绍泪液的节(截)流治疗,也就是减少泪液流失的泪道栓塞治疗。

泪道栓塞是一种物理治疗,主要是减少患者自身泪液流失,增加泪水储备以达到治疗干眼或减少人工泪用量的目的。人体自身泪液应该是人眼最佳的眼表环境。

一、泪道栓治疗

泪道栓是一类采用医用高分子材料制成临时或永久堵塞泪道的栓子。泪道栓治疗就是采用泪道栓堵塞泪道减少泪液流失、保存泪液,以达到治疗干眼或减少人工泪用量的目的。

(一)泪道栓治疗适应证

1. 干眼   每天需要应用人工泪液次数频繁如在 4~6 次或以上;应用人工泪有副作用或不能耐受或不接受药物长期治疗者;药物治疗效果不佳或单用人工泪不能完全解除症状;病人不能或不愿过频使用人工泪液,有泪道栓治疗意愿;特殊时期(如秋天等)有症状的病人(可用临时性泪小管栓子)。干眼症状明显,且泪点较大者,可作为首选。

2. 配戴角膜接触镜后有干眼症状者   这部分病人希望继续配戴角膜接触镜,点药可能造成角膜接触镜脱落、影响镜片治疗或寿命。

3. 干眼的诊断性治疗   部分有干眼症状病人经过多种方法无法确诊、或治疗效果不明确,或者病人有眼表多种问题无法确定主要矛盾时,可使用可降解栓以明确诊断,或作为诊断性治疗。

4. 增强药物疗效   延长药物在眼表的停留时间以增强疗效,减少眼表的用药次数或药量,以减轻药物的眼表毒性,特别是需要长期用药而泪点较大者(如青光眼病人)。

5. 眼表疾病   如病毒性角膜炎(静止期)有干眼症状、药物毒性角膜上皮病变、神经麻痹性角膜炎、部分暴露性角膜炎。

6. 眼科手术后   如准分子激光角膜屈光手术、白内障手术、青光眼手术、眼表手术、角膜移植手术后较严重的病例;也可作为部分临界干眼或轻度干眼病人围手术期的治疗。如激光角膜屈光手术后发病率较高的干眼一般在半年恢复,可在手术后同时植入可溶性泪道栓(半年栓),以减少术后用药种类及次数,提高手术后视觉质量,同时促进手术后的快速恢复。

（二）泪道栓治疗的禁忌证

1. 对泪道栓的材料过敏者。

2. 泪道感染者,如泪道炎和泪囊炎病人。

3. 泪点外翻、泪道闭塞。

4. 严重眼表炎症未控制者。

（三）泪道栓的分类

1. 根据阻塞部位,可分为:

（1）泪小点栓（见图 9-9-1）:这种栓子植入后直接封住泪点。有顶盖和喇叭口设计两种。这类栓子的优点是可见、有副作用可以随时取出、减少泪道残留盲端,泪小管炎症较少。但其缺点是病人可能有异物感、栓子容易脱出,如果去除栓子后会因泪点的扩大而加重干眼症状。

（2）泪小管栓（图 9-9-2）:优点是不外露不易脱出、没有异物感、不造成泪点扩大。缺点是取出相对困难、泪道残留盲端可能会导致泪小管炎症、移位时难以确定。

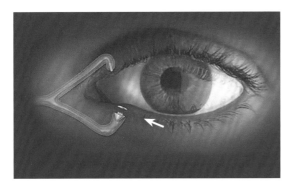

图 9-9-1　泪小点栓

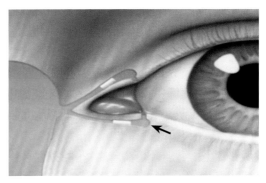

图 9-9-2　泪小管栓

2. 根据栓子制作材料,可分为:①胶原;②硅胶;③丙烯酸聚合物;④热变疏水性丙烯酸多聚体。

3. 根据栓子存留时间,可分为:

（1）临时性泪道栓:这类泪道栓的优点是可以降解,适用所有干眼病人,随时去除,几乎没有副作用。缺点是降解后干眼症状重现,后期因为栓体变小而使疗效变差,长期或重症干眼反复植入成本增加。

栓子降解时间可为数天至数月。一般胶原栓降解时间为 7~14 天（图 9-9-3）;由美国 Lacrimedics 公司生产的聚对二氧环己酮（PDO）的 VisiPlug 可吸收泪小管塞栓降解时间约为 6 个月,目前有长度均为 2mm 直径 0.4mm 和直径 $0.5mm^2$ 种规格（图 9-9-4）;此外还有公司在尝试时间 2-3 月的降解材料。

（2）永久性泪道栓:这类栓子一次植入,只要没有副作用,可以长久维持。目前常用的品种有:

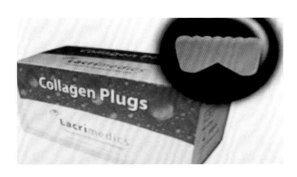

图 9-9-3　胶原栓图

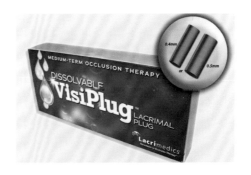

图 9-9-4　VisiPlug 可吸收泪小管塞栓

1）SmartPlug 泪道栓（图 9-9-5）：是由美国 Medennium 公司生产泪小管栓，是一种记忆的热变性疏水性丙烯酸酯材料，常温下塞栓长度 6.0mm，直径 0.4mm。体温下塞栓长度 1.5mm，直径 1.0mm。塞栓材料的温变点为 30-32℃，也就是接触体温后变粗变短，材料达到温变点后会缩短膨胀，适应不同的泪小管内径，较好地堵塞泪道。塞栓的热记忆性变不可逆，性变后能保持体温态性状，只需要一个尺寸，适用于所有病人。

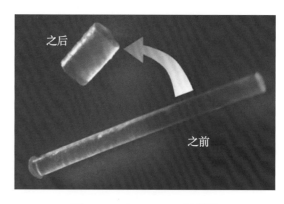

图 9-9-5   SmartPlug 泪道栓

这种泪道栓因为没有外露，不明显扩大泪道，因此植入后病人没有异物感。缺点是在栓体和泪点之间存在泪道盲端，可积存眼表代谢物及病原微生物，可能造成泪小管炎及眼表炎症。同时栓子移位时难以证实栓子的存在，且取出相对困难。

2）预装 Painless 式泪道栓（FCI）：是法国 FCI 公司研发的单一尺寸泪点塞，是世界上迄今为止唯一的软性（高弹性）硅胶泪点塞。以拉伸形状预装于无菌包装内的泪点塞放置器上，释放植入后，可回弹恢复其原有形状。由于软硅胶的高弹性特点，从而做到以一个规格尺寸，自动适合绝大多数直径的泪小点。

FCI 泪点塞，预装式放置器便于植入术前无需扩张泪小点（无需表面麻醉），一个通用尺寸适合绝大多数直径的泪小点（术前无需测量泪小点大小），拥有符合局部生理结构形态的超薄倾斜尾部设计，病人舒适度高于垂直尾部设计，免除异物感。且栓塞可见可逆。（图 9-9-6）

3）UltraPlug 泪道栓：是美国 Surgical Specialties Corporation 生产的医用级软硅胶泪点塞栓，可供选择的泪点塞栓轴直径范围有：0.4、0.5、0.6、0.7 和 0.8mm。朝向泪道一端为柔软的锥形头部，泪点孔处的可见部分是一层薄圆顶部分。（图 9-9-7）阻塞泪点同时确保病人的舒适度。

UltraPlug 泪点塞栓以无菌状态提供，预装在一次性放置器（图 9-9-8）的一端。放置器的另一端是扩张

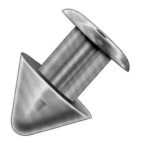

图 9-9-7   UltraPlug 泪道栓

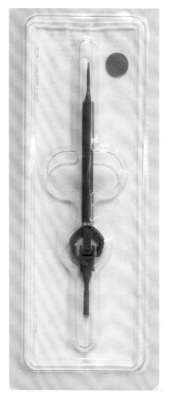

图 9-9-6   FCI 预 装 Painless 式泪道栓

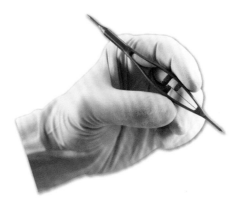

图 9-9-8   UltraPlug 植入装置

器,用于插入泪点塞栓前扩张泪点孔。栓塞为持久型产品,使用成本相对较低。放置具有可逆性,不适情况下随时方便取出。泪点与栓子之间不存在容易积存泪液和分泌物的狭小空间,不易产生泪小管炎。

4) 硬质硅胶泪点塞:设计同上述两种泪点栓,病人舒适度稍差。普通硬硅胶泪点塞不像软性硅胶泪点塞那样可以做到单一尺寸,它们至少分为 3~5 个不同尺寸,因此植入前必须测量泪小点大小。对测量技术要求较高,操作繁琐。如果测量不准确,测量过大会造成植入困难,造成病人痛苦;测量过小会导致泪点塞滑入泪小管。另外,在硬硅胶泪点塞植入前,通常需要在局部表面麻醉下,进行扩张泪小点的操作,因此现在临床较少应用。

（四）术前准备

1. 了解干眼类型、严重程度及既往治疗情况:了解病人的局部、全身情况和心理状况,以及病人对泪道栓的接受程度。

2. 了解及控制眼表炎症:术前局部可适当应用抗生素及抗炎药物,如激素或非甾体抗炎药物。

3. 泪道冲洗:泪道通畅方可植入泪道栓。

4. 了解泪点大小:以便准备不同直径的泪道栓。

5. 术前谈话:告知病人泪道栓塞只增加储泪功能,而不改变原发病及疾病进程,特别是全身疾病伴发干眼的情况。此外需告知栓塞治疗可能的并发症,如材料过敏反应、植入后泪小管及眼表炎症反应。有干眼症状者需继续使用人工泪液及抗炎药物,栓子有脱出或移位可能,有并发症时需要取出等。

（五）泪道栓治疗流程

1. 推荐序贯疗法　一般最好先采用可溶解泪道栓,证明效果且患者接受后再根据病情后续采用永久栓

（1）先植入可溶胶原栓,这种栓子一般一至两周溶解,通过这个过程可以了解栓塞效果及治疗后有无溢泪现象,同时让病人了解相关情况,为进一步栓塞做好心理准备。

（2）半年栓植入:这是较为安全的栓塞方法,根据泪道管径粗细可选用不同直径的泪道栓,这种栓一般半年内降解。可了解植入效果、有无溢泪和眼表持续炎症及病人心理承受能力。半年栓可重复使用,并随时泪道冲洗去除。

（3）双上泪点永久栓合并双下泪点半年可溶栓,或双下泪点永久栓合并上泪点半年栓,较重者双上、下泪点同时使用永久栓。

（4）特别严重干眼可直接泪点封闭。

2. 泪道栓植入

（1）可降解泪道栓植入:根据泪点大小,选择不同直径的栓子,将其植入泪小管水平部,如植入困难可适当扩大泪小点。不配合和敏感的病人可先点表麻药。

（2）永久泪点栓植入:根据泪点大小,选择不同直径的泪道栓,将其植入泪小管水平部,如植入困难可适当扩大泪小点,不配合和敏感病人可先点表麻药;预装泪点栓可直接插入泪小点按压放置器上的释放装置（如图 9-9-9,图 9-9-10）。

图 9-9-9　预装泪点栓植入
A. 扩大泪小点,预装泪点栓插入泪小点;B. 预装泪点栓插入,按压放置器上的释放装置

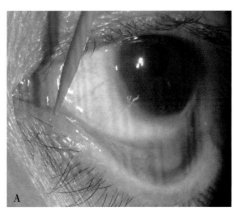
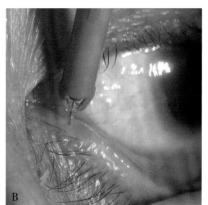

3. 泪道栓（SmartPlug）植入　分开上下睑暴露泪点，观察泪点大小。一般不建议扩大泪点，如泪点太小可先用泪点扩张器轻扩泪点。扩泪点时不要转弯，最好用显微无齿镊尖端扩张即可。

用植入镊在泪道栓的中部夹住泪道栓，分开并固定上下眼睑以暴露泪点，将泪道栓插入泪小管垂直部至底部。不建议推到水平部，此时约将泪道栓三分之一部分插入泪道。握住泪道栓不松开约 3 秒左右，让泪道栓在泪道内开始膨大，松开植入镊，但要顶住外露泪道栓的顶端，以防止其向外脱出。此时如果泪道栓不断向泪道收缩可任其自然，如有脱出征象或者外露部分开始膨大，应将泪道栓向泪道内推，如泪道栓膨胀较快其直径要超过泪点直径应加快推进速度，直到不见膨胀部为止，以防止膨大部分露出泪点外。（图 9-9-11，图 9-9-12）

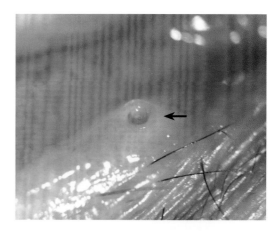

图 9-9-10　植入后的状态图

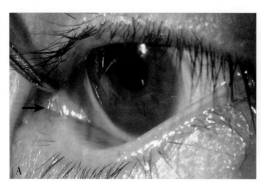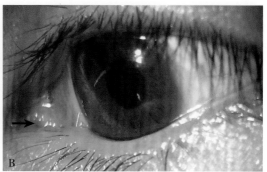

图 9-9-11
A. SmartPlug 植入泪道；B. 泪道栓膨胀缩入泪道

在泪道栓膨胀回缩过程中应避免其触碰组织或器械，防止相互黏着而脱出泪道。膨胀结束后应使泪道栓全部缩进泪道。

操作过程中要避免将泪道栓推进泪道深部，以防治日后取出困难，或因挤压等原因而脱入泪囊。

4. 泪道栓植入后处理

（1）症状未完全改善可适当应用人工泪液。

（2）抗炎治疗 7~10 天，之后根据情况可适当间断使用。

（3）建议定期用人工泪冲刷眼表，以减少眼表代谢物残留。

（4）寻找干眼病因，给予对应治疗。

（5）病人心态调整。

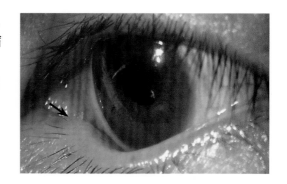

图 9-9-12　泪道栓将全部缩进泪道

（六）泪道栓并发症

1. 异物感或局部胀痛：一般为泪点栓引起，尤其是硬质硅胶泪点塞容易出现。如患者难以承受，可取出，更换其他治疗方法。

2. 溢泪：植入早期的轻度溢泪，尤其是可降解泪道栓植入术后，可观察。部分病人可随时间推移而缓解，严重者或观察后溢泪不减轻可去除泪道栓。

3. 炎症：泪道栓塞后使泪湖失去了"流水不腐"的环境，一些病人会出现眼表炎症，如反复充血、有分泌物等。局部可适当应用抗生素、激素药物治疗及人工泪液冲刷，炎症持续或治疗无效者可去除泪道栓。

一些病人可出现泪小管炎、泪小管结石,应取出泪道栓,治疗泪小管炎及去除结石。

4. 移位或脱出:植入可降解泪道栓时,应告知病人不要用力擤鼻涕,以防泪道栓因泪道空气压力自泪点脱出。泪点栓植入时也应嘱病人在清洁内眦部时注意不要将其擦掉。泪道栓一般不易从泪点脱出,但在泪道内有移位的可能,尤其是其他医务人员在不知情时作泪道冲洗,会将其冲入泪囊或冲出。

5. 过敏反应:与体质有关。在植入部位出现红肿及痒感,可应用激素或抗过敏药治疗,严重者需取出。

6. 肉芽增生:与泪道栓的过敏反应、炎症刺激等有关,发生时应取出泪道栓,切除或刮除局部肉芽组织。

(七) 泪道塞栓取出

1. 适应证

(1) 严重或长期溢泪。

(2) 泪点或泪道肉芽肿。

(3) 泪道栓留存部位或眼表持续性炎症。

(4) 要求取出者。

2. 操作过程

(1) 可降解泪道栓仅行泪道冲洗即可取出。

(2) 帽状或顶盖泪道栓取出时抓住顶端向外拔出。

(3) SmartPlug 泪道栓去除:厂家说明书推荐的方法是泪道冲洗,但实际是大多数不能冲出,而是存于泪囊中。

我们自创了自泪点取出新方法:表麻或局部浸润麻醉欲取泪道栓附近眼睑及结膜,用切除睑板腺囊肿的小固定镊夹住内侧眼睑包括泪点及泪小管水平部,将眼睑向外翻转。如泪点够大此时泪道栓可自动脱出(图9-9-13);如泪点太小用显微镊插进泪点随其自然弹力将泪点扩大(勿用泪点扩张器扩张以防止将泪道栓向内推进),此时如泪道栓仍未脱出,可自泪小管远处向泪点推动以促进泪道栓脱出。如仍未取出可继续扩大泪点。仍取出困难用 1ml 空针针头在结膜面切开泪小管垂直部用显微无齿镊夹出,如发现乳化、降解、嵌入泪道黏膜或局部化脓等情况时,需用小的刮匙刮尽。

个别未能取出者行泪道加压冲洗后观察并发症是否解除,如病人溢泪症候仍不改善,可于泪道内窥镜下取出(图9-9-14)。

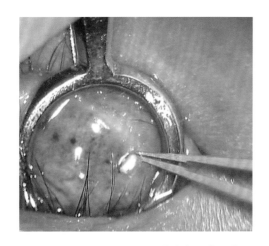

图 9-9-13　SmartPlug 泪道栓自泪点取出

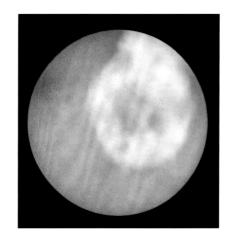

图 9-9-14　泪道冲洗后内窥镜在泪囊可见泪道栓

取出后局部抗生素加激素(如妥布霉素地塞米松眼水及眼膏)局部短期应用,如有干眼,继续治疗。

二、泪点封闭术

泪点封闭是针对干眼不可逆的重症患者采用的治疗,采用各种办法将上或下泪点封闭,严重者上下泪点同时封闭。

（一）泪点封闭手术适应证

泪液分泌很少或完全没有泪液分泌者可考虑此手术。还有个别泪点管径过大、泪道栓治疗效果不明显、且干眼程度较重者。一些患者使用泪道栓有效果、但伴有明显的副作用,也可施行。

（二）手术方式

临床上常规方法为泪点切除、泪点缝合、泪点烧灼等,但手术后容易再通而造成手术失败,我们推荐将笔式电烧灼器(如图 9-9-15)的头端插进泪道后再开始加温烧灼,这样对泪道黏膜破坏较重,术后泪点容易粘连而使得封闭成功。

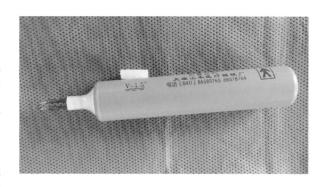

图 9-9-15　笔式电烧灼器

（张明昌）

参 考 文 献

1. 刘祖国 眼表疾病学 . 北京:人民卫生出版,2003
2. 刘祖国,王华 . 干眼的泪道栓治疗 . 中华眼科杂志,2011,47(5):478
3. Zhang MC,Zhang XZ.New method for removing thermosensitive acrylic punctatal plugs from lacrimal puncta.Cornea,2015,34(12):1557

第十节　治疗性角膜接触镜

一、概述

（一）治疗性角膜接触镜的定义

治疗性角膜接触镜是覆盖眼表,用于保护角膜,而非矫正屈光不正的一类角膜接触镜。针对治疗干眼的治疗性角膜接触镜主要包括:绷带式角膜接触镜、药物缓释型角膜接触镜及巩膜镜。其中,绷带式角膜接触镜及药物缓释型角膜接触镜配戴时接触角膜也称为治疗性角膜接触镜,巩膜镜配戴时仅接触巩膜部分,镜片后表面不接触角膜,为角膜接触镜的一种。

（二）治疗性角膜接触镜的材料

使用治疗性角膜接触镜治疗干眼时病人通常需要过夜及长期配戴,这对镜片透氧性要求较高,需达到一定安全要求,如等效氧分压(EOP)需要接近大气(21%),过夜配戴后角膜水肿程度小于生理性角膜水肿(4%)等安全。

材料主要分为软性材料及硬性材料两大类。

软性材料是治疗性角膜接触镜的主要材料,镜片通过弥散的方式供氧角膜,高含水量水凝胶材料及硅水凝胶材料为目前治疗性角膜接触镜的主要材料。其中水凝胶材料的透氧性与含水量呈正相关,但水合作用增加的同时其厚度及脆性相应增加、保水性降低。所以高含水量的水凝胶材料可为绷带镜及短时释放高浓度药物的药物缓释型角膜接触镜制作所用。硅水凝胶材料是治疗性角膜接触镜最优选择,过夜配戴可保证角膜水肿程度在 2.5% 左右,硅含量越高,镜片含水量越低,厚度及脆性降低,保水性增加,可为绷带镜及长时释放低浓度药物的药物缓释型角膜接触镜所用。

最早巩膜镜选择玻璃、磨砂玻璃、PMMA 等作为材料,但因透氧性较差一度被弃用,直到高透氧性硬性隐形眼镜材料出现,巩膜镜才重新受到重视,巩膜镜的材料与硬性角膜接触镜(Rid gas permissible lens,RGP)类似,但形态不同于 RGP 镜片。

（三）治疗性角膜接触镜的作用

1. 屏障作用　治疗性角膜接触镜覆盖于眼表,可以避免外界因素及外力(眨眼时睫毛及睑缘的刺激),

保护易受损或正在愈合的角膜上皮。

2. 支撑作用　当角膜组织结构完整型受损时,治疗性角膜接触镜可以对角膜组织起到支撑作用。

3. 水合作用　水凝胶材料中不同含水量的镜片水合作用的能力不同,当与渗压剂合用时,有助于保持角膜的正常水合作用。配合其他药物时,可以根据不同的镜片的缓释时间来维持不同的眼表药物浓度。

4. 光学作用　治疗性角膜接触镜有一定硬度,前表面可形成一个光滑的球形屈光面,后表面与角膜之间可形成泪液镜,矫正不同程度的角膜不规则表面,从而改善视力。

（四）治疗性角膜接触镜的不良反应

1. 角膜水肿　覆盖在眼表的角膜接触镜会减少角膜表面的氧分压,睡眠中眼睑闭合时,更加严重。目前治疗性角膜接触镜可通过材料成分及设计改进提高角膜表面的氧分压,但临床医师仍须警惕。另外,当镜片配戴过紧时也可出现角膜缺氧而引起的水肿。

2. 机械摩擦　治疗性角膜接触镜在角膜上的每次移动,可对角膜上皮细胞及结膜细胞造成机械性干扰,严重时可致角膜感染。在验配治疗性角膜接触镜时,选择适合的直径及基弧的镜片可以减轻移动造成的损伤。

3. 破坏泪膜生理　治疗性角膜接触镜将泪膜分为镜片前泪膜及镜片后泪膜,减缓泪液流动,配合药物可以提高药物浓度及角膜水合作用,但也会影响泪液的正常生理,加快镜片前泪膜的蒸发,并造成镜片后泪膜的停滞及污浊等,影响眼表健康。

二、绷带式角膜接触镜

（一）绷带式角膜接触镜的特性

绷带式角膜接触镜又称为绷带镜,覆盖眼表时,可以避免受损角膜与外界因素接触及机械摩擦刺激,从而起到保护眼表的作用。绷带镜选用软性角膜接触镜材料,硅水凝胶材质是使用最多的一种,其透氧系数较高,约在 110~140 之间,可保证角膜等效氧分压接近大气,可长期配戴。绷带镜镜片屈光度为 −0.5D,仅可矫正一定程度的屈光不正。为避免镜片移动造成的眼表机械摩擦,临床医生应根据病人眼部条件选择直径在 14~18mm 之间、厚度在 0.038~0.09mm 之间的镜片。

（二）绷带镜治疗干眼的原理

2007 年 DEWSI 明确指出,绷带镜可以提高中重度干眼病人的角膜水合作用,保护角膜上皮。绷带性角膜接触镜能够辅助治疗干眼,首先通过镜片的绷带作用保护角膜避免接触外物以及睑缘、睫毛的机械摩擦;其次通过贴附角膜,镜片后表面与角膜之间形成一层泪膜,其中结膜上皮细胞黏蛋白的表达和泪液中黏蛋白的组成不会改变,只是形态变薄。硅水凝胶的特性是吸水性强,达到一定的水分饱和后容易锁水,可以保持眼表长时间的湿润状态。但当干眼病人泪液量稀少时,硅水凝胶为了维持其水分的饱和度,会从眼表吸收一定量的水分,反而有加重干眼的可能。当泪液量较少的情况,可以考虑使用人工泪液药物缓释性角膜接触镜增加保持角膜湿润的能力。

绷带镜同时还可以辅助治疗顽固性角膜上皮缺损、神经营养性角膜炎等其他慢性角膜疾病。

（三）干眼病人绷带镜的验配

干眼病人绷带镜的验配同样应遵循角膜接触镜验配原则,通过选择适合的镜片参数为病人选择最佳的治疗镜片。其中,直径及基弧是重要的定位参数,影响镜片的定心、移动以及镜片下面泪液的交换量的情况,厚度决定氧气通过及加压状态。除此之外,存在角膜上皮弥漫、缺损等情况的中重度干眼配镜前需观察眼表泪液量是否足够配戴绷带镜,如发现眼睛表面泪液量太少,可考虑配合药物使用药物缓释性角膜接触镜。

绷带镜材料与屈光度参数已固定,可调整的有镜片直径、基弧及厚度等其他参数。绷带镜可选择以下参数:①含水量 24~36% 的硅水凝胶材料;②直径 14~18mm;③中心厚度 0.038~0.09mm 之间;④基弧半径 8.3~8.9mm 之间。目前普遍适用的参数为:含水量 36%,直径 14mm,厚度 0.09mm,基弧 8.6mm 的硅水凝胶镜片。

如果病人在配戴后有不适感,自觉镜片眼前移动幅度大或存在压紧感,应该考虑镜片不适配的可能性。裂隙灯下观察适配的镜片应位于角膜中央，每次眨眼时上下左右移动约为 0.5mm，该移动距离利于泪液交换。若发现镜片移动较多，可通过增大直径或减少基弧来增加稳定性。若镜片移动过小或与角膜间出现气泡，提示镜片太陡，可以减少直径或增加基弧防止镜片太紧。需注意，绷带镜属于软性角膜接触镜，不可使用角膜荧光染色实验观察，如果操作时进行了染色，必须更换新的角膜接触镜继续治疗。

临床医生还需要根据不同的眼睛情况选择适合的镜片，例如：角膜表面高度不规则者，可考虑使用相对较厚的镜片；当角膜上皮有糜烂情况时可考虑使用薄且轻的镜片较好。

绷带镜治疗中重度干眼通常须配戴1月，复查角膜上皮修复情况，同时检测干眼相关指标的变化情况，如：主观症状、泪河、泪膜破裂时间、角膜荧光染色以及睑板腺等指标。

（四）绷带镜的并发症及处理

1. 角膜水肿　配戴的绷带镜如果太紧，会导致不同程度的角膜缺氧，一般为轻微慢性的过程，严重时会引起急性上皮或间质水肿。角膜水肿时及时取出镜片，停戴绷带镜至角膜水肿消退，更换基弧较大或直径较小的镜片即可。

2. 刺激作用　绷带镜连续配戴几周后，仍可发生刺激症状，导致眼表轻度的炎症反应，停戴一段时间后症状可缓解。

3. 角膜新生血管形成　长期配戴绷带镜，部分病人角膜缘会有浅表的新生血管出现，很少超过角膜缘 1~2mm。停戴数周，此类新生血管可消退。如果病人所需配戴时间较短，治疗结束后，可待新生血管自行退行。

4. 巨乳头状结膜炎　长期反复使用绷带镜治疗的干眼病人可能会出现巨乳头状结膜炎，这可能与长期机械摩擦及软性角膜接触镜上钙和蛋白类沉淀物质相关。硅水凝胶材料含水量越高，蛋白类沉淀越容易堆积。选择含水量中等的硅水凝胶材质，可减少此类并发症。

三、药物缓释性角膜接触镜

（一）眼部缓释给药方式的新进展

眼部患病部位药物浓度及存留时间是决定眼用制剂疗效的重要因素。目前研究发现超过 90% 的眼部给药方式为滴眼液及眼膏，由于人眼的生理构造，滴眼液及眼膏在眼部存留的时间平均为 2 分钟，并且仅有约为 5% 的药物能够被有效利用，大部分药物被鼻泪管排出或者通过鼻腔黏膜吸收入血。因此，寻找更有效的给药方式对于发挥药物的疗效非常重要。

水凝胶材料及硅水凝胶材料制造的角膜接触镜，除有绷带保护作用外，本身材料含水量高低决定了药物吸收及释放速率，使其具备药物缓释的基础。理论模拟研究结果显示，角膜接触镜缓释的药物，利用率比滴眼液高 35% 左右。

（二）角膜接触镜药物缓释技术

目前角膜接触镜药物缓释方式主要有四种类型（图 9-10-1）：

第一种方法是镜片直接吸收药物溶液，主要是基于 poly-HEMA 水凝胶材料的镜片，可以在体外将镜片浸泡在药物中吸收至饱和状态后配戴，接触镜吸收的药物能够逐渐释放到泪液中，发挥治疗作用。也可以在配戴后滴用普通的滴眼剂，药物首先被镜片吸收，再将其释放到泪液中，该方法也可保持长时间较高的的药物浓度，但普通 poly-HEMA 水凝胶吸收药物的能力有限。

第二种方法是将其他功能性单体（例如：MMA、4-VP 及 APMA 等）与 HEMA 聚合，制备水凝胶角膜接触镜，以提高角膜接触镜的药物吸收性。

第三种方法是将药物加工为微米甚至纳米级胶囊，再分散到活性剂将药物制成水包油型纳米乳液，将这种纳米乳液分散到 poly-HEMA 水凝胶角膜接触镜中。纳米乳液被封装于 poly-HEMA 的水凝胶中后，含有纳米乳液的 poly-HEMA 水凝胶镜片在一定的条件下依然具有良好的光学透明性。这种方法的缺点是难以保证纳米乳液的光散射作用不对角膜接触镜的光学透明性造成不利影响，且纳米乳液的储存性较差。此外，纳米乳液中的表面活性剂对药物释放起阻碍作用，可能会使药物缓释速率

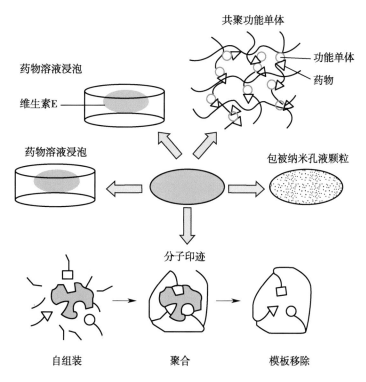

图 9-10-1　不同类型的药物缓释技术示意图

降低。

第四种方法是通过分子印迹聚合物水凝胶材料缓释药物。分子印迹技术是模拟生物体内抗原与抗体或者酶与底物之间的专一性相互作用而发展起来的一种新型分离检测技术。分子印迹聚合物水凝胶是利用该技术制备的、具有特异识别功能的一种交联聚合物，由模版分子、可聚合的功能单体、交联剂在引发剂的作用下聚合后，洗脱出去模版分子而得，可以提高角膜接触镜特异的吸收作用。

（三）干眼治疗的药物缓释角膜接触镜

目前，治疗干眼的药物主要包括人工泪液、促分泌制剂、渗透压保护剂和抗炎类药物几大类，其中抗炎类药物包括皮质类固醇激素、非皮质类固醇激素和免疫抑制剂。不同药物特性所使用的药物缓释方式不同，药物缓释效果也有所不同。（见表 9-10-1，表 9-10-2）

表 9-10-1　不同类型人工泪液及润滑制剂缓释情况

药物	角膜接触镜材料	药物缓释技术	给药方式	药物缓释速率
聚维酮	高含水量 p-HEMA 水凝胶	聚合包裹药物	体外给药	30 天
透明质酸钠（玻璃酸钠）	1. 高含水量 p-HEMA 水凝胶 2. 硅水凝胶	药物溶液浸泡	体外给药	1 小时
透明质酸钠（玻璃酸钠）	1. 高含水量 p-HEMA 水凝胶 2. 硅水凝胶	分子印迹法	体外给药	24 小时
透明质酸钠（玻璃酸钠）	1. 高含水量 p-HEMA 水凝胶 2. 硅水凝胶	聚合包裹药物	体外给药	7 周（硅水凝胶） 21 天（高含水量水凝胶）
磷脂类润滑剂	硅水凝胶材料	药物溶液浸泡	体外给药	10 小时
羟丙甲基纤维素钠	硅水凝胶材料	分子印迹法	体外给药	60 天

表 9-10-2　不同类型抗炎类药物缓释系统情况

药物	角膜接触镜材料	药物缓释技术	给药方式	药物缓释速率
双氯酚酸钠	高含水量 p-HEMA 水凝胶	共聚功能单体	体外给药	1 周
双氯酚酸钠	高含水量 p-HEMA 水凝胶	分子印迹法	体外给药	6 天
地塞米松	高含水量 p-HEMA 水凝胶	共聚功能单体	体外给药	50 小时
地塞米松	非工业硅水凝胶	药物溶液浸泡	体外给药	2 周 -3 个月
地塞米松	硅水凝胶	药物溶液浸泡	体外给药	提前用维生素 E 浸泡可延长缓释速率 1 周
地塞米松	高含水量 p-HEMA 水凝胶	纳米乳液 浸泡表面活性物	体外给药	50 小时
环孢霉素 A	1. 高含水量 p-HEMA 水凝胶 2. 硅水凝胶	药物溶液浸泡	体外给药	1 天（高含水凝胶） 15 天（硅水凝胶） 提前浸泡于维生素 E 可将缓释速率延长至 1 个月
环孢霉素 A	高含水量 p-HEMA 水凝胶	纳米乳液	体外给药	20-30 天

（四）药物缓释性角膜接触镜的验配注意事项

药物缓释性角膜接触镜的验配同样依照角膜接触镜验配原则,除通过选择适合的接触镜参数挑选适配镜片外,还应特别注意以下两点:

1. 抛弃时间　不同药物缓释速率不同,同时镜片负载药物,基础材料性能会有所改变,应当根据不同药物使用情况限定镜片使用时间长短,决定抛弃时间。

2. 避免感染　配戴药物缓释性的角膜接触镜,增加眼表感染的可能,如果配戴的镜片是日抛弃型,这个风险可忽略不计。但夜戴及长期配戴的病人应重视眼表炎症反应。为避免感染风险,有的镜片可以负载头孢唑林及米诺环素预防感染。

（五）理想的药物缓释性角膜接触镜的特点

理想的眼药缓释水凝胶材料应该具有以下特点:

1. 角膜接触镜镜片具有负载最大的药物量的能力。
2. 可控的药物缓释过程。
3. 药物缓释过程中,角膜接触镜能够保持透明及形态。
4. 储存和运输过程中,负载药物的角膜接触镜能够保持稳定。
5. 负载的药物不得影响角膜接触镜的氧通透性,并且角膜接触镜的厚度易于为病人所接受。

四、巩膜镜

（一）巩膜镜的定义

巩膜镜是直接接触巩膜,不接触角膜,覆盖眼表的一种硬性隐形眼镜。其实巩膜镜并不是新发明,早在 1887 年就诞生了世界上第一副巩膜镜,其创意还是来源于达·芬奇的画作。早期人们使用吹制玻璃、磨砂玻璃、PMMA 等作为镜片材料,但因透氧性差,巩膜镜一度被弃用。直到上世纪 70 年代,随着高透氧性隐形眼镜材料的出现,巩膜镜才重新受到重视。巩膜镜的材料与 RGP 类似,但其直径远大于 RGP,一般大于 14mm,大于角膜直径。按照镜片直径大小可分为三类,直径在 13.6~14.9mm 范围的称为半巩膜镜,在 15.0~18.0mm 的范围内的称为迷你巩膜镜,直径在 18.1~24.0+mm 范围的称为全巩膜镜。严格定义的巩膜镜是仅接触巩膜,不接触角膜的硬

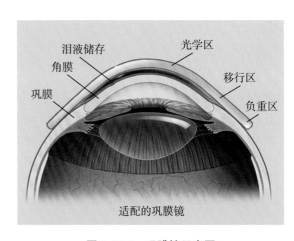

图 9-10-2　巩膜镜示意图

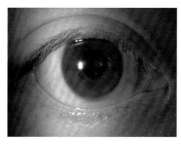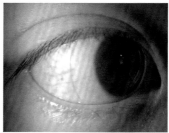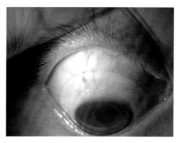

图 9-10-3　裂隙灯显微镜下观察巩膜镜配戴情况

性接触镜。(见图 9-10-2 与图 9-10-3)

（二）巩膜镜治疗干眼的原理

由于巩膜镜曲率的特殊设计,镜片和角膜之间的空间储存有泪液,不仅可以湿润眼表,而且可以防止睑缘对角膜的机械性损伤与矫正角膜的不规则散光(见图 9-10-4)。由于个体疾病基础和角膜形态不同,巩膜镜需要眼科医生进行详细检查后再进行配适。

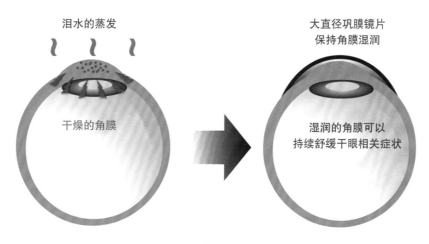

图 9-10-4　巩膜镜治疗干眼的原理

（三）巩膜镜适用的干眼病人

巩膜镜可治疗重度干眼,例如移植物抗宿主病、Sjögren 综合征相关干眼及 Stevens-Johnson 综合征等。目前有研究发现,重度干眼病人配戴巩膜镜后泪液渗透压、角膜染色评分、最佳矫正视力、干眼症状和生活质量均得到显著改善,这表明巩膜镜是治疗严重干眼的有效手段。与其他类型的治疗性隐形眼镜相比,巩膜镜与角膜间形成的泪液镜可填充角膜不规则情况,改善视力。对于高度角膜不规则的干眼病人,巩膜镜可以作为首选非药物的治疗方式。

（四）巩膜镜的验配

最佳的角膜适配情况是巩膜镜片后表面距离病人角膜 0.2~0.3mm,泪液镜中无气泡填充。巩膜镜由于直径较大,适配通常较紧。当适配过紧或过松时,可调整镜片的直径。

巩膜镜的并发症较少,由于不与角膜直接接触,最常见的并发症是结膜脱垂,当发生该并发症时,停戴一段时间即可。此外,在配戴镜片后,由于镜片后表面的沉淀会使视觉质量下降,需经常按照镜片护理要求清洁镜片。目前制作巩膜镜的材质与 RGP 类似,氧通透性优良,很少出现角膜缺氧水肿的情况,出现水肿及时停戴即可。

（五）巩膜镜应用注意事项

由于巩膜镜可完全矫正角膜散光,可影响佩戴者的屈光状态,佩戴后可能需调整屈光处方。对于白内障术后植入散光人工晶状体者,佩戴巩膜镜可导致散光的出现。目前已有屈光矫正型巩膜镜上市,该产品可同时治疗干眼与矫正屈光不正。

（张晓博 刘祖国）

参 考 文 献

1. Guzman-Aranguez A1, Fonseca B, Carracedo G, et al. Dry Eye Treatment Based on Contact Lens Drug Delivery: A Review. Eye Contact Lens, 2016, 42(5): 280-288

2. Foulks GN, Harvey T, Raj CV. Therapeutic contact lenses: the role of high-Dk lenses. Ophthalmol Clin North Am, 2003, 16(3): 455e61

3. Grentzelos MA, Plainis S, Astyrakakis NI, et al. Efficacy of 2 types of silicone hydrogel bandage contact lenses after photorefractive keratectomy. J Cataract Refract Surg, 2009, 35(12): 2103e8

4. Russo PA, Bouchard CS, Galasso JM. Extended-wear silicone hydrogel soft contact lenses in the management of moderate to severe dry eye signs and symptoms secondary to graft-versus-host disease. Eye Contact Lens, 2007, 33(3): 144e7

5. Schornack MM, Baratz KH, Patel SV, Maguire LJ. Jupiter scleral lenses in the management of chronic graft versus host disease. Eye Contact Lens, 2008, 34(6): 302e5

6. Doan Serge, Hoang-Xuan Thanh, et al. Vision-Related Function After Scleral Lens Fitting in Ocular Complications of Stevens-Johnson Syndrome and Toxic Epidermal Necrolysis. Am J Ophthalmol, 2009, 148(6): 852e9

7. Schein OD, Rosenthal P, Ducharme C. A gas-permeable scleral contact lens for visual rehabilitation. Am J Ophthalmol, 1990, 109(3): 318e22

8. Weyns M, Koppen C, Tassignon MJ. Scleral contact lenses as an alternative to tarsorrhaphy for the long-term management of combined exposure and neurotrophic keratopathy. Cornea 2013; 32(3): 359e61

9. Jacobs DS. Update on scleral lenses. Curr Opin Ophthalmol 2008; 19(4): 298e301

10. Schornack MM. Scleral lenses: a literature review. Eye Contact Lens, 2015, 41(1): 3e11

11. Worp E, Bornman D, Ferreira DL, et al. Modern scleral contact lenses: A review. Cont Lens Anter Eye, 2014, 37(4): 240e50

12. Bavinger JC, DeLoss K, Mian SI. Scleral lens use in dry eye syndrome. Curr Opin Ophthalmol, 2015, 26(4): 319e24

第十一节 血清滴眼液

一、概述

大多数干眼病人可通过人工泪液缓解眼干症状，但有一部分病人在使用足量或者超量的人工泪液后，干眼症状仍很严重，这种情况常让医生感到束手无策。而自体血清的应用将大大改善这一状况。

自体血清（Autologous serum，AS），也称自家血清，是指自体静脉血液离体并凝固后，在血浆中除去纤维蛋白原分离出的淡黄色透明液体。与传统人工泪液在治疗上比较，其优势在于：①来源于自体用于自体，血液制品使用过程中出现的过敏反应、经血液传播传染病的风险几乎不予考虑；②含有丰富的维生素、细胞因子、生长因子及蛋白等营养成分，对修复角膜上皮损伤有良好的效果；③常用浓度及渗透压与天然泪液相似，不仅是泪液的替代品，更在稳定泪膜中扮演十分重要的角色；④纯天然不含防腐剂，消除因商品化人工泪液长期使用后，其防腐剂带来的角膜毒性作用；⑤因血清来源于自体，不存在使用过程中出现的伦理学问题。因此自体血清被认为是泪液很好的替代品，被誉为"干眼治疗的最后一根救命稻草"。近年来，除了在干眼的治疗外，自体血清滴眼液也被广泛应用于各种难治性的眼表疾病，如化学烧伤，持续性角膜上皮缺损，复发性角膜上皮糜烂，神经营养性角膜病变等。

1. 血清滴眼液的提出

1952 年，Petzetakis 等人第一次将全血用于眼表化学烧伤的治疗。

1954 年，Orlowsi 等人在结膜下注射保存血清治疗眼表损伤。

1984 年，Fox 等人首次在他们的实验中报道，血清作为一种潜在的不含有害性防腐剂的泪液替代品用来治疗干眼。并比较了稀释后的血清和生理盐水在干燥性角结膜炎病人中的使用，血清组取得了很好的效果。其最早描述了自体血清在干燥综合征病人使用的好处。然而，限于当时的条件并不清楚血清眼表作用机制,加上抽血制备血清的繁琐,以及潜在的安全因素,使血清的临床使用受到限制。

直到 20 世纪 90 年代血清治疗才被人们广泛关注并大量投入使用。

Tsubota 等人后来意识到是由于生长因子和维生素的存在,血清滴眼液可能也有针对眼表上皮生长的潜能。1999 年在持续性角膜上皮缺损(persistent cornea epithelial defect,PCED)病人治疗取得成功,使得血清治疗得以推广。

2000 年以来,血清制品广泛用于眼表疾病的治疗,已为大量文献所报道。目前自体血清治疗眼表疾病尤其是干眼的文章每年层出不穷,治疗方法越来越被人们所接受,此项技术也越来越趋向成熟。

2. 血清滴眼液在国外的应用情况　目前尚无人体血清滴眼液相关的 FDA 规定和规范,在美国尚无批准上市的人体血清滴眼剂制品,但美国的眼科医生使用血清滴眼液治疗干眼已很普遍。在英国及威尔士,国家血液服务处(NBS)已经同意药物和健康管理所(MHRA)等英国管理机构制备人体血清滴眼液,以提供临床所用。MHRA 负责监控并作出安全性报告。NBS 在抽取血液之前,需要病人本人或供血者完成一张健康问卷调查,然后医护人员会进行一次讨论,被证明健康的人才会进行采血(最大的采血量规定为 470ml)。征得病人的同意后,采集的血液会进行乙肝病毒(Hepatitis B Virus,HBV)、丙肝病毒(Hepatitis C Virus,HCV)、人类免疫缺陷病毒(Human Immunodeficiency Virus,HIV)、梅毒、人类嗜 T 细胞病毒(Human T-cell Leukemia Virus,HTLV)等相关检测。整个检查和制备过程要花费 3~4 周,最后制备的成品会由 NBS 转交给病人所在的眼科诊所,再由眼科医生转交病人。针对不同的病人,眼科医生给予不同的治疗方案。

据德国眼科学会角膜科在 2005~2007 年期间,对全国 103 家机构的问卷调查显示:2005 年,血清滴眼液在眼科的使用率为 48%;2007 年血清滴眼液在眼科的使用率为 65%。2005 年,10% 的机构通过了官方认定,获得了制备血清滴眼液的资格证;2007 年这一比率上升为 17%。2007 年,36% 的眼科相关部门选择自己制备血清滴眼液,43% 的选择和其他部门联合制备。从德国前瞻性的临床试验来看,在德国血清滴眼液在眼表疾病的应用中,已经被看做是一种标准化的治疗方案。

除自体血清外,异体血清也被应用于临床。近年来丹麦有学者提议使用中心血库的成品男性血液制备血清滴眼液,因其可直接制备,有质量的保证,被认为是一种治疗某些严重干眼疾病的血液制品的安全标准。与之前报道的自体血清滴眼液比较,其治疗效果也同样较佳。

3. 血清滴眼液在国内的应用情况　我国目前尚无标准化的血清滴眼液制品,但其应用已比较广泛。多数医院是由眼科医生或护士自行临时配制,有的医院是在眼库实验室或检验科配制。血清滴眼液在制备及应用方面存在诸多不规范之处。自体血清滴眼液来源于自体,无伦理学风险,但制备及应用过程中容易遭受污染,甚至造成严重不良后果。虽然很多医生都在使用自体血清治疗眼表疾病,但国内临床应用的研究文献并不多,由于缺乏相关的医学文件及法律规定和保护,导致眼科医生使用血清滴眼液时仍有所顾忌。因此,我国现急需制定出有关血清滴眼液的配制及使用规范。在现有情况下,可先出台"专家共识"等文件,以指导国内的血清滴眼液的应用。

二、血清滴眼液的有效成分及其特点

泪液中存在的很多生长因子等成分在血清中同样存在,此外,血清的生化特性与泪液非常相似。由于自体血清中过敏原对本人无影响,且其生物学效应、生化特性与天然泪液十分相似。国外体外细胞培养试验证实血清中维持角膜上皮细胞形态学及细胞功能比人工泪液替代品中要好。这些都是自体血清滴眼液局部点眼治疗眼表疾病的基础。

(一) 血清中的有效成分

血清中含有大量的生长因子、维生素、免疫球蛋白等成分,某些成分的浓度甚至高于泪液。在人血清成分中,公认的对眼表最重要的成分有:上皮生长因子(epithelial growth factor,EGF),转化纤维生长因于 β (transformer growth fibroblast β-factor,TGF-β),维生素 A (vitamin A,VitA),纤维连接蛋白(fibronectin,Fn),白蛋白、α-2 巨球蛋白,血小板衍生因子(platelet-derived growth factor,PDGF-AB),肝细胞生长因子(hepatocyte growth factor,HGF),神经肽,如 P 物质(substance P,SP)、胰岛素样生长因子(insulin-like growth factors,IGF)等,这些物质可加速眼表上皮的再生和修复。血清与泪液的比较见表 9-11-1)。

表 9-11-1　正常人泪液和血清主要成分的生化特性比较

	泪液	血清		泪液	血清
pH	7.4	7.4	维生素 A（mg/ml）	0.02	46
渗透压（SD）	298（10）	296	溶菌酶（mg/ml）（SD）	1.4（0.2）	6
EGF（ng/ml）	0.2~3.0	0.5	sIgA（μg/ml）（SD）	1190（904）	2
TGF-β（ng/ml）	2~10	6~33	Fn（μg/ml）	21	205

（二）有效成分的作用

1. 生长因子　EGF 可加速上皮细胞的移行过程，并且有抗凋亡的功效，在泪液基础性分泌及反射性分泌时同样存在，与自体血清相比浓度轻微降低。TGF-β 在上皮层及脂质层修复作用中起作用，血清中的浓度是泪液中的 3 倍。

2. 维生素 A　阻止了上皮细胞的鳞状上皮化生过程，对角膜上皮愈合有促进作用；血清中的浓度也比泪液中高很多。

3. 血清蛋白　某些蛋白（比如白蛋白）已被证实有抗凋亡活性。α1、α2 巨球蛋白及组织金属蛋白酶抑制剂 TIMP-1，是角膜胶原酶的抑制剂，能防止角膜溃疡和穿孔的发生，展现了其抗胶原活性。纤维连接蛋白（Fn）是细胞移行过程中最重要的因素之一，且在血清的浓度明显高于泪液。自体血清含有神经因子，如 SP 和 IGF，在角膜上皮移行及黏附到基质层过程中可能具有一定作用。PDGF-AB 是已知的 5 种血小板衍生生长因子之一，在细胞内活化。当活化、分裂、瘢痕化后由血小板 α 颗粒分泌作用，具有刺激细胞群分裂增殖的能力，还可通过上调 TIMP-1 抑制胶原酶的作用，以减少细胞外基质的降解。另外，自体血清还包含许多免疫球蛋白，包括 IgG、IgA，还有一些具有杀菌或抑菌效应的溶菌酶和补充因子。

4. 抗氧化物质　此外，血清中含有许多抗氧化物质，包括维生素 C、α- 生育酚、β- 胡萝卜素、胆红素等，在抗细胞凋亡过程中发挥作用。这些物质的基础实验均表明血清对干眼有一定治疗作用。

（三）血清成分的优点和缺点

血清与泪液成分大多相似，但血清中有更多的维生素 A、溶菌酶、TGF-β、纤维蛋白，而 IgA、EGF、维生素 C 含量相对较少。研究表明，这些营养因子在正常角膜增殖上皮增殖、分化、成熟过程中是必需的。因此，自体血清与传统的治疗相比其优势在于它被用作泪液替代品时不仅起到润滑眼表作用，而且还有营养眼表作用。而且存在于泪液中起辅助角结膜上皮维持生物化学性质的因子毒性低。

但血清也可能含有一些对眼表不利的成分。TGF-β 是被熟知的具有抗增殖效应的因子，高浓度的 TGF-β 可能抑制眼表上皮的伤口愈合。

三、血清滴眼液的制备

（一）必备的设备和材料

1. 设备及仪器　血清眼液不能商品化，目前在医院内自行配制。血清的配制应该在专门的房间进行，其条件应达到无菌实验室或内眼手术室的要求。室内配置超净工作台、离心机等仪器设备。

2. 材料　需准备无任何添加剂的灭菌真空采血管、采血针、试管架、灭菌空药瓶、5ml 空针、橡胶管、棉签、1% 碘伏、生理盐水等材料。

3. 注意事项　无添加剂的真空采血管分为两类，一类含有分离胶，一类为不含任何物质的空白管。建议使用不含任何物质的空白管，其保存温度为 4~28℃。研究表明，若使用含有分离胶的真空采血管，尽管能快速的分离出血清，较好的保存血清，但有时会在分离出的血清中发现小油珠，这是由于当离心温度超过采血管保存温度时分离胶会发生溶解，从而污染采血管，并对某些检测项目产生影响。而使用不含任何添加剂的采血管，可以避免这种问题。然而，不含任何添加剂的采血管也存在一定的局限性，比如离心时间相对较长，分离出的血清量相对较少等。目前尚无任何有关分离胶对眼表情况影响的报告，但出于安全性考虑，建议使用不含任何添加剂的无菌真空采血管更为安全可靠。此真空采血管需与生产厂家直接联系定制,并应在出厂前完成灭菌。不可使用检验科的普通无菌真空管。配制时工作人员需穿无菌手术衣,配戴无菌手套、帽子。

（二）人员条件

国内一般是由检验科的技师或眼库的专业技术人员来进行操作,也有由眼科医生或护士临时配制的。但建议应由专人配制,配制血清滴眼液的工作人员应经过专门培训,最好是取得相关实验操作资质,能熟练操作离心机、超净工作台等有关设备,熟悉无菌室的工作要求及流程,掌握无菌操作技能,并对制备过程中出现的各种情况及突发事件有自己的判断并能做出相应的分析及处理。

（三）病人准备

1. 病人评估　采血前应对病人的全身状况进行评估,要求被采血者基本健康,有的病人需每年多次采血,一般要求血红蛋白不应低于 110g/L,以避免采血过程中出现晕厥、采血后贫血等不适。采血应考虑到病人失血所带来的最大风险,被采血者需没有明显心脑血管疾病(例如不稳定性心绞痛、近期心肌梗死、脑血管意外、有症状却未就诊的重大的心脏或肺部疾病等),以防止采血过程中及采血后出现不可预料的心脑血管意外。需排除明确的感染,以避免针刺部位感染及迟发菌血症的风险。通常儿童、孕妇及高龄病人不作为被采血者。这些病人可改用异体血清。

2. 采血前筛查　虽然血清多用于自体,但采血前仍应对被采血者进行血清学的筛查,包括:乙肝病毒(HBV)、丙肝病毒(HCV),梅毒螺旋体,人免疫缺陷病毒(HIV),人类嗜 T 细胞病毒(Human T-cell Leukemia Virus,HTLV)等。若结果阳性则建议不予使用,以避免血清带来的其他污染。除此之外,其他常规检查如血常规、出凝血时间、血糖等也是必须做的。高免疫球蛋白血症、高脂肪血症者的血清是否可用于点眼或是否对眼表有影响,目前鲜见研究报道。

3. 病人准备　一般在采血前一天嘱被采血者予以低盐低脂清淡饮食,为第二天采血提供更好质量的血液,防止因高脂高盐饮食导致脂血可能。由于干眼病人用药时间较长,需用较多血清,故建议采血前约 30-60 分钟,被采血者饮用纯净水 500~1000ml,以便短时扩大血容量并将血清稀释,从而得到更多的血清。

4. 知情同意　签署知情同意书,告知病人制备自体血清滴眼液的必要性及其带来的好处和相关注意事项,并取得病人及家属的同意。

（四）操作步骤

1. 采血

（1）采血量　根据需求不同,采血量也有差异。从几毫升到几百毫升不等,有研究表明可一次性抽血100~200ml(有报道最多 470ml),从而提取较多的血清,避免重复抽血带来的风险,且可满足较长时间血清的使用。但考虑保存条件、疾病的转归以及病人的心理承受,一般建议一次采血以 40~80ml 为宜。这样配制的血清眼液基本可满足 1 个月以上的用量。

（2）采血步骤　通常选择肘静脉采血。采血前常规消毒肘部皮肤 2~3 次,将采集的血液分装于多个无任何添加剂的真空采血管中。采血完毕后,用消毒棉签按压穿刺部位,止血。

2. 静置　将采集完毕的新鲜血液直立放置于试管架上,注意不要将采血管倒置或斜放,静置于常温下或 4℃冰箱 2~3 个小时后,开始离心。

需注意,抽血后不能马上离心,必须静置。静置时间对血清效价的影响,主要表现在 EGF、TGFβ₁ 等生长因子,凝血时间越长,获得的血清量及其含有的上皮营养性因子的量就越高。研究表明全血室温下放置 2h 以上,各种成分中 EGF、TGFβ₁ 浓度显著增高。因此,为了增加血清析出量,建议全血至少在室温下放置 2~3 小时,延长静置时间并不能明显增加血清中生长因子的含量及离心后的血清量。

3. 离心　使用普通低速离心机,将转数调至 3000~4000 转/分,离心时间 >10min,一般要求其离心力在 2000-3000g 之间。

需注意,有研究表明普通离心机第一次离心后,测其离心机内温度约为 31℃,5 分钟后进行第二次离心,离心完毕机内温度约达 35℃,故使用普通离心机即可,无需使用高转速的低温离心机。

离心力和离心时间是影响离心效果的关键因素,离心力不仅取决于转速,还与转子的直径有关,因此应用相对离心力(g-force)表示而不用每分钟转数。

RCF（相对离心力）＝离心力／重力

$$=m\omega*2*r/mg$$

$$=(2\pi*rpm/60)*2*r/g（注：rpm 应转换成转／秒）$$

离心力 $=m\omega*2r$　　　　重力 $=m*g$

ω（角速度）$=2\pi*rpm/T=2\pi*rpm/60$，（rpm/60 即 r/s）

g 为重力加速度，约为 $9.8m/s^2$。

r 为离心机转轴中心与离心套管底部内壁的距离。

rpm 为离心机每分钟的转速（一般情况下低倍离心机常表示为 r/min）。

RCF 为相对离心力，以重力加速度的倍数来表示，一般用 g 表示。

T 为旋转一周所用的时间。

比如，当低速离心机的转速达 4000/min 时，相对离心力可达 2130g。那么若想将离心力设定为 1000g 时，需要多快的转速呢？

RCF $=(2\pi*rpm/60)*2*r/g$

r $=(60*g*RCF)/(4\pi*rpm)$

　　$(60*g*2130)/(4\pi*4000/60)$

　$=(60*g*1000)/)/(4\pi*rpm)$

rpm $=31.30r/s$（约 1878r/min）

尚无实验测量血清中生物活性组分的浓度，但是离心机转速对其浓度可能有一定的影响，EGF、TGF-β1 和其他生物因子可能在离心转速不同的情况下浓度不同。

不同的离心速度及离心时间均有报道，Kojima 建议 1500 rpm×5min，Noda-Tsuruya T 建议 2200rpm×20min，Tananuvat 建议 4200rpm×15min，Urzua CA 建议 3500 rpm×5 min 等。但将结果相比较可发现离心力大、离心时间长者，维生素 A、EGF 含量较高，而 TGFβ1 含量较少。但离心力太大往往导致溶血。Geerling 认为比较理想的离心分离是 3000rpm×15min。通过实验，我们发现 3000rpm×10min，可较好的分离血清和血凝块，而不会导致溶血，最大程度上获得血清量及 EGF 和维生素 A 含量。而离心力小，离心时间短，不仅血清获得量少，而且在所得血清中可能混有血小板膜，当血小板膜糖蛋白达到一定含量可引起细胞凋亡。

4. 浓度　Geerling 等人报道，体外试验结果表明细胞增殖最好的血清浓度在 12.5-25% 之间。为了更好地模拟自身泪液的浓度，临床上最常用的血清滴眼液浓度为 20%。有文献报道，在实际应用中，使用高浓度的血清，如 100% 血清，更有助于角膜上皮修复。也有作者采用浓度序贯疗法，即对重度干眼或有严重角膜上皮缺损者使用高浓度（50~100% 血清），而当角膜上皮修复或好转后采取低浓度 20% 血清治疗，或对干眼的长期维持治疗采用低浓度。实际操作中可根据病情需要配制 20%、33%、50%、100% 等各种不同浓度的血清。一般采用 BSS 平衡盐溶液或 0.9% 生理盐水按比例进行稀释。可根据病情需要添加抗生素等药物一同使用。

5. 分装　稀释及分装均在超净台上，严格无菌条件下进行。

若一次性配制多瓶，建议将血清全部抽取后进行稀释；若配制较少量，建议先分装到不同的灭菌眼液瓶后再进行稀释。配制过程中应尽量减少瓶口穿刺次数防止污染。

注意事项：①分装的眼药瓶都必须是新的，未开封，并且有独立包装；②用 5ml 的一次性注射器抽取血清稀释并分装。注意抽取血清时勿将下方的红细胞吸入注射器内；③每瓶装量 2~3ml 为宜，不要过多。

6. 保存

(1) 分装好后，加盖原瓶盖，贴上标签，立即冷冻保存，有条件者最好采取锡箔纸包装以避光。国外研究，血清放置于 4℃冷藏可保存最长 1 月，−20℃保存可达 3 月。但实际应用中，为保证血清的有效成分不至丢失过多，避免血清遭受微生物的污染，一般建议在 −20℃条件下连续保存 1 月。

(2) 复温：使用前，从 −20℃冰箱中取出血清，先置于 4℃逐渐解冻，待完全解冻后再置于室温下即可使用。若从 −20℃直接放于室温下解冻，有时会在血清滴眼液中析出沉淀。

（3）复温后，不可再放入 –20℃冰箱，应尽量避光。每瓶血清使用时间最好不超过 3 天,若超过 3 天未使用完毕应弃之。

（4）每瓶眼药瓶上标签应标注清楚:病人信息、血清来源及浓度、制备日期、注意事项、使用频率、眼别等。

尽管自体血清在干眼的治疗已被广泛接纳,但目前针对血清滴眼液成品的生产及应用,既没有标准的临床指南,也没有标准方案。制备自体血清的关键步骤,比如凝固时间、离心分离和稀释都可能影响自体血清的生化特性及作用,并可能导致不同的效果及治疗结局,此方面尚需进一步研究。由于自体血清的制备需要装备齐全的实验室和训练有素的专职人员,在许多医疗机构依旧受到限制。

四、自体血清滴眼液

（一）适应证及用法

1. 自体血清在干眼治疗的应用

（1）轻度干眼的治疗:轻度干眼病人一般不需用自体血清,大多数病人使用人工泪液即可缓解干眼症状,但有极少部分病人治疗效果不佳,建议用自体血清滴眼液治疗。可配制成较低浓度,一般选择在 10-20%,每日 3-5 次点眼,起到润滑眼表,稳定泪膜,消除症状等作用。

（2）中重度干眼的治疗:中重度干眼病人,多数由 Sjögren 综合征、Steven-Johnson 综合征、移植物抗宿主病（Graft Versus Host Disease,GVHD）、睑板腺功能障碍（MGD）等导致。此类病人眼表干燥较严重,泪河浅或无,角膜上皮可有不同程度的病变。需依据干眼的严重程度及角膜上皮的损伤情况调整用量。中度干眼 4-8 次 / 天,重度干眼可 8-12 次 / 天,当症状缓解或上皮修复或好转后可减少使用频次,或使用不含防腐剂的人工泪液与血清交替使用。对于重度干眼的病人应使用抗炎、预防感染药物以及下泪小管栓塞等联合治疗,某些病人还需加用物理治疗(如热敷、湿房眼罩)及全身用药。

2. 自体血清在其他眼表疾病中的应用

（1）持续性角膜上皮缺失（persistent cornea epithelial defect,PCED）:

持续性角膜上皮缺失是由于炎症、手术、外伤、角膜营养不良等多种因素引起角膜上皮全层缺损。病人反复出现异物感、畏光、流泪等症状。部分病人结膜囊内有少量分泌物,荧光素染色可见境界清楚的圆形或椭圆形深染区域,边缘可见略为隆起。抗炎治疗或眼表修复剂治疗效果常较缓慢,且易复发,部分病人角膜上皮结膜化、新生血管长入,甚至发展为溃疡。

对于严重的 PCED,待前期炎症控制较稳定后,中后期可采用自体血清(常使用 100% 浓度)治疗,以营养角膜上皮,减轻炎症反应,促进上皮修复。同时应积极治疗原发病,并辅以其他治疗,如配戴绷带镜等。建议可以从 1 小时一次过渡到 6~8 次 / 天。

（2）化学烧伤:化学物质所致眼组织损伤称为眼部化学伤,是眼科常见的眼外伤,最常见的为酸、碱烧伤。临床表现各异,可出现眼睑红斑、水泡,结膜充血水肿,角膜混浊,眼痛等。

化学物质的种类不同,对于角膜损伤的类型和程度也不同。酸性物质易为角膜上皮所阻止。高浓度酸与组织接触后,使组织蛋白凝固坏死,形成痂膜,可阻止剩余的酸性物质继续向深层渗透。无机酸所致的组织损伤较有机酸为重。碱性物质对眼组织损伤机制主要是由于碱能与细胞核中的脂类发生皂化反应,同时又与组织蛋白形成可溶于水的碱性蛋白,形成的化合物具有双相溶解性,使角膜上皮经久不愈,基质溶解溃疡。

自体血清中的生长因子等成分能防止角膜溃疡和穿孔的发生,能够抑制角膜组织的胶原酶、稀释有毒化学物质、分离组织防止化学性物质向深部渗透达到保护深层组织的作用,还能加速角膜周围的血管网和受损角膜知觉的恢复,从而改善角膜营养,促进组织再生与创面愈合。待化学物质去除,眼表炎症水肿情况趋于稳定后可予以 100% 自体血清,建议从 1 小时一次过渡到 6~8 次 / 天。

（3）神经营养性角膜炎:神经营养性角膜炎是一种角膜上皮愈合障碍的变性疾病,疱疹病毒感染是最主要的致病原因。其特征是角膜知觉丧失,导致角膜基质溶解甚至穿孔。角膜知觉被破坏时,胆碱能感觉纤维对角膜上皮的营养作用消失,由此产生的上皮生长率下降影响到伤口愈合,即使在没有外伤时也可能引起上皮缺损。自体血清中的生长因子可促进角膜上皮和基质的修复,营养神经,促进角膜神经功能恢复,从而改善因感觉纤维缺乏导致的角膜受损。建议使用 100% 自体血清,每日 6~8 次。

(4) 三叉神经麻痹性角膜炎:肿瘤(听神经瘤、动脉瘤、神经纤维瘤等)、颅内手术、头部外伤、先天性疾病(家族性自主神经功能异常症、家族性角膜感觉迟钝等)均可使三叉神经麻痹,功能减退或消失,从而导致角膜神经受到抑制,出现相应的改变。自体血清在营养角膜上皮神经的同时还可促进角膜缺损的修复。可根据角膜缺损程度予以 50%~100% 浓度,6~8 次 / 天或 8~12 次 / 天治疗。

(5) 全身疾病引起的眼表病变:糖尿病、维生素 A 缺乏、甲状腺功能亢进症、麻风病、二硫化碳中毒、硫化氢中毒等均可不同程度地导致眼表甚至整个眼球的病变,应用自体血清可改善其带来的角膜上皮相应病变,从而缓解病情。可根据角膜缺损程度予以 20%~50% 浓度,4~6 次 / 天或 6~8 次 / 天治疗。

(6) 其他:药物性角膜炎(如:长期局部滴用抗青光眼药,长期不规律大量使用含防腐剂的眼药)、长期配戴角膜接触镜、某些自身免疫相关性眼病(如周期性角膜糜烂、干燥性角结膜炎、Mooren 溃疡等)均可导致角膜上皮不同程度的损伤。常规的治疗方法包括给予不含防腐剂的人工泪液、重组生长因子滴眼液、配戴治疗性软性接触镜等保守治疗,严重者亦可临时或永久的睑缘缝合、泪点阻塞、结膜瓣遮盖和羊膜移植等手术治疗。血清滴眼液对以上几种眼表疾病也是很好的选择,其疗效较人工泪液和眼表修复剂为好。根据角膜缺损程度予以 20%~50% 浓度,4~6 次 / 天或 6~8 次 / 天治疗。

(二) 不良反应及注意事项

1. 不良反应　血清滴眼液治疗稳定性佳、耐受性好、极少见不良反应的报道。Ogawa 等曾有报道在血清的使用过程中,偶尔会有病人出现不适,比如轻度上皮病变,细菌性结膜炎,眼睑湿疹等。Fox 等提到类风湿性关节炎病人出现巩膜血管炎,巩膜溶解。McDonnell PJ 等报告 1 例病人因复发的单纯疱疹病毒性角膜炎而行多次角膜移植后发生持续性角膜上皮缺损,给予自体血清每小时滴眼疗后,发现角膜上免疫球蛋白沉积,后来发生了角膜移植物排斥和上皮缺损复发,并再次施行角膜移植术。他们认为泪膜也许是沉积在角膜基质内免疫球蛋白的一种来源。

2. 注意事项　血清中某些成分有抑制细菌生长的作用,例如,溶菌酶、补体和 IgG,所以制备血清一般无需格外添加抑菌成分。然而,即使自体血清在无菌的环境下制备,且只限于本人使用,但在制备、贮存和使用过程中仍然有污染,以及随之而来的感染的风险。Sauer R 等使用血液、巧克力和沙保琼脂培养基评定无菌自体血清滴剂在应用前和第 4 天、7 天的培养情况。通过对结果的分析认为当滴眼液被熟练操作的人员使用时,可以确保到第 4 天不被污染。通过添加抗生素眼液,即使使用到第 7 天,也同样可以避免感染。Lagnado R 等评估了一所医院 14 名住院病人使用的 20% 自体血清滴眼液的微生物污染情况。结果显示有 6 名病人的培养基发现了细菌生长,但这 6 名病人均没有发现感染的临床和微生物证据。这项研究显示自体血清滴眼液可以在住院病人中安全使用,在严格的制备和存储条件下,没有细菌污染和随之而来发生感染危险的风险。

五、异体血清滴眼液

对于某些不适宜使用或无法使用自体血清治疗的病人,临床上可采用异体血液制品来替代治疗。异体血液制品来源较广泛,主要包括异体血清、异体冷沉淀、异体脐带血清等。在欧洲,异体血清的使用较普遍,荷兰等国家的中心血库目前正在研究,拟将血清制备成为一种商品化的滴眼液供临床使用。

(一) 适应证及用法

1. 适应证　在多数国家,异体血清并未被广泛使用。异体血清使用适应证包括:①婴儿、老人;②全身细菌感染的病人;③严重自身免疫性疾病的病人;④贫血或抽血困难者;⑤对抽血有恐惧感的病人;⑥患有严重系统性疾病或某些慢性疾病者;⑦肥胖者。

2. 对供血者的要求　异体血清供血者排除要求包括:①活动性的炎症,② HBV、HCV、HIV、HTLV、梅毒阳性,③患有严重心病、高血压或脑血管疾病,④贫血(Hb<11g/dl),⑤服用某些降压药(如 β 受体阻滞剂、血管紧张素转换酶抑制剂等)的病人。因此异体血清采集前需了解供血者是否有重大疾病史、是否正在服用药物、是否存在贫血及感染,并进行完善输血前全套检查。

（二）不良反应

因该血清来源异体，一旦出现皮疹、瘙痒等过敏反应或发热等不适症状，应注意与其他疾病区分。若高度怀疑与异体血清有关，需及时停止异体血清的使用。目前，尚未见异体血清滴眼液在眼表疾病治疗中有不良反应报告。

血清滴眼液制作简便、经济、纯天然、不含防腐剂，在治疗干眼和其他眼表疾病中已经取得了巨大的成功，有巨大的发展潜力和应用前景。血清中含有很多成分，其对眼表的作用及其机制尚待深入研究。随着自体血清在临床应用的推广和普及，它的优越性将更加凸显。期待商品化的血清滴眼液问世，为众多的干眼和眼表疾病病人服务。

（赵　　敏）

参 考 文 献

1. Geerling G, Maclennan S, Hartwig D. Autologous serum eye drops for ocular surface disorders. Br J Ophthalmol, 2004, 88 (11): 1467-74.
2. Liu L, Hartwig D, Harloff S, et al. An optimised protocol for the production of autologous serum eyedrops. Graefes Arch Clin Exp Ophthalmol, 2005, 243 (7): 706-14.
3. Lee HR, Hong YJ, Chung S, et al. Proposal of standardized guidelines for the production and quality control of autologous serum eye drops in Korea: based on a nationwide survey. Transfusion, 2014, 54 (7): 1864-70
4. Noble BA, Los RS, MacLennan S, et al. Comparison of autologous serum eye drops with conventional therapy in a randomised controlled crossover trial for ocular surface disease. British Journal of Ophthalmology, 2004, 88 (5): 647-52
5. Meer PFVD, Seghatchian J, Korte DD. Autologous and allogeneic serum eye drops. The Dutch perspective. Transfus Apher Sci, 2015, 53 (1): 99-100

第十二节　辅助及支持治疗

辅助与支持治疗在干眼的治疗中发挥着重要的作用。特别是对重度和久治不愈的干眼，支持疗法不可或缺，以下分四个部分进行介绍。

（一）性激素辅助治疗

近年来有报道尝试局部使用性激素治疗干眼，大量实验研究表明，性激素水平的变化会对泪膜功能单位及其他相关眼表组织的结构和功能产生一定影响，进而引起泪液成分的改变，从而导致泪膜的结构和功能的异常并产生一系列眼表组织的病理改变。关于孕激素与干眼的相关性研究涉及较少，因此我们主要从雄激素、雌激素两方面介绍性激素对于干眼的治疗。

激素替代治疗是针对女性因卵巢功能衰退、性激素分泌不足所致的健康问题而采取的临床医疗措施，应在有适应证而无禁忌证的情况下使用，绝经和相关症状是应用激素替代疗法的适应证。

1. 雄激素　Pflugfelder 等认为睑板腺的功能与性激素相关联，睑板腺也是雄激素的靶器官。有研究发现，雄激素可能是通过调节睑板腺脂质的分泌量和基因表达来维持睑板腺的正常功能。雄激素水平降低可以引起睑板腺功能障碍，导致睑板腺脂质的分泌量减少，泪液蒸发增加，泪膜破裂时间缩短，以及泪膜的不稳。而考虑到雄激素的男性化副作用，妇女给予全身雄激素治疗较少，但作为滴眼液局部应用治疗干眼应是一个有效的治疗方法，文献报告经 3 个月治疗，泪膜脂质层的功能和厚度均有所恢复。酯化雌激素联合甲基睾酮可改善干眼症状，但可能会增加绝经后妇女高眼压的副作用。

2. 雌激素　Esmaeil 等发现在女性上睑的睑板腺中 100% 存在雌激素受体，因此他们认为干眼的发生也与雌激素的水平相关。目前雌激素在干眼发病中的作用机制尚未有定论，有待进一步研究。有研究认为雌激素水平的降低可以加重眼表炎症反应，引起干眼的发生。Guaschino 等人选取了 80 例 52~70 岁的围绝经期女性，随机分为试验组和对照组，试验组给予雌激素 0.625mg/d+ 地屈孕酮 5mg/d 持续规律口服，一年以后试验组患者的泪液分泌量较对照组明显改善。国内也有研究给予围绝经期女性顽固性干眼症患者雌孕激素复方制剂即戊酸雌二醇 / 雌二醇环丙孕酮片（克龄蒙），每日 1 片，序贯用药，模拟生理周期,每周期停药 2~7d。12 周后,84% 的患者干眼症状得到改善。然而,也有报道称雌激素也会促使泪腺的退行性改变,使泪腺的代谢功能和泪液的分泌量下降,所以对于雌激素的使用还需要谨慎考虑。

（二）营养支持治疗

研究认为 MGD 导致的干眼病人主要是缺乏脂质,所以应该补充脂质,病人每日应至少补充 ω-3、ω-6、脂肪酸二十碳五烯酸和二十二碳六烯酸等必需脂肪酸[7]。

1. ω-3 必需脂肪酸   进食富含 ω-3 脂肪酸食物,可改善 MGD 的症状和体征,具体机制尚不清楚。Macsai[8]对睑缘炎和睑板腺功能障碍共 38 例病人进行了双盲随机对照实验,治疗组病人每日分 3 次口服含 3.3gω-3 脂肪酸的亚麻油胶囊,而对照组用橄榄油作为安慰剂代,在治疗前、治疗后实验组眼表疾病指数评分明显改善。有研究显示每天补充摄入 2000mgω-3 脂肪酸,每日 3 次,使用 1 年可改善症状,提高泪膜稳定性,促进睑板腺分泌。但凝血异常病人慎用。

2. ω-6 必需脂肪酸   近年来有报道称口服补充 ω-6 脂肪酸也对干眼治疗有效,但其用量标准还需更深层次的探讨。Aragona 对 40 例干燥综合征病人进行研究。病人随机接受安慰剂或者每日 2 次 ω-6 脂肪酸(含 224 mg LA 和 30mg γ 亚麻酸)。口服 1 个月后,相对于安慰剂组,试验组病人的烧灼感、痒感、异物感、干燥、分泌物和畏光等相关症状在治疗过程中减轻,停止治疗后加重。角膜荧光素染色在治疗过程中和停止治疗后均有所改善。还有研究对 76 例角膜接触镜相关干眼病人进行了口服补充 ω-6 脂肪酸的临床试验,发现每日补充 γ 亚麻酸 300mg 的病人在干眼症状与泪河高度方面均有改善。

（三）饮食及环境支持治疗

1. 饮食   对于 MGD 引起的干眼患者,进食富含 ω-3 脂肪酸食物,可有效改善其症状和体征,具体机制尚不清楚。ω-3 为不饱和脂肪酸,也属于必需氨基酸,即是人体生长发育所必需但自身不能合成而必须从食物中摄入获得。所以饮食方面可增加一些鱼类(如鲑鱼、金枪鱼、鲱鱼、鲭鱼及其他 ω-3 脂肪酸含量较多的冷水鱼)食物的摄入。另外,平时可以多选用亚麻籽油、紫苏籽油、核桃仁油这一类高 ω-3 脂肪酸的食用油,减少碳水化合物(如面条、除全麦面包之外的面包、土豆及大米等)的摄入,增加富含维生素 A 的食物(如动物肝脏、鱼类、海产品等)的摄入,可以改善病人的症状。

2. 生活习惯及环境   生活习惯的改变是干眼状减轻最简单有效的方法。研究表明,久视屏幕者因眨眼频率降低,泪膜稳定性随之降低,可出现视频终端综合征(VDTS)。因此,这类人员工作或学习时要养成增加眨眼频率和定时休息的习惯,工作时应有意识地提高眨眼频率,休息时可眺望绿色植物,也可闭目养神,同时增加眼球向各方向的转动,均能促进泪液的分泌,从而减轻干眼症状。同时,适时的眼保健操能有效调节眼肌功能和缓解疲劳,对预防和缓解干眼症状有着重要作用。对于蒸发过强型干眼病人,外出时可以配戴太阳镜或湿房镜以减少眼表面空气流动及泪液蒸发。在空调房间时,应定时开窗通风,或者使用室内加湿器增加室内空气湿度。

（四）其他

干眼因其诱发因素的多样性,对因治疗显得格外重要。因此,病人应尽量避免由原发病引起干眼和药物性干眼,如糖尿病、类风湿性关节炎、红斑狼疮、硬皮病等原发病均能引起干眼。病人可以通过定期检查,积极治疗原发病,从而缓解干眼症状。若由药物引起药物性干眼,一旦确诊理应立即停药。

国内外多项研究表明,干眼病人神经质、内向且情绪不稳定的性格突出,多伴有抑郁症和焦虑症,且干眼与焦虑具有显著的相关性,干眼患者的焦虑水平明显高于正常组。因此暗示精神心理健康方面的心理治疗必不可少。病人负面的心理情绪对病情有着恶化的影响,医生应重视与病人之间的沟通减轻其心理压力,以利于疾病的治疗。

(赵少贞)

参 考 文 献

1. Pflugfelder S C, Beuerman R W, Stern M E. Dry eye and ocular surface disorders. Crc Press, 2004

2. Worda C, Nepp J, Huber JC, et al. Treatment of keratoconjunctivitis sicca with topical androgen. Maturitas, 2001, 37: 209-212

3. Scott G, Yiu SC, Wasilewski D, et al. Combined esterified estrogen and methyltestosterone treatment For dry eye syndrome in post-menopausal women. Am J Ophthalmol, 2005, 139: 1109-1110

4. Esmaeil B, Harvey JT, Hewlett B. Immunohistochemicla evidenceforestrogen ceptors in meibomina glands. Ophhtalmology 2000; 107(1): 180-184

5. Guaschino S, Grimaldi E, Sartore A, et al. Visual function in menopause: the role of hormone replacement therapy. Menopause-the Journal of the North American Menopause Society, 2003, 10(1): 53-57

6. 佟锦, 钟群. 围绝经期女性干眼症应用激素替代疗法的临床疗效观察. 实用中西医结合临床, 2013, 13(3): 71-72

7. Miljanovic B, Trivedi KA, Dana MR, et al. Relation between dietary n-3and n-6 fatty acids and clinically diagnosed dry eye syndrome in women. Am J Clin Nutr, 2005, 82(4): 887-893

8. Macsai MS. The role of omega-3 dietary supplementation in blepharitis and Meibomian gland dysfunction(an AOS thesis). Trans Am Ophthalmol Soc, 2008, 106: 336-356

9. Aragona P, Bucolo C, Spinella R, et al. Systemic omega-6 essential fatty acid treatment and pge1 tear content in Sjögren's syndrome patients.. Invest Ophthalmol Vis Sci, 2005, 46(12): 4474-4479

10. Kokke KH, Morris JA, Lawrenson JG. Oral omega-6 essential fattyacid treatment in contact lens associated dry eye [J]. Cont LensAnterior Eye, 2008, 31(3): 141-146

11. Goto E, Shimazaki J, Monden Y U, et al. Low-concentration homogenized castor oil eye drops for noninflamed obstructive meibomian gland dysfunction. Ophthalmology, 2002, 109(11): 2030-2035

12. Charters L. Castor oil drops safely treat meibomian gland dysfunction [J]. Ophthalmology Times, 2003, 28: 38-39

13. GotoE, Shimazaki J, Monden Y, et al.Low-concentration homogenized castor oil eye drops for noninflamed obstructive Meibomian gland dysfunction. Ophthalmology, 2002, 109(11): 2030-2035

14. Groves N. Nutritional supplement stimulates aqueous tear production Physicians confident in prescribing Thera Tears Nutrition capsules for dry eye relief. Ophthalmology Times, 2003

15. Ahn J M, Lee S H, Rim T H, et al. Prevalence of and risk factors associated with dry eye: the Korea National Health and Nutrition Examination Survey 2010-2011.. American Journal of Ophthalmology, 2014, 158(6): 1205

16. Szak á ts I, Sebestyén M, Németh J, et al. The Role of Health Anxiety and Depressive Symptoms in Dry Eye Disease. Current Eye Research, 2016, 41(8): 1044

17. 刘祖国, 邱璇, 梁凌毅, 等. 干眼患者焦虑、抑郁心理调查[C]// 中华医学会全国眼科学术大会. 2007

第十三节　手 术 治 疗

严重干眼是一种灾难性的眼病，泪液严重缺乏，眼表破坏严重，治疗十分棘手，最终大多数病人会因角膜溃疡、混浊导致失明甚至眼球丧失。对于泪液分泌明显减少，常规治疗方法效果不佳且有可能导致视力严重受损的严重干眼可以考虑手术治疗。常用的手术方式有：自体下颌下腺游离移植、自体舌下腺移植[2]、唇腺移植、结膜瓣遮盖术、羊膜移植、睑缘缝合术等。

一、腺管移植手术

考虑到组织结构的相似性，用内源性的口腔涎腺分泌液替代泪液治疗重症干眼病首先是由 Fivatov 和 Chevaljev 于 1951 年报道，他们将腮腺导管移至结膜囊，即称为涎管—结膜吻合术。Bennet 通过结膜 - 鼻窦 - 鼻切开术改善引流以克服这一缺陷。这一方法确能改善一些溢泪的问题，但却又导致流涕，而用以保持进入鼻窦开口的 Stent 膜的结痂又经常需要病人和医生的清洗。Murube 转而将舌下腺移植入泪腺窝，该腺体主要分泌黏液，但因该移植没有血管吻合，5 例中有 2 例因缺血性坏死而丧失分泌功能，而仅在 1 例中观察到 Schirmer 试验泪液分泌增加(0~2mm)。基于寻找到一种混合型的浆液黏液分泌物导致了将自体下颌下腺移于颞窝的想法的产生，采用显微吻合血管的方法，同时将下颌下腺导管置于上穹窿结膜。

下颌下腺移植的动物实验首次见于 Kumar 等的报道(1990 年)，他们将兔的泪腺切除造成实验性干眼，通过显微血管吻合的自体下颌下腺移植成功地阻止了 63% 试验性干眼角膜溃疡的发生，显示去神经支配的下颌下腺的基础分泌一直存在,并在 2 个月的试验期内持续增加。1991 年他们又报道下颌下腺移植成活 6 个月后,兔移植眼"泪液"较术前明显增加,结膜、角膜及移植下颌下腺组织结构正常,同时发现去神经支配的移植下颌下腺组织内存在健康的神经元及神经末梢,提示移植腺体的神经化可能对其长期的持续分泌起作用。

(一)自体下颌下腺游离移植

1. 下颌下腺解剖学基础

(1)形态与毗邻关系:下颌下腺是口腔三大唾液腺之一。腺体与鞘之间连有疏松结缔组织,易于分离。腺体的浅面,上部与下颌骨体内侧面的下颌下腺窝及翼内肌下部邻接;下部越过下颌骨体下缘,为下颌下腺鞘所包被。腺体深面与下颌舌骨肌、舌骨舌肌等相邻。下颌下腺可分为浅、深两部,浅部较大,位于下颌舌骨肌浅面;深部位于下颌舌骨肌的深面,浅、深两部在下颌舌骨肌的后缘相续。下颌下腺管由腺体深部向内面的前端发出,行向前上方,经舌神经和舌下腺深面,开口于口底黏膜的舌下肉阜。

(2)血供和淋巴回流

血管:动脉:面动脉和舌动脉;静脉:面静脉。淋巴结:数目:3~6 个;位置:下颌骨下缘与下颌下腺之间;收集:下颌下腺、口腔颌面部大部分组织;输出:颈深上、颈深下淋巴结。(神经:感觉:舌神经分支;交感:颈外动脉神经;副交感:面神经鼓索→舌神经→颌下神经节。

(3)静脉回流:面静脉。

2. 自体下颌下腺游离移植治疗干眼的原理   通过对颌下腺移植后的泪液成分分析发现其与正常泪液具有相似的主要成分。虽然正常泪液的总蛋白含量较高,但经蛋白电泳分析可见其蛋白质谱与移植颌下腺的泪液相似,根据其分子量可分别判断出 SIgA、溶菌酶、乳铁蛋白等重要的抗感染成分。

3. 自体下颌下腺游离移植手术方式

(1)术前准备:植入皮下扩张器,注水扩张(图 9-13-1)。

(2)麻醉:气管插管下全身麻醉。

(3)下颌下腺及其血管、导管的游离:侧卧位,常规颌下切口(图 9-13-2),切开皮肤、皮下组织及颈阔肌。注意保护面神经下颌缘支(在下颌下腺的被膜外)。暴露下颌下腺,在下颌下腺被膜外分离下颌下腺组织,暴露面前静脉、颌外动脉的远心端(图

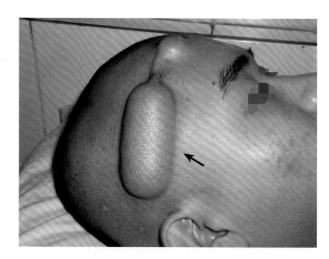

图 9-13-1   皮下扩张器植入、注水扩张

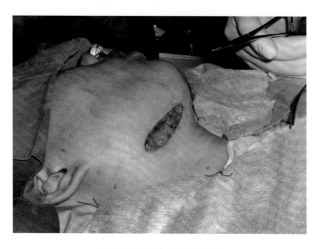

图 9-13-2   常规颌下切口

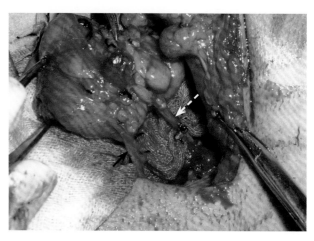

图 9-13-3   分离出颌外动脉(虚线箭头)及颌外静脉(实线箭头)近心端

9-13-3),结扎其远心端。进一步向后内侧分离、暴露下颌舌骨肌,拉起下颌舌骨肌后显示舌神经及下颌下腺导管,游离与舌神经相连的颌下神经节,切断结扎。向前上方充分游离下颌下腺导管至口底。然后碘伏消毒口腔黏膜、开口器开口,于舌下肉阜处仔细辨认下颌下腺导管开口,后沿其周围约 2~3mm 的黏膜组织切开,向口底方向分离导管(图 9-13-4),最后由颌下切口处将完整的下颌下腺导管及其导管口周围 2~3mm 黏膜组织一并取出(图 9-13-5),以利于与结膜组织的吻合。游离下颌下腺导管时应结扎切断与下颌下腺导管相连的舌下腺大管,注意保护舌神经。进一步游离下颌下腺组织,充分分离、保护颌外动脉及其伴行静脉、面前静脉近心端及腺门静脉,暂不结扎,用浸有生理盐水的湿纱布覆盖皮肤创面,进行下一步操作。

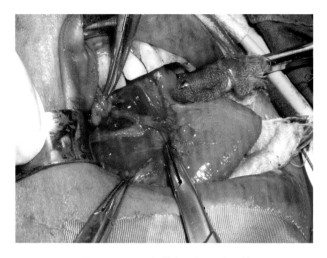

图 9-13-4 口内游离下颌下腺导管

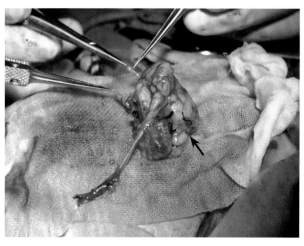

图 9-13-5 游离出的下颌下腺及其导管(箭头所指)

(4)植床及其血管的制备:于面神经前支后面的耳前发际内切开皮肤,于皮下浅筋膜层暴露颞浅动静脉,分离长度 2 厘米的血管(图 9-13-6)。

(5)下颌下腺及其导管的移植:将支配下颌下腺的颌外动脉及面前静脉近心端在接近于面总静脉汇合处结扎、切断,在颌外动脉发出部切断、结扎其近心端及其伴行静脉,完整取出下颌下腺,然后用肝素生理盐水(200ml 生理盐水中加肝素 12 500u)于颌外动脉近心端灌注直至远心端静脉流出清亮液体,同时辨别下颌下腺腺体主要引流静脉。用止血夹阻断颞浅动静脉血流后,将下颌下腺面前静脉及颌外动脉近心端分别于颞浅动脉静脉近心端用 10-0 尼龙线(带圆针)端 - 端吻合,确认血供引流通畅后(图 9-13-6)将下颌下腺被膜组织缝合于颞部组织 2~3 针,然后将颞侧皮下至

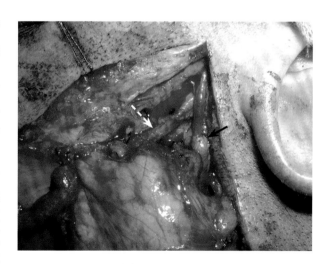

图 9-13-6 下颌下腺的颌外动、静脉与颞浅动静脉吻合后(虚线箭头指示动脉,实线箭头指示静脉)

眼外上穹隆结膜间潜行分离形成通道(图 9-13-7),将下颌下腺导管沿此通道置入(图 9-13-8),导管口黏膜与穹隆结膜用 8-0 的可吸收线间断缝合 6~8 针(图 9-13-9)。移植成功的下颌下腺于颞区皮下可触及质软、边界较清、轻度隆起的腺体(图 9-13-10),轻轻挤压后即可见清亮分泌液体自位于结膜囊的导管口流出。

(6)手术切口的处理:间断缝合颞部皮肤切口,分层缝合颌下及口内切口,并于颞部皮下及颌下切口间隙置入负压引流管,根据情况在术后 3~5 日可拔除。

(7)术后处理:术中吻合血管前及术后 1~5 天每日静滴 20% 的低分子的右旋糖酐 500~1000ml,禁用止血药,口服阿司匹林或潘生丁(双嘧达莫),同时使用抗生素预防感染。

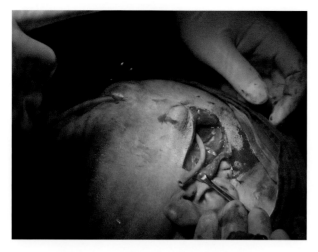

图 9-13-7　由颞侧皮下至穹窿结膜的通道

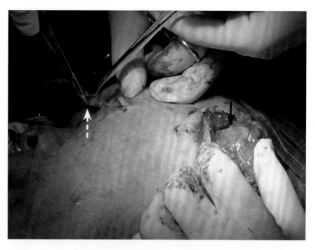

图 9-13-8　将下颌下腺导管引至穹窿结膜（实线、虚线箭头均指下颌下腺导管，虚线示移植到穹窿结膜的下颌下腺导管）

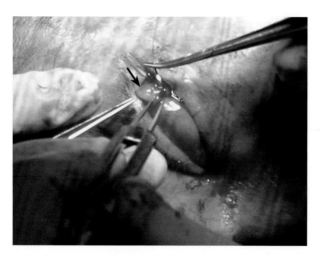

图 9-13-9　下颌下腺导管口与穹窿结膜吻合（箭头示下颌下腺导管）

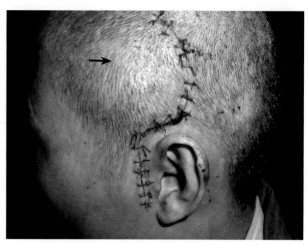

图 9-13-10　下颌下腺移植后的颞区外观

　　（8）术后观察：通过外观观察、锝⁹⁹核素显像技术、泪液分泌试验等方面观察移植下颌下腺存活情况及其分泌功能的改变（图 9-13-11、图 9-13-12）。术后疗效的分期：①短暂失功能期，术后 1~2 天移植腺体无明显分泌；②暂时性溢泪期，术后 2~3 天起持续 3~6 天，移植腺体明显分泌增加；③休眠期：术后 4~8 天，移植腺体由溢泪转为休眠期，腺体分泌功能下降，持续 3 个月左右；④功能恢复期：术后 3 个月左右，腺体功能基本恢复，分泌稳定。

　　（9）术后并发症处理：部分病人下颌下腺移植后可能出现一些并发症，必须进行积极的处理。

　　1）腺体积液：由于腺体破裂、断面唾液腺渗出所致。术后 1 周可穿刺抽出唾液。

　　2）溢泪：术后移植腺体分泌过多，待术后 3 个月可行移植腺体部分切除术。

　　3）下颌下腺导管堵塞：多因休眠期唾液分泌量过多、导管口瘢痕所致。术后 1 周内应经常按摩腺体，局部热敷，促进腺体分泌。

　　（二）自体舌下腺移植

　　1. 舌下腺解剖学基础

　　（1）形态及毗邻关系：舌下腺位于口腔黏膜深面，下颌骨舌面的舌下腺窝内，靠近下颌联合处。舌下腺细长、扁平，平面形状近似为等腰三角形，平均长（5.0 ± 1.0）cm，颊舌向宽（0.5 ± 0.1）cm，上下最高处

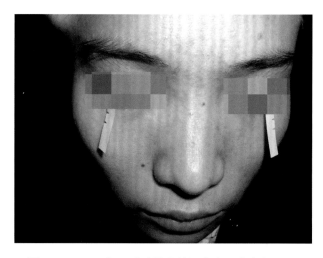

图 9-13-11　下颌下腺移植术前泪液分泌试验为 0mm

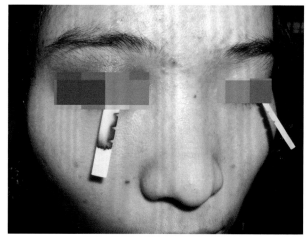

图 9-13-12　下颌下腺移植术后 3 个月泪液分泌试验值为 18mm

(2.2±0.5)cm。舌下腺上方靠近口底黏膜,其下方为下颌舌骨肌,前面两侧腺体的前端互相靠近,后方有下颌下腺的深部,外侧是下颌舌骨线以上的下颌骨前部,内侧为颏舌骨肌。舌下腺有 18~20 条排泄管,称舌下腺小管,开口于舌下襞,少数几条汇入下颌下腺管。

(2) 舌下腺血供:舌下腺的动脉血供来源有两种类型,主要来自舌下动脉,当舌下动脉缺如时则被颏下动脉替代。

(3) 舌下腺静脉回流:舌下腺的供血动脉均有同名静脉相伴行。舌下静脉位于舌下腺内面的中下部分与颏舌肌之间,舌下动脉的上方并平行向后,同来自上方舌腹部的舌深静脉汇合成舌下神经的伴行静脉。该静脉于下颌舌骨肌和舌骨舌肌之间与舌下神经一起后行,汇入面静脉、舌静脉或颈内静脉)。颏下动脉的伴行静脉则经面静脉,汇入颈内静脉。

2. 舌下腺移植治疗干眼　舌下腺与下颌下腺均为混合性腺体,其分泌物含有黏蛋白对角膜能起到保护作用。唾液的 3~5% 由舌下腺分泌,移植后对唾液分泌影响较小,不会引起口干等症状。舌下腺每日分泌量约 15~25ml,能满足泪腺每日基础分泌 3ml 的需要。从解剖学角度看,舌下腺体积较小,可移植入泪腺窝内。舌下腺具有舌下腺大管,可与穹隆部眼睑黏膜缝合作为再造泪腺导管的开口。舌下腺由舌下动脉或颏下动脉营养,两支血管外径较粗,便于吻合。颞浅动脉前(额)支,血管蒂较长,有伴行静脉,转位灵活,可作为受区血管与舌下动脉或颏下动脉吻合。

3. 舌下腺移植的手术方式

(1) 舌下腺的摘除:舌下腺摘除取口内入路较方便,切口前端距舌下阜 0.5cm,后端达下颌第 2 磨牙近中处,紧贴舌下襞舌侧切开。按腺体外侧面、腺上缘、腺体内面上份前部、腺体前端、腺体内侧面及其下缘、腺体尾部末端的顺序,游离舌下腺,有助于保护下颌下腺导管,及其内侧面的舌神经和舌深静脉 。游离过程中尽量远离腺体结扎舌下血管或颏下血管,使血管蒂有足够长度,便于血管吻合的操作。

(2) 颞浅血管前(额)支的暴露:于颧骨颧突根后上方 4cm 处至额结节切开皮肤,小心分离颞浅血管前(额)支达足够长度,经皮下隧道转移至眶上,与移植到泪腺窝的舌下腺血管吻合。

(三) 唇腺移植

1. 唇解剖学基础

(1) 形态与毗邻关系:口唇由皮肤、口轮匝肌和黏膜构成。上、下唇的游离缘共同围成口裂,口裂的两端称为口角。口唇部位于面部的正下方,是咀嚼和语言的重要器官之一。

(2) 血供:上唇动脉、下唇动脉和副下唇动脉是面动脉在唇部的主要分支。

(3) 静脉回流:上唇静脉、下唇静脉和副下唇静脉汇集到面静脉。

2. 唇腺游离移植治疗干眼的原理　唇部小涎腺属于混合性腺体,既有浆液性成分,又有泪液中所需的黏蛋白和黏液样物质,且黏稠度高于泪液和大涎腺分泌的唾液。唇腺移植术后分泌的黏液成分可以减少泪液的挥发,并在眼睑缘形成一道疏水屏障,防止泪液流至皮肤。此外,涎液中还含有各种抗菌成分,脂质含量高于其他唾液腺4~5倍,有利于形成泪液中的脂质层和黏液层。

3. 唇腺游离移植手术方式

(1) 唇腺黏膜瓣制备:术中于手术侧下唇内侧黏膜做矩形切口,上界达唇红缘下1cm,前界距中线1.0cm。黏膜瓣制取约1.0cm×1.5cm,切开黏膜、黏膜下组织,显露唇腺,于唇腺深面口轮匝肌浅面向远中分离至远中边界,离断黏膜瓣,放入生理盐水中备用(图9-13-13)。下唇部经电凝彻底止血后用碘仿纱条覆盖创面,防止感染。

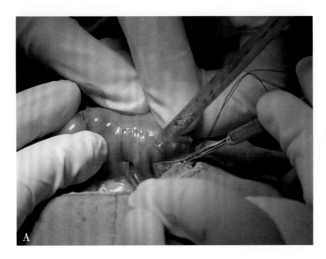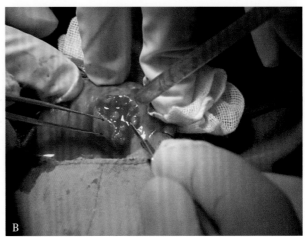

图9-13-13　唇腺黏膜瓣的制取
A. 显示手术切口;B. 切除黏膜,暴露唇腺

(2) 唇腺黏膜瓣移植:眼科常规消毒铺巾后,用4-0丝线牵引固定上眼睑,暴露上穹隆(若移植至上、下穹隆,则分别暴露上、下穹隆)。从上穹隆部水平剪开结膜,一般从内眦起到外眦为止,然后分离结膜下组织,注意避免损伤下方的肌肉,有眼球粘连的病人先行粘连分离。制作植床后,取制备好的1.0cm×1.5cm唇腺移植片,用8-0可吸收缝线将其固定于穹隆部(图9-13-14)。唇腺组织黏膜面向上,先固定内、外眦部,再间隔2~3mm将其与结膜固定。术毕涂以妥布霉素地塞米松眼膏,包眼。术后外观无明显异常。

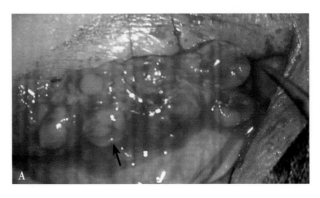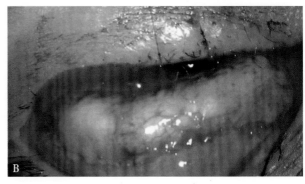

图9-13-14　唇腺黏膜瓣的移植
A. 唇腺黏膜瓣移植到上方结膜囊(箭头所示为唇腺);B. 将唇腺黏膜瓣缝合于上方结膜囊(箭头所示为唇腺与结膜囊对合处)

二、结膜瓣遮盖术

结膜瓣遮盖术是一种用具有修复能力的结膜组织替代破损的角膜组织的疗法。虽然是一种古老的手术,但并未完全失去其价值,现在仍以显著的经济、实用和疗效优势在临床上发挥着不可替代的作用,特别

是在不能开展角膜或羊膜移植的基层医院更能显示其重要性。对于干眼病人,结膜瓣遮盖术适用于药物治疗无效并伴有角膜暴露的病人,可防止角膜水分蒸发、稳定眼表、促进溃疡的愈合。根据结膜瓣分离的范围可分为部分球结膜瓣遮盖术及全球结膜瓣遮盖术。

(一) 部分球结膜瓣遮盖术　适合于已形成周边部角膜溃疡、保守治疗无效且有角膜穿孔的重度干眼病人。

(1) 术前准备:术眼用抗生素滴眼,并作结膜囊及泪道冲洗。

(2) 麻醉:可作球后神经阻滞麻醉及球结膜下浸润麻醉,麻醉药中加少许肾上腺素(1∶1000),以减少出血。麻醉药注射在球结膜与球筋膜之间,部位为临近角膜缘处,可避免球结膜瓣产生因注射针道所致的破孔。

(3) 手术步骤:

1) 在角膜病变相邻处沿角膜缘剪开球结膜,在球结膜与球筋膜之间作钝性分离,确保不带球筋膜组织。

2) 分离的幅度取决于有待覆盖的角膜面宽窄,一般要求结膜瓣比覆盖面积大30%。

3) 边缘病灶以"头兜式"球结膜瓣覆盖角膜面,无减张必要。如病灶居角膜中央,则需在分离幅度足够的基础上作充分减张切口,使其成为"双蒂桥式"或"单蒂桥式"球结膜转移瓣。

4) 用4%可卡因液浸润的湿棉片贴敷角膜创面50~60秒钟,继以生理盐水冲洗,并刮除浮动的角膜上皮及坏死组织,在显微镜下确保彻底清除创面残留的角膜上皮病变。

5) 用10-0尼龙线在角膜缘作褥式固定缝线,角膜面酌情固定2~4针,将结膜瓣平整覆盖于创面。

6) 清除结膜囊血块,术眼涂抗生素眼膏,敷纱布并用绷带加压包扎。

(4) 术后处理:术后24小时换药,每日1次,并涂抗生素眼膏敷纱布包扎1周,术后第7天拆除结膜瓣缝线。

(二) 全球结膜遮盖术　适合于大范围角膜溃疡保守治疗无效者。

(1) 术前准备:同部分球结膜瓣遮盖术。

(2) 麻醉:眼球后神经阻滞麻醉及球结膜下浸润麻醉,必要时用作眼轮匝肌浸润麻醉。

(3) 手术步骤:

1) 沿角膜缘作360°环形球结膜剪开。

2) 向穹隆部作潜行分离,要求球结膜瓣不带任何眼球筋膜组织。如球结膜分离后覆盖角膜仍有张力,可在上下方近穹隆部结膜作与角膜缘平行的结膜切开减张。

3) 用4%可卡因液浸润的湿棉片贴敷角膜面50~60秒钟,继以生理盐水冲洗,并刮角膜上皮及坏死组织。

4) 用8-0尼龙线对结膜端缝合。术眼涂抗生素眼膏,敷纱布并用绷带加压包扎。

(4) 术后处理:术眼包扎48小时后更换敷料,并涂抗生素眼膏敷纱布包扎1周,术后第7天拆除结膜瓣缝线。

导致手术失败最常见的原因是结膜瓣退缩,而引起结膜瓣退缩的原因包括分离时减张不充分、植床上皮及坏死组织清除不彻底。因此,创面的洁净,加上准备无误的固定缝合,是避免球结膜移植片退缩的关键。

三、羊膜移植术

自从1995年Kim和Tseng首次报道羊膜移植重建眼表面获得成功以来,运用羊膜移植进行人眼表面重建被广泛推广。其基底膜为干细胞提供"肥沃的土壤",各种蛋白成分促进上皮分化、增生,增强蛋白黏附性,促进上皮愈合,羊膜中大蛋白酶抑制因子通过抑制蛋白酶而发挥抗炎作用。同时羊膜含有的抑制细胞因子表达和细胞凋亡成分,可避免炎症细胞核细胞因子诱发的角膜基质细胞和胶原纤维的过度增生,从而抑制局部炎症、促进表面愈合而不留瘢痕。羊膜移植术对重度干眼引起的持续角膜上皮缺损和角膜溃疡有较好的疗效[10]。

1. 术前准备

(1) 羊膜的制备:经血清学检查排除乙肝病毒、丙肝病毒、梅毒感染的孕妇,剖宫产后立即用生理盐水冲净胎盘上的血凝块,置于含青霉素 5×10^4U/L、链霉素 5×10^4U/L 以及两性霉素 B 2.5mg/L 的生理盐水中浸泡 10 分钟,将绒毛膜与羊膜作钝性分离,只保留羊膜的单层上皮细胞及基底膜,取下羊膜后展开平铺将上皮面朝上,剪成 5cm×8cm 大小的植片,置于含青霉素 5×10^4U/L、链霉素 5×10^4U/L 的 DMEM 培养基中,4℃冰箱保存备用;

(2) 术眼用抗生素滴眼,并作结膜囊及泪道冲洗。

2. 麻醉方式　表面麻醉。

3. 手术步骤

(1) 沿角膜缘剪开球结膜,清除角膜表面及结膜下病变组织,如合并感染时清除后用 2% 碘酊烧灼,然后用生理盐水冲洗,彻底止血。

(2) 取相同形状和大小的羊膜覆盖于角结膜创面上(上皮面向上),范围不大时可做局限性移植,如角膜病变区大于 3/4 应行全角膜清创和羊膜移植术,羊膜覆盖范围应至角巩膜缘外 2mm。

(3) 10-0 尼龙线间断缝合固定于角膜缘外 2mm 的浅层巩膜上。术眼涂抗生素眼膏。

4. 术后处理　术后每日换药,涂抗生素眼膏,2~3 周拆线。

四、睑缘缝合

睑缘缝合大大缩小了眼表的暴露面积,减少了泪液的蒸发,稳定了眼表的微环境,为上皮细胞修复提供良好的微环境,常适用于由于眼睑、睑缘结构及功能异常的干眼病人所致的严重暴露。睑缘缝合包括暂时性睑缘缝合术、部分睑缘缝合术以及全睑缘缝合术。

(一) 暂时性睑缘缝合术(temporary blepharorrhaphy)

1. 术前准备　常规术前准备,术眼滴用抗生素滴眼液滴眼,作结膜囊冲洗。

2. 麻醉方式　作眼睑浸润麻醉。

3. 手术步骤:

(1) 用双针缝线,两针分别从上下睑内中 1/3 交界距睑缘 3mm 处,穿入皮肤肌肉层直至睑板浅层,与睑缘平行进针,于上下睑中外 1/3 交界距睑缘 3mm 处穿出皮肤;

(2) 拉紧缝线,使上下睑缘自然闭合,结扎缝线。

4. 术后处理:术眼无不适不换药,术后第 7~10 日拆除上下睑缘缝线。

(二) 部分睑缘缝合术(partial blepharorrhaphy)

1. 术前准备及麻醉方式同暂时性睑缘缝合。

2. 手术步骤

(1) 用固定镊子夹住睑缘并翻转,分别在上下睑内中 1/3 及外中 1/3 两个交界处,切去浅层睑缘,各长约 5mm;

(2) 在肌肉层与睑板之间刺切入 2mm,使切口略裂开;

(3) 用双针作褥式缝线,分别自下睑内中 1/3 及外中 1/3 交界处皮肤穿入(先带一小硅胶海绵垫再穿皮肤),经睑缘切口,再经上睑缘切口穿入,距睑缘 3mm 处皮肤穿出。

(4) 两针再穿一小硅胶海绵垫,拉紧缝线加扎。

3. 术后处理:同暂时性睑缘缝合。部分睑缘缝合病人未粘合部分仍可自然开闭眼睑,从眼睑裂隙中央可看外界,医务人员也可从睑裂未粘合处窥视角膜情况。

(三) 全睑缘缝合术(total blepharorrhaphy)除内外眦部留空隙不缝线外,其余上下睑缘缝合而形成粘连,达到保护角膜目的。

1. 术前准备及麻醉同暂时性睑缘缝合。

2. 手术步骤

(1) 上下睑缘中 2/3 分别自灰线劈开,分成前后两叶,如图 9-13-22。

（2）自下睑缘后叶结膜面进针穿过睑板，经上睑睑板并从上睑结膜面穿出，共缝合 3 针。结扎后，上下睑缘创口的两唇铺平，粘连面加宽。如图 9-13-23。

（3）上下睑缘前叶作 3~4 对褥式缝合，可保证上下睑缘粘连牢固，如图 9-13-24。术闭术眼涂抗生素眼膏，敷纱布并用绷带包扎术眼 5 天。

3. 术后处理　同暂时性睑缘缝合。

（沙翔垠　刘志平　文　晔）

参 考 文 献

1. Tardy ME, Jr, Skolnik EM, Mills JM.Parotid duct transposition in xerophthalmia.Report of a case.Arch Otolaryngol, 1969; 89(4): 661-664
2. 张汗承, 周祖濂, 陈卓, 等 . 40 例腮腺管移植术治疗干眼病的临床总结 . 眼科学报, 1995, 11(2): 67-69
3. Bennett JE, Bailey AL.A surgical approach to total xerophthalmia. Transplantation of the parotid duct to the inferior cul-de-sac. Arch Ophthalmol, 1957, 58(3): 367-371
4. Bennet JE.The management of total xerophthalmia.Arch Ophthalmol, 1969, 81(5): 667-682
5. 肖璇, 杨安怀, 邢怡桥, 等 . 舌下腺的游离移植治疗重症干眼症的应用解剖学研究 . 武汉大学学报(医学版), 2005, 26(2): 260-261
6. Geerling G, Sieg P, Bastian GO, et al. Transplantation of the autologous submandibular gland for most severe cases of keratoconjunctivitis sicca. Ophthalmology, 1998, 105(2): 327-335
7. Kumar PA, Macleod AM, O'Brien BM, et al.Microvascular submandibular gland transfer for the management of xerophthalmia: an experimental study.Br J Plast Surg, 1990, 43: 431-436
8. Kumar PAV, Hickey MJ, Gurusinghe CJ, et al. Long term results of submandibular gland transfer for the management of xerophthalmia. Br J Plastic Surg, 1991, 44(7): 506-508
9. Macleod A, Kumar PA, Hertess I, et al.Microvascular submandibular gland transfer, an alternative approach for total xerophthalmia. Br J Plast Surg, 1990, 43(4): 437-439
10. 李春武, 奚寿增 . 眼科显微手术学 . 上海: 上海科学技术文献出版社, 1999

第十章

Sjögren 综合征

Sjögren's syndrome

一、概述

(一) 定义

干燥综合征(Sjögren's syndrome,SS)是一种主要累及外分泌腺腺体的慢性炎症性自身免疫病。1933年,瑞典科学家 Henrik Sjögren 报道了一组主要表现为角结膜干燥、唾液腺肿大的病例,由此确立了干燥综合征的现代概念,并以他的名字命名了该疾病。此后的研究确认其免疫性炎症反应主要表现在外分泌腺体的上皮细胞,故又称为自身免疫性外分泌腺上皮炎或自身免疫性外分泌病。除有唾液腺和泪腺受损功能下降而导致的口干、眼干外,还有其他外分泌腺及腺体外其他器官受累,而表现为多系统损害的症状。本病分为原发性和继发性两类。原发性干燥综合征(primary Sjögren's syndrome,pSS)指无其他任何结缔组织病的病人出现口干眼干症状和体征,并且符合血清学或组织病理学标准。继发性干燥综合征指患系统性红斑狼疮、类风湿关节炎、多发性肌炎、进行性系统性硬化症或系统性血管炎等结缔组织病或慢性炎症的病人出现口干和/或眼干症状。本章主要介绍 pSS。

(二) 流行病学

在我国人群的患病率为 0.3~0.7%,发病年龄多在 40~50 岁。在老年人群中患病率为 3%~4%,偶可见于青少年及儿童。本病女性多见,男女比为 1:9~1:20。

二、发病机制

1. 病毒感染　EB 病毒和巨细胞病毒的一过性或潜在的持续性感染,可抑制 T 细胞免疫。有研究对唇腺组织进行免疫化学染色,在腺泡和导管上皮中发现 EB 病毒。亦有研究在唇腺组织中发现柯萨奇病毒 RNA 片段。早期研究发现 pSS 病人血清中有 IgG 和 IgM 型抗巨细胞病毒抗体,近年动物模型研究表明,感染巨细胞病毒后由于细胞凋亡途径异常,不能有效地清除巨细胞病毒,可导致外分泌腺出现类似人 SS 的病理改变,但目前无法证明它们直接参与发病过程。

2. 遗传因素　pSS 的家族聚集倾向提示遗传因素可能参与疾病的发病机制。目前,在欧裔人群中确定与 pSS 相关的 HLA 位点包括 DRB1*0301、DRB1*1501、DQA1*0103、DQA1*0501、DQB1*0201 和 DQB1*0601。其中 DQA1 和 DQB1 等位基因杂合与高滴度抗可溶性酸性核蛋白 SSA(Ro) 和 SSB(La)(简称为抗 SSA 抗体和抗 SSB 抗体)抗体有关,此类病人多有血管炎表现,且一般情况较重。

3. 免疫因素 SS 病人外周血可出现相对的 T 淋巴细胞减少。在病人唇腺组织活检研究显示,90% 浸润细胞为 CD4+T 淋巴细胞和 B 淋巴细胞,其他细胞包括浆细胞、NK 细胞、巨噬细胞等。其中的 T 淋巴细胞主要为记忆性 T 细胞,细胞因子分析显示唇腺组织中主要为辅助性 T 细胞 1(Th1)和 Th17 反应。Th1特异的细胞因子白细胞介素 2(interleukin 2,IL-2)和干扰素 γ(interferon,IFN-γ)的 mRNA 上调,Th2 特异的细胞因子 IL-4、IL-5 和 IL-13 的 mRNA 表达相对较少。而浸润的 B 淋巴细胞随着炎症损伤程度加重而增加。B 细胞产生抗体并通过抗原递呈作用来活化 T 细胞,并分泌促炎和抗炎细胞因子,从而促进二级和三级淋巴组织的形成。SS 病人多会出现高球蛋白血症、ANA、抗 ENA 抗体以及一些器官特异性自身抗体,如抗唾液腺导管细胞抗体、抗甲状腺细胞抗体、抗线粒体抗体、抗胃壁细胞抗体等各种自身抗体,提示 B 细胞处于功能紊乱状态。pSS 病人非霍奇金淋巴瘤的发病率高于正常人群 40 倍,同样说明 B 细胞在发病机制中起重要作用。

4. 水分子通道蛋白(aquaporins,AQPs)与毒蕈碱受体(muscarinic receptor,MR) 部分病人在具有分泌功能的腺泡组织实质性损害,发生前即可出现口干症状,提示在 SS 病人的外分泌腺中除了腺体组织的器质性损害外,腺体的功能异常在发病中也起着重要的作用。目前研究发现,AQPs 是细胞膜上存在的对水分子具有高度透过性的特异性水分子转运蛋白,与水分子大量流动有关的组织和器官如肾脏、呼吸道、眼和脑等都有 AQPs 的表达。到目前为止发现哺乳动物体内有 13 种水分子通道蛋白,其中只有 AQP5被公认为广泛分布在唾液腺等分泌细胞中,可能与唾液、泪液及呼吸道分泌物的产生有关,为等渗的水分子移动提供了从腺泡细胞到腺泡腔的主要途径。有报道血清抗水分子通道蛋白 4 抗体与视神经脊髓炎相关。

MR 与乙酰胆碱结合,通过副交感神经的作用可以调节唾液的流量。研究发现 3 型毒蕈碱受体(muscarinic type 3 receptor,M3R)是原发性干燥综合征 MR 抗体的靶抗原,是控制唾液流率的主要亚型。

5. 性激素 女性病人是男性病人的 9~20 倍,而雌激素促使免疫活动过强,提示性激素的变化在发病中有一定作用。

三、临床表现

本病起病多隐匿,临床表现多样,且病情轻重差异较大。

(一)外分泌腺受累表现

1. 口腔干燥症 虽然正常人群也常有口干,但干燥综合征患者因唾液腺损伤,使分泌的唾液数量和质量降低,从而引起下述常见症状。

(1)口干:有 70%~80% 病人诉有口干,在讲话时需频繁饮水,有时夜间需起床饮水。咀嚼和吞咽干性食物困难,有时必需饮水或流食送下。味觉改变,常见金属味、苦味或咸味等。

(2)猖獗龋:约 50% 的病人由于唾液分泌较少、唾液抗菌功能降低而导致多颗难以控制发展的龋齿、牙隐裂。表现为牙齿逐渐变黑,继而小片脱落,最终只留黑色残根。

(3)腮腺或下颌下腺炎症:主要见于 pSS。急性腮腺肿胀可表现有间歇性交替性腮腺肿痛,累及单侧或双侧。慢性肿胀多表现为弥漫性肿大,质硬,常不痛。对部分有腮腺持续性非对称性肿大及可扪及硬结节者应警惕有淋巴瘤的可能。少数有下颌下腺肿大,舌下腺肿大较少。有的伴有发热。

(4)口腔黏膜病变:可出现溃疡,红斑,舌乳头萎缩。由于唾液杀菌作用降低,常见口腔真菌感染。

2. 干眼

(1)结膜干燥症:pSS 最常见的症状是结膜干燥症。病人常主诉异物感或沙粒感,黏液分泌物过多,畏光,无泪,眼睑重坠感和烧灼感。在严重病例中,病人主诉眼红和眼痛。在 pSS 发作时泪腺轻度扩张,活组织显微镜检查示泪液减少或缺如。病人有明显结膜充血,在内眦部可发现黏液样分泌物。在严重的结膜干燥症病例中,可见球结膜失去光泽,进而水肿、充血及因皱褶而增厚。

(2)角膜干燥症:角膜可出现上皮样/黏液丝状分泌物、下方角膜的浅表性点状角膜炎,严重者可出现全角膜点状角膜炎和角膜上皮缺损。未被黏液所覆盖的角膜和结膜上皮细胞可被虎红染色。在严重病例中,可出现下部角膜溃疡和溶解。结膜角质化在暴露部分可见。下部角膜溃疡如不治疗,角膜将会迅速变薄,甚至有穿孔的危险。

3. 其他外分泌腺受累　呼吸道黏膜受累及可出现鼻道干燥和黏液黏稠,导致阻塞。咽喉部受累可出现声音嘶哑。消化道可以因其黏膜层的外分泌腺体病变而出现吞咽困难、反酸、萎缩性胃炎、消化不良、便秘等。

(二) 腺体外表现

发生腺体外表现的病人多数存在抗 SSA/SSB 抗体阳性、高球蛋白血症、冷球蛋白血症及低补体血症,可出现全身症状如身体和精神方面疲劳、低热、消瘦等。除此之外,约 1/4 的病人还会出现中重度腺体外疾病。

1. 皮肤　皮肤病变的病理基础为局部血管炎。主要表现为皮肤干燥。常见紫癜样皮疹、红斑性丘疹、斑疹等,多见于下肢,为米粒大小边界清楚的红丘疹,压之不褪色。可自行消退而遗有褐色色素沉着。亦可表现为环形红斑、结节红斑、网状青斑、荨麻疹等。13%~33% 患者可出现雷诺现象。

2. 关节和肌肉　45% 的患者可出现关节症状,病变基础为滑膜炎。但此滑膜炎为非侵蚀性、非对称性、多关节受累。仅小部分表现有关节肿胀,但多不严重且呈一过性。约 5% 的病人会出现肌痛肌无力、肌酶升高等肌炎的表现。

3. 泌尿系统　30%~50% 患者累及肾脏。主要表现为间质和小管受损而出现小管间质性肾炎、I 型肾小管酸中毒、肾性尿崩症等,较少进展至终末期肾病。肾小球肾炎极少出现,常为膜性、膜增生性、系膜增生性和局灶性新月体性肾小球肾炎。主要表现为大量蛋白尿、低白蛋白血症,甚至肾功能不全。

4. 呼吸系统　有研究发现 11.4% 的病人出现肺部症状和影像学异常。轻度受累者出现干咳,重者出现气短。肺部的主要病理为非特异性间质性肺炎、淋巴细胞性间质性肺炎、寻常型间质性肺炎、细支气管炎和淋巴瘤等。早期发现有赖于高分辨率 CT。晚期部分出现弥漫性肺间质纤维化、肺动脉高压,可因呼吸功能衰竭而死亡。

5. 消化系统　20% 病人会有肝脏损害,可能与本病直接累及肝内胆管或合并原发性胆汁性肝硬化或自身免疫性肝炎有关。临床谱从无临床症状到有单纯黄疸、肝功能损害不等。肝脏病理呈多样,以肝内小胆管壁及其周围淋巴细胞浸润、界板破坏等改变为主。慢性胰腺炎亦非罕见。

6. 神经系统　可累及颅神经、周围神经及中枢神经系统,病理基础是血管炎。其中以周围神经损害最为多见,主要累及感觉神经纤维,表现为对称性周围神经病和多发性单神经炎,常有下肢麻痹、疼痛,肌电图显示周围神经传导速度减慢。颅神经病变,特别是三叉神经病,是 pSS 合并神经系统病变时最突出的类型。自主神经功能受累者很多,但临床症状并不多见,极少数病人可出现明显的体位性低血压。中枢神经系统病变的发病率在 1%~2%,轻者表现为抑郁症或轻微认知障碍。局灶性病变常见如视神经脊髓炎、偏瘫、运动障碍、小脑综合征、复发性短暂性脑缺血发作和运动神经元综合征,横惯性脊髓炎亦有报道。

7. 血液系统　可出现白细胞减少、自身免疫性溶血性贫血、严重血小板减少者可出现危及生命的出血现象。约 4.3% 的 pSS 病人发展至非霍奇金淋巴瘤,进展中位时间约 7.5 年。有腮腺肿大、脾大、淋巴结肿大、白细胞减少、冷球蛋白血症或低 C4 的病人发生淋巴瘤的风险增加 5 倍。

8. 内分泌系统　pSS 累及内分泌系统,其中最常见为甲状腺功能低下、自身免疫性甲状腺炎,亚临床的甲状腺功能受损亦较为普遍。

四、实验室检查

(一) 常规检查

1. 血常规　可见红细胞、白细胞和(或)血小板减少。

2. 血沉　增快。

3. 血生化检查　转氨酶、胆酶升高,有肾小管酸中毒者可出现严重低钾血症。肾小球受累者可出现低白蛋白血症,严重者血肌酐和尿素氮升高。

4. 影像学　胸部 X 线或 CT 检查可见间质性肺炎改变。

(二) 免疫学检查

1. 免疫球蛋白　三种主要免疫球蛋白均可增高,以 IgG 最为常见和显著,血 IgG 水平可为判断病情活动性的指标。IgA 和 IgM 增高较为少见。巨球蛋白或混合性冷球蛋白血症较为少见。

2. 自身免疫抗体 约 60% 病人抗核抗体(ANA)阳性,且多为颗粒型。SSA 和 SSB 抗体的阳性率最高,其中抗 SSB 抗体的特异性较高,抗 SSA 蛋白的 52kD 部分的抗体更常见于原发性干燥综合征病人,而抗 60kD 的抗体更常见于系统性红斑狼疮病人。

3. 器官特异性抗体 抗唾液腺导管上皮细胞抗体的阳性率为 25%,抗甲状腺球蛋白抗体和 Coombs 试验的阳性率各为 10%。

4. 类风湿因子 约 75% 的病人类风湿因子阳性,以 IgM 型为主,滴度往往比类风湿关节炎更高。

5. 补体 5%~10% 病人可出现血清 C3 和 C4 水平降低。

(三)唾液腺检查

1. 唾液流量测定 是测定口干燥症的敏感指标,未刺激的全唾液腺流率 ≤1.5ml/15min 即为阳性。

2. 腮腺造影 于腮腺导管内注入 40% 碘油,病人可见各级导管不规则、僵硬,有不同程度的狭窄和扩张,碘液可淤积呈葡萄状。予维生素 C 等酸性物质刺激可了解腮腺功能情况。

3. 腮腺同位素检查 常用的放射性核素为锝[^{99}Tcm],静脉注射后作腮腺正位扫描,可了解腮腺病变程度。

4. 腺体活检 最常用为唇腺活检。取表面正常、至少包含 4 个腺体小叶的唇黏膜活检,有病变者可见成簇的淋巴细胞、浆细胞浸润。4mm^2 内见到 1 个以上浸润灶,且此病灶淋巴细胞数在 50 个以上即为阳性。严重者可见到腺泡萎缩、导管狭窄等。

5. 唾液蛋白检查 与唾液腺病变程度和疾病活动性呈正相关的血清和唾液中 β$_2$ 微球蛋白可作为监测指标。

(四)干眼检查

SS 病人眼表、泪膜功能检查指标和方法与非 SS 干眼检查类似,详见本书相关章节,在此不再赘述。

五、诊断标准

随着对 SS 认识的逐步深入,国际分类标准也在与时俱进,目前常用的标准主要有以下三种(表 10-0-1~ 表 10-0-3)。

表 10-0-1 2002 年美国 - 欧盟干燥综合征协作组修订的分类标准

Ⅰ. 口腔症状 (至少有 1 项肯定回答)	1. 是否每日感到口干,持续 3 个月以上?
	2. 是否成年后有反复或持续的唾液腺肿大?
	3. 吞咽干性食物时需用水送服?
Ⅱ. 眼部症状 (至少有 1 项肯定回答)	1. 是否每日感到不能忍受的眼干持续 3 个月以上?
	2. 是否感到反复的砂子进眼或砂磨感?
	3. 是否每日需用人工泪液 ≥3 次?
Ⅲ. 眼部体征 (至少 1 项阳性)	1. Schirmer-Ⅰ试验,无麻醉情况下进行,≤5mm/5min。
	2. 孟加拉红评分或其他染色评分 ≥4 van Bijsterveld 计分法。
Ⅳ. 组织学检查	下唇腺病理示淋巴细胞灶 ≥1(指 4mm^2 组织内至少有 50 个淋巴细胞聚集于唇腺间质者为一病灶)
Ⅴ. 唾液腺受损 (至少 1 项阳性)	1. 未刺激的全唾液流率 ≤1.5ml/15min。
	2. 腮腺造影显示弥漫性唾液腺扩张(点状、洞状或破坏类型),无大导管阻塞的证据。
	3. 唾液腺动态显像显示示踪剂摄取延迟、浓聚减低、排除延迟。
Ⅵ. 自身抗体	抗 SSA/Ro 和 / 或抗 SSB/La 抗体阳性。

注:1. 原发性干燥综合征:在无任何潜在疾病的情况下,有下述 2 条则可诊断:①符合表中 4 条或 4 条以上,但必须含有条目Ⅵ(组织学检查)和 / 或Ⅳ(自身抗体);②条目Ⅲ、Ⅳ、Ⅴ、Ⅵ 4 条中任 3 条阳性。 2. 继发性干燥综合征:病人有潜在的疾病(如任一结缔组织病),而符合表中条目Ⅰ和Ⅱ中任一条,同时符合条目Ⅲ、Ⅳ、Ⅴ中任意 2 条。3. 诊断 1 或 2 者必须除外:头颈部放疗史,丙肝病毒感染,AIDS、淋巴瘤、结节病,移植物抗宿主病,抗乙酰胆碱药的应用(如阿托品、莨菪碱、溴丙胺太林、颠茄等)。

表 10-0-2　2012 年美国风湿学会干燥综合征分类标准

1. 血清抗 SSA 和 / 或抗 SSB 阳性,或 RF 阳性同时 ANA≥1 : 320。

2. 眼角膜染色指数≥3(孟加拉红或丽丝胺绿染色)。

3. 唇腺病理示淋巴细胞灶≥1 灶 /4mm²(指 4mm² 组织内至少有 50 个淋巴细胞聚集于唇腺间质者为一病灶)。

注:符合以上 3 项中 2 项阳性且须除外:头颈部放疗史,丙肝病毒感染,AIDS,淋巴瘤,结节病,移植物抗宿主病,IgG4 相关性疾病,抗乙酰胆碱药的应用(如阿托品、莨菪碱、溴丙胺太林、颠茄等)。

表 10-0-3　2015 年美国风湿学会干燥综合征分类标准

项目	评分	项目	评分
1. 唇腺病理示淋巴细胞灶≥1 灶 /4mm²	3	4. Schirmer-I 试验≤5mm/5min	1
2. 血清抗 SSA 抗体阳性	3	5. 唾液流率≤0.1ml/min	1
3. 角膜染色指数≥5	1	总分	9

注:诊断标准:至少有一个口腔或眼部症状,评分≥4 分,且须除外:颈头面部放疗史,丙肝病毒感染,AIDS,淋巴瘤,结节病,移植物抗宿主病,IgG4 相关性疾病。此标准敏感性 95%,特异性 96%。

六、鉴别诊断

(一) 结节病

可表现为泪腺和腮腺肿大,颈部和肺门淋巴结肿大,间质性肺病,葡萄膜炎,关节痛或关节炎,结节红斑等。但 ANA 阴性或低滴度,淋巴结、肺、脾、肝、皮肤或病理提示非干酪性肉芽肿病变。

(二) IgG₄ 相关性疾病

此病没有女性好发的趋势,口干、眼干、关节痛、血清 ANA 阳性率低。主要表现为泪腺和唾液腺肿大慢性硬化性唾液腺炎,自身免疫性胰腺炎,硬化性胆管炎,肺结节,间质性肺炎等等。特征性表现为血清 IgG₄ 水平升高,组织病理提示 IgG₄+ 浆细胞浸润并伴有纤维化和硬化。

(三) 非自身免疫病

非自身免疫性的眼干,如慢性丙型肝炎,角膜手术后,睑板腺缺陷,维生素 A 缺乏导致的杯状细胞发育障碍。非自身免疫的口干,如淀粉样变,老年性外分泌腺体功能下降、糖尿病性或药物性口干等,有赖于病史及各个病的自身特点以鉴别。

七、治疗方案与原则

主要治疗目的是缓解口干、眼干症状,控制和延缓因免疫反应而引起的组织器官损害的进展以及继发性感染。

(一) 对症治疗

1. 口干燥症治疗　应戒烟酒,避免服用引起口干的药物如阿托品等。保持口腔清洁卫生,减少龋齿和口腔继发感染的发生。国外有服用副交感乙酰胆碱刺激剂如毛果芸香碱及其同类产品以刺激唾液腺中尚未破坏的腺体分泌,改善口干症状。

2. 干眼治疗　SS 干眼基本的治疗原则为改善病人眼部不适症状与保护病人视功能,通过补充或恢复泪液正常成分,抑制眼表面的炎症,恢复眼表面的正常解剖结构。SS 干眼多为重度干眼,治疗原则详见本书第九章重度干眼的治疗,在此不再赘述。

3. 其他　有乏力者可给予抗抑郁药物。关节炎、肌炎者,可给予羟氯喹口服,一般不超过 6.5mg/(kg·d),长期用药需要每年进行眼科检查。亦可给予甲氨蝶呤口服,每周一次,每次 10~20mg,为预防其副作用,可间隔 24 小时给予叶酸片 5~10mg 口服一次。单纯关节痛者,可给予非甾体类抗炎镇痛药物。

(二) 系统治疗

对有腺体外器官受累者可根据器官、系统受累的部位及严重程度应用糖皮质激素及其他免疫抑制剂。

1. 严重的急性非特异性间质性肺炎、淋巴细胞性间质性肺炎、神经系统损害、Ⅰ型肾小管酸中毒、血管炎等危重症：

（1）可给予甲泼尼龙 500~1000mg/d 冲击治疗，连用 3~5 天，此后 1mg/kg·d 口服并逐渐减量至 0.5mg/kg·d，在能稳定病情情况下给予更缓慢的减量直至最小维持剂量。Ⅰ型肾小管酸中毒者血钾纠正后，长期补钾时应选用枸橼酸钾，以避免出现高氯血症。使用糖皮质激素期间应加强制酸保护胃粘膜、补充钙剂等治疗。

（2）同时给予环磷酰胺冲击治疗，按照 10~16mg/kg 剂量，每 4 周一次。更严重病人可隔日给予 0.2g 静脉滴注，病情稳定后改为上述 4 周一次疗法。累积量达到 150mg/kg 后视病情可延长使用间隔期至停用。最常见副作用为骨髓抑制，肝肾功能损害等。

（3）亦可选用糖皮质激素联合硫唑嘌呤方案，尤其对于并发血管炎病人。硫唑嘌呤剂量为 2mg/kg·d 口服。主要副作用为骨髓抑制、肝肾功能损害等。

2. 环孢素　病人出现血白细胞、血小板减少，严重贫血时，可在糖皮质激素基础上加用环孢素治疗。每日 5mg/kg 分 2 次口服，病情稳定后逐渐减量至每日 3mg/kg 维持治疗。主要副作用为牙龈增生，高血压，高钾血症，肾功能损害。

3. 丙种球蛋白　对于上述危重症而体质基础条件差、使用上述方案有禁忌，或并发严重感染者，可给予丙种球蛋白支持治疗。一般每日 0.4g/kg 静脉滴注，连用 3~5 天。亦可进行血浆置换治疗以清除多种自身抗体成分。

4. 熊去氧胆酸　pSS 常伴发原发性胆汁性肝硬化而引起碱性磷酸酶、谷氨酰基转移酶升高，此时应使用熊去氧胆酸治疗，一般 10mg/kg·d，分 2~3 次口服。

5. 生物制剂　近年来，随着对发病机制的深入研究，生物制剂治疗 pSS 显示出一定的应用前景，目前在研究的主要有以下几种。

（1）阿巴西普（Abatacept）：成分为 CTLA4-Ig 融合蛋白，主要作用机制为与 CD80/86 结合，抑制 CD_4+T 细胞共刺激因子活性，从而阻断 T 细胞活化和依赖 T 细胞的 B 细胞功能，阻断自身抗体产生。

（2）托珠单抗（Tocilizumab）：主要靶点为 IL-6R，可抑制 IL-6 依赖的 Th17 和滤泡辅助性 T 细胞的分化。

（3）利妥昔单抗（Rituximab）：可与 B 细胞表面 CD20 结合，从而抑制自身反应性淋巴细胞的存活。尤其对于 pSS 并发严重溶血性贫血、血小板减少者疗效较好。

（4）贝利木单抗（Belimumab）：是 B 淋巴细胞刺激因子特异性抑制剂，可有效抑制 B 淋巴细胞活性。

6. 联合化疗　出现有恶性淋巴瘤者宜积极、及时地相关专科进行联合化疗。

八、预后

本病预后一般较好，但有腺体外受累者致残率及死亡风险增加。有紫癜及低 C4 血症者出现长期并发症和死亡的风险较高。

pSS 发病机制极其复杂，临床特征有待进一步完善，治疗方法正在向生物制剂方向迈进。对于 pSS，还有许多问题尚待解决，目前主要集中于如下几点。

1. 病因方面，是哪些因素可以导致上皮细胞活化和免疫损害？
2. 不同临床表型的具体表现如何？
3. 遗传学方面，哪些基因可以导致 pSS 向淋巴瘤方向发展？对高危人群如何预防？

（林庆衍　石桂秀）

参 考 文 献

1. Baimpa E, Dahabreh IJ, Voulgarelis M, et al. Hematologic manifestations and predictors of lymphoma development in primary Sjögren syndrome: clinical and pathophysiologic aspects. Medicine (Baltimore), 2009, 88 (5): 284-293, 2009

2. Cobb BL, Lessard CJ, Harley JB, et al. Genes and Sjögren's syndrome. Rheum Dis Clin North Am, 2008, 34: 847-868.

3. Christodoulou MI, Kapsogeougou EK, et al.Characteristics of the minor salivary gland infiltrates in Sjögren's　syndrome, J Autoimmun., 2010, 34:400-407

4. Ioannidis JP, Vassiliou VA, Moutsopoulos HM.Long-term risk of mortality and Lymphoproliferative disease and predictive classification of primary Sjögren's syndrome.Arthritis Rheum, 2002, 46:741-747

5. Kahlenberg JM.Neuromyelitis optica spectrum disorder as an initial presentation of primary Sjögren's syndrome, Semin Arthritis Rheum, 2011, 40:343-348

6. Li J, Ha Y, Ku N, et al.Inhibitory effects of autoantibodies on the muscarinic receptors in Sjögren's syndrome, Lab Invest, 2004, 84. 1430-1438

7. Mavragani CP, Moutsopoulos HM.The geoepidemiology of Sjögren's syndrome.Autoimmunity Rev, 2010, 9.A 305-310

8. Michel L, Toulgoat F, Desal H, et al.Atypical neurologic complications in patients with primary Sjögren's syndrome.Semin Arthritis Rheum, 201140:338-342

9. Pijpe J, Van Imhoff GW, Spijkervet FK, et al.Rituximab treatment in patients with primary Sjögren's syndrome: an open-label phase Ⅱ study. Arthritis Rheum, 2005, 52.2740-2750.

10. Ramos-casal M, Brito-Zeron P, Yague J, et al. Hypocomplementemia as an immunological marker of morbidity and mortality in patients with primary Sjögren's syndrome, Rheumatology (Oxford), 2005, 44:89-94.

11. Segal B, Carpenter A, Walk D.Involvement of nervous system pathways in primary Sjögren's syndrome, Rheum Dis Clin N Am, 2008, 34:885-906

12. Sjögren's H.Keratoconjunctivitis sicca Zur Kenntnis der Keratoconjunctivitis sicca (Keratitis filiformis bei Hypofunktion der Tränendrüsen). Acta Ophthalmologica, 1933, Copenhagen Supplement.2:1-151

13. Steinfeld SD, Tant L, Burmester GR, et al.Epratuzumab (humanised anti-CD22 antibody)in primary Sjögren's syndrome.an open-label phase Ⅰ/Ⅱ study. Arthritis Res Ther, 2006, 8:R129

14. Trianatafyllopoulou A, Tapinos N, Moutsopoulos HM.Evidence for coxsackievirus infection in primary Sjögren's　syndrome, Arthritis Rheum, 2004, 50:2897-2902

15. Triantafyllopoulou A, Moutsopoulos H.Persistent viral infection in primary Sjögren's syndrome: review and perspectives.Clin Rev Allergy Immunol, 2007, 32:210-214

16. Volter F, Fain O, Mathieu E, et al.Esophageal function and Sjögren's syndrome, Dig Dis Sci, 2004, 49:248-253

17. Voulgarelis M, Dafni UG, Isenberg DA, et al..Malignant lymphoma in primary Sjögren's syndrome, A multicenter, retrospective, clinical study by the European Concerted Action on Sjögren's syndrome, Arthritis Rheum, 1999, 42:1765-1772

18. Williams PH, Cobb BL, Namjou B, et al.Horizons in Sjögren's syndrome genetics.Clinic Rev Allergy Immunol, 2007, 32:201-209

19. Yazisiz V, Arslan G, Ozbudak IH, et al.Lung involvement in patients with primary Sjögren's syndrome.What are the predictors? Rheumatol Int, 2010, 30:1317-1324

Chapter 11

全身免疫异常相关性干眼

Dry eye related to systemic immune disease

第一节　Stevens-Johnson 综合征和中毒性表皮坏死松解症

一、概述

Stevens-Johnson 综合征(Stevens-Johnson syndrome,SJS) 和中毒性表皮坏死松解症(toxic epidermal necrolysis,TEN)是一组由于药物不良反应所导致的、累及皮肤和黏膜的同一严重疾病谱的不同致病阶段。病变可以根据所累及的皮肤黏膜面积分类:剥脱面积小于体表面积的 10% 者诊断为 SJS;大于 30% 者诊断为 TEN;介于 10%~30% 者诊断为 SJS/TEN 重叠型。SJS 和 TEN 临床罕见,年发病率分别是 1.2-6 例 / 百万和 0.4~1.2 例 / 百万。两种疾病的共同病理特点为快速而广泛的角质形成和细胞凋亡,继而导致表皮与真皮分离。临床病人的典型表现为进行性皮肤斑丘疹和水疱,进而发展为广泛的皮肤黏膜剥离及脱落。文献报道 43%~81% 的 SJS 和 TEN 病人伴有眼部受累。急性期眼部表现为结膜充血、渗出增多、结膜假膜、睑板腺开口阻塞,角膜上皮剥脱等;急性期眼部损伤可发展为慢性迁延,表现为干眼、睑球粘连、角膜新生血管形成等(图 11-1-1A-H)。其中干眼是最常见的眼部并发症,同时也是病人不适主诉的重要来源。

SJS 和 TEN 临床发病率低,年发病率为每百万人 1.2-6 例(SJS)和 0.4-1.2 例(TEN);女性 / 男性 =1.5/1;随年龄增大发病率增加;免疫功能低下者发病率高。SJS 和 TEN 死亡率高,TEN 死亡率为 25-50%);SJS 死亡率为 1-5%,老年人和极大面积表皮剥脱的 TEN 患者死亡率更高。近年来随着治疗方法的进展,死亡率已大大下降,然而,超过 50% 的 TEN 存活者伴有慢性期后遗症。

二、SJS 和 TEN 相关性干眼的发生机制

如前所述,干眼是 SJS 和 TEN 病人最常见的并发症,可以发生在疾病的急性期和慢性期,然而,对 SJS 和 TEN 相关性干眼的发生机制目前尚不清楚。综合文献报道,存在以下假设:①急性期眼表炎症损伤了结膜杯状细胞和睑板腺,导致黏蛋白和睑脂分泌减少,直接影响了泪液在眼表的均匀分布和泪膜的稳定性,从而导致干眼的发生;② TEN 伴有干眼病人的副泪腺中结节样淋巴细胞的聚集和慢性期干眼病人角膜中央树突状细胞的浸润,提示局部免疫系统的异常对泪液分泌系统的损伤和眼表炎症的迁延均可能是 SJS 和 TEN 相关性干眼的发生原因;③角膜基底层下神经丛的异常引起反射性泪液分泌障碍同样可导致

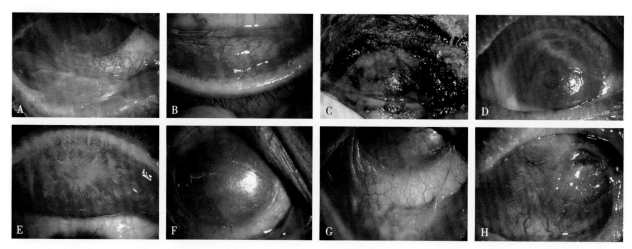

图 11-1-1　急性期和慢性期 Stevens-Johnson 综合征（SJS）和中毒性表皮坏死松解症（TEN）眼部表现
A~D 为急性期表现：A. 结膜充血,渗出及假膜形成;B. 睑板腺炎症,开口阻塞;C. 眼睑皮肤红斑及水泡;D. 角膜上皮糜烂
E~H 为慢性期表现：E. 结膜瘢痕;F. 眼表干燥,角膜角化;G. 睑球粘连;H. 角膜结膜化,睑球粘连

SJS 和 TEN 相关性干眼的发生,尤其对于慢性期病人;④慢性期角膜上皮角化、睑板腺开口阻塞、泪腺功能障碍和眼睑瘢痕的形成进一步导致泪膜的异常而加重干眼;⑤有研究表明,SJS 和 TEN 相关性干眼的发生和程度与急性期眼表抗生素等药物的使用有显著相关性,提示药物本身和防腐剂对副泪腺和眼表的损伤,从而诱发干眼。

三、SJS 和 TEN 相关性干眼的临床特点

据文献报道,干眼是慢性期 SJS 和 TEN 病人最常见的并发症,发生率约 25%-61%,甚至可以发生于无明显急性期眼部损伤的病人。Kaido 等发现 SJS 和 TEN 相关性干眼的临床程度超过干燥综合征（Sjögren's syndrome,SS）相关性干眼,表现为更为显著的眼部干涩等不适症状,以及泪膜不稳定和眼表损伤等体征,其原因可能与 SJS/TEN 病人所存在的严重眼表炎症和睑球粘连、角膜混浊及角膜上皮功能障碍等有直接关联。笔者随访了 11 例（22 眼）慢性期 SJS/TEN 病人,发现干眼伴睑板腺功能障碍（19 眼,占 86.4%）是最主要的并发症,病人可表现为持续结膜充血,泪膜不稳定,睑板腺排列紊乱和开口阻塞等（图 11-1-2A~D）。由于慢性期包括泪腺导管阻塞等因素的存在所导致的干眼给疾病的治疗带来困难,直接影响 SJS/TEN 的睑球粘连、角膜结膜化等眼部并发症的后续治疗,如角膜缘干细胞移植和人工角膜等手术的成功率,因此,有学者将 SJS/TEN 干眼程度作为判断疾病愈后和指导治疗的重要预测性指标。

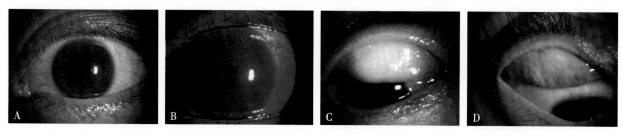

图 11-1-2　急性期和慢性期 Stevens-Johnson 综合征（SJS）和中毒性表皮坏死松解症（TEN）慢性期干眼
A. 结膜充血;B. 泪膜不稳定,角膜上皮剥脱;C. 睑板腺排列紊乱和开口阻塞;D. 结膜瘢痕和睑板腺开口阻塞及瘢痕化

SJS 和 TEN 相关性干眼常同时伴发睑板腺功能障碍,其原因包括急性期和慢性期的睑板腺炎性损伤和睑板腺开口的瘢痕性阻塞等。

文献报道,对病情严重的 SJS/TEN 病人在发病 10 日内进行羊膜移植术,之后对仍有显著眼表炎症者每 10~14 天重复进行羊膜移植术可有效改善角膜上皮鳞状细胞化生、增加杯状细胞密度,从而降低干眼的

发生率和严重程度,改善疾病的预后。

此外,Koseki 等发现,部分 SJS 和 TEN 相关性干眼的病人存在口腔干燥的临床表现,SJS 和 TEN 相关性干眼病人的唾液流率显著低于正常对照,而与 SS 相关性干眼病人无明显差异。龋齿的发生率在 SJS 和 TEN 相关性干眼病人显著高于 SS 相关性干眼病人和正常对照。口腔念珠菌阳性检出率在 SJS 和 TEN 相关性干眼病人为 50%,远高于正常人群(9.1%),因此,对 SJS 和 TEN 相关性干眼病人的口腔随访同样重要。

四、SJS 和 TEN 相关性干眼的辅助检查

眼表活体共聚焦显微镜(in vivo confocal microscopy,IVCM)是眼表组织的无创检查工具,部分学者对 SJS 和 TEN 相关性干眼病人的眼表采用 IVCM 进行了观察,发现其角膜上皮、角膜基底膜下神经丛、角膜朗格汉斯细胞分布等均存在异常。SJS 和 TEN 相关性干眼病人 IVCM 下角膜上皮层鳞状细胞形态变化较为明显,角膜上皮细胞核突出,反光增强呈激活状态,核浆比减小,部分可见核周晕,偶见双核细胞,可存在角膜上皮结膜化。角膜神经分布失去正常平行走行,卷曲交叉,交织成网,神经失去长而直的形态,呈弯曲短线状或分叉呈芽状,可见角膜神经串珠样结构。角膜中央部位紊乱的基底膜下角膜神经周围可见弥漫分布的树突状细胞,细胞突起与角膜神经相接触(图 11-1-3 A-D)

有学者对慢性期 SJS 和 TEN 相关性干眼病人的泪液成分进行分析,发现泪液中白细胞介素 -17

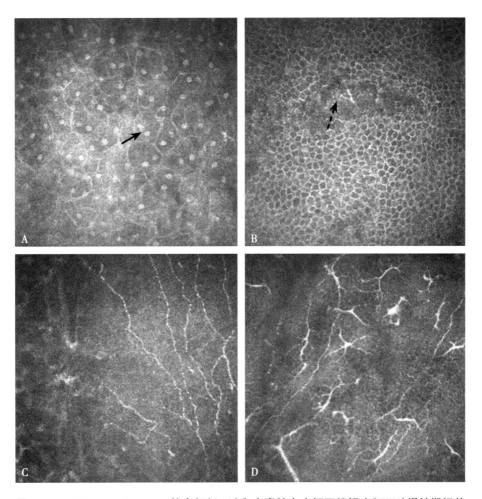

图 11-1-3　Stevens-Johnson 综合征(SJS)和中毒性表皮坏死松解症(TEN)慢性期相关性干眼在眼表活体共聚焦显微镜下的表现
A. 角膜上皮细胞核突出,反光增强呈激活状态,核浆比减小,可见双核细胞(实线箭头所示);
B. 角膜上皮结膜化(虚线箭头所示为结膜样细胞结构);C. 角膜神经分布失去正常平行走行,卷曲交织,呈弯曲短线状,可见角膜神经串珠样结构;D. 角膜紊乱的神经周围可见弥漫分布的树突状细胞,其突起与角膜神经接触

(interleukin-17,IL-17)水平高于正常对照,乳铁蛋白和表皮生长因子(epidermal growth factor,EGF)水平低于正常对照,提示慢性期 SJS 和 TEN 相关性干眼病人眼表存在持续炎症,泪腺分泌功能降低,受损的角膜上皮细胞不足以维持泪液蛋白的正常生物学活性。

五、SJS 和 TEN 相关性干眼的治疗

临床上根据干眼的程度,以人工泪液作为初始,对 SJS 和 TEN 相关性干眼进行相应的治疗,同时治疗合并的睑板腺功能障碍和眼表炎症等。对常规人工泪液不能达到满意疗效的病人,可使用自体血清、泪道栓塞等治疗。针对存在眼表炎症的病人,可使用免疫抑制剂(如 0.05% 环孢霉素滴眼液等)、糖皮质激素和非甾体类抗炎药物进行治疗。

研究发现,采用巩膜型角膜接触镜可以有效地维护泪膜,保护角膜上皮,减少泪液蒸发,避免 SJS/TEN 慢性期睫毛乱生和眼睑瘢痕对眼表的损伤,从而起到改善干眼,降低泪液渗透压和改善视功能的作用。

对于严重的 SJS 和 TEN 相关性干眼,泪腺的替代或修复性手术治疗始终具有临床挑战性。综合文献报导,唇黏膜合并唾液腺移植和自体下颌下腺移植有一定的成功率,复杂的联合手术对严重 SJS 和 TEN 相关性干眼的改善将为后续的人工角膜等增视性手术奠定良好基础。此外,有关泪腺的生物学重建性研究将为未来泪腺修复性治疗开辟新的领域,对 SJS 和 TEN 重度干眼的治疗具有重要的临床意义。

(龙 琴)

参 考 文 献

1. Mockenhaupt M. Stevens-Johnson syndrome and toxic epidermal necrolysis:clinical patterns,diagnostic considerations,etiology, and therapeutic management. Semin Cutan Med Surg,2014,33(1):10-6

2. Kohanim S,Palioura S,Saeed HN,et al. Acute and Chronic Ophthalmic Involvement in Stevens-Johnson Syndrome/Toxic Epidermal Necrolysis– A Comprehensive Review and Guide to Therapy. Ⅱ. Ophthalmic Disease. Ocul Surf,2016,14(2):168-88

3. Jain R,Sharma N,Basu S,et al. Stevens-Johnson syndrome:The role of an ophthalmologist. Surv Ophthalmol,2016,61(4):369-99 Ueta M,Kinoshita S. Ocular surface inflammation mediated by innate immunity. Eye Contact Lens,2010,36(5):269-81

4. Vera LS,Gueudry J,Delcampe A,et al. In vivo confocal microscopic evaluation of corneal changes in chronic Stevens-Johnson syndrome and toxic epidermal necrolysis. Cornea,2009,28(4):401-7

5. Gregory DG. The ophthalmologic management of acute Stevens-Johnson syndrome. Ocul Surf,2008,6(2):87-95

6. Yip LW,Thong BY,Lim J,et al. Ocular manifestations and complications of Stevens-Johnson syndrome and toxic epidermal necrolysis:an Asian series. Allergy,2007,62(5):527-31

7. Kaido M,Yamada M,Sotozono C,et al. The relation between visual performance and clinical ocular manifestations in Stevens-Johnson syndrome. Am J Ophthalmol,2012,154(3):499-511.e1

8. Huang Y,Dong Y,Wang L,et al. Long-term outcomes of MICOF keratoprosthesis in the end stage of autoimmune dry eyes:an experience in China. Br J Ophthalmol,2012,96(1):28-33

9. Gregory DG. New Grading System and Treatment Guidelines for the Acute Ocular Manifestations of Stevens-Johnson Syndrome. Ophthalmology,2016,123(8):1653-8

10. López-García JS,Rivas L,García-Lozano I,et al. Amniotic membrane transplantation in acute toxic epidermal necrolysis: histopathologic changes and ocular surface features after 1-year follow-up. Eur J Ophthalmol,2014,24(5):667-75

11. Koseki M,Maki Y,Matsukubo T,Ohashi Y,Tsubota K. Salivary flow and its relationship to oral signs and symptoms in patients with dry eyes. Oral Dis,2004,10(2):75-80

12. Heur M,Bach D,Theophanous C,et al. Prosthetic replacement of the ocular surface ecosystem scleral lens therapy for patients with ocular symptoms of chronic Stevens-Johnson syndrome. Am J Ophthalmol,2014,158(1):49-54

第二节 移植物抗宿主病

一、概述

采用人类白细胞抗原(human leukocyte antigen,HLA)配型的同种异体(亲属或非亲属)造血干细胞移

植(allogeneic hematological stem cell transplantation,allo-HSCT)是治疗良性和恶性血液病的有效方法。移植物抗宿主病(graft versus host disease,GVHD))是指用含有免疫活性细胞的组织(骨髓、胸腺、胚肝等)植入有免疫缺陷的受者时,移植物不遭排斥但对宿主细胞产生免疫损伤所致的疾病。造血干细胞移植后的GVHD是一种全身性、多器官的免疫性疾病,主要是供者与受者之间次要组织相容性位点不同所致。移植物抗宿主病是接受移植治疗的病人致残和死亡的主要原因。同种异体干细胞移植因此而不能被广泛开展。

供体细胞的来源包括自体、相同基因者和异体。供体细胞可从骨髓、外周血、脐带血等获取。外周血干细胞移植和骨髓移植均为造血干细胞移植,但外周血干细胞移植采集方便,受体造血和免疫功能恢复早,降低了病人与移植相关的病死率。对骨髓移植术后复发者采用该方法同样可获成功。是目前彻底治疗白血病的最有效的方法。国内学者陈虎报道了同种异体外周血干细胞移植术后病人的慢性 GVHD 发生率明显高于骨髓移植术后病人。推测外周血移植物中有大量的 T 淋巴细胞,在提高对白血病抵抗力的同时也增加了 GVHD 的发生率。

多数病人的 allo-HSCT 效果主要取决于供体的来源、免疫源性、移植物抗白血病或移植物抗肿瘤的效果。移植物抗肿瘤的效果提高了移植成功率和减少了复发风险,但也会导致 GVHD 的发病。近年来,随着造血干细胞移植术后感染预防、免疫抑制、支持治疗和以 DNA 为基础的组织配型的进步,allo-HSCT 的效果得以提高。GVHD 是供体来源的 T 细胞把受体的抗原作为异体抗原而介导的。allo-HSCT 术后 GVHD 的发病率为 10%~90% 不等。这些靶抗原称作次要组织相容性抗原(minor histocompatibility antigen,MiHA),不包括在 HLA 配型中。保持移植物抗白血病效果的同时减少 GVHD 的发生是对临床医师的严峻挑战。

GVHD 的发病率取决于供体细胞的来源、年龄、女性供体移植给男性受体、潜在的疾病、白血病的严重程度以及配型等。GVHD 的靶器官包括皮肤、消化系统、肝脏、肺脏、口腔黏膜、眼和其他器官。

二、GVHD 的病理生理学

GVHD 的发病机制是多因素的。GVHD 是供体和受体之间的获得性和先天性免疫介导的疾病。供体来源的 CD4+ 和 CD8+ T 细胞是 GVHD 发病机制的效应细胞。

(一)急性 GVHD 病理生理

急性 GVHD 是供体的淋巴细胞在陌生受体环境里应答所介导的炎症反应。刺激供体淋巴细胞活化的受体组织受到移植物(或者潜在疾病和既往的感染)的损害。

基于鼠和犬的实验模型,急性 GVHD 可以分成三个阶段的"细胞因子"反应,导致全身的疾病,包括:①抗原提呈细胞的活化;②供体 T 细胞的活化、增殖、分化、迁移;③靶组织的破坏。

1. 第一阶段——抗原提呈细胞的作用和活化　急性 GVHD 发生的第一阶段涉及疾病或刺激诱导的抗原提呈细胞活化。低度的刺激不引起抗原提呈细胞的活化。抗原提呈细胞的活化导致有害信号的释放,例如,前炎症因子、趋化因子、细胞黏附因子、主要组织相容复合体(MHC)抗原、共刺激分子的表达增加等。这就解释了为什么进展期的白血病患者发生急性 GVHD 的风险增加。

2. 第二阶段——T 细胞活化　T 细胞活化是 GVHD 的关键,受体的抗原提呈细胞和供体的 T 细胞相互作用,引起活化的 T 细胞增殖和分化。T 细胞增殖在第一阶段的"危险"信号作用下进一步加强。在实验性鼠模型中已经证实仅仅受体的抗原提呈细胞就能够引起供体 T 细胞的活化,这是受体的抗原提呈细胞的基本作用。虽然受体或者供体来源的抗原提呈细胞都介导同种异体抗原的表达,但是受体来源的抗原提呈细胞在急性 GVHD 的早期发病中发挥更重要的作用。

免疫细胞活化导致的生化反应诱导细胞因子及受体在内的多种蛋白质合成。预防 T 细胞活化和增殖的环孢素、他克莫司和预防 GVHD 的单克隆抗体已成为研究的焦点。CD4+CD25+FoxP3+ 调节性 T 细胞(Regulatory T cells,Treg)抑制免疫细胞的活化具有重要的作用。IL-2 对 Treg 的发育、扩充、活化和存活至关重要。雷帕霉素(西罗莫司)、麦考酚酸吗乙酯、体外光分离置换法主要是通过促进 Treg 扩增来发挥作用的。在动物模型上,低剂量的 IL-2 疗法能够使 Treg 扩增从而逆转靶器官的损害。

细胞因子 IFN-γ 在急性 GVHD 的病理生理中起双重作用。一方面,IFN-γ 通过增加趋化因子受体、MHC 蛋白和黏附分子的表达加快抗原呈递和效应细胞的募集,并增加单核细胞和巨噬细胞对脂多糖类等

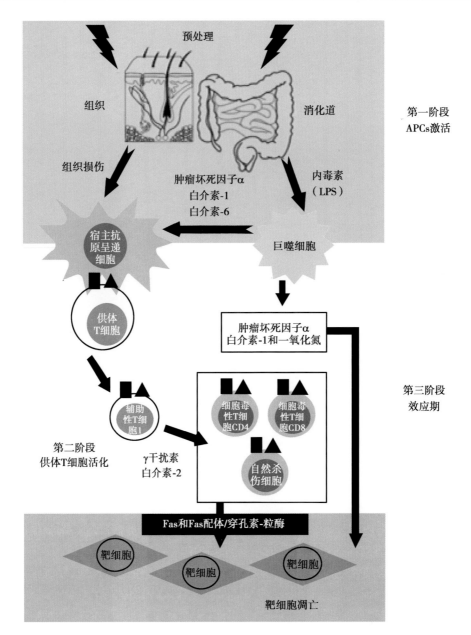

图 11-2-1　急性 GVHD 的病理生理学

刺激的敏感性,加快细胞内信号通路对刺激的反应。另一方面,IFN-γ 通过增加 Fas- 介导的供体活化 T 细胞凋亡而制约 GVHD。目前 IFN-γ 尚未用于该病的临床治疗。

Treg 分泌的抗炎因子 IL-10 和 TGF-β 除了对 Treg 本身存在接触抑制以外,还会抑制抗原提呈细胞。IL-10 通过抑制免疫反应调节 GVHD。TGF-β 可以抑制急性 GVHD,但对慢性 GVHD 则发挥促进作用。

3. 第三阶段——靶细胞的破坏　效应期是一个复杂的过程,涉及细胞性和可溶性炎症介质的释放,以及随之引起的局部组织明显损伤,促进炎症反应和靶组织的破坏。细胞性介质包括细胞毒性 T 细胞和自然杀伤细胞,可溶性介质包括 IFN-γ、IL-1、肿瘤坏死因子 α(TNF-α)和一氧化氮(NO)。

TNF-α 引起消化道组织的严重损伤,在细胞因子链中发挥主要作用。供体和受体的细胞都可以产生 TNF-α,通过 TNF 受体诱导靶组织的凋亡,活化 B 细胞、T 细胞、巨噬细胞、中性粒细胞和嗜酸性粒细胞。另外,它可以刺激 IL-1、IL-6、IL-10、IL-12 以及其他 TNF 的细胞因子产生,从而增加 HLA 的表达和 T 细胞的溶解。

(二) 慢性 GVHD 病理生理

慢性 GVHD 的病理生理机制目前仍不清楚,动物模型存在的缺陷使其不能复制人类慢性 GVHD 的病理生理过程。免疫系统恢复的异常所导致的正常免疫调节功能的丧失是慢性 GVHD 的基础,异体和自体的反应性

T细胞都起了作用。年龄相关的胸腺功能衰退,患者的预处理、急性GVHD等均可导致胸腺功能的异常,使自身反应性T细胞克隆不能被清除。慢性GVHD的特点类似于自身免疫性疾病,有Sjögren样综合征的特征。

采用去除了T细胞的HLA相同的兄弟姐妹来源的异体骨髓移植、阿仑单抗、或者在体敲除T细胞后,慢性GVHD的发病率低。慢性GVHD患者与系统性红斑狼疮、类风湿性关节炎及多发性硬化的病人具有相似的自身免疫性,Treg的数量和功能减退。慢性GVHD病人的病情缓解后,Treg的数量恢复正常。

B细胞在慢性GVHD发病中的作用

最初的研究表明B细胞可能与GVHD的发病有关。主要是由于抗CD20的B细胞单克隆抗体——利妥昔单抗可成功治疗GVHD,随后又证实了抗体与慢性GVHD的发生密切相关。在鼠模型上证明了自身免疫性疾病与过表达的B细胞活化因子之间的相关性,继而证实了中和B细胞活化因子对自身免疫病理的改善作用。目前这些结果已经在人类得到了证实。早期清除B细胞至关重要,因为有证据表明,移植手术前与术后早期给予利妥昔单抗作为患者预处理方案的一部分可使GVHD的发病率低于预期,而移植手术后的晚期给予利妥昔单抗则不能降低GVHD的发病率。慢性GVHD与B细胞内环境稳定的障碍有关,常伴有初始B细胞(naive B细胞)的相对减少和活化的记忆B细胞相对增加。B细胞活化因子水平的增加与慢性GVHD的发病和严重程度相关。naive B细胞的数量减少和高水平的B细胞活化因子可以促进异体反应性和自体反应性B细胞的活化,导致免疫病理反应的出现。

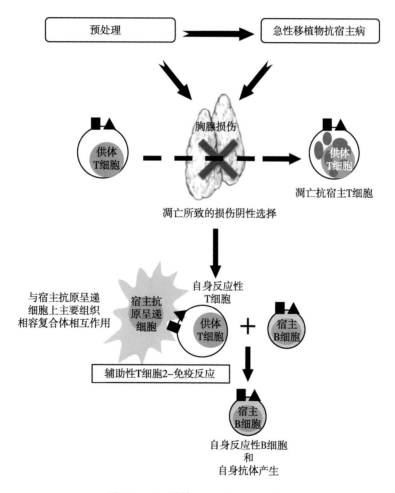

图 11-2-2 慢性 GVHD 的病理生理

三、GVHD 的危险因素

有报道,女性供体移植给男性受体时,如果女性供体以前有妊娠或输血史,则无需预防急性GVHD。受体为老年人是急性GVHD的重要危险因素。非亲属移植时,外周血干细胞与急性、慢性GVHD有关联,而亲属移植时危险因素大大降低。

在钙依赖磷酸酶抑制剂中,他克莫司对急性 GVHD 发病的预防效果优于环孢素。急性 GVHD 的其他危险因素包括 HLA 不相同,ABO 血型不一致,种族差异,潜在的疾病,以前的单纯疱疹病毒感染,抗生素肠道清除等。

慢性 GVHD:慢性 GVHD 的易患因素已经有报道。在多个因素中,相关性最大的是急性 GVHD。其他危险因素包括,老年,女性供体移植给男性患者,未配上型的非亲属供体,输入供体的淋巴细胞以及使用外周血干细胞等。有报道,低的慢性 GVHD 见于脐带血输入的病人,即使以前是急性 GVHD 的易感者。

四、GVHD 的分型

过去 GVHD 被分为急性(移植后 100 天内发生)或慢性(移植后 100 天以后发生)。这种以发病时间的分类方法不能反映急性和慢性 GVHD 的病理生理和临床表现的不同。近年来以临床表现,而不是症状出现的时间作为诊断急性或慢性 GVHD 的依据。

美国国立卫生研究院(The National Institute of Health,NIH)的共识报道了慢性 GVHD 临床实验的标准,包括临床诊断(诊断、鉴别诊断和其他标准)、组织病理学、全身和眼部慢性 GVHD 的处理等。诊断性的体征和症状是指不需要其他的证据,就能够直接确定慢性 GVHD 诊断的临床表现。鉴别性体征和症状是指没有进一步的实验室检查或者其他器官受累的证据时不足以作出慢性 GVHD 诊断的临床表现。慢性 GVHD 的其他标准包括不足以建立诊断的非特异性或少见的临床特征。

1. 急性 GVHD 的类型

(1) 干细胞移植术后或供体淋巴细胞输入术后 100 天以内有皮肤受累(斑丘疹)、消化道受累(恶心、呕吐、厌食、腹泻或肠梗阻)、肝脏受累(胆汁淤积)的典型性急性 GVHD,不伴有慢性 GVHD 的诊断或鉴别诊断的体征。

(2) 持续性、复发性、迟发性急性 GVHD,发生在干细胞移植术后或供体淋巴细胞输入术后 100 天以内,符合(1)的特征,不伴有慢性 GVHD 的诊断或鉴别诊断的体征。这种情况常见于停用免疫抑制剂后。

2. 慢性 GVHD 的类型

(1) 不伴有急性 GVHD 特点的典型性慢性 GVHD。

(2) 重叠型 GVHD,同时出现急性 GVHD 和慢性 GVHD。应该注意的是,不论在造血干细胞移植术后的什么时间,在不伴有慢性 GVHD 典型的组织学或临床体征的情况下,皮肤、消化道、肝脏典型病变的复发或新发都应该诊断为急性 GVHD。

诊断慢性 GVHD 时,NIH 工作组建议至少确保有一条符合慢性 GVHD 的诊断标准,或者通过组织活检、实验室检查、或者放射学检查符合慢性 GVHD 的鉴别诊断标准。慢性 GVHD 的诊断和鉴别诊断的标准包括皮肤、口腔、眼部、女性生殖系统、食道、肺部以及结缔组织的临床表现。眼部单独出现 GVHD 可以确诊慢性 GVHD,多数患者的眼部 GVHD 早于全身的 GVHD。

五、GVHD 的临床表现

急性 GVHD 的临床表现主要在皮肤,上、下消化道以及肝脏,偶尔累及眼部和口腔黏膜。急性 GVHD 中,81% 的病人皮肤受累,表现为瘙痒,偶有斑丘疹。斑丘疹一般首先散在分布于头皮和足底,逐渐累及到面颊、耳部、颈部、躯干、胸部及上背部,严重病例可出现皮肤水泡和溃疡。54% 的病人消化道受累,表现为腹泻,伴或不伴上消化道的症状,例如呕吐、食欲不振、恶心等,严重的病人表现为腹部痉挛,偶有出血和肠梗阻。急性 GVHD 中,51% 的病人肝脏受累,胆红素和碱性磷酸酶升高,转氨酶轻度升高。

临床表现、受累器官以及组织学上的差异已经取代了发病时间来鉴别急性和慢性 GVHD。慢性 GVHD 的诊断至少需要皮肤有一条诊断性表现(皮肤异色病、苔藓样改变、硬化病、硬斑病样或苔藓硬化样表现),口腔(苔藓表现、角化斑、或者由于硬化导致了口腔张开受限),生殖道(苔藓样改变或者阴道疤痕或狭窄),消化道(上 1/3 或中 1/3 食道狭窄),毛细支气管因为炎症而闭合,骨骼肌系统(筋膜炎、关节强直或者继发于硬化的挛缩)。

眼部 GVHD　接受同种异体造血干细胞移植的病人中,有 40-60% 发生眼部 GVHD。受者中 60%-90% 出现眼部并发症。眼部 GVHD 通过睑板腺炎症、疤痕化以及 MGD 影响眼部和泪腺。尽管眼部受累在全身急性 GVHD 中少见,它是死亡率的一个不良预后指标。眼部 GVHD 并非典型地导致永久性视功能丧失,而是有一段临床稳定期,视功能良好,但会影响病人的生活质量和日常活动。皮肤和口腔受累是发生眼部 GVHD 的危险因素。

(1) 眼部急性 GVHD:角膜和结膜是 GVHD 的免疫靶组织,眼部急性 GVHD 病人有结膜和角膜的表现,眼部体征的严重程度通常与全身疾病的炎症程度一致。其组织学表现与皮肤的 GVHD 类似。

GVHD 病人出现轻微的结膜充血和感染的病原学阴性就应该怀疑眼部急性 GVHD。结膜充血伴水肿(程度为中度到明显的浆液性渗出)见于 2 度结膜炎。结膜水肿可能是体液不平衡的结果(与病人使用糖皮质激素治疗引起的全身体液超负荷同时存在)。对全身情况的仔细分析、评价用药史、排除低钠血症和低蛋白血症有助于做出眼部 GVHD 的诊断,结膜组织活检可以确诊。假膜性结膜炎见于 12-17% 的急性 GVHD 病人,是全身受累伴预后不良的标志,结膜充血伴结膜上皮脱落引起假膜的改变和随之的疤痕化。严重的急性 GVHD 病人中,大约 1/3 的病人出现角膜上皮脱落和假膜改变。

在早期的 GVHD 病人中无需作结膜组织活检,其组织学改变与皮肤和消化道相似,包括角化不良伴上皮缺损、淋巴细胞胞外分泌、散在上皮细胞坏死并出现凋亡小体。这些都是 GVHD 的特点。一例急性 GVHD 病人的结膜组织活检可见 CD4+T 淋巴细胞,有研究证实这些 T 细胞由供体而来。鼠 GVHD 模型的角膜组织病理学改变包括上皮萎缩、角膜基质新生血管形成、弥漫性基质水肿、新生血管形成及严重的细胞浸润,但未发现角膜内皮细胞的明显改变。

对于程度相同的急性 GVHD 来说,结膜受累是提示预后不良的指标,结膜受累病人的死亡率高于结膜未受累的病人。

干眼目前仍然是同种异体造血干细胞移植术后最常见的眼部并发症,干眼引起的持续性角膜上皮缺损,进一步会出现感染性 / 非感染性角膜基质溃疡。急性 GVHD 病人的泪腺组织学显示泪腺腺泡的"淤积",伴泪腺腺泡内 PAS 染色阳性物质的堆积,泪腺腺管肿胀和管腔闭合。

(2) 眼部慢性 GVHD:大部分慢性 GVHD 患者有眼部表现,但其症状和体征缺乏特异性。慢性 GVHD 病人常见的眼部症状包括眼部刺激症状,如磨痛、异物感、烧灼感、流泪、畏光、眼红、眼痒,以及视物模糊。这些眼部症状和体征常常与免疫介导的眼表炎症性疾病的症状和体征相似。干燥性角膜结膜炎是慢性 GVHD 眼部主要的表现,前房、玻璃体及脉络膜的受累也会导致视功能损伤。

眼部慢性 GVHD 中,常常见到结膜疤痕化改变和上方角膜缘的干燥性角膜结膜炎,眼睑和穹窿部结膜的睑球粘连,眼睑疤痕及眼睑的解剖异常(眼睑外翻、内翻、MGD、泪小点狭窄等)。结膜组织活检标本的免疫组化染色显示辅助性 / 细胞毒性 T 淋巴细胞浸润。角膜上皮的继发性改变有点状角膜上皮病变,角膜丝状物,角膜上皮糜烂导致角膜的继发感染、不愈合性角膜溃疡以及角膜穿孔。这些改变与泪膜和眼表异常相混合。

干燥性角膜结膜炎在慢性 GVHD 病人中比在急性 GVHD 病人中更常见,占 69-77%,是全身器官受累的一个早期体征。水液性泪液缺乏在多数干燥性角膜结膜炎病人中不能恢复正常。干燥性角膜结膜炎的发生除了同种异体免疫反应以外,还有其他原因,例如接受自体或相同基因移植的病人没有发生 GVHD 的危险因素,却有可能发生干燥性角膜结膜炎。慢性 GVHD 病人发生干眼的主要原因是泪腺的腺泡和导管的广泛纤维化。这与角膜基质中 CD34⁺ 成纤维细胞(接近 1/2 来自于供体)以及伴有轻度的淋巴细胞浸润有关。慢性 GVHD 干眼与 Sjögren 综合征类似,区别在于前者有造血干细胞移植伴慢性 GVHD,有皮肤黏膜病变,年龄相对年轻,结膜、泪腺腺管和睫状体主要为 T 细胞浸润;而后者主要为 >40 岁的中年女性,侵犯关节,泪腺以 B 淋巴细胞浸润为主。慢性 GVHD 干眼与 Stevens-Johnson 综合征的区别是,后者为药物、食物超敏反应所致严重皮肤黏膜病,亦可与呼吸道感染有关。一般发病年龄 >35 岁,表现为脓性膜样结膜炎、睑球粘连。

全身放射治疗、化学治疗的眼部毒性、免疫抑制治疗以及 MGD 与干燥性角膜结膜炎的发病有关。然而,有研究表明,鼠的眼部 GVHD 模型接受全身放射治疗和骨髓细胞移植后,没有发现炎症细胞浸润和纤维化。全身放射治疗和应激可能与干燥性角膜结膜炎的发病无关。

结膜的体征和泪腺功能障碍也可以由其他的易感原因(感染、药物、患者的预处理等)所引起,因此不是眼部慢性 GVHD 的诊断标准。眼部的症状和体征需要结合用药史来评价,因为新发病的严重干眼和泪液分泌量下降结合全身症状的加重,提示眼部慢性 GVHD。

NIH 的共识发展项目(consensus development project)定义新发的眼部慢性 GVHD 的眼部表现包括,干涩,磨痛或眼痛,疤痕性结膜炎,干燥性角膜结膜炎,点状角膜上皮病变融合成片,眼眶周围色素沉着,晨起时由于黏稠的分泌物造成睁眼困难以及睑缘炎等,并作为"鉴别性体征"(见慢性 GVHD,但单独不足以诊断)。根据该报告,慢性 GVHD 的诊断需要有一个诊断体征或者有经过活检/实验室检查证实的其他器官的鉴别体征。如果只依靠眼部表现(有一个鉴别体征)来诊断慢性 GVHD 时,慢性 GVHD 的诊断只能经过干燥性角膜结膜炎的组织活检或者 Schirmer 试验以及伴有全身至少一个器官的鉴别体征来证实。这种分类方法,除了对眼部慢性 GVHD 的分类不明确以外,没有考虑到不伴有全身表现的眼部 GVHD。Schirmer 试验虽然是眼部 GVHD-相关干眼泪液功能异常诊断的金标准,在泪膜不稳定的病人中由于 GVHD-相关的 MGD,Schirmer 试验的测量值可能是正常的。此外,常规的筛查性活检对早期发现眼部 GVHD 没有作用,不推荐作泪腺活检。GVHD 的眼表疾病是由眼睑异常和 MGD 所致。大部分病人由于阻塞性 MGD 和后睑缘炎,有中到重度的眼表染色。

慢性 GVHD-相关的重度眼表疾病可以单独发生,不伴有全身的 GVHD,密切观察这些病人非常重要。眼表是造血干细胞移植数月后慢性 GVHD 的单独靶组织。

白内障虽然是造血干细胞移植和 GVHD 的潜在并发症,由于患者的预处理和 GVHD 预防性的全身长期使用糖皮质激素依赖性减少,过去白内障的发生并不多见。偶尔病人有葡萄膜炎,这是供体的淋巴细胞对受体不相容抗原攻击的结果。眼底可见视网膜棉绒斑,出血,脂质沉着,感染性视网膜炎等。

六、眼部慢性 GVHD 的眼科检查和症状评估

对于可疑的眼部慢性 GVHD 病人,推荐的眼科检查包括视力、眼压、Schirmer 试验、裂隙灯检查和泪膜破裂时间。这些检查有助于诊断、疾病的预后判断以及对治疗方法利弊的评价。

新发的干燥性角膜结膜炎病人,Schirmer 试验 5 分钟时测量值为 6-10mm,或者病人有眼部症状伴 Schirmer 试验 5 分钟时测量值≤5mm,同时伴有其他器官受累的表现,则符合眼部慢性 GVHD 的诊断标准。

丽丝胺绿和荧光素等活体染料可以分别用来作结膜和角膜的染色。另一种方法是角膜镜面反射镜,可见眼部慢性 GVHD 病人有多个指标的异常。

对于病因不明确的病人,应该进行角膜和结膜拭子或刮片作微生物检查。新的方法(如泪膜渗透压测定和角膜共焦显微镜检查)可用于治疗方法的选择和随访。

对于慢性 GVHD 或者巨细胞病毒性视网膜炎(免疫抑制所致)所致的眼后节感染应该在散瞳后进行眼底检查和排除。移植手术前、后治疗 GVHD 所引起的并发症-后囊下白内障(长期使用激素或放射治疗所致)或青光眼时,应该分别对晶状体检查以及眼压/视野检查进行排除。

可以使用生存质量问卷调查表(如眼表疾病指数)进行症状评估。眼表疾病指数评分在眼部慢性 GVHD 病人的移植前和移植后相比,比没有眼部 GVHD 的病人明显升高。

七、眼部 GVHD 的临床分级

眼表疾病的严重程度取决于受累的眼部组织。定期评价 GVHD 病程中的临床评分有助于修正对预后的判断和记录目前慢性 GVHD 的严重程度。NIH 的共识发展项目对慢性 GVHD 的临床试验提出的标准为:①诊断和分级工作组的报告介绍的干燥性角膜结膜炎的有无和严重程度(根据 Schirmer 试验的测量值)的评分系统;②根据干燥性角膜结膜炎对日常生活的影响提出的慢性 GVHD 的器官评分系统。眼部 GVHD 的有效测量和评分报告中提出,NIH 的眼部评分除了能够评价眼部 GVHD 的严重程度以外,对随访期间眼部症状的变化也是敏感的。有趣的是,在所有的研究标准中,除了 Schirmer 试验以外,临床医生的评估和病人自己述说的眼部 GVHD 活动程度的变化是一致的。

德国 - 奥地利 - 瑞士的慢性 GVHD 共识会议（German-Austrian—Swiss Consensus Conference on Clinical Practice in Chronic GVHD）对眼部慢性 GVHD 的分级提出了一个详细和标准的方法。共识推荐使用泪液分泌试验（不使用表面麻醉）加上另一个体征,分为以下两种情况:(1)泪液分泌试验小于 5mm,再加上 1 个或多个器官受累,尤其是涉及结膜和腺体(如结膜囊活组织检查示淋巴细胞浸润、淋巴细胞分泌因子出现、卫星灶、基底膜空泡形成、杯状细胞密度降低、上皮细胞减少或坏死、鳞状上皮化生等);(2)泪液分泌试验为 6-10mm,再加上近期新发的干燥性角结膜炎症状。

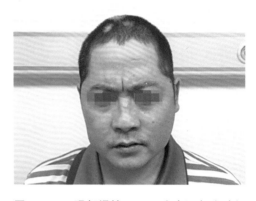

图 11-2-3　眼部慢性 GVHD 患者面部皮肤粗糙和色素沉着

该临床研究小组提出的分级标准代表了该疾病的完整过程,同时考虑了:①眼部受累的不同组织结构;②炎症的活动程度(睑缘红肿和结膜充血来证实)分为轻度、中度和重度;③有威胁到视力的并发症或者视功能受到损害,例如角膜穿孔、视力下降或继发性青光眼。

图 11-2-3~5 为一位眼部慢性 GVHD 病人的皮肤及眼表表现。

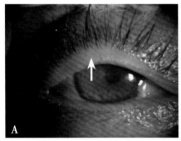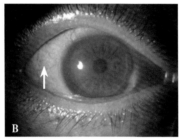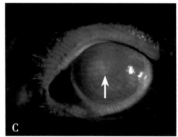

图 11-2-4　右眼慢性 GVHD
A.睑缘充血肥厚,睑板腺开口阻塞(箭头);B.结膜充血(箭头);C.角膜荧光素染色融合成片(箭头)

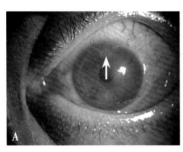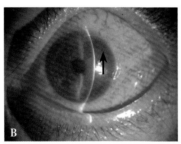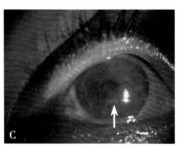

图 11-2-5　左眼慢性 GVHD
A.上下方角膜灰白色片状混浊(箭头);B.新生血管长入(箭头);C.角膜荧光素片状染色(箭头)

八、GVHD 的预防和治疗

1. GVHD 的全身预防

(1) HLA 配型:GVHD 全身预防的关键在于理想的 HLA 配型(供体和受体之间 MHC Ⅰ型和Ⅱ型位点)。

(2) 清除 T 细胞:由于 T 细胞介导的炎症反应是急性和慢性 GVHD 发病机制的核心,许多的临床研究评价了清除 T 细胞对预防 GVHD 的作用。使用的三种方法是 T 细胞体外阴性选择、CD34+ 干细胞体外的阳性选择和体内抗 T 细胞抗体。然而,清除 T 细胞减少急性和慢性 GVHD 是有代价的,常伴有移植失败率的增加、疾病的复发、发生感染以及 EB 病毒相关的淋巴细胞增殖性疾病。

（3）GVHD 预防的药物：环孢素和他可莫司是钙依赖磷酸酶抑制剂。联合使用他可莫司和低浓度的甲氨蝶呤是预防急性 GVHD 的标准方法。联合使用他可莫司和麦考酚酸吗乙酯比联合使用甲氨蝶呤引起更少的黏膜炎症和更快的中性粒细胞聚集。血栓形成性微血管病变和神经毒性等移植相关的严重副作用限制了钙依赖磷酸酶抑制剂的应用。

单克隆抗体阿仑单抗(抗 CD52)清除供体的 T 细胞和针对受体的树枝状细胞,从而减少低强度移植术后的急性和慢性 GVHD 的发生率。但会增加感染和疾病复发率,对病人的存活没有益处。联合低强度的预处理(reduced-intensity conditioning,RIC)时导致移植的失败。

（4）免疫：对体内使用抗胸腺细胞球蛋白以及抗 T 细胞抗体已经进行了广泛的研究。副作用包括发热,寒战,头痛,对血小板交叉反应所致的血小板减少症,以及少见的过敏反应。这种治疗方法减少了亲属供体的造血干细胞移植给受体后 GVHD 的发生率,但没有提高存活率,当非亲属的造血干细胞移植给受体后,严重的 GVHD 得以预防。提前输入抗胸腺细胞球蛋白对广泛性慢性 GVHD 和慢性肺功能障碍有保护作用。

（5）预处理：预处理是指造血干细胞移植前,患者须接受一个疗程的超大剂量化疗,有时再加上大剂量放疗,这种治疗称预处理。RIC 方案(非清除性的,non-myeloablative)通过抑制宿主的免疫系统,在受体的淋巴造血系统消融后允许供体的淋巴细胞聚集。RIC 引起的组织损伤小,因而减轻细胞因子反应。然而,RIC 可能延迟急性 GVHD 的发病到移植的 100 天以后,并且可能同时发生慢性 GVHD(重叠综合征)。

尽管急性 GVHD 是慢性 GVHD 的危险因素,但减少急性 GVHD 的发病不能减少慢性 GVHD 的发生率。清除 T 细胞和使用脐带血干细胞可减少急性和慢性 GVHD 的发生率。

2. GVHD 的全身治疗

（1）急性 GVHD 的治疗：

1）糖皮质激素：急性 GVHD 最初的治疗是糖皮质激素。通常认为激素治疗具有抗淋巴细胞和抗炎的作用,是 GVHD 治疗的金标准,但治疗后只有不到 50% 的病人完全得到缓解,严重病人对单独的激素治疗没有反应。激素抵抗的 GVHD 病人通常预后不良,5 年生存率较低。大多数皮肤轻度受累的病人可以使用局部激素进行治疗,严重皮肤受累和任何的消化道受累的病人必须用高剂量的全身糖皮质激素治疗。尽管目前还没有证据支持在急性 GVHD 的治疗中使用第二代药物,但临床上 MMF、抗胸腺细胞球蛋白、肿瘤坏死因子抑制剂以及其他的药物已经得到了广泛的应用。

2）体外光分离置换法(extracorporeal photopheresis,ECP)：是 GVHD 的常用治疗方法,更常用于慢性 GVHD 治疗。体外的光分离置换法可用于诱导 T 细胞凋亡、单核细胞分化以及抗原特异性 Treg 产生抗炎作用和预防实质性器官的移植排斥反应。ECP 在治疗对激素无反应的 GVHD 病人中有 50% 的长期存活率。动物实验中,ECP 介导的 Treg 增加可以逆转急性 GVHD；

3）TNF 阻断剂：可引起抗原提呈细胞活化的终止和效应细胞的募集,从而减轻组织损伤。血浆中 TNF 受体 I (TNF 的标志物)的升高发生在 GVHD 的临床表现出现以前。依那西普是全人源化可溶性 TNF 抑制剂,在一些患者中使用了该药,但是缺少确切的阻断 TNF 的证据,且侵入性真菌感染的风险大大增加。

（2）慢性 GVHD 的治疗：

1）糖皮质激素：和急性 GVHD 治疗一样,激素仍然是治疗慢性 GVHD 的主要方法。虽然不是对所有的病人都有效,但在慢性 GVHD 治疗的随机试验中,其他药物没有激素有效。临床常加用 MMF 来减少激素的剂量,但近期的临床随机试验证明这种治疗的结果更差。

2）用超低浓度的 IL-2 对 Treg 进行调节是一种具有良好前景的治疗方法,目前还需要进一步证实。ECP 对高危病人有治疗前景,治疗的反应率高。皮肤、口腔黏膜和眼部是治疗反应最好的器官。伊马替尼是慢性 GVHD 的有效辅助治疗方法,对于慢性 GVHD 合并严重的干燥综合征病人,伊马替尼可能是唯一能够增加泪液形成的治疗方法。对感染(真菌和病毒)的预防等支持性治疗是处理 GVHD 的重要组成部分。长期使用激素的病人容易受到侵袭性真菌的感染。移植手术后的第一年和以后需要全身免疫抑制剂治疗的慢性 GVHD 病人,需要使用阿昔洛韦预防病毒感染,用复方磺胺甲噁唑或者阿托伐醌预防肺囊虫感染。

糖尿病、高血压、缺血性坏死、激素性肌病、骨质疏松以及库兴综合征等非感染性并发症会随着激素的长期使用而加重。一些病人出现低蛋白血症,需要静脉输入球蛋白。

3. 眼部 GVHD 的治疗　　对器官特异性的 GVHD 提倡采用器官特异性治疗。增加免疫抑制剂的强度不是治疗眼部 GVHD 的理想方法,因为疾病缓解所需要的移植物抗肿瘤的效果会受到全身药物治疗的影响。此外,眼部 GVHD 的严重程度与全身疾病程度没有关系。有回顾性研究认为,眼部 GVHD 治疗效果不好的原因是开始治疗时已经处于疾病的晚期,已经存在永久性的组织损害。

眼部 GVHD 的治疗原则包括 4 个方面:眼部润滑剂和泪液的保留,减轻眼表炎症,预防泪液蒸发,眼表上皮细胞的支持治疗。

(1)眼部润滑剂和泪液保存

1)人工泪液:对伴有严重水液缺乏性干眼的急性和慢性 GVHD 病人,应该联合使用不含防腐剂的人工泪液和眼表的其他局部治疗方法。各种人工泪液的治疗效果没有显著差异。使用人工泪液除了润滑眼表以外,可以稀释眼表的炎症介质。5%-10% 乙酰半胱氨酸滴眼液有黏液溶解作用,可用于眼表有丝状物附着的病人。可缓解病人的症状,但是未经过临床实验的证实。

2)促分泌药物:口服毛果芸香碱或西维美林等(选择性毒覃碱拮抗剂)促分泌药物对刺激水性泪液和唾液的分泌可能有益,但对于慢性 GVHD 导致的干眼效果不佳。对于已经服用了多种药物和病人,药物副作用和毒性限制了它们的使用。

3)泪小点栓塞:泪小点栓塞可以保存泪液。可以采用硅胶栓子或者用不可逆的热烧灼法。根据 Schirmer 试验和病人症状的严重程度决定栓塞几个泪小点。对于 MGD 病人,在泪小点栓塞之前需要彻底治疗眼睑炎症。泪小点栓塞后,人工泪液的使用次数减少,病人的症状减轻。少数病人的泪小点栓子会脱出和丢失,慢性 GVHD 病人更容易出现泪小点栓子脱出,可能是由于泪小点的上皮下纤维化所致。对于反复泪小点栓子脱出的病人,泪小点烧灼是有效的方法。泪小点栓塞后,没有观察到眼表炎症介质滞留或感染等不良反应。

(2)减轻眼表炎症

1)局部免疫抑制剂:环孢素滴眼液已经用于人工泪液和糖皮质激素滴眼液治疗效果不好的眼部 GVHD 患者和干燥性角膜结膜炎病人,取得了一定疗效。环孢素滴眼液通过抑制 T 细胞增殖、抑制结膜组织中活化的 T 细胞分泌及释放淋巴因子而发挥作用。环孢素能够增加结膜杯状细胞的数量和加快结膜上皮细胞的更新。眼部 GVHD 病人每天使用 0.05% 环孢素 2 次以上(off-label),能够改善症状,减少角膜荧光素染色,增加基础泪液分泌。骨髓移植前局部使用环孢素能够减轻泪腺炎症和干燥性角膜结膜炎的发生。对于眼部慢性 GVHD 伴有泪腺功能障碍的病人,全身使用环孢素有良好效果。

2)局部糖皮质激素:具有抗炎特性,已经用于眼部急性 GVHD 病人的治疗。疗效的报道不一。有报道称局部使用糖皮质激素对眼部急性 GVHD 有治疗效果。慢性 GVHD 病人局部使用糖皮质激素的适应证是眼表出现疤痕化改变。眼压升高和后囊下白内障是长期局部使用糖皮质激素最常见的并发症。局部糖皮质激素禁用于有角膜上皮缺损、角膜基质变薄或有角膜浸润的病人。弱效激素(氟米龙,利美索龙)避免了强效激素(例如醋酸泼尼松龙)的副作用,但是弱效激素对眼部 GVHD 的疗效有待观察。

短期、低频率地使用糖皮质激素控制眼表炎症后,用环孢素眼液来长期控制眼表炎症可能是安全的使用方法。

3)局部免疫治疗:局部使用 IL-1 受体拮抗剂已经用于鼠干眼模型的炎症控制。IL-1 诱导角膜细胞炎症因子的表达和趋化因子的表达以及基质金属蛋白酶的合成。IL-1 的前炎症类型与角膜荧光素染色的程度直接相关。2.5% IL-1 受体拮抗剂(off-label)用于眼部 GVHD 病人对改善眼表疾病指数和减少角膜荧光素染色有明显的作用。

他克莫司(FK506)是一种大环内酯抗生素,在体外的免疫抑制作用很强,与环孢素的作用机制和药代动力学相似。全身使用他克莫司通过改善泪液分泌对一部分眼部 GVHD 病人有治疗作用,局部使用他克莫司的疗效尚缺乏系统评价。

局部使用曲尼司特可抑制眼表炎症介质和细胞因子的合成和释放,以及抑制胶原合成和 TGF-β 诱导的角膜基质合成。有研究发现,曲尼司特在 GVHD 病人研究中能改善反射性泪液分泌并减少眼表虎红染色。

(3) 眼表上皮支持治疗

1) 自体血清滴眼液:对于慢性 GVHD 合并严重干眼的患者是一种安全和有效的治疗方法。自体血清滴眼液含有多种上皮生长因子、细胞因子、神经生长因子、维生素 A、表皮生长因子、纤维连接蛋白以及转化生长因子 -β 等。对于角膜和结膜上皮的增殖、分化、成熟和维持其完整性至关重要。与局部润滑剂一起使用可以润滑眼表和改善角膜的敏感性。有报道,局部使用 20% 的脐带血血清能够明显改善 GVHD 合并干眼患者的症状和体征。自体血清滴眼液的制作必须符合血液制品的规定,因而受到一定限制。必须在储存等环节采取措施来预防感染。

2) 角膜接触镜:是中度至重度干眼患者的一种治疗方法。角膜绷带镜可以稳定泪膜和恢复正常的细胞更新。巩膜镜有时能够改善眼部 GVHD 患者的视力和症状。巩膜镜所提供的液体层有助于改善眼部 GVHD 所致干眼患者的症状和重建受损的角膜上皮。对于其他治疗方法都无效的少数患者,巩膜镜也能够改善眼表疾病指数。需要强调的是,与减轻眼表上皮病变相比,巩膜镜在减轻患者的症状方面更有效。角膜绷带镜应该在医生的指导下使用和加强随访。

3) 羊膜移植术:眼部 GVHD 患者合并上方角膜缘的角膜结膜炎和角膜上皮缺损的患者,无缝线的羊膜移植术有一定治疗效果。

4) 角膜干细胞移植和穿透性角膜移植术:眼表严重损伤的病人需要手术干预。角膜缘干细胞移植和穿透性角膜移植术也可以用来治疗严重的眼表疾病。总的来说,由于这些严重眼表疾病和泪液缺乏患者的同种异体移植手术的总体预后差,移植手术只能作为最后的治疗手段。用异体角膜缘干细胞移植治疗角膜上皮缺损和板层角膜移植手术治疗严重干眼合并角膜变薄的患者已经有文献报道。轻的患者采用角膜绷带镜和睑缘缝合方法。多层羊膜移植术可用于治疗角膜小的穿孔。

(4) 减少泪液蒸发

1) MGD 患者常有泪膜不稳定所致的蒸发过强型干眼。每天 2 次,每次至少 10 分钟的眼睑热敷和局部使用抗生素眼膏有助于 MGD 的治疗。使用四环素类抗生素(多西环素、米诺环素)和大环内酯抗生素(阿奇霉素)治疗 MGD 所致的眼表疾病,同时做眼睑热敷和眼睑清洁。多西环素除了有抗生素的特性外,还能通过抑制基质金属蛋白酶和 IL-1 的活性发挥抗炎作用。

2) 补充亚麻籽油(每天 2000mg)和鱼油(omega-3 脂肪酸)也有抗炎作用。上述治疗通过改善睑板腺的分泌和改善泪膜的脂质层来提高泪膜的稳定性和减轻炎症。

4. 眼部 GVHD 的全身免疫抑制剂治疗

由于具有全身副作用,因此不推荐全身使用免疫抑制剂来治疗眼部 GVHD。然而,减少剂量或停用全身免疫抑制剂会导致眼部 GVHD 的加重。当单纯的局部治疗不能控制眼部慢性 GVHD,则必须给予全身免疫抑制剂。ECP 治疗慢性 GVHD 能够改善眼部症状和体征,具有良好的治疗前景。伊马替尼可以改善慢性 GVHD 病人的干眼,增加 Schirmer 分泌值。

眼部 GVHD 通常被认为是结膜和泪腺的疾病。然而,愈来愈多的证据表明眼部 GVHD,特别是眼部慢性 GVHD 可累及整个眼组织。同种异体造血干细胞移植术后,慢性眼表疾病的临床表现多种多样,从干眼到威胁视力的眼表炎症、疤痕,甚至少见的角膜穿孔,这些疾病可以在造血干细胞移植术后的数月才出现。值得注意的是,严重的眼表疾病可以发生在尚无全身 GVHD 时。而且,尽管眼部 GVHD 常见,但由于该病定义和诊断标准的差异,以及累及全身时病情多较严重,眼部 GVHD 常常被忽视。

由于目前对眼部慢性 GVHD 发病机制的认识还不够全面,治疗仍然是经验性的。未来在鉴定出 GVHD 的相关生物标志物后,GVHD 的治疗策略和全身并发症的预防将会更加精准。眼部 GVHD 的早期诊断和干预是获得良好视功能所必需的,因此,有效的治疗应该是跨学科、多途径、个性化的治疗。

(谢汉平)

参 考 文 献

1. 高敏,黄一飞.移植物抗宿主反应性疾病的眼部表现研究进展.解放军医学院学报,2013,34:1084-1086.

2. 黄珠,顾扬顺.慢性移植物抗宿主病的干眼症的研究新进展.国际眼科纵览,2006,30:401.

3. Agomo EU,Tan A,Champlin R,et al. Role of ocularsurface disease index(OSDI)in chronic ocular graft vs.host disease(OGVHD). Invest Ophthalmol Vis Sci,2008,49:2369.

4. Applebaum FR,Forman SJ,Negrin RS,Blume KG. T-CellDepletion to Prevent Graft-vs-Host Disease,in Soiffer RJ(ed). Thomas' Hematopietic Cell Transplantation:StemCell Transplantation. Oxford,UK,Wiley-Blackwell,2009,4th ed. pp 1275-1286.

5. Arora M,Klein JP,Weisdorf DJ,et al. Chronic GVHD riskscore:a Center for International Blood and MarrowTransplant Research analysis. Blood,2011,117:6714-6720.

6. Abud TB,Amparo F,Saboo US,et al. A Clinical Trial Comparing the Safety and Efficacy of Topical Tacrolimus versus Methylprednisolone in Ocular Graft-versus-Host Disease. Ophthalmology,2016,123:1-9.

7. Bensinger WI,Clift R,Martin P,et al. Allogeneic peripheral blood stem cell transplantation in patients with advanced hematologic malignances:a retrospective comparison with marrow transplantation.Blood,1996,88:2749-2880.

8. Bacigalupo A,Lamparelli T,Barisione G,et al. Thymoglobulinprevents chronic graft-versus-host disease,chroniclung dysfunction,and late transplant-related mortality:long-term follow-up of a randomized trial in patientsundergoing unrelated donor transplantation. Biol BloodMarrow Transplant,2006,12:560-565.

9. Cooke KR,Kobzik L,Martin TR,et al. An experimentalmodel of idiopathic pneumonia syndrome after bonemarrow transplantation:I. The roles of minor H antigensand endotoxin. Blood,1996,88:3230-3239.

10. Couriel D,Caldera H,Champlin R,et al. Acute graft-versushostdisease:pathophysiology,clinical manifestations,andmanagement. Cancer,2004,101:1936-1946.

11. Cutler C,Miklos D,Kim HT,et al. Rituximab for steroidrefractorychronic graft-versus-host disease. Blood,2006,108:756-762.

12. Cohen JL,Boyer O. The role of CD4+CD25hi regulatory Tcells in the physiopathogenyof graft-versus-host disease.Curr Opin Immunol,2006,18:580-585.

13. Couriel D,Carpenter PA,Cutler C,et al. Ancillary therapyand supportive care of chronic graft-versus-host disease:national institutes of health consensus development projecton criteria for clinical trials in chronic Graft-versus-hostdisease:V. Ancillary Therapy and Supportive Care WorkingGroup Report. Biol Blood Marrow Transplant,2006,12:375-396.

14. Dietrich-Ntoukas T,Cursiefen C,Westekemper H,et al.Diagnosis and treatment of ocular chronic graft-versus-hostdisease:Report from the German-Austrian-Swiss ConsensusConference on Clinical Practice in Chronic GVHD.Cornea,2012,31:299-310.

15. Filipovich AH,Weisdorf D,Pavletic S,et al. NationalInstitutes of Health consensus development project oncriteria for clinical trials in chronic graft-versus-hostdisease:I. Diagnosis and Staging Working Group report.Biol Blood Marrow Transplant,2005,11:945-956.

16. Ferrara JL,Levine JE,Reddy P,et al. Graft-versus-hostdisease. Lancet,2009,373:1550-1561.

17. Greinix HT,Knobler RM,Worel N,et al. The effect ofintensified extracorporeal photochemotherapy on longtermsurvival in patients with severe acute graft-versus-hostdisease. Haematologica,2006,91:405-8.

18. Hahn T,McCarthy PL Jr,Zhang MJ,et al. Risk factors foracute graft-versus-host disease after human leukocyteantigen-identical sibling transplants for adults with leukemia.J Clin Oncol,2008,26:5728-5734.

19. Inamoto Y,Sun YC,Flowers MED,et al. Bandage Soft Contact Lenses for OcularGraft-versus-Host Disease. Biol Blood Marrow Transplant,2015,21:2002-2007.

20. Johnson N L. Ocular graft-versus-host disease after allogeneic transplantation . Clinical Journal of Oncology Nursing,2013,17:625.

21. Koreth J,Matsuoka K,Kim HT,et al. Interleukin-2 andregulatory T cells in graft-versus-host disease. N Engl J Med,2011,365:2055-66.

22. Lin XH,Cavanagh HD. Ocular manifestations of graft-versus-host disease:10years'experience. Clinical Ophthalmology,2015,9:1209-1213.

23. Na KS,Yoo YK,Hwang KY,et al. Tear Osmolarity and Ocular Surface Parameters as Diagnostic Markers of Ocular Graft-Versus-Host Disease.Am J Ophthalmol,2015,160:143-149

24. Ogawa Y,Yamazaki K,Kuwana M,et a1.　A significant role of stromal fibroblasts in rapidly progressive dry eye in patients with chronic GVHD. Invest Ophthalmol Vis Sci,2001,43:111-119

25. Sarantopoulos S,Stevenson KE,Kim HT,et al. Recovery ofB-cell homeostasis after rituximab in chronic graft-versus-hostdisease. Blood,2011,117:2275-83

26. ShikariH,Antin JH,Dana R. Ocular Graft-versus-Host Disease:A Review. Surv Ophthalmol,2013,58:233-251

27. Seki JT,Sakurai N,Moldenhauer S,et al.Human albumin eye drops as atherapeutic option for the management of keratoconjunctivitis sicca secondary to chronic graft-versus-host disease afterstemcell allografting. Curr Oncol,2015,22:357-363

28. Shikari H,Amparo F,Ujwala Saboo U,et al.Onset of Ocular Graft-versus-Host Disease Symptoms after Allogeneic Hematopoietic Stem Cell Transplantation.Cornea.2015,34:243-247

29. Townley JR,Dana R,Jacobs DS. Keratoconjunctivitis siccamanifestations in ocular graft versus host disease:pathogenesis,presentation,prevention,and treatment. SeminOphthalmol,2011,26:251-60

30. Vogelsang GB,Lee L,Bensen-Kennedy DM. Pathogenesisand treatment of graft-versus-host disease after bonemarrow transplant. Annu Rev Med,2003,54:29-52

第三节　眼瘢痕性类天疱疮

一、概述

眼瘢痕性类天疱疮(Ocular Cicatricial Pemphigoid,OCP),属瘢痕性类天疱疮(Cicatricial Pemphigoid,CP)的眼部亚型,病理机制是自身抗体与黏膜或皮肤复层上皮的基底膜带(Basement Membrane Zone,BMZ)结合后激活相关炎症细胞及补体途径,释放细胞因子诱发细胞外基质重建,导致上皮下纤维化。OCP 的临床特点是眼部黏膜的进行性瘢痕化,累及口腔黏膜时,常有溃疡和瘢痕形成,如喉部瘢痕,外阴、肛周、食管黏膜亦可受累。该病预后较差,常导致眼表干燥角化、睑球粘连、角膜混浊、角膜新生血管形成等,严重影响视功能,个别病例可在发病数月内失明。因此,早期诊断和合理治疗对本病极为关键。干眼既是 OCP 的主要并发症和临床主诉,同时也是疾病进展的重要因素。

OCP 临床发病率低,是一种罕见的累及黏膜的自身免疫性表皮下大疱病。根据国外相关研究报道,OCP 患病率为 0.7-1.8/ 百万,常双眼发病,中老年多见,偶发于儿童,男女患病比例约为 1∶3。

二、OCP 相关性干眼发病机制

在 OCP 的发病过程中,泪膜的三层主要成分都将发生改变,从而导致干眼的形成。①睑板腺炎症、腺管开口瘢痕化和阻塞使睑脂分泌减少,影响泪膜的脂质层,从而导致蒸发过强型干眼(图 11-3-1);②结膜和角膜上皮的角化损伤杯状细胞,使其密度降低,泪膜中的黏蛋白分泌水平可降低达 50% 以上;③OCP 后期泪腺导管的瘢痕化是水液性泪液生成不足的病理基础。此外,由于结膜进行性瘢痕化所引起的倒睫、睑内翻、睑球粘连等将导致泪膜质量下降、眼睑闭合不全,从而加重 OCP 相关干眼。

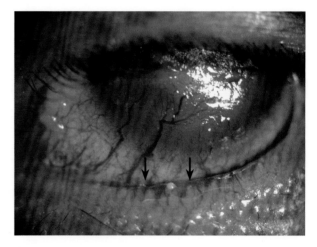

图 11-3-1 眼瘢痕性类天疱疮(OCP)伴干眼和睑板腺功能障碍

图中可见泪河消失(左侧箭头)和睑板腺开口阻塞(右侧箭头)

三、OCP 相关性干眼临床表现

根据 OCP 的临床表现,Foster 提出 4 型临床分期:①Ⅰ期表现为反复发作的结膜炎症,结膜上皮下瘢痕化;②Ⅱ期表现为结膜穹窿缩短;③Ⅲ期表现为结膜上皮下进行性纤维化,出现睑球粘连;④Ⅳ期为终末期,表现为眼表角化,穹窿消失,睑缘粘连,睑球固定(图 11-3-2 A~D)。

由于 OCP 的早期临床表现的非特异性,常致延误诊治。随病情进展,睑板腺开口阻塞、杯状细胞减少等因素严重影响泪膜,从而导致干眼的发生,是 OCP 病人临床不适主诉的主要来源之一,伴有泪膜不稳定和眼表损伤,其程度往往较为严重。显著的水样泪液缺乏通常发生于 OCP 的后期,随之而来的是终末期

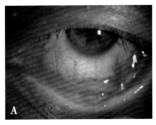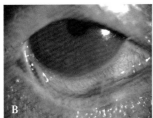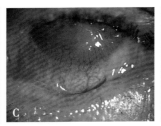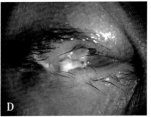

图 11-3-2　眼瘢痕性类天疱疮（OCP）临床 Foster 分期

A（Ⅰ期）. 反复发作的结膜炎症, 结膜上皮下瘢痕化; B（Ⅱ期）. 结膜穹窿缩短; C（Ⅲ期）. 结膜上皮下进行性纤维化, 睑球粘连; D（Ⅳ期）. 为眼表角化, 穹窿消失, 睑缘粘连

OCP 临床表现, 如睑缘粘连和角膜角等。

四、OCP 相关性干眼检查

1. 病理学检查　OCP 病人组织病理可见黏膜上皮下水疱（无棘层松解）, 伴有主要以单核细胞及肥大细胞为主的混合类型细胞浸润, 同时黏膜下可见肉芽组织（图 11-3-3）。直接免疫荧光（direct immunofluorescence, DIF）可在黏膜沿 BMZ 处测到连续、细线状的 lgG 和（或）C3 沉积, IgA 沉积较少见（图 11-3-4）。间接免疫荧光（indirect immunofluorescence, IIF）则仅有约 20%~30% 能在血清中检测到循环抗基底膜的自身抗体（BP180、BPAG2 或层粘连蛋白等）, 且通常滴度较低。然而由于结膜组织体积较小, 且组织病理切片不易操作, 故结膜组织病理及 DIF 阳性率较。

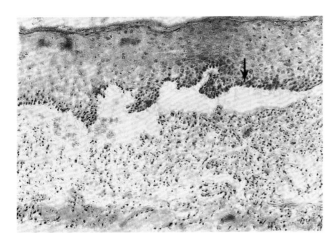

图 11-3-3　眼瘢痕性类天疱疮（OCP）组织病理结果

可见基底膜带水疱形成, 伴有以单核细胞及肥大细胞为主的混合类型细胞浸润（箭头所示）

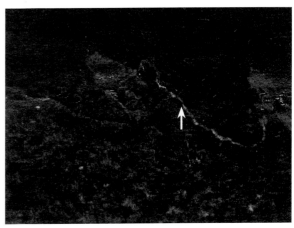

图 11-3-4　眼瘢痕性类天疱疮（OCP）直接免疫荧光（DIF）染色

可见基底膜带处连续、细线状的 lgG 沉积（箭头所示）

2. 泪膜破裂时间　文献报道, OCP 相关性干眼病人泪液中渗透压显著增高, 并与泪膜破裂时间呈负相关性, 进一步确定 OCP 相关性干眼病人蒸发过强因素的存在。此外, 研究发现 OCP 相关性干眼病人的泪液中某些神经介质, 如降钙素基因相关肽（calcitonin gene-related peptide, CGRP）和神经肽 Y 的表达升高, 提示疾病导致了泪液功能的改变。

3. 眼表活体共聚焦显微镜（in vivo confocal microscopy, IVCM）　IVCM 镜下 OCP 相关性干眼病人眼表可见以下表现: ①角膜表层上皮细胞堆积、肿胀, 细胞核高反光, 呈激活状态; ②角膜上皮翼状细胞水肿, 边界不清; ③角膜前弹力层神经纤维失去正常分布, 短而分叉, 周围可见树突状细胞浸润增加; ④同时存在不同程度的结膜下瘢痕化（图 11-3-5A~D）。

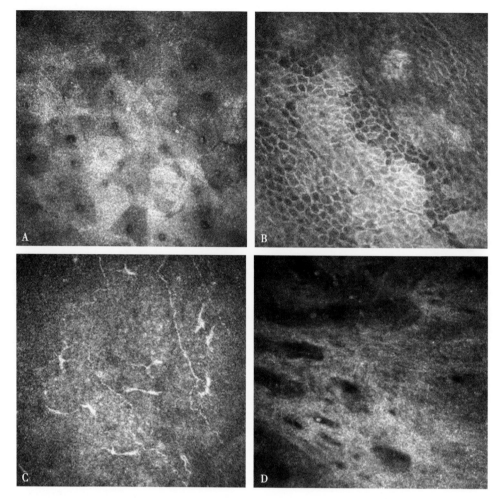

图 11-3-5　眼瘢痕性类天疱疮（OCP）相关性干眼病人眼表活体共聚焦显微镜下异常表现
A. 角膜表层上皮细胞堆积，呈肿胀、高反光状态；B. 角膜上皮片状高反光，翼状细胞水肿，边界不清；C. 角膜前弹力层神经纤维丢失，大量树突状细胞浸润；D. 结膜不规则粗条索状纤维增生

五、OCP 相关性干眼的治疗

严重 OCP 相关性干眼病人易并发眼表微生物感染，尤其在长期全身或局部使用免疫抑制剂或者配戴巩膜型角膜接触镜的病人，使临床治疗较为棘手。

对于早期轻度的 OCP 相关性干眼，可采用无防腐剂的人工泪液和润滑眼膏进行治疗；如合并有睑板腺功能障碍，治疗上应联合针对睫毛、眼睑位置异常的整形手术和四环素类药物以及眼睑清洁按摩等；大直径角巩膜缘型硬性透氧性角膜接触镜或者软性透氧性巩膜型角膜接触镜对于缓解干眼和改善视觉质量有所帮助；作为进行性发展的自身免疫相关性疾病，全身或局部抗炎在 OCP 相关性干眼的治疗中不可忽视，包括糖皮质激素和免疫抑制剂的使用；文献报道，20%~100% 自体血清、湿房镜可以有效缓解严重的 OCP 相关性干眼的症状和体征；随疾病进展，部分病人泪道自然瘢痕化而阻塞，对保存泪液有一定帮助，然而同时仍需注意睑缘炎和眼表炎症的控制；当存在角膜角化时，润滑眼膏的使用有助于保持眼表湿润，缓解干眼。有关泪腺的替代性手术，如腮腺、下颌下腺移植，目前文献上鲜有提及，而体外分离、培养鼠泪腺干细胞的动物研究的进行将有望成为治疗 OCP 病人严重干眼的有效方法。

总之，由于 OCP 相关性干眼的发生存在多方面因素，因此，在治疗上需要综合考虑，临床上应杜绝非必要性眼药的使用，从而减轻眼表药物的潜在毒性。

（龙　琴）

参 考 文 献

1. Chan LS, Ahmed AR, Anhalt GJ, et al. The first international consensus on mucous membrane pemphigoid：definition，diagnostic criteria，pathogenic factors，medical treatment，and prognostic indicators. Arch Dermatol，2002，138（3）：370-9

2. Williams GP, Radford C, Nightingale P, et al. Evaluation of early and late presentation of patients with ocular mucous membrane pemphigoid to two major tertiary referral hospitals in the United Kingdom. Eye（Lond），2011，25（9）：1207-18

3. Dart J. Cicatricial pemphigoid and dry eye. Semin Ophthalmol，2005，20（2）：95-100

4. Queisi MM, Zein M, Lamba N, et al. Update on ocular cicatricial pemphigoid and emerging treatments. Surv Ophthalmol，2016，61（3）：314-7

5. Kinoshita S, Kiorpes TC, Friend J, et al. Goblet cell density in ocular surface disease. A better indicator than tear mucin. Arch Ophthalmol，1983，101（8）：1284-7

6. Miserocchi E, Iuliano L, Berchicci L, et al. Tear film osmolarity in ocular mucous membrane pemphigoid. Cornea，2014，33（7）：668-72

7. Long Q, Zuo YG, Yang X, et al. Clinical features and in vivo confocal microscopy assessment in 12 patients with ocular cicatricial pemphigoid. Int J Ophthalmol，2016，9（5）：730-7

8. Lambiase A, Micera A, Sacchetti M, et al. Alterations of tear neuromediators in dry eye disease. Arch Ophthalmol，2011，129（8）：981-6.

9. Barabino S, Rolando M. In vivo confocal microscopy of ocular cicatricial pemphigoid. Ophthalmic Surg Lasers Imaging，2006，37（2）：175-6

10. Wiwanitkit V. Scleral lenses and ocular cicatricial pemphigoid. Cornea，2010，29（11）：1330；author reply 1330

11. Letko E, Ahmed AR, Foster CS. Treatment of ocular cicatricial pemphigoid with tacrolimus（FK 506）. Graefes Arch Clin Exp Ophthalmol，2001，239（6）：441-4

12. Sobolewska B, Deuter C, Zierhut M. Current medical treatment of ocular mucous membrane pemphigoid. Ocul Surf，2013，11（4）：259-66

13. Thanathanee O, Phanphruk W, Anutarapongpan O, et al. Contamination risk of 100% autologous serum eye drops in management of ocular surface diseases. Cornea，2013，32（8）：1116-9

14. Ackermann P, Hetz S, Dieckow J, et al. Isolation and Investigation of Presumptive Murine Lacrimal Gland Stem Cells. Invest Ophthalmol Vis Sci，2015，56（8）：4350-63

第十二章

睑板腺功能障碍
Meibomian gland dysfunction

一、概述

睑板腺位于上下眼睑的睑板内，直接开口于睑缘，为全浆分泌的皮脂腺。睑板腺为全身最大的皮脂腺，睑板腺的分泌物被称为睑酯，是透明的油状液体，在正常眼睑温度下睑酯保持为液态，瞬目时眼轮匝肌和Riolan肌收缩，对睑板腺的压迫作用驱使睑板腺的睑酯排出。当闭睑时，上下眼睑缘接触，睑酯聚集在睑板腺开口处，随着开睑，睑酯被拉伸在泪膜最表层形成脂质层，从而防止泪膜水分的蒸发，促进泪膜分布，保持泪膜的稳定。同时还具有维持眼表的光学表面，减少微生物和有机物侵袭的作用。当睑板腺的分泌状态发生变化时，就会引发一系列的临床眼表疾病。作为全身皮脂腺的一部分，睑板腺很易受到皮肤脂溢性疾病，如红斑痤疮、脂溢性皮炎及酒糟鼻等累积皮脂腺疾病的影响。

睑板腺疾病根据受累的范围不同分为睑板腺局灶性病变和弥散性病变两类，前者如睑腺炎或睑板腺囊肿，后者主要是睑板腺功能障碍。尽管两者均存在睑板腺开口阻塞，但临床表现却不尽相同，如睑腺炎是一个急性细菌性感染，睑板腺囊肿是一个慢性肉芽肿性炎症，均为单个腺体受累，而睑板腺的功能障碍为弥散性、累及多个腺体的慢性炎症。

(一) 定义

睑板腺功能障碍(meibomian gland dysfunction, MGD)是一种慢性、弥漫性睑板腺病变，以睑板腺终末导管的阻塞和/或睑酯分泌的质或量改变为主要病理基础，临床上可引起泪膜异常、眼部刺激症状、炎症反应，严重时会导致眼表损伤。

MGD定义中有三层的含义。

1. 不同于睑腺炎等睑板腺急性感染，MGD是一种慢性炎症。临床上常表现为较长期、反复发作性疾病过程，而且发病早期具有一定的隐匿性。

2. MGD是弥漫性、多条睑板腺腺体受累的疾病，不同于局限性的睑板腺异常如睑板腺囊肿等。

3. MGD是睑板腺分泌睑酯功能的紊乱，导致睑酯的质和/或量的改变，从而导致泪膜稳定性下降、泪液蒸发加速、睡眠时眼睑缘密闭不良等改变，进一步发展可造成眼表的炎症和损伤。临床上应该将MGD作为眼表常见疾病充分认识，本病常引起毗邻眼组织的改变和损伤，而且容易误诊。

(二) 流行病学

在以往的研究结果中，由于缺乏统一的MGD定义及诊断标准，文献中报道的以人群为基础的MGD

流行病学调查资料缺乏真正意义上相互可比性,所以在参考每个流行病学调查资料时,需要认真分析其观察指标、诊断标准、样本数量及调查对象等要素,避免简单地将发病率进行比较。澳大利亚以社区人群为基础的调查中,以泪膜破裂时间为观察指标统计的患病率,调查结果发现在 40 岁以上的人群中,MGD发病率为 19.9%。美国以睑板腺开口阻塞和睑缘痂皮及鳞屑为研究观察指标,结果发现 65 岁以上人群MGD 的患病率为 3.5%。中国、中国台北、日本、韩国、泰国及新加坡等亚洲国家均以睑缘充血、睑板腺开口、分泌物性状和睑板腺缺失作为观察指标,调查了 40 岁以上人群的 MGD 患病情况,结果显示其患病率在46.2%~61.9% 之间。这些亚洲国家与地区的调查结果提示,亚洲人群中 MGD 的患病率可能明显高于欧美国家。在以医院病人为调查对象的研究结果中,各国报道 MGD 的患病率各不相同,在 4.96%~78% 之间。各国流行病学调查结果见表 12-0-1 和表 12-0-2。

表 12-0-1　以社区人群为基础的 MGD 调查

时间	国家	样本量	人群特点	MGD 定义	患病率	相关危险因素	其他备注
1998[1]	澳大利亚	926	40~97 岁居民	① 泪膜破裂时间 <10s ② 泪膜破裂时间 <8s	① 19.9%(95%CI,17.4~22.7) ② 8.6%(95%CI,6.9~10.7)		干眼研究
1997[2]	美国	2420	65~84 岁居民	睑板腺开口阻塞或环状脱屑	3.5%(95%CI,2.8~4.4)		干眼研究
2012[3]	西班牙	619	40~96 岁居民	出现以下任一项: ① 中等力度挤压上下睑中部睑板腺后,无分泌物,或出现黏稠或蜡状分泌物; ② 2 个以上睑缘毛细血管扩张; ③ 2 个以上的睑板腺开口阻塞; 伴或不伴干眼症状(眼干、异物感、烧灼感、眼红、分泌物增多、晨起时眼睑粘住,很少、偶尔、经常、持续)出现 1 种以上达"经常"或"持续"	69.5%(无症状) 21.9%(无症状,根据该地区人口分布校正,95%CI,18.8%~25.3%) 30.5%(有症状) 8.6%(有症状,根据该地区人口分布校正,95%CI,6.7%~10.9%)	年龄、男性、糖尿病、心血管疾病、类风湿性关节炎、饮酒(10~140g/w)、既往吸烟(既往规律吸烟,但已戒烟≥1 年)	研究对象的年龄、性别分布与该地区人口存在较大差异,故校正后结果与实际统计值差距大。无症状 MGD 人群的 TBUT(<10s)、荧光染色(评分>1)异常显著高于正常及有症状 MGD 人群
2009[4]	中国	1957	40~84 岁居民	睑缘毛细血管扩张伴或不伴干眼症状(干、异物感、烧灼感、眼红、分泌物增多、晨起时眼睑黏住,很少、偶尔、经常、持续)出现 1 种以上达到"经常或持续"	53.7%(无症状) 14.6%(有症状)		干眼研究
2003[5]	中国台湾	1361	65~91 岁居民	出现以下任一项: ① 睑缘毛细血管扩张; ② 睑板腺开口阻塞。	60.8%(95%CI,59.5~62.1%)		干眼研究
2006[6]	日本	113	≥60 岁居民	出现以下任一项: ① 睑板腺腺体缺失>1/3; ② 腺体分泌物不透明或挤出困难	61.9%(95%CI,52.1%~70.9%)		干眼研究

续表

时间	国家	样本量	人群特点	MGD 定义	患病率	相关危险因素	其他备注
2011[7]	韩国	139	65~95 岁居民	出现睑板腺开口阻塞,并伴有: ① 1 级:浆液性分泌物 ② 2 级:黏稠或蜡样分泌物 ③ 3 级:无分泌物。	总体发病率 52.0%。 ① 1 级发病率 26.0%; ② 2 级发病率 22.0%; ③ 发病率 4.0%。		干眼研究,研究对象中含 74 名干眼病人(问卷测试)及 65 名非干眼者,MGD 的发病率及严重程度在两组人群中未发现明显差异
2006[8]	泰国	550	40~78 岁接受眼科体检人群	出现以下任一项: ①睑缘毛细血管扩张; ②睑板腺开口阻塞或环状脱屑。	46.2%(95%CI,42%~51%)		干眼研究
2012[9]	新加坡	3271	40~79 岁居民	出现以下任一项: ① 睑缘毛细血管扩张; ② 睑板腺开口阻塞	57.2% 56.3%(根据当地人口年龄、性别分布校正,95%CI,53.3%~59.4%)	男性,绝经后的女性、睑裂斑、舒张压升高(>86.5mmHg)、服用 ACEI 类药物	未发现与年龄明显相关

表 12-0-2　以医院病人为调查人群的 MGD 调查结果

时间	国家	样本量	人群特点	MGD 定义	患病率	相关危险因素	其他备注
1990[10]	美国	398	眼科体检者	挤压睑板腺出现混浊分泌物或无分泌物	38.9%	年龄	
2003[11]	奥地利	97	29~88 岁门诊病人(因干眼症状在眼科门诊就诊 2 次以上)	出现以下任一项: ① 睑板腺分泌物的量减少或黏度增加; ② 睑板腺开口阻塞 伴或不伴 Schirmer 试验 <5mm,伴或不伴干燥综合征	78.4%		干眼研究
2008[12]	意大利	70	从事屏幕工作的眼科体检者	1/3 以上睑缘结构出现以下任一种异常 ① 睑缘充血、增厚; ② 睑板腺分泌物增稠; ③ 睑板腺开口处角化或阻塞。	74.3%		未发现眼部不适症状与 MGD 明显相关
2003[13]	中国	115	18~71 岁的门诊干眼病人	睑缘不规整、充血,睑板腺减少或其开口阻塞、角化,压迫睑板腺分泌物排出减少或过多,呈污浊和泡沫或牙膏状。	30.4%		干眼研究
2015[14]	中国	532	>20 岁的门诊干眼病人	出现以下任一项: ① 中等力度挤压上下睑中部睑板腺后,无分泌物,或出现黏稠或蜡状分泌物; ② 2 个以上睑缘毛细血管扩张; ③ 2 个以上的睑板腺开口阻塞。	15.4%		干眼研究

续表

时间	国家	样本量	人群特点	MGD 定义	患病率	相关危险因素	其他备注
1995[15]	日本	201(眼)	眼科门诊就诊病人	出现以下任一项： ①睑板腺开口阻塞； ②睑板腺腺体缺失。	63.7%		
2013[16]	印度	4750	≥18 岁眼科就诊人群（除外活动性感染、眼部用药或 6 个月内行眼科手术的病人）	挤压睑板出现浓稠或牙膏样分泌物。	4.98%		干眼研究

（三）MGD 的危险因素

包括眼部及全身因素等内部因素和环境等外部因素。

1. 内部因素

（1）眼部因素：前部睑缘炎、配戴角膜接触镜、毛囊蠕形螨及干眼等眼表长期慢性炎症。

（2）全身因素：雄激素缺乏，女性停经，年龄相关、Sjögren 综合征、胆固醇水平、过敏性疾病、红斑痤疮、高血压以及良性前列腺增生症等。

（3）药物相关因素：抗雄激素药物，绝经后激素治疗（如雌激素和孕激素药物的替代治疗）、抗组胺药物、抗抑郁药物以及维 A 酸药物的长期应用等。

2. 外部因素　外部因素主要指环境因素，包括长时间进行电脑、手机屏幕操作和高油高糖饮食习惯等。

二、MGD 的病理生理

（一）MGD 病理生理

MGD 的病理改变（图 12-0-1）主要集中在以下几个方面：

1. 睑板腺终末导管及开口的过度角化　睑板腺终末导管及开口的过度角化是睑板腺阻塞的主要原

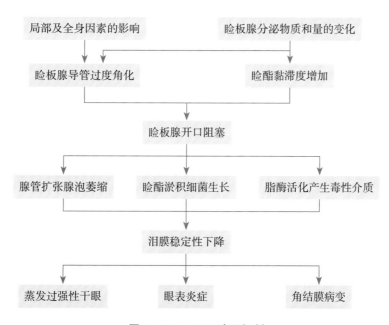

图 12-0-1　MGD 病理机制

因,其影响因素包括年龄、性别和激素分布(内源性因素)及局部和全身药物(环境因素),这些因素通过角化抑制失控或前体细胞异常移行及分化而导致过度角化的产生。

2. 睑酯黏稠度增加　睑板腺阻塞的另一重要原因,但也可独立出现,或由于内源性或外源性因素,或已经存在的分泌物淤积,发生异常代谢所致。

3. 睑板腺阻塞　睑板腺阻塞一方面可引起睑酯向睑缘和泪膜排出减少,导致泪液蒸发过强、泪膜渗透压增加和泪膜不稳;另一方面导致睑酯在睑板腺内淤积、睑酯黏稠度增加、加重睑板腺阻塞,并形成恶性循环;同时,脂质分泌细胞反馈性的持续分泌,会导致腺泡内压力进行性增加,而压力可诱导上皮细胞激活,促进上皮过度角化,形成腺体阻塞;另外,腺体内压力增加可导致腺管扩张,进而腺泡萎缩,随之出现脂质分泌细胞的减少及腺体缺失(dropout)等,而这些变化可以在没有炎症参与的条件下发生。

4. 腺泡萎缩　导致腺泡萎缩的原因涉及以下两个方面:

(1)睑酯淤积促进眼表和腺体内细菌生长,这些细菌产生的分解酯酶可使睑板腺脂质分解为游离脂肪酸等毒性介质,诱发亚临床炎症反应及炎性细胞因子的释放。

(2)毒性和炎性介质促进腺体内、睑缘腺体周围结膜和眼表炎症,毒性介质也破坏泪膜的稳定性,同时可导致睑酯性质的变化,增加黏稠度,或通过激活睑缘或腺体内上皮,促进角化,再次形成睑板腺阻塞的恶性循环。

5. 继发因素　如果MGD继发于全身皮肤疾病病人,如脂溢性皮炎等,可伴随脂溢性睑缘炎,睑缘油脂量增加及黏稠度增加。

(二)MGD病理生理学分类

2011年MGD研究组的报告中对其病理生理学有充分的描述,并根据睑板腺分泌状态的不同,将MGD分成两大类:睑酯低排出型和高排出型(见图12-0-2)。睑酯低排出型进一步分为低分泌型和阻塞型,以及伴瘢痕形成或无瘢痕形成。

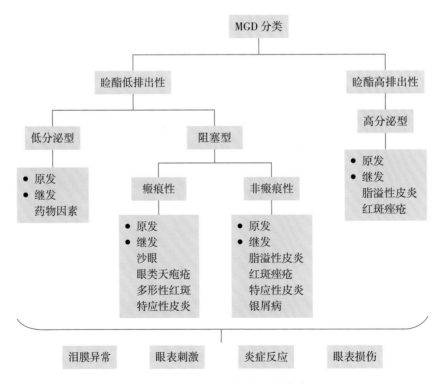

图 12-0-2　MGD 病理生理学分类

1. 睑酯低排出性 MGD 的病理特征

(1)低分泌MGD:睑板腺脂质分泌减少,但无睑板腺阻塞。

（2）阻塞型 MGD：睑板腺终末导管阻塞，导致睑酯分泌障碍。阻塞型 MGD 有瘢痕形成者，导管开口向后牵拉到黏膜。而无瘢痕形成者，睑板腺开口位置正常。

睑板腺终末导管角化过度和睑酯黏稠度增加导致睑板腺开口的阻塞是 MGD 低排放型的核心机制。正常睑板腺导管上皮保持了一定程度的角化，并具有角化细胞全部特点，如含有张力丝、透明角质蛋白颗粒和板层片体。而腺管细胞的过度角化是阻塞性睑板腺功能障碍的主要原因。睑板腺中脱落的角化上皮细胞团阻塞了睑板腺开口，淤滞的物质可导致中央导管扩张、腺体退行性扩张和分泌细胞减少及萎缩，最终被鳞状上皮化生所替代。

睑板腺阻塞导致其脂质分泌减少，从而引起泪膜脂质层变薄、泪膜不稳定，导致出现蒸发过强性干眼。泪液持续处于高渗状态，引起眼表上皮及炎症细胞被激活，释放炎症因子，从而加重干眼症状及造成眼表的损伤。持续的眼表上皮细胞损伤可以导致级联放大的炎症反应，并触发眼表和眼部相关淋巴组织的免疫系统参与。

阻塞型 MGD 又可根据睑板腺开口的位置分为非瘢痕性 MGD 和瘢痕性 MGD（图 12-0-3）。

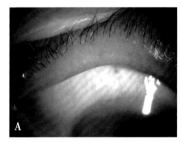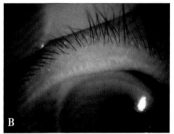

图 12-0-3 MGD 图片
A. 非瘢痕性 MGD；B. 瘢痕性 MGD

1）非瘢痕性 MGD：睑板腺的开口处于正常位置，仍保留在 MCJ 的后部。随着病程的进展，非瘢痕性 MGD 会进一步导致管口的狭窄、消退和管口周围纤维化，以至于睑板腺不会再随着睑板的压迫而分泌，此时睑板腺阻塞成为不可逆性阻塞。

2）瘢痕性 MGD：可以单独发生，也可以与非瘢痕性 MGD 并存，即在同一睑板腺中同时存在瘢痕性和非瘢痕性两种改变。瘢痕性 MGD 通常伴发其他结膜的瘢痕性疾病，如沙眼、多形性红斑和类天疱疮等。病人黏膜下结缔组织增生形成瘢痕牵拉，使睑板腺开口被牵拉至皮肤黏膜交界之后，并导致终末腺管部分暴露，并最终组织吸收，表面的黏膜变薄。管口轻度高出表面。睑酯无法被正常输送至泪膜中，泪膜脂质层明显异常，病人出现明显的干眼症状。

2. 睑酯高排出性 MGD 的病理特征 该型 MGD 睑酯分泌量增加，当指压睑板时可见睑缘处大量脂质排出。在伴有炎症反应时，睑酯成分会发生改变，产生多量的游离脂肪酸，进而形成脂质相关的炎性因子，促使睑酯代谢进一步发生改变，睑缘排出的睑酯性状也随之发生改变。

三、临床表现

（一）症状

MGD 的症状无特异性，常与眼表其他疾病相似，主要包括以下临床症状。

1. 眼干涩 尤其晨起重，下午症状减轻，此点可与水液缺乏型干眼相鉴别。

2. 眼磨、眼部烧灼感、眼痒、异物感等。

3. 视力波动：视物模糊、视力波动，晨起时明显。

4. 睑缘分泌物增多 病人常主诉晨起眼睑发黏、睁眼困难、睑缘发红。

值得临床医生注意的是，有部分 MGD 病人在早期可没有任何症状，而仅表现为挤压睑板时出现睑酯质/量的变化（也称为无症状 MGD）。因此，即使对于没有相关主诉的病人，也应该对其睑板腺分泌物进行常规检查。而随着疾病的进展，病人会逐渐出现临床症状，甚至出现局部瘙痒、畏光等眼部刺激症状。由于 MGD 与蒸发过强型干眼密切相关,所以部分病人也会以干眼的症状就诊,如眼干、眼涩,以及眼磨等。

（二）体征

MGD 的常见典型体征包括:睑缘改变、睑板腺分泌物异常和睑板腺缺失。

1. 睑缘改变

（1）睑缘形态的变化

1）睑缘肥厚:成人睑缘的厚度是 2mm(指眼睑的游离缘到睫毛的前界,图 12-0-4)。儿童上睑缘的厚度为 1.43~1.63mm,下睑缘的厚度为 1.41~1.61mm。到青少年期,上睑缘的厚度增加到 1.88~2.02mm,下睑缘的厚度增加到 1.81~1.93mm,睑缘随年龄的生理性增厚多发生在青春期后,其原因可能与眼轮匝肌的增厚,以及激素作用下皮脂腺数量增加,而且影响到睑板腺有关。睑缘异常增厚是睑板腺疾病的共同特征,尤其眼睑的后缘钝圆与睑缘增厚有密切的关系,这种变化将影响睑缘与眼球的接触和位置。

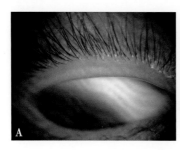 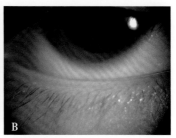

图 12-0-4　正常睑缘形态
A. 正常上睑缘;B. 正常下睑缘

2）睑缘毛细血管扩张、充血及新生血管:儿童期 MGD 睑缘很少见到血管扩张,睑缘皮肤的过度角化及鳞屑形成比较常见。青少年时期 MGD 病人睑缘部血管扩张出现的比例增高。老年 MGD 病人的睑缘部血管明显扩张、常伴有睑缘的过度角化,后者在上下睑缘均可发生,但是不同病人上下睑缘角化的程度可能会有所差异。

睑缘新生血管是睑缘形态改变的另一个特征,会随着年龄的增长而增加,MGD 病人新生血管会扩张侵及到睑板腺管口的内外壁。睑缘充血图见图 12-0-5。

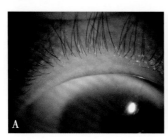 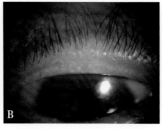 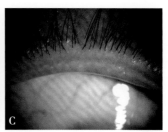

图 12-0-5　睑缘充血图
A. 轻度充血;B. 中度充血;C. 重度充血

3）睑缘过度角化:在眼睑的皮肤缘呈湿疹样的外观,皮肤湿疹在特应性过敏者中出现的几率更高,尤其在伴有全身脂溢性皮炎、红斑痤疮等病人发生睑缘角化的比例明显增高。睑缘过度角化图见图 12-0-6。

4）睑缘形态不规则:与组织萎缩或瘢痕形成有关,尤其在睑板腺开口区,睑缘组织的萎缩可导致开口内陷,导致睑缘部平整。在瘢痕性和溃疡性睑缘炎病人,长期炎症导致瘢痕组织形成,进而引起睑缘形态改变,如出现睑缘切迹、睑缘变形等。

（2）皮肤黏膜交界线（MCJ）的变化:皮肤与黏膜交界处位于睑后缘与睑板腺开口后缘之间。位于睑缘的前 2/3 和后 1/3 之间的区域,向后紧邻睑板腺的开口,外观呈浅色素性线状结构。黏膜皮肤交界处是非

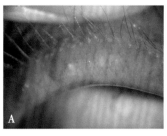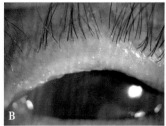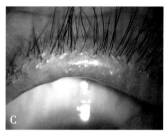

图 12-0-6　睑缘过度角化图

A.后睑缘钝圆、增厚、新生血管;B.睑缘部呈湿疹样的外观,黏膜消失,睑缘部痂皮;C.睑缘形态不规则、扭曲,睑板腺开口消失

常重要的解剖部位,它标记着睑缘部由脂质湿润的皮肤和水液湿润的黏膜的分水岭。皮肤黏膜结合处的位置通常是不变的,正常老年人的睑缘可能变得形态不规则,但 MCJ 不会随着年龄的增长而发生位置的变化。然而,一旦睑缘发生病理性改变,如在 MGD、痤疮和酒渣鼻和严重的特应性眼部疾病时,MCJ 的位置会随之发生改变。MCJ 改变见图 12-0-7。

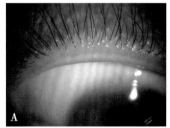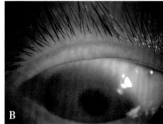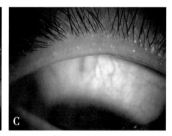

图 12-0-7　MCJ 改变图

A.正常情况下皮肤黏膜结合处的位置是不变的,位于睑缘的前 2/3 和后 1/3 交界区域;B. MCJ 前移:在 MGD 患者 MCJ 不规则,黏膜向前移位,以至于开口似乎位于结膜组织中;C. MCJ 后移:是指 MCJ 向后移位,随着眼睑后缘的角化、鳞状化生

　　1)MCJ 前移:在 MGD 病人皮肤黏膜交界线变的不规则,黏膜向前移位,以至于开口似乎位于结膜组织中。

　　2)MCJ 后移:是指 MCJ 向后移位,随着眼睑后缘的角化、鳞状化生和扩展使进入到睑板区域。睑板腺的开口随着 MCJ 的移位有可能变化,这种开口位置的变化将决定是否油脂成分被释放到泪膜的表面,临床上发现后移比前移更多见。

　　3)MCJ 区黏膜萎缩:在黏膜萎缩的时候,MCJ 和腺口可能并没有移位,仍然保持与睫毛线相同的距离,但感觉更接近睑后缘。

　　4)MCJ 脊皱(Ridging):指在睑板腺口之间的组织,或 MCJ 像肋骨一样的抬高。这种现象可能继发于黏膜的萎缩。

　　(3)睑板腺开口的变化　正常睑板腺开口位于皮肤黏膜交界处的后方,通常呈圆形,很少呈窄小状,也不会有腺口消失和腺口后置。但在病理状态下可有以下表现。

　　1)睑板腺口先天性缺乏:被角化和脱落的上皮细胞所阻塞,但睑板腺腺体仍然存在,处于不分泌或静息状态。

　　2)睑板腺口高于睑缘的表面:表现为脂帽(capping)、隆起(pouting)和栓子(plugging),为 MGD 的临床病理特征。

　　脂帽(capping):散在睑板腺腺口,为具有较硬外壳的油帽状物覆盖。当用针刺破时其中的油脂可以释放出来,揭去脂帽,其下的腺口可为睑缘溃疡,脂帽可影响到少数腺口,也可累及多数睑板腺口。

　　隆起(pouting):MGD 的早期体征,为腺口的升高和凸出,常伴睑缘表面充血。

脂栓(plugging):为睑板腺末端腺口闭塞,腺管口内被睑板腺脂质和角化上皮碎屑的混合物堆积所致。

狭窄和闭塞(Obliteration):腺口位点的消失,常伴随脂质分泌的缺乏。腺口缘界限的消失为 MGD 的早期表现,在新生血管侵及时,可伴随腺口界限消失。但腺口缘界限的消失也可在正常老年人中见到。

根据上述的临床表现,可将睑板腺开口病变程度进行评分(图 12-0-8),评分愈高,说明病变程度愈重。0 分,睑板腺开口为正常;1 分,相当于脂帽阶段;2 分,睑板腺开口内阻塞或睑板腺口狭窄,阻塞突起于皮肤表面,相当于临床常见的隆起阶段,此阶段因为腺口阻塞或狭窄严重影响了睑酯的排放;3 分,睑板腺开口严重堵塞或腺口萎缩,几乎无正常睑酯的排放。

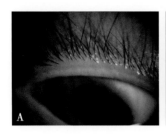 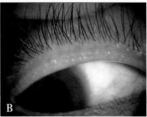 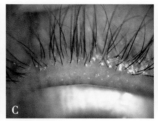 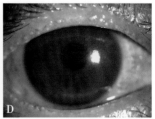

图 12-0-8　睑板腺开口评分

A.睑板腺正常开口,0 分;B.睑板腺的开口有膜状物即脂帽遮盖,1 分;C.睑板腺口内阻塞隆起,2 分图;D.睑板腺口被脂性栓子严重阻塞 3 分

睑板腺开口的阻塞程度与睑板腺的排出情况相一致,阻塞越重,睑酯的排出阻力越大,对泪膜和眼表的影响就越大。在脂帽阶段,用尖锐的器械很容易刺破脂帽,见其下的睑酯流出,此阶段对眼表影响较小,及时治疗可保持相对正常的睑板腺开口和睑酯的状态。到了隆起阶段,睑板腺的开口处于狭窄的状态,睑酯的形状大多变成半固体形态,流动性较差,需要通过外力挤压眼睑方能使睑板腺管内的睑酯排出。此阶段因为睑酯的质和量均发生变化,故对眼表已经产生影响,及时治疗仍可以阻断其恶化的进程,抑制眼表的炎症。在脂栓阶段,睑板腺开口几乎处于闭塞的状态,睑酯因无法排出淤积在睑板腺内,睑酯的黏稠度增加,变为固态难以自然排出,需要在医院接受专业的睑板腺按摩方能促进睑酯的排出。此阶段对眼表,甚至角膜均会有较严重的影响。

(4) Marx's line(ML)位置的改变:ML 是位于睑板腺开口结膜面的灰白色线,其临床意义尚无定论。推测此线与泪膜外缘相邻,可能是泪液与睑缘上皮细胞相互作用形成的,并具有引导泪液沿睑缘到达泪小点的作用。

ML 线可能还与睑板腺功能障碍相关,在老年病人、睑缘炎、睑板腺功能障碍病人中,常出现 ML 线前移和睑板腺开口后退现象。目前认为,裂隙灯下观察 ML 线与睑板腺开口位置的关系,是评估睑板腺功能简便有效的方法。在正常情况下被荧光素、琥红或丽丝胺绿等染料染色后,可见位于睑板腺开口后部的着色线。

评价标准见图 12-0-9 与图 12-0-10:

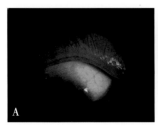 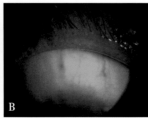 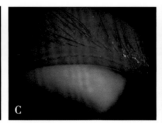 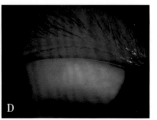

图 12-0-9　ML 线评分

A.0 分,荧光素染色线;B.1 分,部分接触到睑板腺开口的结膜面,于睑板腺的开口接触的范围小于 1/2;C.2 分,大部分穿过睑板腺开口;D.3 分,ML 越过睑板腺范围大于等于 1/2 开口,位于睑板腺开口的皮肤面

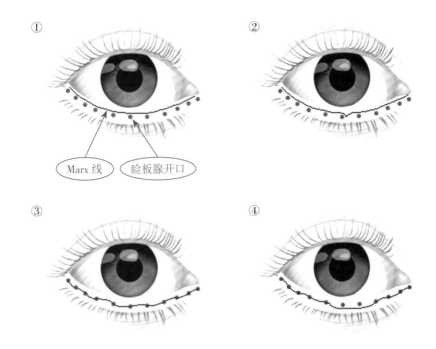

图 12-0-10　MARX 线的评价标准图解

① 0 分,ML 全部位于睑板腺开口的结膜面;

② 1 分,部分 ML 接触到睑板腺的开口(范围小于 1/2);

③ 2 分,大部分 ML 穿过睑板腺开口(范围大于等于 1/2);

④ 3 分,ML 越过睑板腺开口,位于睑板腺开口的皮肤面。

2. 睑板腺分泌物的性状与分泌状态

(1) 睑板腺分泌物的性状:在正常年轻人,挤压睑板腺后分泌出的睑酯为清亮、透明的油性液体,性状如蛋清样。在 MGD 病人,被挤压出的睑板腺分泌物无论质量还是外观上都发生了很大的变化,睑酯由变性成分的分泌物和角化的上皮碎屑组成,因此也被称为睑板腺的排出物。

根据睑酯性状的变化,临床可以进行评分,其标准如下(图 12-0-11):

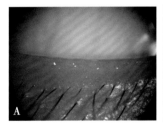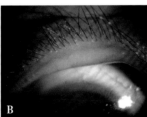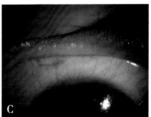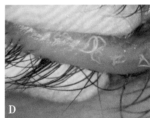

图 12-0-11　睑板腺分泌物评分

A. 0 分:正常睑酯清亮、透明如蛋清状;B. 1 分:睑酯混浊,呈液态脂质;C. 2 分:睑酯污浊伴碎屑(颗粒);D. 3 分:睑酯稠厚呈牙膏状

① 0 分 = 清亮、透明的液体睑酯;

② 1 分 = 混浊的液体睑板腺排出物;

③ 2 分 = 混浊颗粒状液体睑板腺排出物;

④ 3 分 = 浓稠如牙膏状睑板腺排出物。

每只眼的上下睑分别进行评分记录。

(2) 睑板腺的分泌状态:可采用睑板腺检查器(Meibomian gland evaluator,MGE)检测。MGE 的压力模拟人眨眼的恒定压力(0.8~1.2g/mm²),可以标准化评估腺体功能。检测时 MGE 位置是以平压于眼睑缘下 1~2mm(约靠近睫毛根部处),此时眼睑缘从眼内向外翻出些许,可更明显看到睑板腺开口。使用 MGE 时一定要轻压,使 MGE 收缩,注意收缩压力要在它设计的范围内,勿压到底,以免超过最大的收缩范围。它的宽度可同时检测 5 个睑板腺体开口,平压停留时间约 10~15 秒。每个眼睑检测 3 个位置(鼻侧,中间,颞侧),总计可观察 15 个腺体开口处,评估每个开口处分泌的油脂状况、油脂类型,观察分泌物排出的难易程度。其评价标准:

①0 分,轻压眼睑,可见中央全部 5 条腺体均有分泌;

②1 分,轻压眼睑,有分泌的腺体数在 3~4 条之间;

③2 分,轻压眼睑,有分泌的腺体数在 1~2 条之间;

④3 分,轻压眼睑,无腺体分泌。每眼的上下睑分别进行评分记录。

(3) 睑板腺成像:正常睑板腺上睑细长,大约 25~40 条,下睑睑板腺短粗,大约 20~30 条(图 12-0-12)。应用睑板腺成像仪可以检查睑板腺的缺失情况,确定睑板腺组织的消失范围和程度。在正常的个体,随着年龄的增加睑板腺数量会随之减少,这与年龄相关的萎缩进程相一致,这种缺失并不代表阻塞性 MGD 的存在。睑板腺的缺失可以发生在腺体的近端、中心部或末梢部位,也可累及全部腺体。腺体的大量缺失必然导致泪液水分的蒸发速率加快。目前尚无研究证明某个部位睑板腺的缺失与该部位腺口的阻塞或分泌物的质量有何相关性,同样也不清楚在腺体消失部位睑板腺的脂质成分是否发生了改变,但是一般认为腺体末梢部位的腺体缺失更具有临床意义。

睑板腺缺失程度评分:根据睑板腺部分或全部缺失分级进行评分(图 12-0-13)。

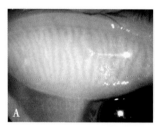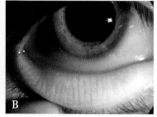

图 12-0-12 睑板腺成像
A. 正常上睑睑板腺成像;B. 正常下睑睑板腺成像

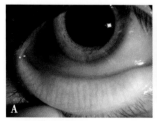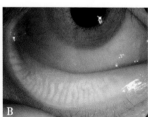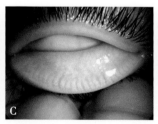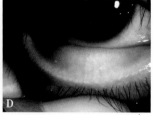

图 12-0-13 睑板腺分泌物评分
A. 0 分:正常睑板腺结构图;B. 1 分:睑板腺缺失 <1/3;C. 2 分:睑板腺缺失 1/3~2/3;D. 3 分:睑板腺缺失 >2/3

评分标准:

①0 分:无缺失;

②1 分:睑板腺缺失 <1/3;

③2 分:睑板腺缺失 1/3~2/3;

④3 分:睑板腺缺失 >2/3。

每眼上下睑分别进行睑板腺缺失程度的评分。

超过 60% 眼表异常的病人存在 MGD,在有临床症状的 MGD 病人中,61.7% 有睑板腺开口的阻塞和睑缘部毛细血管扩张。目前临床面临的问题是,尚无确实有效的方法鉴别 MGD 和其他的眼表异常,因此在临床诊断中需要结合其他辅助检查方法。

(4) 脂质层厚度:在常规干眼的临床检查与治疗评价中,脂质层厚度尚未作为一项常规指标或参数,其主要原因是一直以来都没有适用于临床检测且结果客观可靠的仪器。目前 LipiView 可用于捕捉、归档、操作和存储泪膜的镜面干涉图像,从而对泪膜进行直观监测和成像记录,并且根据所采集的数据,利用计算机软件定量测出泪膜脂质层的厚度,同时监测病人动态眨眼习惯,为临床客观观测与评价泪膜脂质层的变化提供了有效手段。LipiView 主要通过对干涉颜色的成像,根据颜色来测定脂质层厚度,定量检测泪膜脂质层的绝对厚度,并给予具体数据,该数值是基于光干涉图像的主要颜色来测定的,颜色评估的测量单位为干涉颜色单位(ICU),1 个单位的 ICU 等于 1 纳米(nm),测量的精确度是 1 纳米(nm)。判定标准见图 12-0-14。

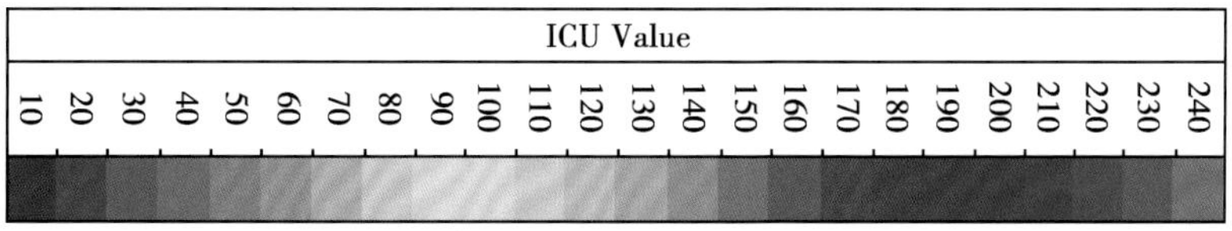

主要颜色	脂质层厚度(nm)	彩色标准
白	30	N9/0
灰(白)	45	N 8.5/0
灰	60	N 8/0
灰(黄)	75	10 YR 9/2
黄	90	10 YR 9/4
黄(棕)	105	7.5 YR 8/6
棕(黄)	120	7.5 YR 7/10
棕	135	2.5 YR 6/10
棕(蓝)	150	7.5 PB 8/2
蓝(棕)	165	2.5 PB 7/4
蓝	180	2.5 PB 7/4

图 12-0-14　根据干涉图中主要颜色测定脂质层厚度的判定标准

经研究证实,对于脂质层厚度≤60nm 的病人,诊断睑板腺功能障碍的特异性达 90%。临床医生可综合其他如睑板腺分泌功能和结构检查结果综合判断,明确诊断。

(5) 泪膜破裂时间:泪膜破裂时间一直被认为是诊断蒸发过强型干眼的方法,但实际上 BUT 与 MGD 具有密切的关系。泪膜不稳定是干眼的核心机制,也是初始原因,它依赖于多方面的因素,其中包括适当厚度的脂质层。而脂质层来源于睑板腺,因此,脂质层的质和量与睑板腺的功能和干眼有内在的联系。临床上提示 BUT 过低,主要是 MCD 导致的脂质层异常所致。BUT 缩短的病人都应该检查睑板腺及其睑酯分泌状态。

(6) 泪液分泌试验:泪液分泌试验并不是诊断 MGD 的直接指标,然而,对于鉴别泪液缺乏型干眼和蒸发过强型干眼临床意义,这两种类型的干眼都有可能伴发 MGD,因此常规泪液分泌试验是 MGD 检查的相对指标。

(7) 眼表染色:眼表的损伤与 MGD 有关,为 MGD 病情进一步加重的结果。不同的病因都可以引起眼表的损伤,通过生物活性染料进行染色观察,可以了解其损伤的程度。

1)荧光素染色:可确定角膜上皮细胞的缺失程度。

2)丽丝胺绿和琥红染色:可确定角膜和结膜上皮细胞的变性与损伤程度及黏蛋白缺失的区域。

另外,免疫化学、流式细胞、印迹细胞检查,免疫因子检测也可以作为眼表损伤程度的指标,但因检测方法复杂、费用高、特异性较差,临床应用较少。

(8)其他仪器辅助检查:

1)眼表综合分析仪:综合应用于角膜眼表检查和干眼诊断,提供包括非侵入泪膜破裂时间、非侵入泪河高度、脂质层观察、睑板腺拍照、眼表高清图片及视频拍摄、眼红分析以及角膜点染分析等全套眼表检查方案。检查具有客观、量化、非侵入的优点,突破传统方法的局限性,真正帮助临床医生找到干眼病因并引导分类,让病人可以得到针对性的有效治疗,可提高门诊诊疗效率和客观性。

2)泪膜稳定性检查:非侵入性式泪膜破裂时间(NIBUT)可替代门诊传统 BUT 检查,无需荧光素钠染色,自动计量泪膜破裂时间,包括第一次破裂、平均破裂时间,视频记录每一个破裂点的位置及时间,更加客观、全面地反映泪膜的稳定性。

3)水液层分析(NIKTMH 非侵入式泪河高度):该检查无需荧光素钠染色,红外光 2 秒完成拍摄,能够客观、定量评估泪液分泌量,可部分替代传统 Schirmer 实验,缩短门诊检查时间。

4)睑板腺拍摄(Meibo-scan):通过红外透射睑板腺拍摄及开口观察功能,客观评估睑板腺分泌功能。尤其是清晰的睑板腺图像和独特的增强对比模式,让腺体更加突出,易于辨认。

5)脂质层观察(Lipid Layer):通过干涉光对脂质层显影拍摄,观察脂质层结构、色彩及涂布状态,可结合睑板腺拍摄诊断脂质层睑板腺功能障碍和蒸发过强型干眼。

6)眼表辅助检查:眼红分析 R-Scan,可用于干眼及其他炎症引起的充血分析,设备可自动分析球结膜及睫状充血,自动分级、随访。也可用作指导临床治疗周期及用药疗效观察。

7)眼表激光共焦显微镜:通过睑板腺的断层扫描和观察腺腔大小及腺泡情况,睑板腺开口的变化,同时可观察结膜和角膜个层次的变化。

8)非接触睑板腺红外线照相系统:使用可安装于裂隙灯显微镜上的非接触红外线照相系统,先后翻转上、下眼睑,从睑板结膜面拍摄睑板腺图像。裂隙灯显微镜光源透过红外线滤光片将红外线照射到睑板结膜面,因睑板腺内富含脂质颗粒,可将红外线散射,被红外线摄像机捕捉后呈现为白色条纹,睑板其他部分呈现黑色背景。

表 12-0-3 对 MGD 的相关检查进行了汇总。

表 12-0-3　MGD 和 MGD 相关眼病的特异和非特异检查一览表[29-31]

检查分类	特异性检查	全科门诊检查	专科门诊检查
症状:			
	问卷	问卷模板: McMonnies;Schein;OSDI; DEQ;OCI;SPEED	问卷模板: McMonnies;Schein;OSDI; DEQ;OCI;SPEED
体征:			
睑板腺功能	睑缘形态	裂隙灯检查	裂隙灯检查,眼表共聚焦显微镜,睑板腺照相
	睑板腺通畅度、脂质的质和量	裂隙灯检查	裂隙灯检查
	睑缘储存池		睑板腺功能测量仪
	泪膜脂质层检查	裂隙灯检查,干扰量度法	裂隙灯检查,干扰量度法

续表

检查分类	特异性检查	全科门诊检查	专科门诊检查
泪液蒸发渗透压和稳定性	蒸发量测量仪		蒸发量测量仪
	渗透压测量仪	TearLab 仪器等	TearLab 仪器等
	泪膜	TFBUT,OPI	TFBUT,OPI
	泪膜脂质层	分布时间	干扰量度法,分布速率,方式
泪液量和分泌	泪液分泌	Schirmer 1	荧光光度测定法,荧光素清除速率
	泪液量	不可用	荧光光度测定法
	泪液量	泪河高度	泪河曲率半径,眼表综合分析仪
	泪液清除	泪膜指数	泪膜指数
眼表炎症	眼表染色	评价标准: 1 牛津标准 2 NEI 标准	评价标准: 1 牛津标准 2 NEI 标准
	生物标记物		流式细胞学,微球阵列技术,微阵列,质谱测量,细胞因子及白介素,基质金属蛋白酶

OCI:眼部舒适度指数,SPEED:病人眼部干涩度评估标准
TFBUT,泪膜破裂时间　　　OPI 眼表保护指数
McMonnies;　　　　　　　Schein;
OSDI:眼表疾病指数　　　DEQ;干眼问卷

四、MGD 的诊断

(一) MGD 的诊断原则

MGD 的诊断主要根据体征及相应的辅助检查,同时可参考泪膜的检查指标,进行综合评估加以诊断。

(二) MGD 的简化诊断流程(表 12-0-4)

表 12-0-4　MGD 简化诊断流程

1. 询问症状。
2. 测量下泪河高度。
3. 测量泪膜破裂时间。
4. 角结膜染色评分。
5. Schirmer 试验。
6. 睑板腺检查:
① 睑缘形态改变;
② 睑板腺挤压检查:观察睑脂量 / 性质;
③ 脂质层厚度;
④ 睑板腺成像:观察睑板腺缺失。

诊断流程实施过程中需注意以下几点。

1. 流程中 1、2、3 及 5 项中任意一项有异常,提示干眼;而 3、5 正常,提示为蒸发过强型干眼。
2. 各项检查的评分有助于治疗后疗效的随访。
3. 泪液分泌量及清除率测定(荧光光度测定或荧光素清除速率)、泪液蒸发速率测定(蒸发仪测定)以及泪液中炎症介质检测等可用于临床研究。

（三）MGD 临床分型

根据上述的诊断流程，可将 MGD 分为以下类型：

1. 单纯 MGD

单纯 MGD 也称为无症状 MGD，其诊断主要依据睑板腺分泌物的轻度改变。

（1）诊断依据

1）病人无自觉症状。

2）睑板腺分泌物的性状有轻度改变。

3）睑板腺分泌物减少。

4）病人睑缘部无明显异常。

（2）睑板腺分泌物检查：单纯 MGD 病人，当轻轻挤压睑板腺时，会发现有清亮油性的液体流出，很少有浓稠或牙膏状的物质挤出。但当挤压强度加大后，会有一些腺体排泄出呈乳酪样或牙膏样的物质，或睑板腺分泌物减少。

（3）临床表现：单纯的 MGD 表现为眼表的改变和泪膜脂质层变薄，但没有泪液渗透压的增高。由于单纯 MGD 是 MGD 的临床早期阶段，因此及时发现无症状 MGD，可以及早进行临床干预，阻止 MGD 的病理进程，减少其并发症的产生。

2. MGD

也称为有症状 MGD，诊断主要依据包括：

（1）诊断依据

1）病人有不适的症状。

2）睑缘形态改变。

3）睑板腺分泌物异常。

4）睑板腺缺失。

其中 1+2 或 3 项，任何一项出现即可诊断为 MGD；单纯出现第 4 项，只说明睑板腺缺失及其程度，还需要结合其他辅助检查进行诊断。

（2）睑缘形态

1）早期表现：睑缘毛细血管扩张或充血、睑板腺开口的脂帽形成。

2）进展期表现：睑板腺开口堵塞（开口处抬高）或消失（开口处凹陷、睑缘肥厚，新生血管形成、睑缘切迹、睑缘不平整等。

（3）睑板腺分泌物检查

1）睑酯呈浑浊油脂状。

2）睑酯呈浓稠脂质状。

3）睑酯呈牙膏状外观。

（4）睑板腺缺失检查　主要依靠睑板腺成像等检查结果及其评分。

1）睑板腺缺失程度评分 0 分为正常；

2）睑板腺评级为 0 级为正常。

记录睑板腺缺失的程度及分级，对监测病情变化及疗效有实际应用价值。

3. MGD 相关的角结膜病变　在诊断 MGD 的基础上，病人如果同时伴有结膜或角膜病变，应考虑到 MGD 相关角结膜病变的可能。

（四）MGD 分级

根据 MGD 病变程度不同进行了分度，分为轻、中、重度，详见表 12-0-5。表 12-0-6 为疾病的简明分级。

表 12-0-5 MGD 分度

	症状程度和频次	睑缘改变	睑酯性状	睑板腺缺失	角膜情况
轻度	无或轻微,间断发生	正常或轻度充血,可有脂帽形成	混浊	<1/3	正常、无着色
中度	轻或中度,持续发生	睑缘变钝圆、增厚,睑板腺口阻塞、隆起	伴有颗粒	1/3-2/3	轻度—中度着色,位于周边,未累及视轴
重度	中或重度,影响生活或工作	睑缘肥厚、明显新生血管,睑板腺开口有脂栓形成	呈固态、牙膏状	>2/3	角膜上皮或浅基质损伤

表 12-0-6 MGD 简明分级,分为 4 级

级别	MGD 分级(睑板腺挤出难易度和睑脂性状)	症状睑缘变化		角膜染色
1	+(分泌性状和状态均为 0-1 分之间)	无	无	无
2	++(分泌性状和状态均为 1 分)	轻度	早期	轻度
3	+++(分泌性状和状态均为 2 分)	中度	早期 - 进展期	中度
4	++++(分泌性状和状态均为 3 分)	显著	进展期	重度

注:1. 角膜染色分度请参见临床篇第五章 MGD 相关干眼
　　2. 考虑临床实用性,本书作者对国际分级标准进行了适当改良

五、MGD 的治疗

(一) MGD 的治疗原则
(1) 以局部治疗为主,对严重病例联合全身治疗。
(2) 尽量寻找可能的病因或危险因素,并加以去除。
(3) 治疗疗程要足够,一般为 3~6 个月,以避免复发。
(4) 如病人伴有干眼或相关角结膜病变,应同时给予治疗。
(5) 调整生活习惯,尤其是饮食习惯,有助于 MGD 治疗及减少复发。

(二) MGD 治疗方案

1. 无症状的 MGD 的治疗
(1) 给予病人宣传教育来预防潜在出现的疾病进展,并注意眼睑的卫生和按摩。
(2) 症状持续或有加重趋势的病人,应按轻度 MGD 给予治疗。
(3) 增加 omega-3 必须脂肪酸摄入,鼓励病人日常饮食增加鱼类摄入。
(4) 改善工作环境、注意饮食结构(忌辛辣及油腻等刺激性食物)。
(5) 注意眼部卫生,经常眼部热敷及睑板腺按摩。

2. MGD 的治疗
(1) 睑缘清洁、热敷和按摩:
1) 睑缘清洁:目前通常使用稀释的婴儿洗发液或沐浴液,或低致敏性香皂或专业洗剂,清洗睑缘,持续 1~2 月,使用中应注意避免接触角膜及结膜。其目的是保持睑缘卫生,防止菌落生长,同时促使睑板腺腺口的开放,是 MGD 的基础治疗之一。但这些清洗剂并非眼部专用产品,清洁、除菌效果也没有明确的临床观察,一旦进入眼部会有一过性刺激。近期 Ocusoft 眼睑清洁的系列产品的问世为眼睑清洁提供了更专业的清洁保障。在这些产品中除普通的睑缘清洁剂外还包括含有茶树油等治疗螨虫性睑缘炎的产品,临

床医生根据病人病因的不同选择适宜的产品。

2）眼局部热敷：常用的热敷方式有：热毛巾、Blephasteam、EyeGiene、MGDRx 眼罩、红外线设备等。健康眼表的液态油脂熔点为 28~32℃，而 MGD 病人阻塞腺体产生的睑酯质量异常，其熔点可升高至 35℃，甚至超过 40℃，因此热敷温度维持在 40℃左右为宜，一般每次持续 5~10 分钟。可增强睑酯流动性，缓解睑板腺阻塞，从而增加睑酯分泌，提高泪膜稳定性。目前新的产品如 MGDRx 眼罩和 EyeGiene 能改善轻中度MGD 病人的症状和体征（包括脂质层分级 LLG，非侵入性泪膜破裂时间 NIBUT、泪河高度 TMH），但对于内外层眼睑温度的提高，MGDRx 眼罩作用强于 EyeGiene（外眼睑，+3.5℃±1.0℃vs.+2.4℃±0.8℃；内眼睑，+3.5℃±1.0℃vs.+2.5℃±0.9℃），且 MGDRx 眼罩使用者用户体验更佳。对于阻塞性 MGD，MGDRx 眼罩可使内眼睑温度达到 36.8℃，外眼睑温度达到 36.7℃，EyeGiene 则对应 35.6℃和 35.6℃。严重阻塞性 MGD病人的睑酯熔点可超过 40℃，针对这类病人无论是热毛巾、还是 Blephasteam 或 EyeGiene 治疗 MGD，泪液蒸发速率均未发现明显改善。

3）眼睑按摩：可促进睑板腺管内分泌物向泪膜排出，减轻腺管内瘀滞，提高泪膜稳定性。具体方法为：一只手向外侧牵拉外眼角以固定上下睑，另一只手按腺管走行方向，由鼻侧向颞侧轻轻按压睑板腺，一般持续 3-5 分钟。常与睑缘清洁、眼局部热敷等方式配合，对于开口阻塞的腺体，还应辅以腺管疏通治疗。

重度病人或自行按摩效果不佳的病人，可以由医务人员在门诊进行睑板腺按摩。方法包括：玻璃棒法、睑板腺垫板法、棉签法及手指挤压法。

LipiFlow 睑板腺热脉动治疗仪（LipiFlow Thermal Pulsation System，LTPS）或称热脉动治疗仪，是近年来出现的一种治疗 MGD 的电动热脉冲设备。LipiFlow 睑板腺热脉动治疗仪具有局部热敷同时加压治疗功能，其主要由两大部分组成：一个激活头（activator）和一个全自动化控制系统主机。主机包括触摸显示屏、电脑系统和治疗软件，负责直观的"智能触摸"，而与主机相连的是一次性使用的激活头（activator）。激活头是围绕病人眼睑插入的并由一个组合式眼罩和眼睑加热器组成的无菌的单次使用的生物相容性组件。

眼罩接触外部眼睑，并包含一个柔软的，有弹性的气囊，该气囊间歇性地充气膨胀以向眼睑提供受控的按摩；眼睑加热器接触内部眼睑表面并对眼睑提供受控的向外定向的加热。眼睑加热器具有光滑的表面和边缘，其周围轻轻贴靠在眼球结膜上。眼睑加热器在眼球表面呈拱形，以防止与角膜接触。眼睑加热器具有一个集成的绝缘体，以屏蔽眼球不受热传导并且有多个温度传感器以确保在眼睑表面对温度的精确控制。

在主机控制系统的控制下，使用冗余压力控制和冗余温度控制专利技术，眼罩气囊间断向外面的眼睑充气加压并且眼睑加热器向眼睑内部受控定向加热。在激活状态下，激活头在眼睑内表面检测病人的体温，并逐渐增加温度到达 42.5℃。眼睑加热器的绝缘部分使设备与角膜表面分离，并限制眼睑加热器角膜侧的最高温度不超过 40℃。此外，眼睑加热器和角膜表面之间的气体空间进一步减少了热量向角膜传导，该设备还调节间歇按摩的压力剂量，并且具有若干安全措施以防止最大力量超过 5PSI 的线性压力。该设备在眼罩和眼睑加热器表面之间按摩眼睑，不对眼睛施加任何压力。

近期报道专用睑板腺自动按摩仪 Lipiflow 系统，可以较好缓解和解除睑板腺开口梗阻，该仪器通过眼睑和睑结膜双重加热，眼睑脉冲式热敷及眼睑内外按摩，有效促进睑板腺的分泌，解除睑板腺开口的阻塞。

LipiFlow 治疗 MGD 的适应证为（如下 4 项同时具备）：眼部有干眼症状（眼表疾病指数（OSDI）问卷每只眼总症状得分≥13 分或眼表干眼症状评估（SPEED）问卷调查，得分≥6 分）；双眼皆为睑板腺功能障碍，每只眼的下眼睑 15 个睑板腺腺体分泌脂质评分（MGYLS）≤12（范围为 0-45）；睑板腺照相下睑睑板腺缺失≤30%-50%；任一眼无活动性的眼表、睑缘感染或炎症反应且 3 个月内无眼部手术史。国外的研究显示，经过 12 分钟 42.5℃的 LipiFlow 治疗，MGD 病人的症状和体征均可明显改善，疗效至少持续 6 个月，但治疗前后睑板腺形态上的差异，如睑板腺萎缩、缺如、弯曲等形态学无明显变化。与传统眼部热敷相比，LipiFlow 对泪液蒸发速率的减低作用明显优于热毛巾、Blephasteam 或 EyeGiene。

4）强脉冲光 IPL：IPL 治疗广泛运用于化妆品产业及多发性硬化、良性海绵状血管瘤、良性静脉畸形、毛细血管扩张、焰色痣、色素沉着病变等的治疗。2002 年,人们惊喜地发现,对一位患红斑痤疮的病人应用 IPL 治疗后,其干眼症状也得到改善,也开启了 MGD 治疗的新篇章。

IPL 通过对氙光灯发射光线的波长控制选择性作用不同靶组织(血红蛋白、黑色素、水),作用机制可能为:①产生热效应,使腺管内瘀滞的睑酯熔化并排出;②波长为 580~1200nm 的脉冲光可被血红蛋白吸收,导致睑缘扩张的微血管血栓化,抑制促炎介质的分泌及细菌生长;3. 波长为 600nm-950nm 的脉冲光有利于缓解炎性疼痛及神经性疼痛。

经 IPL 治疗后脂质层等级(LLG)、非侵入性泪膜破裂时间(NIBUT)、视觉模拟量表(VAS)均有明显改善。同时病人睑缘水肿、新生血管及毛细血管扩张、睑酯质量(黏滞性分级)及流动性、OSDI 等也有明显改善,未发现视敏度、眼内压的改变,亦无其他不良事件报道。然而,IPL 治疗存在局限性。因为 IPL 可靶向作用于黑色素,导致色素减退,在肤色较深的人群中显得尤为明显;其次,不能直接作用于上眼睑,因为 IPL 有穿透上眼睑到达眼前节并造成损伤的风险。

（2）睑板腺针刺疏通治疗

睑板腺针刺疏通治疗由 Maskin 首先提出,可用于阻塞性 MGD(O-MGD)的治疗,通过机械性扩张睑板腺口及腺管,去除瘀滞的睑酯,重建睑板腺开口及中心导管,促进睑酯排除,增加泪膜稳定性,改善 O-MGD 病人的症状和体征,控制疾病进展,是 MGD 的新型治疗方法之一。方法为:局麻后,于裂隙灯下将探针由阻塞的腺口垂直于睑缘进针,进针深度约为 2mm。治疗后 96% 的病人症状立即缓解,全部病人在治疗后 4 周内症状改善。除此之外,BUT、结膜充血、睑缘新生血管等体征也可通过探针治疗得到改善。而一探针联合氟米龙治疗的研究中,76% 的病人治疗后症状得到立即缓解,且联合治疗在改善睑酯质量、BUT 等方面的效果优于单用局部激素治疗,但二者治疗后无法使睑板腺缺失逆转。

睑板腺针刺疏通治疗过程中最常见的副作用就是不适感及腺口出血,前者可通过睑缘局部麻醉对症,后者通常可自愈。

（3）局部药物治疗

1）人工泪液和眼表润滑剂

① 轻度、轻中度 MGD:选用不含或含弱毒性防腐剂的人工泪液,如玻璃酸钠、聚乙二醇、甲基纤维素等。每日 3~4 次,连续 2 月,之后酌情减量,疗程不少于 3 个月。

② 中重度 MGD:选用黏度较高的眼膏、凝胶,如卡波姆和小牛血清去蛋白滴眼剂等,每日 4~6 次,连续 2~3 月。或选用含有脂质成分的人工泪液,如新泪然和立宝舒等,每日 4~6 次,连续 2 月,酌情减量,疗程不少于 3 个月。

2）抗生素:局部抗生素主要用于睑缘的涂擦,一般选用眼胶或眼膏。常用药物包括以下几种。

① 喹诺酮类:广谱抗菌药,且眼表毒性小;

② 大环内酯类:对革兰氏阳性球菌效果好,可以抑制细菌酯酶;

③ 夫西地酸:对革兰氏阳性球菌效果好;

④ 硝基咪唑类:甲硝唑对厌氧菌和蠕形螨均有效。现无商品化药品,可医院临时配制。

⑤ 氨基糖苷类:妥布霉素地塞米松眼膏对于睑缘炎症严重的病人,可以给予妥布霉素地塞米松眼膏涂擦睑缘,每日 2 次,连续 2 周,之后改为每日 1 次,连续 2 周,停用,换单纯抗菌药眼膏维持治疗,每日 1 次,连续 1 月。

3）抗炎药物:目前临床常用的抗炎药物包括三类:糖皮质激素、免疫抑制剂和非甾体抗炎药。

轻度及轻中度 MGD:可给予非甾体抗炎药局部应用,如普拉洛芬和双氯芬酸钠等,一般每日 2~3 次,连续 1 个月,改为每日 1~2 次,之后酌情减量,疗程不少于 2 月。

中度及中重度 MGD:首先给予糖皮质激素类药物行抗炎治疗,快速控制炎症,减轻症状。待急性炎症控制后,可改成非甾体抗炎药物维持治疗。激素应用的时间应根据病情制定个体化的治疗方案。

糖皮质激素一般选用 0.5% 氯替泼诺(或 0.1% 氟米龙,或 0.02% 氟美瞳),每日 2~3 次,连续 2 周,改为每日 1~2 次,连续 2 周,之后酌情减量。一般疗程在 3 个月左右。应用激素期间应每周检查眼压。

重度 MGD：一般先选用作用较强的糖皮质激素，如 1% 泼尼松龙或 0.1% 地塞米松，每日 3 — 4 次，连续 2 周，改为每日 2~3 次，连续 2 周，之后酌情减量，减量同时可加用免疫抑制剂，如 0.05% 环孢素 A，或 0.05% 他克莫司，或 0.1% 他克莫司，每日 2~3 次，之后酌情减量，免疫抑制剂治疗疗程通常至少 3 个月。应用激素期间应每周检查眼压。

（4）全身用药

1）常用抗生素：包括四环素类和大环内酯类药物，具体药品的用量和用法请参见脂质替代治疗章。

2）脂肪酸：补充不饱和脂肪酸，如 ω-3 脂肪酸口服，每次 2000mg，每日 3 次，疗程 2 个月，ω-3 脂肪酸能够显著改善 MGD 病人的症状及睑板腺功能、泪膜稳定性、眼表染色等指标。但凝血异常病人慎用。

（5）手术治疗：对于同时伴有结膜松弛症、眼睑缘畸形以及角膜溃疡等，给予相应的手术治疗。

六、典型病例

女性，29 岁，公司职员，每天应用电脑工作 6-8 小时。

1. 症状　双眼干涩、灼热感，到多家医院就诊，应用抗菌药及人工泪液等滴眼剂效果不明显。

2. 既往无全身风湿免疫病史、无眼部手术史。

3. 眼科检查　双眼睑缘部无充血、肥厚，睑板腺开口可见脂帽，挤压眼睑后睑酯评分为 2 分，睑板腺缺失评分：右眼上睑 0 分，下睑 1 分；左眼上睑 1 分，下睑 3 分。

双眼睑裂区球结膜充血，角膜清亮透明，荧光素染色（–），BUT：右 3 秒，左眼 4 秒；泪液分泌试验：右 7mm，左 8mm，前房、晶状体及眼底未见异常。眼部照片见图 12-0-15。

4. 诊断　双阳 MGD（中度），伴蒸发过强型干眼。

5. 治疗方案　眼睑热敷加睑板腺按摩，每天一次。玻璃酸钠每天四次。溴芬酸钠每天二次。氧氟沙星眼膏涂睑缘，每晚一次。

治疗一个月后停用氧氟沙星眼膏和溴芬酸钠，改用普南扑灵每日三次。继续治疗一个月后，普南扑灵改为每日二次，其余治疗不变，维持三个月。治疗 4 个月后病人症状完全消失，睑缘充血及脂帽消退，见图 12-0-16。

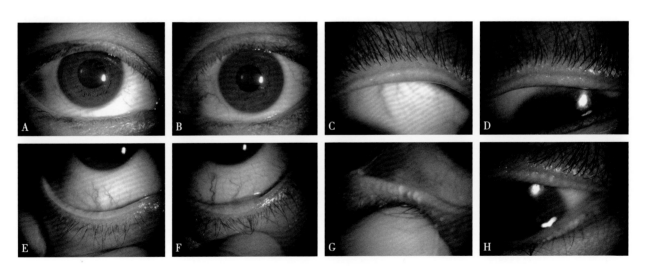

图 12-0-15　患者治疗前眼部图片

A. 右眼睑裂区球结膜充血；B. 左眼睑裂区球结膜充血；C. 右眼上睑缘睑板腺开口；D. 左眼上睑缘睑板腺开口；E. 右眼下睑睑缘部结构基本正常；F. 左眼下睑睑缘部结构基本正常；G. 右眼挤压下睑后可见睑板腺分泌物呈白色颗粒状腺污浊状油性分泌物；H. 右眼挤压上睑后可见睑板腺分泌物呈白色颗粒状腺污浊状油性分泌物

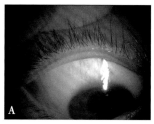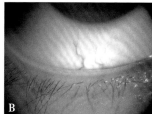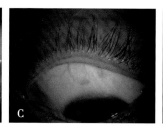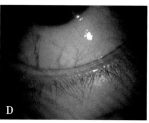

图 12-0-16　患者治疗后眼部图片

A. 右眼上睑缘油脂分泌物明显减少；B. 右眼下睑缘无明显充血；C. 左眼上睑缘油脂分泌物明显减少；D. 左眼下睑缘无明显充血

（洪　晶）

参 考 文 献

1. 梁庆丰，刘含若，郭燕，等 . 睑板腺热脉动系统治疗睑板腺功能障碍的临床观察 . 中华眼科杂志，2015，51（12）：924-931

2. Behrens A，Doyle JJ，Stern L，et al. Dysfunctional tear syndrome：a Delphi approach to treatment recommendations. Cornea，2006；25：900-907.

3. Bron AJ，Tiffany JM，Gouveia SM，et al.Functional aspects of the tear film lipid layer.. Experimental Eye Research，2004，78（3）：347-360

4. Butovich IA. The Meibomian puzzle：combining pieces together. Progress in retinal and eye research，2009，28（6）：483-498

5. Blackie CA，Carlson AN，Korb DR. Treatment for meibomian gland dysfunction and dry eye symptoms with a single-dose vectored thermal pulsation：a review. Current Opinion in Ophthalmology，2015，26（4）：306-313

6. Blackie CA，Korb DR，Knop E，et al. Nonobvious obstructive meibomian gland dysfunction. Corne，2010，29（12）：1333-1345

7. Craig JP，Chen YH，Turnbull PR. Prospective trial of intense pulsed light for the treatment of meibomian gland dysfunction.. Investigative Ophthalmology & Visual Science，2015，56（3）：1965-1970

8. DEWS. Methodologies to Diagnose and Monitor Dry Eye Disease：Report of the Diagnostic Methodology Subcommittee of the International. Dry Eye WorkShop. Ocul Surf，2007；5：108-152.

9. Duke-Elder WS，MacFaul PA. The ocular adnexa，Part Ⅰ：inflammationsof the lid margins. Vol 13. In：System of Ophthalmology. London：H. Kimpton. 1974：205-250

10. Farrell J，Patel S，Grierson DG，et al. A clinical procedure to predict the value of temporary occlusion therapy in keratoconjunctivitis sicca. Ophthalmic & physiological optics：the journal of the British College of Ophthalmic Opticians（Optometrists），2003，23（1）：1-8

11. Fenga C，Aragona P，Cacciola A，et al. Meibomian gland dysfunction and ocular discomfort in video display terminal workers. Eye（London，England），2008，22（1）：91-95

12. Finis D，Hayajneh J，König C，et al.Evaluation of an Automated Thermodynamic Treatment（LipiFlow®）System for Meibomian Gland Dysfunction：A Prospective，Randomized，Observer-Masked Trial. Ocular Surface，2014，12（2）：146-154

13. Finis D，König C，Hayajneh J，et al. Six-month effects of a thermodynamic treatment for MGD and implications of meibomian gland atrophy，Cornea，2014，33（12）：1265-1270

14. Godoy CHLD，Silva PFDC，Araujo DSD，et al. Evaluation of effect of low-level laser therapy on adolescents with temporomandibular disorder：study protocol for a randomized controlled trial. Trials，2013，14（1）：1-6

15. Goldberg DJ. Current trends in intense pulsed light.. Journal of Clinical & Aesthetic Dermatology，2012，5（6）：45-53

16. Greiner JV. A Single LipiFlow® Thermal Pulsation System Treatment Improves Meibomian Gland Function and Reduces Dry Eye Symptoms for 9 Months. Current Eye Research，2012，37（4）：272-278

17. Gupta PK，Vora GK，Matossian C，et al. Outcomes of intense pulsed light therapy for treatment of evaporative dry eye disease.. Canadian Journal of Ophthalmology，2016，51（4）：249-253

18. Han SB，Hyon JY，Woo SJ，et al.Prevalence of dry eye disease in an elderly Korean population. Archives of ophthalmology，2011，129（5）：633-638

19. Hom MM，Martinson JR，Knapp LL，et al. Prevalence of Meibomian gland dysfunction. Optometry and vision science：official publication of the American Academy of Optometry，1990，67（9）：710-712

20. Horwath-Winter J，Berghold A，Schmut O，et al. Evaluation of the clinical course of dry eye syndrome. Archives of ophthalmology，2003，121（10）：1364-1368

21. Irvine J，Chong SL，Amirjani N，et al.Double-blind randomized controlled trialof low-level laser therapy in carpal tunnel

syndrome.. Muscle & Nerve, 2004, 30 (2): 182-187

22. Jie Y, Xu L, Wu YY, et al. Prevalence of dry eye among adult Chinese in the Beijing Eye Study. Eye (London, England). 2009, 23 (3): 688-693

23. Johnson ME, Murphy PJ. Measurement of ocular surface irritation on a linear interval scale with the ocular comfort index. Investigative ophthalmology & visual science, 2007, 48 (10): 4451-4458

24. Kobayashi A, Yoshita T, Sugiyama K. In vivo findings of the bulbar/palpebral conjunctiva and presumed meibomian glands by laser scanning confocal microscopy. Cornea, 2005, 24 (8): 985-988

25. Lane S S, Dubiner H B, Epstein R J, et al. A new system, the LipiFlow, for the treatment of meibomian gland dysfunction. Cornea, 2012, 31 (4): 396-404

26. Lekhanont K, Rojanaporn D, Chuck RS, et al. Prevalence of dry eye in Bangkok, Thailand. Cornea, 2006, 25 (10): 1162-1167

27. Li J, Zheng K, Deng Z, et al. Prevalence and risk factors of dry eye disease among a hospital-based population in southeast china. Eye & contact lens, 2015, 41 (1): 44-50

28. Lin PY, Tsai SY, Cheng CY, et al. Prevalence of dry eye among an elderly Chinese population in Taiwan: the Shihpai Eye Study. Ophthalmology, 2003, 110 (6): 1096-1101

29. Maskin S L. Intraductal meibomian gland probing relieves symptoms of obstructive meibomian gland dysfunction. Cornea, 2010, 29 (10): 1145-1152

30. McCarty CA, Bansal AK, Livingston PM, Stanislavsky YL, Taylor HR. The epidemiology of dry eye in Melbourne, Australia. Ophthalmology, 1998, 105 (6): 1114-1119.

31. Nichols KK, Foulks GN, Bron AJ, et al. The International Workshop on Meibomian Gland Dysfunction: Executive Summary. Investigative ophthalmology & visual science, 2011, 52 (4): 1922-1929

32. Obata H. Anatomy and histopathology of human meibomian gland. Cornea. 2002, 21 (7 Suppl): S70-74

33. Ousler GW 3rd, Hagberg KW, Schindelar M, et al. The Ocular Protection Index. Cornea, 2008, 27 (5): 509-513

34. Papageorgiou P, Clayton W, Norwood S, et al. Treatment of rosacea with intense pulsed light: significant improvement and long-lasting results.. British Journal of Dermatology, 2008, 159 (3): 628-632

35. Pflugfelder SC, Tseng SC, Sanabria O, et al. Evaluation of subjective assessments and objective diagnostic tests for diagnosing tear-film disorders known to cause ocular irritation.. Cornea, 1998, 17 (1): 38-56

36. Rege A, Kulkarni V, Puthran N, et al. A Clinical Study of Subtype-based Prevalence of Dry Eye. Journal of clinical and diagnostic rescarch: JCDR, 2013, 7 (10): 2207-2210

37. Rolando M, Valente C, Barabino S. New test to quantify lipid layer behavior in healthy subjects and patients with keratoconjunctivitis sicca. Cornea, 2008, 27 (8): 866-870

38. Schein OD, Munoz B, Tielsch JM, et al. Prevalence of dry eye among the elderly. American journal of ophthalmology, 1997, 124 (6): 723-728

39. Schein OD, Munoz B, Tielsch JM, et al. Prevalence of dry eye among the elderly. American journal of ophthalmology, 1997, 124 (6): 723-728

40. Shimazaki J, Sakata M, Tsubota K. Ocular surface changes and discomfort in patients with meibomian gland dysfunction. Archives of ophthalmology, 1995, 113 (10): 1266-1270

41. Siak JJ, Tong L, Wong WL, et al. Prevalence and risk factors of meibomian gland dysfunction: the Singapore Malay eye study. Cornea, 2012, 31 (11): 1223-1228

42. Sik SZ, Cucen B, Yuksel N, et al. Effectiveness of Intraductal Meibomian GlandProbing for Obstructive Meibomian Gland Dysfunction. Cornea, 2016, 35 (6): 721-724

43. Toyos R, Mcgill W, Briscoe D. Intense pulsed light treatment for dry eye diseasedue to meibomian gland dysfunction: a 3-year retrospective study.. Photomedicine & Laser Surgery, 2015, 33 (1): 41-46

44. Uchino M, Dogru M, Yagi Y, et al. The features of dry eye disease in a Japanese elderly population. Optometry and vision science: official publication of the American Academy of Optometry. 2006, 83 (11): 797-802

45. Viso E, Rodriguez-Ares MT, Abelenda D, et al. Prevalence of asymptomatic and symptomatic meibomian gland dysfunction in the general population of Spain. Investigative ophthalmology & visual science, 2012, 53 (6): 2601-2606

46. Wang MT, Jaitley Z, Lord SM, et al. Comparison of Self-applied Heat Therapy for Meibomian Gland Dysfunction.. Optometry & Vision Science Official Publication of the American Academy of Optometry, 2015, 92 (9): 321-326

47. Xiao M, Yan L. Efficacy of Intraductal Meibomian Gland Probing on Tear Function in Patients With Obstructive Meibomian Gland Dysfunction.. Cornea, 2016, 35 (6): 725-730

48. Yin Y, Gong L. Reversibility of Gland Dropout and Significance of Eyelid Hygiene Treatment in Meibomian Gland Dysfunction. Cornea, 2016, 0: 1-6

49. 张梅, 陈家祺, 刘祖国, 等. 干眼患者 115 例的临床特点分析. 中华眼科杂志, 2003, 39 (1): 5-9

50. Zhao Y, Veerappan A, Yeo S, et al. Clinical Trial of Thermal Pulsation (LipiFlow) in Meibomian Gland Dysfunction With Preteatment Meibography. Eye & Contact Lens Science & Clinical Practice, 2016, 42 (6): 339-346

Chapter 13

视频终端综合征

Video display terminal syndrome

一、概述

(一) 定义

视屏显示终端(visual-video display terminal,VDT)包括电脑、电视机和手机等。作为科技发展的产物，各种各样的大、小屏幕已随处可见，白领们也早已习惯了在电脑屏幕前办公。长时间盯着荧光屏很容易造成视疲劳与眼表不适，很多人工作一久就会出现眼睛不舒服，出现发红、充血、干涩、异物感、分泌物增多等症状，临床上常将这一现象称之为"VDT综合征"。其实，这只是对VDT综合征的狭义理解。VDT综合征是指由于长时间在视频终端前操作和注视荧光屏而出现的一组非特异性的症状，包括神经衰弱综合征(头痛、头晕、额头压迫感、恶心、失眠、噩梦、记忆力减退、脱发等)、肩颈腕综合征(颈肩腕部麻木、感觉异常、震颤，有压痛、腰背部酸痛不适等)、眼部症状(视疲劳、眼干、眼痒、烧灼感、异物感、视物模糊、视力下降、眼部胀痛、眼眶痛等)、食欲减退、便秘、抵抗力下降等，甚至对内分泌系统也会产生一定的影响。其中以眼部症状出现的概率最高，其次是颈肩部、背部和手臂。

(二) 流行病学

随着生活方式和工作方式的变化，越来越多的人(包括成年人和青少年)在工作和生活中均长期使用VDT。对于长期使用VDT每天超过6小时者，70%以上或多或少会出现一些VDT综合征的表现，尤其以干眼最为突出。

根据美国眼科学会的研究，由于电脑使用的频率越来越高，干眼病人急增，仅在美国就有1500万人寻求与VDT综合征相关的眼保健，这比10年前增加了50%。另一项对4500名办公室员工进行的研究发现，他们的视疲劳症状十分普遍。另外一项国外相关研究显示，75%VDT使用者在电脑前工作6至9小时后会出现眼睛干涩。我国临床调查发现，经常使用VDT者干眼的发生率高达93%。

二、发病机制与病理改变

(一) VDT对泪液的影响

泪膜对角膜和结膜上皮起着湿润和保护作用，并能为角膜提供氧气和所需的营养物质。有研究表明，长时间VDT操作可使泪液分泌量减少，泪膜破裂时间缩短。VDT综合征病人的泪膜稳定性与VDT使用时间密切相关。使用VDT 2小时以上就会出现明显的泪膜稳定性降低，使用VDT4小时以上就会出现明显的泪液分泌量减少。VDT 使用时精力高度集中,过度注视屏幕,瞬目频率就会减少,由平时 20~25 次 /分钟减少至 5~10 次 / 分钟。同时,注视 VDT 时,多数人视线向上倾 30°,这会使角膜暴露于空气中的面积增大,从而影响了泪液的分布,加速了泪液的蒸发。此外,有研究证实,VDT 相关干眼病人的泪腺腺泡会出现明显的破坏或萎缩,这可能也是 VDT 使用者干眼发生发展中的一个重要因素。

(二)VDT 对睑板腺的影响

睑板腺对维持泪膜的稳定有着重要的作用,睑板腺的功能异常与干眼密切相关。有研究表明,VDT使用较长时间会造成睑板腺功能障碍(MGD)。有研究表明,VDT 综合征病人 MGD 的出现比泪膜稳定性的下降发生的更早。VDT 使用引起的 MGD 可导致泪膜脂质层异常,泪液中游离脂肪酸增高并通过皂化作用形成泡沫状产物而影响泪膜稳定性。对于 VDT 使用引起 MGD 的确切机制,目前尚不明确。

(三)VDT 本身因素

VDT 荧光屏由小荧光点组成,操作者的眼睛在屏幕、文件和键盘之间频繁移动,以保证正常的工作。操作时间过长时,就会导致眼肌过度紧张,出现视疲劳。VDT 亮度通常为 15-20cd/m^2,文件背景照度通常为 300-450lux,这样的屏面亮度与背景照度水平会使病人感觉最舒适,不容易视疲劳。当 VDT 的亮度和文件背景照度不在这个范围时,就易导致视疲劳。

此外,VDT 荧光屏发出的射线也会对眼睛产生刺激,导致眼损害。研究发现 VDT 发出的蓝光(410nm、480nm)(现在普及型光学显示器采用的是氮化镓芯片,其输出光中含有近 50% 的蓝光)可以使人体角膜上皮细胞的存活率降低,且蓝光波长越短,存活率越低,存活率与蓝光的照射时间及辐射强度成反比;而其他波长的可见光(绿光 525nm、黄光 580nm、橙光 595nm、红光 630nm 和红光 850nm)对角膜上皮细胞并无此影响。此外,经蓝光照射后的角膜上皮细胞易发生氧化应激反应,产生大量的氧化应激产物(Reactive Oxygen Species,ROS),且照射时间越长、能量越多,ROS 产生越多。研究还发现抗氧化酶活性物质,如(血红素加氧酶 -1(Heme oxygenase-1,HO-1)、人体抗氧化蛋白(Peroxiredoxin-1,Prx-1)、过氧化氢酶(catalase,CAT)、超氧化物歧化酶(superoxide dismutase-2,SOD-2))经蓝光照射后会降低,而经抗氧化处理后,蓝光损伤的角膜上皮细胞氧化应激产物减少,细胞存活率及抗氧化酶物质活性均提高。因此,蓝光可通过氧化应激反应损伤角膜上皮细胞。国外也有研究发现,接近紫外波长的蓝光能破坏角膜上皮细胞的有丝分裂。近期研究发现小鼠眼表组织经不同波长的可见光(红光 630nm、绿光 525nm 和蓝光 450nm)照射后,仅蓝光照射的小鼠会发生泪膜破裂时间缩短、角膜荧光素钠染色增强,且角膜荧光素钠染色随蓝光照射时间的增长而增强,显示了在体情况下蓝光能直接造成角膜上皮细胞损伤及泪膜功能的破坏。

(四)环境因素

VDT 作业者多处于空调、吸烟环境中。空调使用时,气流较大,相对湿度较低,这样的环境可加速泪液的蒸发。吸烟环境可降低血液中的氧自由基,也是导致干眼的危险因素。

三、预防与治疗

(一)VDT 综合征的预防

1. VDT 的正确使用位置 视频显示器的位置是否适当,对 VDT 操作者是否产生眼部不适症状起着至关重要的作用。研究证明,VDT放置的位置在眼水平向下 30° 左右并向后倾斜(图 13-0-1)引起的眼部不适症状最轻。VDT 与眼睛的距离也是不容忽视的问题。近期有研究观察了不同操作距离对电脑使用者眼部不适症状的影响。选取 35 岁以下电脑操作者,眼到屏幕的距离分别设为近、中、远距离,(分

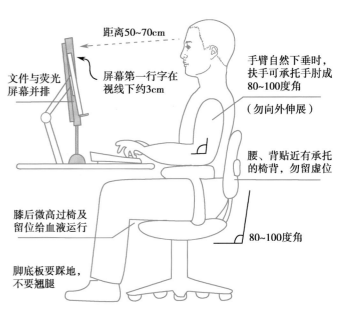

图 13-0-1 VDT 使用时正确的姿势

别为 52.4cm、73.0cm 及 85.3cm),操作电脑 2 小时后记录眼部不适症状。结果显示,近、中距离操作比远距离操作眼部不适症状发生率明显降低。此外,也有研究表明观察距离在 50~70cm 之间,加上舒适的明亮背景深色字体,采用下视姿势时,引起的眼部不适症状最轻。因此建议眼与屏幕距离应为 50~70cm 左右。

2. 增加瞬目频率 最近研究表明,VDT 减反射膜,一种贴在视屏显示终端屏幕表面、利用光的干涉来减弱反射光以达到增透目的的光学薄膜可以增加 VDT 使用者的瞬目频率。德国最近发明了一种计算机动画程序,可以增加计算机使用者的瞬目频率,并使泪膜稳定性得到改善。

3. 调整好光线 应根据作业性质确定比较适宜的周围照明水平。例如,数据输入类作业的光照度以 200 勒克斯左右为宜,通话终端类作业以 100 勒克斯左右为宜。所用照明灯光质要好、显色性强,不产生阴影、眩光和频闪。

4. 改善环境 VDT 使用者应增加环境湿度以减少泪液的蒸发。办公室建筑使用的涂料、油漆、办公家具的材质和黏合剂应符合国家有关标准,无甲醛等挥发性有机物释出。保持 VDT 作业场所的通风换气,在条件允许的情况下,安装定时或人工启动的换气设备。室内禁止吸烟、喷洒杀虫剂等。

5. 合理安排用眼时间 一次使用 VDT 的持续时间不要太长,尤其不宜长时间玩游戏机,应每隔 1 小时休息 15 分钟,闭目或站起来走一走,眺望一下窗外的景色。休息与放松不仅对干眼有好处,对健康也大有益处,可以使 VDT 综合征症状明显缓解,使眼部的肌肉运动更加协调。美国国家职业安全与健康协会建议,从事 VDT 工作 1 小时后应休息 15 分钟。日本的实验研究结果也支持这一建议。国内劳动卫生专家指出,采取间断式作业,安排工间休息或做工间操,可以有效减少视疲劳,减轻或消除持续性眼调节紧张以及全身性固定姿势所致的肌紧张,是预防 VDT 综合征发生的有效措施。

(二) VDT 综合征的治疗

1. 治疗干眼 VDT 相关干眼的治疗参见本书第九章,在此不再赘述。

2. 积极处理屈光不正与双眼视功能异常 屈光不正、屈光参差、双眼视功能异常等均可加重 VDT 使用者的视疲劳症状,应积极进行处理(详见本书第十五章)。

3. 使用湿房镜 综上所述,VDT 已严重影响到人类健康。随着科学的进步,VDT 已随处可见,但是 VDT 所带来的危害并没有引起人类足够的重视,很多病人即使出现眼干涩等症状,也没有积极去处理。本章节主要针对 VDT 综合征做一归纳,希望引起大家对 VDT 危害性的重视。

(李正日 刘祖国)

参 考 文 献

1. 刘祖国,彭娟.干眼的诊断与治疗规范.眼科研究,2008,26(3):161-163

2. Blehm C,Vishnu S,Khattak A,et al.Computer vision syndrome:Areview.Surv Ophthalmol,2005,50(3):253-2622

3. Bergqvist UO,Knave BG.Eye discomfort and work with visual displayterminals.Scand J Work Environ Health,1994,20(1):27-333

4. Fenga C,Aragona P,Di Nola C,et al. Comparison of ocular surface disease index and tear osmolarity as markers of ocular surface dysfunction in video terminal displayworkers.Am J Ophthalmol,2014,158(1):41-48

5. Koh S,Maeda N,Hori Y,et al.Effects of suppression of blinking onquality of vision in borderline cases of evaporative dry eye. Cornea,2008,27(3):275-278

6. Kamoi M,Ogawa Y,Nakamura S,et al.Accumulation of secretory vesicles in the lacrimal gland epithelia is related to non-Sjögren's type dry eye in visual display terminal users.PLoS One,2012,7(9):e43688

7. Moon JH,Lee MY,Moon NJ. Association between video displayterminal use and dry eye disease in school children.J Pediatr Ophthalmol Strabismus,2014,51(2):87-89

8. Nakamura S,Kinoshita S,Yokoi N,et al.Lacrimal Hypofunction as aNew Mechanism of Dry Eye in Visual Display Terminal Users. PLoS One,2010,5(6):e11119

9. Patel S,Henderson R,Bradley L,et al.Effect of visual display unituse on blink rate and tear stability.Optom Vis Sci,1991,68(11):888-892

10. Schlote T,Kadner G,Freudenthaler N,et al.Marked reduction and distinct patterns of eye blinking in patients with moderately dry eyes during video display terminal use.Graefes Arch Clin Exp Ophthalmol,2004,242(4):306-312

11. Tsubota K,Nakamori K. Dry eye and video display terminals.N Engl J Med,1993,328(8):584

12. Uchino M,Schaumberg DA,Dogru M,et al. Prevalence of dry eye disease among Japanese visual display terminal users. Ophthalmology,2008,115(11):1982-1988

第十四章

结膜松弛症
Conjunctivochalasis

一、概述

（一）定义

结膜松弛症（conjunctivochalasis，CCh）一词是从拉丁语 conjunctivus 和希腊语 chalasis 衍生而来。结膜松弛症是由于球结膜过度松弛和（或）下睑缘张力高，造成松弛的球结膜堆积在眼球与下睑缘、内外眦部之间形成皱褶，引起眼表泪液学微环境异常，并伴有眼部干涩、异物感、溢泪等不适症状的眼病。

1908 年 Elsching 首次描述了此类以后被称为结膜松弛症的病人。1921 年 Braunschewig 报道了 4 例结膜松弛症。1942 年 Hughes 首次用这一名称命名本病。1984 年 Bosniak 和 Smith 等首次提出间歇性流泪是由于结膜松弛症引起的下泪小点异位或阻塞造成的。1990 年 Rieger 首次描述了结膜松弛症和干燥性角结膜炎之间的关系。1999 年张兴儒等在国内首先报道了结膜松弛症。2000 年 De-Quan Li 等报道了结膜松弛症与 MMPs 的过度表达和增生活跃有关。2001 年张兴儒等提出了结膜松弛症的临床分级标准。2004 年刘祖国提出，结膜松弛症引起的干眼属于泪液动力学异常型干眼。2004 年张兴儒等观察到胶原纤维溶可能导致了结膜松弛症的病理过程，弹力纤维的变性、减少可能导致结膜松弛的形成。

（二）流行病学

流行病学调查是了解结膜松弛症好发人群特征的最佳研究方法。尽管不同的流行病学调查研究对象不同，采用的分级方法不同，但研究的结论都明确指出：结膜松弛症在儿童和年轻人中低发，在 60 岁以上老年人高发，且随年龄增长而加重，是老年人群中常见的眼病。随着人口老龄化，结膜松弛症的患病人数将日趋增多，严重者可影响眼视觉和生活质量。

Mimura 等调查日本东京医科大学医院就诊的 1416 例 1~94 岁人群，结膜松弛症患病率为 85.24%，其中 1~10 岁为 6.8%，11~20 岁为 36.2%，21~30 岁为 61.5%，31~40 岁为 71.4%，41~50 岁为 90.2%，51~60 岁为 94.2%，61~70 岁为 98.0%，71~80 岁为 99.0%，81~90 岁为 98.5%，91~100 岁为 100.0%。无论是向下注视或者指压时松弛结膜的改变，还是表面点状角膜炎样病变，都随着年龄的增长而明显增加。Zhang 等对上海市曹杨新村街道年龄≥60 岁人群进行调查，发现 2110 人（4220 只眼）中有 930 例（1762 只眼）结膜松弛症病人，患病率为 44.08%。其中 60~65 岁为 35.29%，66~70 岁为 40.45%，71~75 岁为 45.83%，76~80 岁为 43.39%，81~85 岁为 44.31%，86~90 岁为 38.5%，91~95 岁为 48.57%，96 岁及以上为 57.14%，呈现为年龄相关性眼病。韩竹梅等应用社区作基础的横断面调查上海市曹杨新村街道，抽取桂杨园居委会为调查点,对其中≥60岁老年人进行调查。采用 Mimura T 的标准诊断为结膜松弛症 416 例(816 只眼),患病率76.19%,采用 Zhang 的标准诊断为结膜松弛症 213 例(410 只眼),患病率 39.01%,两组患病率均随着年龄增大而增高,该调查支持了 Zhang 的结膜松弛症诊断与分级标准的合理性。

李小燕等报道在 602 名(1204 只眼)60 岁以上老年人中,481 只眼患结膜松弛症 39.95%。曹永梅调查内蒙古通辽科尔沁区 55 岁及以上 2032 人中患结膜松弛症 772 例,患病率为 38.0%。傅东红等对无锡市滨湖区 50 岁及以上人群结膜松弛症进行流行病学调查,采用横断面研究设计调查 6150 人,患病率为 13.92%。病变为 I 级者 987 眼,占 59.21%,II 级者 468 眼,占 28.07%,III 级者 202 眼,占 12.12%,IV 级者 10 眼,占 0.60%。

表 14-0-1　根据不同作者对不同人群调查的情况进行统计分析

作者	时间	调查人群	例数	患病率(%)
李小燕	2004 年	浙江医院人群≥60 岁人群	602	39.95
Mimura T	2009 年	日本医院人群 1-94 岁人群	1416	85.24
曹永梅	2009 年	内蒙古社区人群≥55 岁人群	2032	38.00
Zhang	2011 年	上海社区人群≥60 岁人群	2110	44.08
韩竹梅	2012 年	上海社区人群≥60 岁人群	580	39.01
傅东红	2014 年	无锡市滨湖区≥50 周岁人群	6150	13.92

二、发病机制及病理学

结膜松弛症手术治疗中观察到球结膜基质变薄、筋膜(Tenon's)萎缩,球结膜与筋膜与巩膜的黏合力下降。OCT 测量球结膜、球筋膜厚度明显变薄,组织疏松。共聚焦显微镜活体观察结膜松弛症球结膜固有层纤维稀疏不规则,组织病理报告结膜上皮细胞鳞状化增生,上皮下组织减少、疏松,筋膜萎缩,结膜与筋膜与巩膜结合疏松,上皮内杯状细胞减少,弹力纤维减少,胶原纤维溶解。电镜下见 CCh 球结膜固有层胶原纤维断裂、扭曲、排列稀疏、松散,部分缺失,成纤维细胞坏死。

(一)病因

1. 球结膜组织变性　在结膜松弛症手术治疗中观察到球结膜基质变薄、筋膜(Tenon's)萎缩,球结膜与筋膜与巩膜的黏合力下降。Meller 和 Tseng 提出了胶原纤维溶解、弹力纤维的变性可能导致结膜松弛症。

利用前节相干光断层成像术(AS-OCT)可作为结膜松弛症诊断及检测的客观方法。Zhang 利用 OCT 测量年龄匹配的正常结膜和结膜松弛症老年人球结膜全层厚度,发现结膜松弛症患者球结膜厚度较正常组变薄,且结膜松弛症松弛结膜中固有层(基质层)变薄更为显著(图 14-0-1)。

2. 眼球运动及睑板腺功能障碍　眼球运动及睑板腺功能障碍可能与结膜松弛症的发生有关。Braunschweig 指出结膜松弛症发生原因与眼球运动有关,眼球转动可能导致结膜的移位和松弛。眼球贝尔现象可能导致下部结膜向上过度移位造成松弛球结膜堆积在眼球与下睑缘、内、外眦部之间形成皱褶

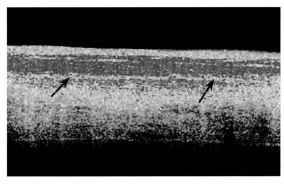
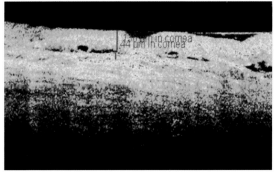

图 14-0-1　结膜松弛症球结膜固有层明显变薄,与下方结合疏松

(图 14-0-2)。张兴儒等观察 CCh 病人 100 例(200 眼),利用非接触红外线睑板腺照相系统进行睑板腺检查(图 14-0-3)。CCh 伴有睑板腺功能障碍占 46%。其中分泌物涂片除脂质外,还含有上皮细胞、正在凋亡的细胞和大量的细胞碎屑及少许炎症细胞,奶黄样分泌物涂片发现大量中性粒细胞和少量上皮细胞,提示睑板腺功能障碍和 CCh 两者间存在一定的关系。

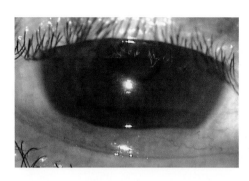
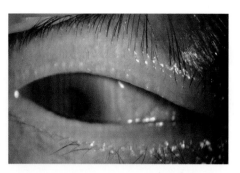

图 14-0-2　结膜松弛堆积在眼球与下睑缘之间

图 14-0-3　裂隙灯正常光下睑板腺开口分泌物阻塞

3. 下睑缘张力增高　下睑缘张力高可能是结膜松弛症易发因子之一。严雅静对 241 例(479 眼)结膜松弛症病人观察,下睑缘张力高者结膜松弛症发生率高,李青松调查离休干部 278 例(556 眼)平均 81.05 岁,下睑缘内翻型、内倾型结膜松弛症患病率比正常型要高。周欢明等调查的 118 例(227 只眼)中发现下睑缘张力正常型占 189 只眼(83.26%),下睑缘张力内倾型 26 只眼(11.45%),其中鼻侧 + 颞侧型松弛部位的结膜松弛症分别为 44.97% 和 53.85%,占主要部分。这提示下睑缘张力增高,结膜松弛症的发病率明显增高,而且位于鼻侧 + 颞侧部位同时发生的结膜松弛的发生率也高于其他部位。这和下睑缘张力增高容易引起结膜松弛,而内外眦部的结膜囊浅,松弛结膜更易堆积,症状更早的出现且更明显有关。傅东红等研究发现松弛的结膜主要堆积于下眼睑的颞侧 + 鼻侧、鼻侧和鼻侧 + 中央 + 颞侧。对患眼的下睑缘张力进行分类,发现正常型 1378 眼,占 82.66%,而内翻型和内倾型者占 11.64%,高于外倾型和外翻型的 5.76%。

4. 结膜淋巴管受压迫及自身免疫性疾病　结膜松弛症患眼球结膜淋巴管扩张的发生率随着结膜松弛症分级的增高而增加,且其发生发展可能与球结膜淋巴管受压扩张有一定关系。张兴儒等利用前节相干光断层成像术结合组织病理学观察对结膜松弛症患眼球结膜淋巴管扩张情况进行研究,探讨结膜松弛症发生发展与球结膜淋巴管扩张的关系。结果发现 100 例(183 只眼)结膜松弛症病人中伴有球结膜淋巴管扩张者 29 只眼,占 15.8%;对照组 100 例(200 只眼)球结膜淋巴管扩张者 8 只眼,占 4.0%,差异有统计学意义(P<0.001)。(图 14-0-4~ 图 14-0-7)。

Watanabe 等对 44 例结膜松弛症病人临床病理分析,发现有结膜淋巴管扩张症者占 88.6%。眼睑的压力可能会压迫淋巴管,淋巴流动阻塞与结膜松弛症发生有关。De Almeida 等通过印迹细胞实验进行结膜松弛症与免疫甲状腺疾病的细胞学研究,发现自身免疫性甲状腺疾病中结膜松弛症患病率为 88.0%。自

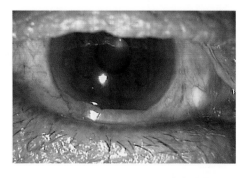
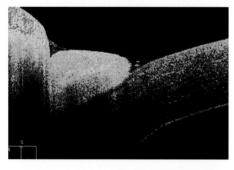

图 14-0-4　眼前节照相见松弛球结膜堆积在眼球与下睑缘之间,鼻侧球结膜可见扩张的淋巴管

图 14-0-5　OCT 可见松弛球结膜堆积在泪河区域,截面积增加,泪河残缺

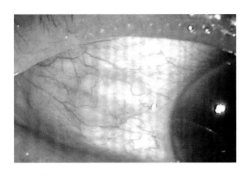

图 14-0-6　眼前节照相见睑裂区颞侧球结膜隆起一个大的透明囊泡（淋巴管扩张）

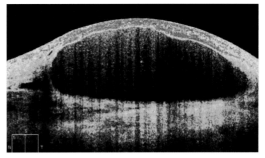

图 14-0-7　OCT 表现为球结膜上皮下的大囊腔，内为液性阴影，未涉及结膜固有层

身免疫性甲状腺疾病者结膜松弛症发病率高于对照组，二者有相关性。

5. 泪液成分改变　研究发现结膜松弛症泪液出现特异性成分，提示结膜松弛症可能与细胞凋亡和炎症有关。Acera 等发现泪液中炎症及氧化应激的标志蛋白 S100-A4、S100-A8 及 S100-A9 的表达增加，此三个细胞因子均可诱导白细胞迁移和炎性细胞因子释放，S100-A4 还能上调 MMP-9 的合成和分泌。Zhang 检测了泪液蛋白质发现结膜松弛症组中出现的部分调节凋亡相关蛋白质、凋亡相关蛋白质及炎症反应相关蛋白质在正常对照组中缺失，并在结膜松弛症泪液中发现了防御素。

项敏泓等通过 ZipTip 联合基质辅助的激光解吸质谱（MALDI-TOF-MS）方法研究结膜松弛症组泪液蛋白质，显示结膜松弛症组泪液蛋白质表现为"离群"样本，且离群分散度较大的样本为结膜松弛症Ⅳ级的病人，提示结膜松弛症组与正常对照组泪液蛋白质存在差异。同时液体芯片 - 飞行时间质谱技术检测结膜松弛症病人和正常人的泪液样本，绘制蛋白质质谱图，比较两组之间的差异，筛选出结膜松弛症显著异常表达的蛋白：质荷比（m/z）为 1632.48 和 3401.87 者为差异蛋白质，能较好地鉴别结膜松弛症组和正常对照组。

6. 泪液分泌改变　结膜松弛症出现泪液分泌的改变。结膜松弛症病人泪膜破裂时间明显短于正常对照组，角膜荧光素染色得分明显高于正常对照组。Wang 等观察到鼻侧结膜松弛症病人泪液清除延缓，泪液中含有大量炎性细胞因子，包括白细胞介素 -1β，肿瘤坏死因子 -α 表达水平升高。结膜杯状细胞密度下降，MUC5ACmRNA 表达水平下降。

周蓓等观察单纯 CCh 病人手术前溢泪和视物模糊及分泌物增多发生率分别为 52.38% 和 71.43%，这与多余的结膜明显堆积在眼球与下睑缘、内外眦部之间，全部或部分挤占下泪河，阻碍了泪液流向泪湖，甚至直接堵塞了下泪小点开口，导致泪液排泄障碍，泪液清除延缓有关，松弛的结膜反射性引起泪液分泌亢进也使溢泪加重。另外，泪液清除延迟也伴有的黏性泪液清除率的延迟，黏液聚集；泪液清除率延迟导致炎性细胞因子的产生，眼表长期炎性分泌物增多，加上下泪河上方形成的松弛结膜造成视物干扰，视物模糊、分泌物增多也成为 CCh 的主要症状。并推测松弛结膜堆积在下睑缘影响睑板腺分泌脂质，导致脂质屏障功能障碍，泪膜稳定性下降，泪液蒸发过快。泪河中断或消失，使松弛结膜上方的泪膜不稳定，加上多余的结膜在瞬目时机械性刺激角膜表面或睑缘，造成微小损伤，角膜结膜荧光素点状、线状染色。

7. 泪液排泄改变　结膜松弛症病人泪液排泄延缓，并且随着病情的严重程度，病人泪液排泄时间延长，结膜松弛症手术后 99mTc-SPECT 显示泪液排泄恢复正常。99mTc-SPECT 检查进行临床诊断和手术疗效的评价，相对客观地证实结膜松弛症中泪液排泄系统功能不全，泪液排泄延缓，能够提供定量分析指标。

胡琳君等用 99mTcO4 动态 SPECT 显像，发现结膜松弛症组 T1/2 值［（290±187）s］明显大于正常对照组［（122±43）s］（P<0.01），结膜松弛症于术后较术前明显缩短（P<0.01）。李青松等对结膜松弛症泪液排泄系统进行 99mTc-SPECT 动态显像，发现随着结膜松弛程度的加重即分级的增加，泪液排泄时间延长即 T1/2 值增大，Ⅲ、Ⅳ级与正常对照组 T1/2 值差异有显著性（P=0.0001），Ⅲ、Ⅳ级与Ⅰ、Ⅱ级 T1/2 值之间也有显著性差异，手术前与手术后 T1/2 值差异有显著性（P=0.0001）。（图 14-0-8~ 图 14-0-10）

Erdogan-Poyraz 等报道结膜松弛症影响泪小点泪液排除可引起溢泪。75 例中 56 例（75%）有溢泪，47 例（63%）泪小点被堵塞，54 例（72%）FCT 推迟。泪小点堵塞在泪液清除延缓起着重要作用，并导致溢泪。

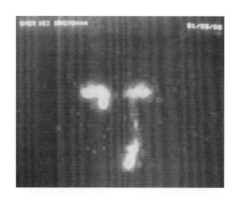

图 14-0-8　结膜松弛症病人检查中睑裂外泪液溢出

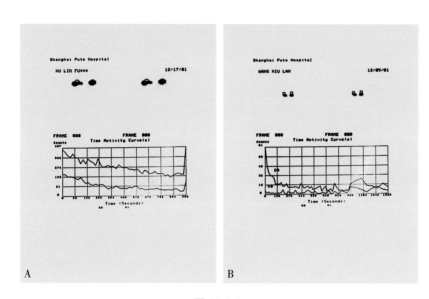

图 14-0-9
A.正常泪道显像情况图;B.左眼Ⅱ级右眼Ⅲ级结膜松弛症泪道显像图

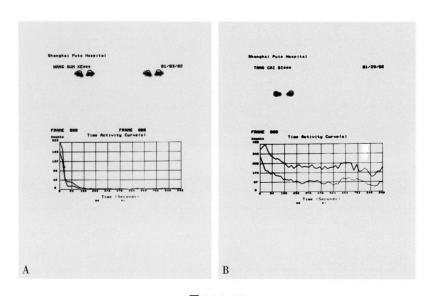

图 14-0-10
A.左眼Ⅲ级右眼Ⅳ级泪道显像图;B.右眼Ⅲ级术后泪道显像图

Jordan 和 Pelletier 等用染色消失试验观察结膜松弛症病人荧光素停留时间,发现存在功能性泪液外流阻塞的问题。张兴儒等用 $^{99m}TcO_4^-$ 动态显像证实结膜松弛症者泪液排出延缓。泪液清除延缓导致了一个异常病理循环,而结膜松弛症则可能是泪液清除延缓的另一个原因,泪液清除的延缓又导致降解酶的大量堆积。下球结膜和睑缘受损支持降解酶的来源是由于下穹窿部和泪窝部泪液的大量聚集,进一步导致胶原纤维溶解的加强。

（二）发病机制

结膜松弛症的发病机制目前还不是十分明确,可能有遗传基因参与,并与年龄相关,在外部环境的互动作用下,出现了球结膜、泪液和睑缘三者平衡失调,眼表自动反馈调节系统失调,导致了以眼表泪液学动力失衡为先、以静力失衡为主的变化。老年性退行性变化、干眼症、眼表炎症、眼睑张力和外形异常以及泪液渗透压的改变都可能是结膜松弛症发病的重要因素,这些因素可能互相影响而促进结膜松弛症的发生和发展。

结膜松弛症是球结膜变薄、弹性下降,球结膜组织发生弹力纤维减少、胶原纤维溶解为主的病理改变后,眼睑与球结膜之间的机械性摩擦作用(泪液量与质的改变使泪液润滑作用下降和/或眼睑对球结膜的压力增加(如睑内翻)可逐渐损伤球结膜淋巴液的循环,导致淋巴液引流不畅,造成淋巴管扩张,使球结膜肿胀、充血以及球结膜松弛影响泪河及泪膜形成,导致泪膜的不稳定,引起泪膜微循环异常,影响泪液动力学,造成泪液排泄延缓,使大量降解酶及炎性因子堆积,基质金属蛋白酶的表达异常,引起胶原纤维溶解、弹力纤维变性,出现结膜刺激及溢泪等症状,最终引起结膜松弛症。（图 14-0-11）

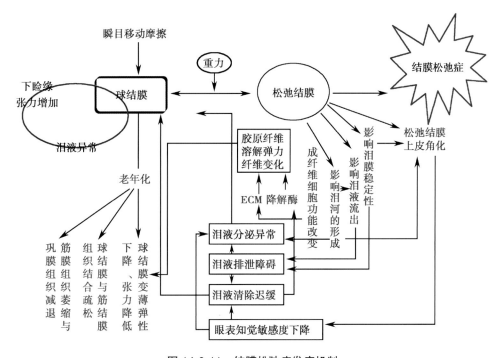

图 14-0-11　结膜松弛症发病机制

（三）病理学

结膜松弛症的发病是多因素作用的结果,球结膜组织出现以弹力组织变性、炎性浸润、胶原纤维溶解为主要的组织病理学改变。

1. 光镜下松弛结膜改变　光镜下结膜松弛症出现球结膜上皮下组织疏松、筋膜萎缩等一系列改变。张兴儒等发现结膜松弛症的病理表现为结膜弯曲皱褶,鳞状上皮明显增生、厚薄不均、角化不全,松弛结膜固有层中弹力纤维显著减少,胶原纤维变性(图 14-0-12,图 14-0-13)。Verhoeff 弹力纤维染色,结膜松弛症球结膜组织弹力纤维减少,间质中见少量细丝状弹力纤维(图 14-0-14)。免疫组化 Vimentin 染色,结膜松弛症球结膜组织中成纤维细胞明显减少(图 14-0-15)。

2. 电镜下松弛结膜改变　电镜下观察到结膜松弛症出现成纤维细胞减少,胶原纤维断裂等改变。李

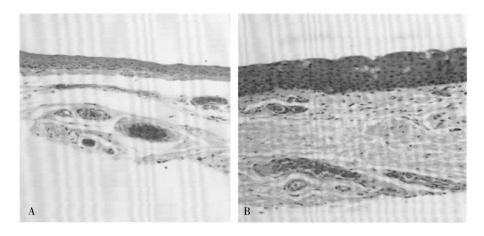

图 14-0-12
A. HE 染色,结膜松弛症上皮下组织减少、疏松,筋膜萎缩,结膜与筋膜与巩膜结合疏松;B. 正常球结膜对照组

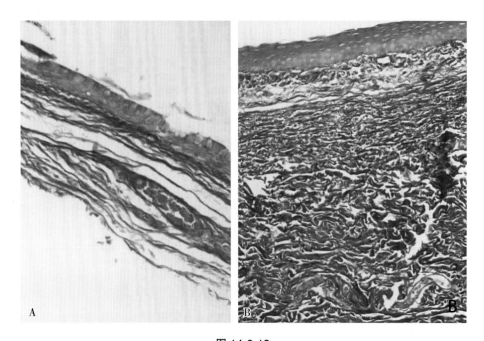

图 14-0-13
A. Masson 染色,结膜松弛症组胶原纤维明显减少;B. 正常对照组

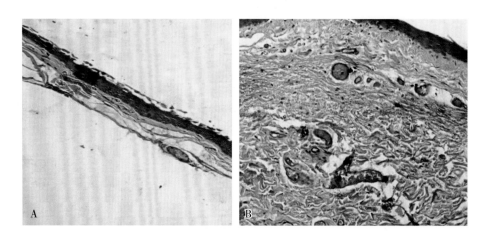

图 14-0-14
A. Verhoeff 弹力纤维染色,结膜松弛症组弹力纤维减少,间质中见少量细丝状弹力纤维;B. 正常对照组

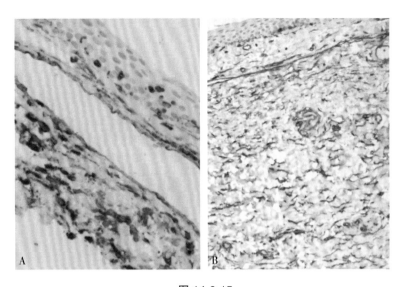

图 14-0-15

A. 免疫组化 Vimentin 染色,结膜松弛症组成纤维细胞明显减少;B. 正常对照组

轶捷用透射电镜观察结膜松弛症球结膜固有层细胞间质中含有较多细胞碎片,胶原纤维排列紊乱,局部点状变性、部分断裂,可出现局灶性溶解缺失,成纤维细胞数量减少(图 14-0-16)。有较多扩张的粗面内质网和游离核糖体,质膜下有较多衣小泡和胞饮泡,核浆比增大,胞质细胞器少。部分细胞核染色质溶解、胞膜连续性破坏,周边胶原纤维断裂、扭曲、排列稀疏、松散,部分缺失(图 14-0-17)。电镜下可见球结膜筋膜层胶原纤维严重缺失,成纤维细胞呈细长梭形,胞突极长(图 14-0-18)。

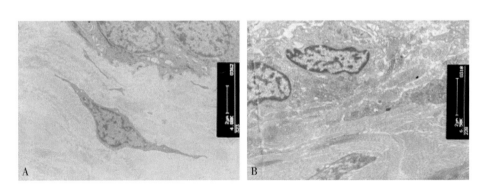

图 14-0-16

A. 正常对照组球结膜固有层富含胶原纤维,纤维排列紧密、整齐、无扭曲、变性、坏死;B. 结膜松弛症组球结膜固有层胶原纤维紊乱、局部点状变性、部分断裂,并出现局灶性溶解缺失

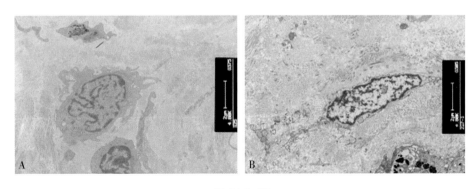

图 14-0-17

A. 正常对照组成纤维细胞核卵圆,胞质细胞器丰富,细胞周边有胞突,周围胶原纤维整齐排列;B. 结膜松弛症组成纤维细胞坏死,周边胶原纤维断裂、扭曲、排列稀疏、松散,部分缺失

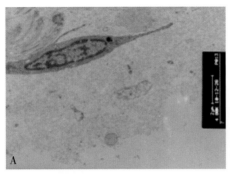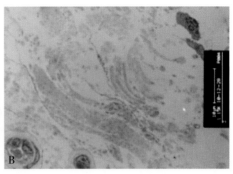

图 14-0-18

A. 正常对照组筋膜层细胞间质内胶原纤维丰富,成纤维细胞呈梭形;B. 结膜松弛症组筋膜层胶原纤维严重缺失,成纤维细胞小且胞突长,可见少量正常血管

3. 球结膜杯状细胞的改变　研究发现结膜松弛症球结膜杯状细胞组织形态和超微结构出现异常。Zhang 等采用 PAS,AB 和 HE 染色,发现结膜松弛症球结膜上皮中的杯状细胞密度为 2.75 ± 2.68/100 个上皮细胞,对照组为 4.64 ± 3.25/100 个上皮细胞,差异无显著性(P=0.172)。但是随着结膜松弛程度加重,球结膜杯状细胞密度降低,并有形态及超微结构异常表现,可能是导致结膜松弛症发生发展的重要原因(图 14-0-19)。王晓春研究发现结膜松弛症结膜杯状细胞密度为(580 ± 406)个 /mm^2,明显低于健康对照的(1102 ± 356)个 /mm^2(P<0.05),并表明杯状细胞的变化具有与结膜松弛病情变化有平行的特点。

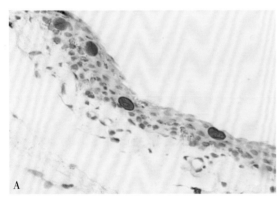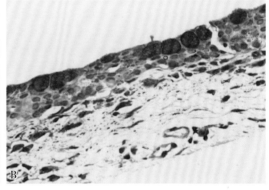

图 14-0-19

A. 结膜松弛症球结膜鳞状上皮为 4~7 层。上皮细胞内杯状细胞约为 2.75 ± 2.68/100 个上皮细胞,PAS 染色呈红色;B. 正常对照组球结膜上皮较薄,为 4~5 层。在上皮细胞内杯状细胞为 4.64 ± 3.25/100 个上皮细胞,PAS 染色呈红色

三、临床表现

(一) 症状

眼部干涩、异物感、溢泪;部分有视物模糊、痒、视疲劳、疼痛、眼红、畏光等症状。常有刺痛感、灼痛感。

(二) 体征

松弛球结膜堆积在眼球与睑缘、内、外眦部之间,严重者影响眼睑闭合,或有角膜溃疡、结膜下出血。泪膜不稳定,泪河残缺,或松弛结膜阻塞泪小点,泪液清除延缓等。

辅助检查可见泪膜破裂时间延长,Schirmer 1 试验异常,泪河高度测量异常,角膜荧光素染色阳性、印迹细胞学检查示眼表上皮细胞鳞状化生等改变。

四、结膜松弛症的诊断及分级

（一）结膜松弛症的诊断原则

（1）病人出现干涩、异物感，合并溢泪等症状。

（2）裂隙灯显微镜检查可见松弛的球结膜堆积在眼球与下睑缘、内眦部、外眦部之间（图 14-0-20，图 14-0-21）。

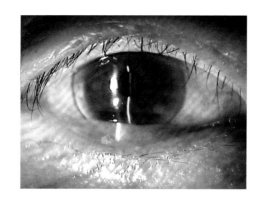

图 14-0-20　结膜松弛症

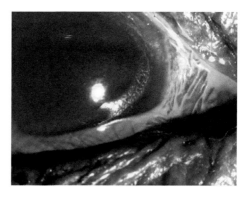

图 14-0-21　结膜松弛症荧光素染色（钴蓝光下）

（3）出现泪液动力学异常，如泪膜不稳定、泪河残缺、泪液清除延缓等。

由于结膜松弛症的程度不同，病人的症状和体征各有差异，可有无症状性结膜松弛症和有症状性结膜松弛症之分。诊断结膜松弛症的关键是裂隙灯检查见松弛的球结膜堆积在眼球与下睑缘、内眦部、外眦部之间，并结合引起眼表泪液动力学异常的检查及实验室检查也容易诊断此病。通过 OCT 测量泪河及结膜松弛横断面面积来诊断结膜松弛症，并比较其手术疗效，被视作结膜松弛症诊断及检测的客观临床诊断性成像方法。

（二）结膜松弛症的分级

结膜松弛症的分级有 0、Ⅰ、Ⅱ、Ⅲ、Ⅳ级。Ⅱ、Ⅲ、Ⅳ级诊断为临床有意义的结膜松弛症。双眼中只要有 1 只眼符合标准则诊断为结膜松弛症病人（表 14-0-2，图 14-0-22）。

松弛结膜皱褶轻重（Folds versus Tear Meniscus Height，F）为必备诊断与分级条件，症状（symptoms，S）、泪河（Punctual Occlusion and Tear Meniscus Height，O）、向下注视时结膜松弛程度（Height/extent of chalasis Changes in Downgaze，G）、泪膜破裂时间（Break Up Time，B）作为辅助诊断分级条件。

Ⅰ级　病人无结膜松弛引起的溢泪、异物感、干涩等相关的症状。裂隙灯检查见在眼球与下睑缘、内眦部、外眦部之间球结膜松弛成细小的皱褶，在原位眼时不明显，眼球下转时加重，上转时消失。泪河基本完整。松弛结膜对泪膜稳定、泪液流动及排泄无影响。

Ⅱ级　病人有结膜松弛引起的溢泪或异物感或干涩等相关的症状之一。裂隙灯检查见在眼球与下睑缘、内眦部、外眦部之间球结膜松弛成明显的皱褶，在原位眼时明显，当眼球下转时加重，上转时减轻。松弛结膜夹在眼球与下眼睑之间，但未堆积在下眼睑上。泪河残缺不全，松弛结膜对泪膜稳定、泪液流动及排泄有轻度影响。

Ⅲ级　病人常有结膜松弛引起的溢泪、异物感、干涩等相关症状。裂隙灯检查见在眼球与下睑缘间松弛结膜形成多层皱褶，在原位眼时部分松弛结膜骑跨在下眼睑上，有充血、水肿。在内眦部、外眦部有与角膜缘同心排列的多层皱褶，内眦部松弛结膜常堵塞下泪小点开口处。泪河残缺，可见一些蓄积在结膜上的泪液。松弛结膜对泪膜稳定、泪液流动及排泄有明显影响。

Ⅳ级　病人除有结膜松弛引起的溢泪、异物感、干涩等常见症状外，还伴有刺痛感、灼痛感等相关症状，困扰病人生活。裂隙灯检查见松弛结膜改变在Ⅲ级基础上进一步加重，突出表现为下眼睑上松弛结膜充血、水肿，甚至有出血或小溃疡形成等。看不到泪河，仅见蓄积在结膜上的泪液。松弛结膜使泪液流动及排泄障碍，泪膜改变等。

表 14-0-2   结膜松弛症诊断与分级标准（FSOGB）

分级	必备诊断分级条件	辅助诊断分级条件			
	松弛结膜皱褶（F）	症状（S）*	泪河（O）	向下注视时结膜松弛症程度（G）	BUT（B）
0	未见连续的皱褶	无症状	泪河完整	不变	≥10
I	细小单层皱褶，未超过泪河高度	无症状	泪河高度≤0.3mm	不变	≥10
II	明显、多层、皱褶，超过泪河高度	有症状	泪河部分残缺	加重	6~9
III	皱褶骑跨或覆盖下睑缘	症状明显	泪河残缺	明显加重	4~5
IV	松弛结膜皱褶影响眼睑闭合，可合并眼球暴露	症状严重	无泪河	严重加重	≤3

* 指溢泪、异物感、干涩、刺激

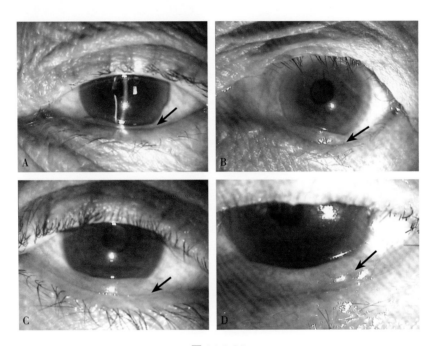

图 14-0-22

A. 松弛的结膜堆积在眼球与下睑缘之间，未超过泪河高度（I级）；B. 松弛的结膜堆积在眼球与下睑缘之间，皱褶明显、多层，超过泪河高度（II级）；C. 松弛的结膜皱褶骑跨在下睑缘上（III级）；D. 松弛的结膜皱褶覆盖在下睑缘上，可影响眼睑闭合，阻碍泪液流向（IV级）

（三）结膜松弛症检查方法

在眼科暗室环境下，让病人休息调整片刻，等待病人适应环境后，病人自然舒适地将头部放置在裂隙灯上，双眼向正前方平直注视（原位眼或第一眼位）用裂隙灯（弱光）弥漫照明法和直接焦点照明法（最窄光）观察松弛结膜的高度、皱褶多少、部位，与泪小点、角膜、睑缘的关系等，参照症状、向下注视时结膜松弛程度、泪河、BUT（s）、泪液排出等因素，对照结膜松弛症分级标准记录，并按结膜松弛症分级记录中级别最高的一次分级为该病人结膜松弛症分级结果。

（四）结膜松弛症记录方法

松弛结膜皱褶出现在鼻侧（nasal，N）、中央（center，C）和颞侧（temporal，T）三个部位的任何位置，用N、C、T表示结膜松弛解剖部位。用0、I、II、III、IV表示结膜松弛轻重分级。用S（symptoms）表示结膜松弛症状，用0、1、2、3、4、5表达症状轻重程度。评价的症状按照结膜松弛症流行病学调查症状出现频次作为评价的症状:①眼干涩;②眼异物感;③溢泪;④视物模糊;⑤视疲劳;⑥眼痛;⑦眼痒;⑨眼红;⑨畏光症状。每项积分按症状持续时间计算,全部时间为4分,大部分时间为3分,一半时间为2分,小部分时间为1分,从未出现症状为0分。症状积分表示轻重程度,总分为36分。0表示没有症状,1表示症状轻微,症状积分≤8分,2表示症状轻度,症状积分为9~15分,3表示症状明显,症状积分为16~22分,4表示症状严重,症状积分为23~29分,5表示症状极严重,症状积分30~36分。

例如,病人右眼在眼球与下睑缘的内眦部、外眦部松弛结膜皱褶堆积,但在下睑缘中央部无松弛结膜皱褶堆积。鼻侧松弛结膜皱褶明显、多层皱褶,超过泪河高度,泪河部分残缺;颞侧松弛结膜皱褶细小、单层,未超过泪河高度,病人症状积分为17分。该病例结膜松弛症病情记录为$N_{II}C_0T_1S_3$。

五、结膜松弛症的治疗

结膜松弛症的治疗要注意眼表泪液的整体观念,因为结膜、角膜、泪液及眼睑是相互依赖、相互影响的。在治疗时要全面评估结膜松弛症治疗方案的利弊,最大限度地减少治疗的副作用,力求以最小的损伤取得最佳疗效。主要包括药物治疗和手术治疗。

(一)药物治疗

结膜松弛症有干涩、异物感、溢泪等眼部刺激症状,可给予人工泪液或含有碱性成纤维细胞生长因子(bFGF)的滴眼液或含有重组人表皮生长因子(rhEGF)的滴眼液,自体纤溶酶等。有痒感,松弛球结膜水肿、充血时,可以使用抗组胺类滴眼液,也可适量使用含激素滴眼液。如病变严重,出现因松弛结膜暴露而导致的刺痛、边缘性角膜溃疡及结膜下出血时,睡前可用湿房眼罩或治疗性角膜接触镜,以减少眼部暴露。保守中医药治疗也可发挥一定作用。

1. 结膜松弛症的对症治疗

(1)结膜松弛症伴有结膜感染 表现有结膜充血、不同程度水肿和有黏液性或脓性分泌物,可使用抗生素滴眼液,如氧氟沙星滴眼液、左氧氟沙星滴眼液、妥布霉素滴眼液、林可霉素滴眼液等,一天三次使用。

(2)结膜松弛症伴有过敏性炎症 表现为眼痒,结膜充血较轻,水肿较重,分泌物呈线状或丝状。可根据病变程度采用冷敷,用血管收缩剂,抗组胺类滴眼液,肥大细胞稳定剂,非甾体类消炎滴眼液,糖皮质激素滴眼液等,一天三次使用。

(3)结膜松弛症伴有干眼 常有干涩感、异物感、烧灼感、痒感、眼红、视物模糊、睁眼困难等,检查有眼红、泪液分泌减少、泪膜不稳定等。应尽量避免长时间使用电脑,根据病情选用各种人工泪液,严重者可用低浓度糖皮质激素和免疫抑制剂,一天三次使用。

(4)结膜松弛症同时伴有角膜炎、翼状胬肉、眼睑内外翻和泪道堵塞 应先治疗相应的疾病。

2. 结膜松弛症的中医药治疗 结膜松弛症在中医学上属于"白涩症"的范畴,临床表现主要有:眼内干涩不爽,双目频眨,畏光,白睛隐隐淡红,久视后则诸症加重,伴口干少津,腰膝酸软,头晕耳鸣,夜寐多梦,舌红,苔薄,脉细。其病机以肝肾阴虚为主:肝开窍于目,肝脉连目系,肝气通于目,肝和则目能辨五色,泪为肝之液,肝阴不足,目失濡养可致眼干涩不适;肾为水脏,主津液,肾阴不足则目外少润泽之水,内缺充养之液,双目干涩结膜松弛。肝肾阴虚贯穿了结膜松弛症发生发展的全过程,并成为影响本病预后及转归的主要因素。

通过中医学"整体观念"和"辨证论治"的理论为本病的治疗指出了一个新的思维角度,杞精明目汤组在治疗肝肾阴虚型结膜松弛症取得了较好疗效。方剂包括黄精、枸杞子、麦冬、茯苓、炙甘草、旱莲草、川芎,疗程为2周。其中黄精、枸杞子、麦冬滋补肝肾,养阴生津,共同为君药补益先天之精血;水谷精微为精血化生之源,茯苓、炙甘草健脾益气,以助生化;阴虚易生风生内热,取旱莲草补肝肾之阴的同时以凉血清热;使以川芎上行头目,引药上行。全方共奏:滋补肝肾,培补先天之精血;健脾益气,以助精血生化之源。

(二)手术治疗

如果药物治疗无效或结膜松弛症出现疼痛、溃疡或结膜下出血等较为严重的症状,可以考虑手术方法治疗。目前有以下几种手术方式:结膜新月形切除术;双极电凝术;结膜缝线固定术;下睑缘张力减弱术;结膜松弛定量定位切除术;半月皱襞松弛切除术;结膜切除羊膜移植术;角膜缘结膜梯形切除术等。但常用的手术方法有:①结膜新月形切除术;②双极电凝治疗术;③结膜缝线固定术;④下睑缘高张力减弱术。

手术治疗需根据结膜松弛症的类型和分级,选择不同的手术方法。手术应考虑个性化要求,严格掌握手术适应证,以恢复眼表的整体结构和功能为治疗目标,防止过度手术治疗。虽然不同的手术方法各有优缺点,但选择适宜手术方式,治疗结膜松弛症是安全、有效的。

1. 结膜松弛症手术适应证 结膜松弛症引起的干涩、异物感、溢泪、视物模糊、视疲劳、疼痛等症状明显。裂隙灯显微镜检查球结膜过度松弛成皱褶堆积在下睑缘、内眦部、外眦部之间,影响泪河,堵塞泪小点。结膜松弛症分级≥Ⅱ级。经规范药物等保守方法治疗3个月无明显效果。有下例4种情况之一者可以考虑手术。

(1)结膜松弛明显堵塞泪小点,引起溢泪的病人。

1)球结膜松弛或/和半月皱襞松弛堵塞泪小点。

2)泪小点大小、位置无异常,冲洗泪道通畅。

3)用氯霉素滴眼液(或有苦味的滴眼液,受试者坐位,头略后仰)滴眼后10分钟内尝味试验阴性。通过眼位或下睑缘位置改变解除结膜松弛对泪小点的阻塞后,尝味试验阳性。

(2)结膜松弛明显堆积在下睑缘上,病人症状明显。

1)结膜松弛明显堆积在下睑缘上,结膜松弛症分级≥Ⅱ级。

2)病人主诉干涩、异物感、溢泪、视物模糊、视疲劳、疼痛等症状明显。

3)评估结膜松弛症手术能够改善病人部分症状,告知病人同意。

4)泪道系统阻塞的病人要告知手术后溢泪不能改善,获得病人同意。

(3)结膜松弛症引起角膜溃疡、结膜下出血、眼睑不能闭合的病人。

1)结膜松弛症分级≥Ⅲ级。

2)结膜松弛症引起角膜溃疡、结膜下出血。

3)结膜松弛症引起眼睑裂不能完全闭合者。

(4)下睑缘张力增高引起结膜松弛症不断加重且症状明显者。

1)下睑缘张力增高引起下睑缘内倾或内翻者。

2)结膜松弛症分级≥Ⅱ级。

3)病人主诉干涩、异物感、溢泪、视物模糊、视疲劳、疼痛等症状明显者。

2. 手术方法

(1)结膜新月形切除术:结膜新月形切除术最常用的术式。

1)适应证:本手术方法更适用于中、重度的结膜松弛症病人。

2)手术方法:用眼科表面麻醉剂在结膜囊内表面麻醉后,常规清洁结膜囊,消毒眼睑及附近皮肤,开睑器开睑,用眼显微无齿镊夹提松弛结膜,估计切除范围。在距角缘后4~5mm的球结膜下方,按角膜缘弧度半月形切除松弛的结膜,10-0尼龙缝线连续缝合(图14-0-23,图14-0-24)。术后第1天开始滴用抗生素滴眼液和含有细生长因子的滴眼液2周。

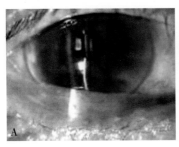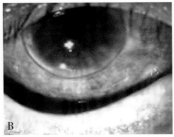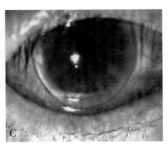

图 14-0-23

A. 松弛结膜堆积在眼球与下睑缘之间(Ⅲ⁺级);B. 结膜松弛新月形切除术后第2天(缝线在位);C. 结膜松弛新月形切除术后第7天,松弛结膜消除,泪河恢复正常

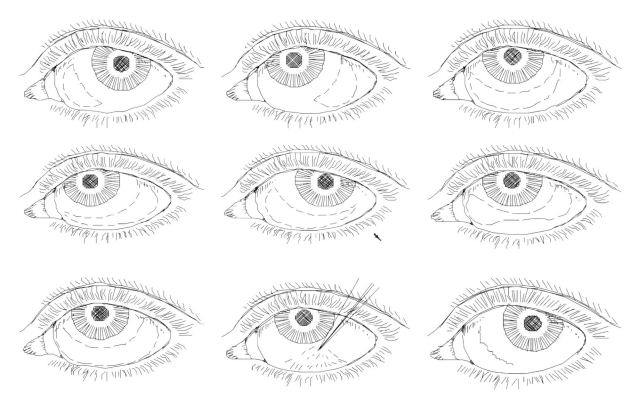

图 14-0-24　结膜新月形切除术的手术示意图

3）术后处理：结膜松弛症手术完成，结膜囊内涂抗生素眼膏，用纱布包眼 1 天。病人适当休息，手术后第 2 天打开手术眼，用抗生素滴眼液和含有细胞生长因子滴眼液滴眼 2 周。结膜缝线拆除一般要在手术 7 天以后，因结膜松弛症病人结膜组织变薄，愈合时间相对延长，可以在 10 天拆线。

4）手术并发症及处理：

切口错误：手术前对切除部位观察设计不严谨，手术中开睑器开睑后松弛结膜位置发生改变，切除结膜随意，造成切口错误。发现松弛结膜切除部位错误要立即停止，重新设计切口部位，对切口结膜修补缝合。预防结膜切口错误的关键是手术前一定要在裂隙灯下仔细观察结膜松弛症类型、结膜松弛部位，针对不同情况，设计手术切口方案，并绘图标识带到手术室参考。

结膜撕裂：结膜松弛症病人球结膜菲薄，弹性差，筋膜萎缩，结膜、筋膜和巩膜之间结合力低，在结膜切除中牵拉结膜容易引起结膜撕裂，在缝合结膜切口中缝针也有可能撕裂结膜组织。在切除结膜组织时要轻柔，不要强行牵拉结膜，缝针间距要密。出现结膜撕裂时要及时缝线修补。

结膜切除过多：结膜松弛症病人球结膜移动度大，组织菲薄，开睑后松弛结膜位置容易变动，尤其是一侧切口以后，另一侧位置难以准确定位，如果伴有出血，结膜下血肿，很难把握准确切除，对医生的手术经验要求高。结膜切除过多，切口张力大，切口容易裂口，造成筋膜或巩膜的暴露，切口愈合延长，增加眼部感染机会，严重者会造成结膜穹隆变浅等并发症。

结膜松弛矫正不足：松弛结膜切除过少，容易造成结膜松弛症的复发。准确地切除松弛结膜需要手术前设计和术中准确把握。

角膜损伤：在切除松弛结膜时，眼球突然运动，手术器械和缝针有时会损伤角膜，多为角膜上皮损伤，一般损伤很轻。要根据损伤的程度做相应处理。手术中要加强无菌操作，手术后要预防感染，促进上皮愈合。

结膜、角膜感染：手术器械要严格消毒，手术中要注意无菌操作，术后应该保持手术眼的清洁。每日滴用抗生素滴眼液，以预防结膜切口感染。一旦出现感染，立即进行细菌、真菌培养，并同时加强眼部抗生素的应用。根据培养结果及时更换敏感药物治疗。

5）提高手术质量的关键事项：术前一定要在裂隙灯下仔细观察结膜松弛症情况、松弛结膜部位，松弛量多少，设计手术切除方案，并绘图标识带到手术室参考。切除结膜中不要强行牵拉结膜，尤其是一侧球结膜切开以后，要不断复位球结膜到原位，校对切除的部位和量，动作要轻柔。建议先切开靠近角膜缘侧的球结膜切口，然后从靠近穹隆侧球结膜切口缘向角膜缘方向牵拉松弛结膜，估计切除的量及部位，就不会造成切除过多，造成结膜穹隆变浅等并发症。手术后要告知病人眼球不能向手术部位的反方向过度转动，防止牵拉结膜切口裂开。结膜缝线针距要密些，拆除缝线要晚一些，可以在 10 天以后拆线。拆线时要间断拆除，防止拆线过程中过度牵拉引起结膜切口裂开。

结膜松弛症新月形切除术后有复发的情况，但是比例很小，其复发的主要原因是松弛结膜切除过少、或有其他发病因素没有解除。首先要分析复发的原因，查找有无干眼、睑板腺炎、结膜炎、下睑缘高张力等因素，然后对症治疗。结膜松弛症复发后如果达到手术适应证标准仍然可以慎重手术，但要查明术后复发的原因，手术时间一般选择在第一次手术后半年较合适，手术方式选择宜选用双极电凝或缝线固定术。

（2）双极电凝治疗术

1）适应证：此手术方法适用于轻、中度的结膜松弛症病人，不适宜下睑缘张力过高型结膜松弛症。

2）手术方法：用眼科表面麻醉剂在结膜囊内表面麻醉后，常规清洁结膜囊，消毒眼睑及附近皮肤，开睑器开睑，嘱病人平视，将松弛结膜皱褶向下穹隆部方向推下，使其松弛结膜皱褶位置距角膜缘超过 4mm 以上。根据松弛结膜程度用眼显微无齿镊夹提松弛结膜估算电凝范围，使其球结膜平整，作为电凝标记处。电凝按角膜缘弧度在松弛结膜电凝标记处电凝 8~12 个点。每处电凝能量和时间需要根据松弛结膜程度及筋膜厚度及设备的性能来决定，一般电凝能量 20~40%；时间 0.1~2 秒。电凝使松弛结膜和其结膜下筋膜及周围球结膜明显收缩，电凝处结膜组织凝固、苍白缺血，电凝产生的瘢痕收缩使原松弛结膜皱褶消失。在电凝过程中开始可选用小能量，再根据情况逐渐加大能量，达到组织收缩苍白即可，避免引起结膜组织过度烧灼，造成局部组织缺失。在电凝斑之间要保留部分正常的组织。根据松弛结膜程度可选择双排进行电凝治疗，对程度重、范围广的可适度增加电凝点。手术一般在表面麻醉下进行，手术眼没有固定，注意勿损伤角膜等眼表组织。电凝结束后用庆大霉素稀释液冲洗结膜囊（图 14-0-25）。

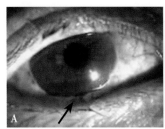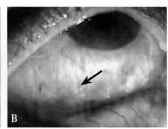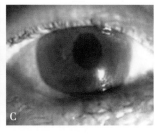

图 14-0-25

A. 松弛结膜堆积在眼球与下睑缘之间（Ⅱ⁺级）；B. 结膜松弛症双极电凝术后 7 天（电凝斑荧光染色）；C. 结膜松弛症双极电凝术后 2 周，松弛结膜消除，泪河恢复正常

3）术后处理：电凝治疗后结膜囊涂抗生素眼膏用纱布包眼 1 天，病人适当休息，手术后第 2 天开放滴眼。用抗生素滴眼液和 / 或含有细胞生长因子滴眼液。电凝手术后病人可能会有刺激症状，疼痛异物感严重，手术后 3~5 天门诊复诊，对症处理，适当延长抗生素滴眼液使用时间。

4）手术并发症及处理：

结膜电凝烧伤过多：结膜松弛症病人结膜和筋膜都很薄，电凝能量过大、时间过长都会造成结膜组织烧伤过多，造成局部结膜组织缺损，甚至巩膜暴露等。在电凝过程中要根据结膜松弛的程度选择能量和时间，手术中注意观察电凝时结膜的变化，达到结膜收缩局部苍白即可。开始可选用小能量，再根据情况逐渐加大能量，避免引起结膜组织过度烧灼，造成局部组织缺失。在电凝斑之间要保留部分正常的组织，便于结膜组织的修复。如果结膜电凝烧伤过多要及时修复，可用缝线、结膜移植术、羊膜移植术等方法修补。

感染：结膜电凝处组织凝固、坏死，手术后容易感染，要用抗生素滴眼液预防感染。一旦出现感染，立即进行细菌、真菌培养,并同时加强眼部抗生素的应用。根据培养结果及时更换敏感药物治疗。

5)提高手术质量的关键事项:双极电凝术将松弛结膜皱褶推向下穹隆部方向,通过双极电凝对松弛结膜的损伤和刺激引起局部炎症反应、疤痕化,使松弛结膜及其结膜下筋膜收缩,并与筋膜和浅层巩膜粘连,拉紧下移松弛结膜于结膜穹隆部区域,解除了松弛结膜堆积在下睑缘上造成眼表损伤,病人的泪液流动、分布、排泄趋于正常,泪河形成良好,泪膜稳定性加强,病人的流泪、干涩、异物感等症状消失。

双极电凝治疗结膜松弛症术后 1 周内所有病例眼部刺激症状较手术前症状加重,电凝处球结膜组织局限性坏死、苍白水肿、局部隆起,周围球结膜明显充血。手术后 2 周眼部刺激症状逐渐减轻。术后 4 周有效率 69.4%。大部分病人电凝处球结膜组织新生血管增生、疤痕产生。术后 12 周有效率 73.3%。术后24 周 93.3%。随着手术后时间延长,疗效逐渐明显,12 周时疗效稳定。

(3)结膜缝线固定术

1)适应证:本手术方法适用于轻、中度结膜松弛症病人。

2)手术方法:手术目的是通过可吸收缝线在吸收过程中刺激使结膜和巩膜之间形成瘢痕粘连,以消除松弛结膜。结膜囊内行表面麻醉后(必要时可在松弛结膜下注射利多卡因 0.1~0.2ml,用显微斜视钩按压,使利多卡因弥散到缝线区域)。常规清洁结膜囊,消毒眼睑及附近皮肤。用开睑器开睑,嘱病人平视,将结膜松弛皱褶向下穹隆部抚平,用显微斜视钩自角膜缘向下穹窿部方向轻微推压使结膜与眼球贴紧,用 6-0可吸收缝线在角膜缘后 6~8mm 处将松弛结膜缝合固定在浅层巩膜壁上。

根据结膜松弛的部位和范围,一般缝合 6~8 针。松弛结膜缝线固定在浅层巩膜时,缝针要锋利,进针时要防止过深穿透巩膜。也要防止过浅引起浅层巩膜裂开。结膜松弛症病人筋膜萎缩,结膜组织变薄,可透过球结膜看到巩膜表面,缝线进针要小心,避免损伤血管。缝线结一般要打 3 个结,防止缝线吸收过程中线结松开而过早脱落。在巩膜缝合过程中不要损伤内直肌、下直肌、外直肌,以免引起眼球运动障碍(图14-0-26)。

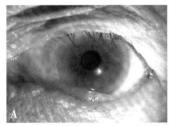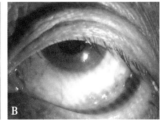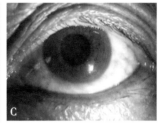

图 14-0-26
A. 松弛结膜堆积在眼球与下睑缘之间(Ⅱ级);B. 结膜松弛症缝线固定术后 7 天;C. 结膜松弛症缝线固定术后 2 周,松弛结膜消除,泪河恢复正常

3)术后处理:结膜松弛症缝线固定手术完成后,结膜囊内涂抗生素眼膏,用纱布包眼 1 天,病人适当休息,手术后第 2 天打开手术眼,用抗生素滴眼液和 / 或含有细胞生长因子滴眼液 1 周。可吸收缝线一般可保持 1~3 个月,然后脱落或吸收,引起结膜和巩膜组织瘢痕粘连,达到手术目的。

4)手术并发症及处理

缝针穿破眼球:进针时过深穿透巩膜,如果破口小,脉络膜没有脱出,可以不处理伤口,手术后要注意观察。如巩膜破口大,有脉络膜脱出者要缝合穿破口。进针以 1/2 巩膜厚度为宜,只要将结膜固定在浅层巩膜上即可。

缝针损伤下直肌:下直肌距角膜缘 6.5mm,在缝合 6 点位松弛结膜时要防止损伤下直肌,要在下直肌两旁缝针。

结膜下血肿:缝针时损伤巩膜血管,造成结膜下出血影响手术。尤其在下直肌旁的缝针要防止损伤血管引起大出血。在缝针时要透过结膜察看巩膜表面血管,避免损伤。

感染:结膜和 / 或巩膜感染通常发生在 1 周内,要注意观察缝线处结膜反应,要区分是缝线刺激反应还是结膜和/或巩膜感染。可吸收缝线一般可保持1~3个月,然后吸收脱落,病人有刺激症状,结膜和浅层巩膜有充血水肿的反应。也要关注眼内感染的发生,防治的关键是手术器械要严格消毒,手术中要注意无菌操作,术后应该保持手术眼的清洁。每日滴用抗生素滴眼液,以预防结膜切口感染。一旦出现感染,立即进行细菌、真菌培养,同时加强眼部抗生素的应用。根据培养结果及时更换敏感药物治疗。

(4)下睑缘高张力减弱术

1)适应证:适用于主要由下睑缘张力过高所引起的结膜松弛症病人。该手术方式应慎重,防止下睑缘外翻等并发症的出现。

2)手术方法:用眼科表面麻醉剂在结膜囊内表面麻醉后,下眼睑用2%利多卡因局部麻醉,置眼睑板保护眼球,在下睑缘睫毛后2mm处平行睑缘切开皮肤,依下眼睑皮肤松弛程度切除多余皮肤,在睑缘中央处开始分离眼轮匝肌与睑板之间的间隙,剪除靠近睑缘处残留的眼轮匝肌组织,继续分离出宽5~7mm、长10~15mm的眼轮匝肌,中央剪除3~5mm眼轮匝肌,将眼轮匝肌轻度向下睑板下缘移位,断端对位褥式缝合缩短眼轮匝肌,并固定一针于睑板下缘及眶隔组织上,以避免肌肉上窜而影响肌肉活动。缝合皮肤,检查睑缘微外翻即可(图14-0-27)。

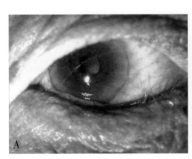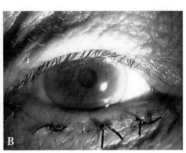

图 14-0-27
A.下睑缘轻度内翻结膜松弛症(Ⅱ级);B.下睑缘高张力减弱术后7天,松弛结膜消除,泪河恢复正常

3)术后处理:结膜松弛症手术完成后,结膜囊内涂抗生素眼膏,纱布包眼1天,病人适当休息,手术后第2天打开手术眼,保持下睑缘清洁,术后7天拆线。

4)手术并发症及处理

皮肤切口错误:老年人多存在皮肤松弛,弹性差,皮肤切口要在手术前设计好并标示。切除量应在局麻前让病人在坐位时用镊子夹起皮肤上提,判断切除皮肤的范围并画出标志。以免过多切除皮肤,造成术后睑外翻和泪小点外翻。

分断眼轮匝肌:在分离眼轮匝肌时操作要准确、轻柔。眼轮匝肌缩短时,肌肉条带宽度不宜小于5mm。如条带太窄,肌肉重叠缝合不易牢固。术后效果不肯定。眼轮匝肌缩短术,应该分离皮下组织的睑板前组织,以便眼轮匝肌条带充分游离,使肌肉重叠缩短的缝合更牢固,术后效果更佳。

眼睑外翻:下睑缘高张力减弱术常需要术中切除部分睑皮肤,以增强皮肤的张力。皮肤切除过多、眼轮匝肌缩短移位异常都会造成手术后下眼睑缘外翻。手术中注意观察下睑缘矫正情况,及时修正。手术后出现明显下睑缘外翻要及时矫正。

眼睑闭合不全:多因皮肤切除过多和/或眼轮匝肌剪除过多造成。手术中切除皮肤要以宁少勿多为原则。出现严重眼睑闭合不全需作眼睑整形术。

矫正不足:下睑缘高张力减弱术的目的是减弱下睑缘张力,解除下睑缘对球结膜的推压力。手术中要观察使下睑缘轻度外翻,手术后达到下睑缘适度外倾。如果下睑缘高张力解除不足,结膜松弛症就不能治愈,结膜松弛症也容易复发。

感染:如果手术后皮肤切口疼痛或分泌物较多,缝线处有脓点,要即刻拆除缝线,清洁伤口,给予抗生素治疗。

手术治疗需要有个性化,不同的手术方法各有优缺点,选择适宜手术方式对治疗结膜松弛症是安全、有效的。根据病人的具体情况,结膜松弛症的类型,结膜松弛症的分级而选择不同的手术方法治疗,严格掌握手术适应证,以恢复眼表的整体结构和功能,防止过度手术治疗。

六、结膜松弛症的护理

(一) 结膜松弛症手术前护理

病人入院后,护士应主动与其亲切交谈,介绍住院须知、责任护士、病区环境、宣传健康教育知识等,有效地与病人沟通,使他们很快地进入病人角色。同时分析病人的心理状况,了解病人表现出来的情绪反应,及时解决病人的问题,满足生活方面的需要。另外根据不同年龄、性别、职业、文化程度、选择不同的心理护理方式,多从生活上关心和帮助病人,向病人讲解有关结膜松弛症相关知识,介绍手术成功病例及注意事项。并说明该手术采用表面麻醉法:手术切口小、时间短、术后反应轻、术晨无须禁食等,以消除病人对手术的恐惧,使病人有充分的思想准备,增加对护士的信任感,从而更好地配合手术和护理。

1. 术眼准备

(1) 术前予以抗生素滴眼液点术眼,3 次 / 天,术前日晚及术日晨抗生素滴眼液冲洗结膜囊各一次。术前日晚做好术眼的标识,以区分其他类别的手术。

(2) 嘱病人平卧,反复训练双眼注视灯光并保持良好的固视。由专科护士对病人进行眼位训练,分为光源和语言指令两种。首先进行光源训练,让病人平躺,头呈水平位(避免前后左右转动),眼睛随着光源(手电筒)的方向变动进行上、下、左、右、左上、右上、左下、右下转动。然后进行语言指令训练,体位与前相同,根据发令者上、下、左、右等的语言指令,病人眼睛分别向上、下、左、右等方向转动,一天三次,反复说明,反复训练,直至病人能够根据语言指令熟练转动眼球达到手术需要的指定位置。

2. 全身准备

术前完成心电图、胸片等必要的全身检查,空腹抽血检查血常规、凝血四项、血糖等指标。检查结果正常,包括血压正常,全身无严重合并症等即准备手术。

(二) 结膜松弛症手术中配合

嘱病人平卧位于手术床上,调节体位与光源,使术眼与床面呈 180°,并嘱其不要随意摆动头部或转动眼球。如术中咳嗽或打喷嚏,要先告知术者,暂缓手术,以免造成不良后果。术中应听从医护人员的指挥,嘱病人滴麻药后闭眼,使麻醉药在眼内保留较长时间及充分弥散,双眼睁开注视手术显微镜的光源或根据需要转动眼球以达到最理想的手术视野,并告知病人术中、术后没有明显的疼痛感,术中密切观察病情,询问病人有无不适,如有不适及时告知手术医师处理。

(三) 结膜松弛症手术后护理

1. 术眼观察　术后纱布包扎 1 天,病人适当休息,可以平卧位或者健侧卧位,适当抬高床头。手术后第 2 天打开术眼,用抗生素滴眼液和 / 或含有生长因子滴眼液 1 周。如有线结和创面摩擦引起异物感和流泪者可涂眼膏减轻症状。术后隔天换药,观察眼部敷料渗血、渗液情况,注意眼部分泌物的性质、颜色。有脓性分泌物提示微生物感染,黏液性分泌物无需做特别处理,可涂眼膏,让其自行排出。

2. 术眼护理

(1) 点滴眼液时洗净双手,药瓶离眼睛 1~2cm,左手食指轻压下眼眶,往下拉开下眼睑皮肤,同时让病人睁开眼睛,右手从内眦或外眦部滴入滴眼液,嘱咐病人闭起眼睛,然后轻提上睑,使药液在眼内弥散。同时间隔 5~10 分钟滴第 2 种滴眼液,切忌用手压迫眼球及药瓶碰到眼睛。

(2) 根据不同的手术类型采取不同的护理措施,结膜新月形切除术,要告知病人眼球不能向手术部位的反方向过度转动,防止牵拉结膜切口裂开。点滴眼液时不能随意拉开眼睑,应注意手术切口的位置。因结膜松弛症病人结膜组织变薄,愈合时间相对延长,嘱病人在 10 天以后复诊时拆线。结膜缝线用的是可吸收缝线,一般可保持 1~3 个月,然后吸收脱落,病人有刺激症状,结膜和浅层巩膜有充血水肿的反应。结膜和 / 或巩膜感染通常发生在 1 周内,要注意观察缝线处结膜反应,要区分是缝线刺激反应还是结膜和 / 或巩膜感染。电凝手术后病人可能会有刺激症状,疼痛异物感严重,应告知病人,不能随意用手去揉动眼球。下睑缘高张力减弱术后要注意观察下睑缘伤口,有无眼睑外翻及眼睑闭合不全。

3. 病情观察　当日嘱病人安静休息,手术作为一种外刺激因素,可能会诱发其他疾病的发生。因此,对曾患有心脑血管疾病的病人术后要细致观察生命体征的变化,加强巡视,及早发现病情变化,做到心中有数,进行有重点的护理。糖尿病病人术后并发症较正常人多,必须继续监测血糖,及时了解病情,合理用药。手术当日应尽量减少头部活动,避免头低位,以防眼内出血,眼压增高等并发症术后。利用滴眼药、换药、巡视时机,与病人沟通,发现病情变化,立即通知医生,给予适当处理。呼吸系统疾病病人术后适当予以镇咳化痰的药物,以免引起切口裂开。

4. 生活指导　嘱病人取平卧或半卧位,侧卧时取健侧卧位,注意休息,减少会客时间。注意保暖,防止受凉。采取合理的饮食结构、多食易消化高蛋白半流质饮食。进食速度不可过快,以防呛咳。保持大便通畅,防止便秘,过度用力会造成出血、缝线脱落等不良反应。

5. 健康指导　术后 1 周嘱咐病人尽量闭眼休息,减少眼球过度运动,注意休息,减少会客时间。注意保暖,防止受凉。采取合理的饮食结构、多食易消化高蛋白半流质饮食。进食速度不可过快,以防呛咳。保持大便通畅,防止便秘,此手术切口小,过度用力会造成出血、缝线脱落等不良反应,防止切口缝线裂开。出院前应教会病人正确使用滴眼液的方法,交替使用。同时还要防止眼睛过度疲劳、勿用手揉眼,注意个人卫生。沐浴洗发时防止污水流入眼内。出院 1 周后进行复查。避免用力搓揉眼部,外出时可戴上宽缘帽子或太阳眼镜,以减少紫外线的伤害。

(张兴儒　项敏泓)

参 考 文 献

1. 曹永梅,平秀贤,牛玉英,等.通辽市科尔沁区五个社区 55 岁及以上人群结膜松弛症流行病学调查.中外健康文摘,2009,6:231-232

2. 傅东红,谢田华,朱靖,等.无锡市滨湖区 50 岁及以上人群结膜松弛症流行病学调查.中华实验眼科杂志,2014,32(9):838-843

3. 韩竹梅,张兴儒,周欢明,等.两种结膜松弛症诊断与分级标准对老年人群患病率的调查.中华眼视光学与视觉科学杂志,2012,14(8)494-498

4. 胡琳君,成霄黎.结膜松弛症的 99mTc-SPECT 研究.山西医科大学学报,2008,39:757-759

5. 江利红,张兴儒,张靖华,等.结膜松弛症结膜新月形切除术与双极电凝术的临床疗效观察.中华眼科杂志,2012,48(5):409-412

6. 李青松,杨振燕,张兴儒,等.结膜松弛症泪液排泄系统 99mTc-SPECT 动态显像的临床研究.同济大学学报,2006,27(4):56-60

7. 李青松,张兴儒,项敏泓,等.结膜松弛症的治疗研究现状.国际眼科纵览,2009.33(1):27-30

8. 李青松,张兴儒,项敏泓,等.离休干部结膜松弛症观察.国际眼科杂志,2008,7(1):391-393

9. 李小燕,曹永葆.老年人结膜松弛状况调查.临床眼科杂志,2004,12(1):37-38

10. 李轶捷,张兴儒,项敏泓,等.结膜松弛症球结膜及筋膜组织的超微结构观察.中华实验眼科杂志,2012,30(7):638-640

11. 刘祖国.关于干眼名词及分级的初级建议.中国眼耳鼻喉科杂志,2004,4(1):4-5

12. 王美芬,张兴儒,吴凯琳,等.新月形松弛结膜切除术的护理配合.上海护理,2012,12(5):56-57

13. 王晓春,杨家干,张前卫,等.结膜松弛症眼表和泪液的改变.中国眼耳鼻喉科杂志,2010,10:87-89

14. 项敏泓,饶娅敏,李青松,等.精杞明目汤治疗结膜松弛症的泪液功能改变.眼科新进展,2012,32(8):743-746

15. 项敏泓,张兴儒,李青松,等.结膜松弛症泪液蛋白肽质量指纹谱分析.眼科新进展,2010,30(1)43-46

16. 项敏泓,张兴儒,李青松,等.液体芯片 - 飞行时间质谱对结膜松弛症病人泪液蛋白质的分析.眼科研究,2010,28(9)864-868

17. 项敏泓,张兴儒,李青松,等.精杞明目汤治疗肝肾阴虚型结膜松弛症的临床观察.中国中医眼科杂志,2011,21(5):270-272

18. 许琰,张兴儒.结膜松弛症手术疗效比较.中国实用眼科杂志.2003,21(13):353-355

19. 严雅静,张兴儒,项敏泓,等.结膜松弛症下睑缘位置及张力观察.国际眼科杂志,2009,9(3):1001-1005

20. 张桂丽,张兴儒,李青松,等.结膜松弛症手术治疗的护理观察.中国现代医生,2010,48(10):58-59,65

21. 张桂丽,张兴儒。张振永,等.眼位训练法在结膜松弛症新月形切除术中的应用.上海护理杂志,2014;14(2):30-32

22. 张兴儒,蔡瑞霞,王宝华,等.结膜松弛症的病理组织学观察.中华眼科杂志,2004,40(1):37-39

23. 张兴儒,李青松,项敏泓.结膜松弛症的诊断与治疗.中华眼科杂志,2010,46(1):88-91
24. 张兴儒,李青松,许琰,等.结膜松弛症手术治疗远期疗效观察.眼外伤职业眼病杂志,2004,26(10):683-685
25. 张兴儒,李青松,许琰,等.眼结膜松弛的临床分级探讨.眼科,2001,10(6):361
26. 张兴儒,刘晔翔,盛霞,等.结膜松弛症病人球结膜淋巴管扩张的临床观察.中华眼科杂志,2013,49(6):547-550
27. 张兴儒,沈江帆,王雁程等.放射核素动态显像评估结膜松弛对泪液排泄系统的影响.眼科,2002,11(4):211-214
28. 张兴儒,俞章,盛霞,等.结膜松弛症一例.中国眼耳鼻喉科杂志,2012,12(5):306-309
29. 张兴儒,周欢明,李青松,等.结膜松弛症睑板腺功能的临床观察.中华眼视光学与视觉科学杂志,2011,13(5):378-381
30. 张兴儒.结膜松弛症致溢泪临床疗效观察.中华眼科杂志,1999,35(1):57
31. 周蓓,王莉,孙庆玲,等.结膜松弛症手术前后泪液动力学的变化.眼科研究,2009,27:323-325
32. 周欢明,张兴儒,李青松,等.结膜松弛症松弛结膜部位的临床观察.临床眼科杂志.2009,17(3):201-205
33. Acera A,Suárez T,Rodríguez-Agirretxe I,et al. Changes in tear protein profile in patients with conjunctivochalasis. Cornea. 2011;30(1):42-49
34. Bosniak SL,Smith BC.Conjunctivochalasis.Adv Ophthalmic Plast Reconstr Surg,1984,3:153-155
35. Braunschweig P. Ueber faltenbidung der conjunctiva bulbi. Klin Monatsbl Augenheilkd,1921,66:123-124
36. Daniel Meller,Scheffer C,Tseng G. Conjunctivochalasis:literature review and possible pathophysiology. Survey of Ophthalmology,1998,43(3):225-232
37. De Almeida SF,de Sousa LB,Vieira LA,et al. Clinic-cytologic study of conjunctivochalasis and its relation to thyroid autoimmune diseases:prospective cohort study. Cornea 2006,25:789-793.
38. Li DQ,Meller D,Liu YQ,et al. Overexpression of MMP-1 and MMP-3 by cultured conjunctivochalasis fibroblasts. Investigation Ophthalmology & Visual Science,2000,41(2):404-410
39. Eifrig DE.Grading conjunctivochalasis.Suzv Ophthalmol,1999,44:93- 94.
40. Elsching A. Beitra zur aetiologie und therapie der chronischen konjunktivitis. Dtsch Med Wochenschr,1908,34:1133-1155
41. Erdogam-PoyrazC,Mocan MC,Irkec M,et al. Delayed tear clearance in patients with conjunctivochalasis is associated with punctal occlusion. Cornea. 2007,26:290-293.
42. Francis IC,Chan DG,Kim P,et al. Case-controlled clinical and histopathological study of conjunctivochalasis. Br J Ophthalmol 2005,89:302-305.
43. Höh H,Schirra F,Kienecher C,et al. Lid-parallel conjunctival folds are a sure diagnostic sign of dry eye. Ophthalmology,1995, 92:802-808.
44. Hughes WL.Conjunctivochalasis.Am J Ophthalmol,1942,25:48-51
45. Jordan DR,Pelletier CR. Conjunctivochalasis. Can J Ophthalmol,1996,31:192-193
46. Koray Gumus,Charlene hong,Crockett,et al. Anterior Segment Optical Coherence Tomography:A Diagnostic Instrument for Conjunctivochalasis. Am J Ophthalmology,2010,150:798-806.
47. Mimura T,Yamagami S,Usui T,et al. Changes of conjunctivochalasis with age in a hospital-based study. Am J Ophthalmol,2009, 147:171-177.
48. Otaka I,Kyu N. A new surgical technique for management of conjunctivochalasis. Am J Ophthalmol,2000;129(3):385-387.
49. Rieger G. Das trockene auge.Symptomatick,ursache diagnose,therapie. Spektr Augenheiked,1990,supp16:481-516
50. Wang Y,DogruM,MatsumotoY,et al. The impact of nasal conjunctivochalasis on tear functions and ocular surface findings. Am J Ophthalmol,2007,144:930-937.
51. Watanabe A,Yokoi N,Kinoshita S,et al. Clinicopathologic study of conjunctivochalasis. Cornea,2004,23(3):294-298.
52. Zhang XR,Xiang MH,Wu QQ,et al. The tear proteomics analysis of conjunctivochalasis.Spektrum der Augenheilkunde,2008,22 (5):288-294
53. Zhang XR,Li QS,Xiang MH,et al. Analysis of tear mucin and goblet cells in patients with conjunctivochalasis. Spektrum der Augenheilkunde,2010,24(4):206-213
54. Zhang XR,Zhang ZY,Hoffman MR,et al.The effect of age and conjunctivochalasison conjunctival thickness. Curr Eye Res, 2013,38(3):331-334
55. Zhang XR,Zhang ZY,Hoffman MR. Conjunctival Thickness Measured by OCT. Ophthalmology,2013,120(6):1305
56. Zhang XR,Zhang ZY,Hoffman MR. Electrocoagulative surgical procedure for treatment of conjunctivochalasis. International Surgery,2012,97:90-93
57. Zhang XR,li QS,Zou HD,et al. Assessing the severity of conjunctivochalasis in a senile population:a community-based epidemiology study in Shanghai,China. BMC Public Health,2011,11:198
58. Zheng X,Kamao T,Yamaguchi M,et al. New method for evaluation of earlyphase tear clearance by anterior segment optical coherence tomography.Acta Ophthalmol,2014;92(2):e105-111

Chapter 15

第十五章

视疲劳与干眼
Visual fatigue and dry eye

一、概述

(一) 定义

视疲劳(asthenopia,eye strain,eye fatigue)是由于各种病因使得人眼视物时超过其视觉功能所能承载的负荷,导致用眼后出现视觉障碍、眼部不适或伴有全身症状等以致不能正常进行视作业的一组症候群。视疲劳以病人主观症状为主,眼或者全身因素与精神心理因素相互交织。因此,它并非独立的眼病。

视疲劳在临床上主要表现为一系列非特异性症状,如在视觉障碍方面表现为近距离工作或阅读不能持久,可出现暂时性视物模糊或重影;在眼部不适方面表现为眼胀、眼痛、眼干、眼烧灼感、流泪、眼痒、眼异物感及眼眶疼痛;甚至还常常伴有全身性症状,如易疲劳、头痛、头晕,记忆力减退,严重时甚至恶心、呕吐,并出现焦虑、烦躁以及其他神经官能症的症状。

(二) 流行病学

视觉疲劳已经成为全球性公共卫生问题。2015 年度美国视觉健康调查结果显示有 65% 美国人患有不同程度的视疲劳;2011 年印度某研究结果显示 432 名 9~13 岁儿童的视疲劳患病率为 32.20%,569名 5~19 岁青少年的视疲劳患病率为 24.10%。2015 年巴西某研究的 964 名 6~16 岁儿童视疲劳患病率为

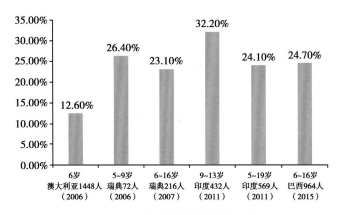

图 15-0-1　不同国家视疲劳发生率

226

24.70%。2006 年瑞典 216 名 6~16 岁儿童视疲劳患病率为 23.10%。2006 年澳大利亚 1448 名 6 岁儿童视疲劳患病率为 12.60%。各国视疲劳患病率见图 15-0-1。青少年儿童的视觉疲劳问题尤其令人担忧。

国内也有不少关于视疲劳的流行病学调查。2015 年上海市某中小学生视疲劳患病率为 17.1%。2013 年在哈尔滨 500 例成年近视病人中,视疲劳的患病率为 24.2%。2013 年 1500 名西安大学生的视疲劳患病率为 57%。

视疲劳与干眼之间存在相互关联。有报道显示干眼病人中 71.3% 有视疲劳症状,视疲劳病人中 51.4% 符合干眼的诊断标准。

二、视疲劳的发生机制

(一)干眼引起视疲劳的发病机制

1. 眼表病理生理的改变引起视觉疲劳 由于眼表组织是人体中较多暴露于环境的黏膜组织必然要承受各种压力,如微生物、风沙、温度变化、紫外线辐射、各种刺激物、污染物等。这些因素都可能造成眼表病理生理的改变,如角膜结膜上皮及内皮细胞形态及密度发生改变、角膜基质神经厚度降低、角膜神经纤维暴露等等。眼表的炎症和损伤会导致病人出现一系列眼部刺激症状,如眼酸、眼痛等等,从而导致用眼疲劳。

2. 光学质量的改变引起视觉疲劳 像差和光散射是影响光学质量的关键因素。二十世纪 90 年代 Rieger 第一次报道了泪膜对于视觉的重要性,之后许多研究表明泪膜的不稳定是造成干眼病人光学质量改变的主要机制。干眼导致的眼表泪膜不完整或角膜上皮细胞损伤会造成折射面的不规则,从而导致眼球高阶像差大大增加。光线散射可以分为前向散射(光线射向视网膜)和后向散射(视网膜反射光线射向眼表)。前向散射的光线会降低视网膜成像的对比度,从而导致眩光。干眼病人前向散射显著高于正常人群,当病人角膜存在损伤时,后向散射也会增加。像差和散射双重因素使得干眼病人临床上常表现为视力波动、视物模糊、眩光等症状。光学质量的下降可能会导致人眼需要不断地通过改变调节或是增加大脑融像负荷来弥补,从而容易感觉到视疲劳。

此外,一些研究还发现干眼病人在用眼时出现眼轮匝肌张力及血流量增加,加大眼外肌的视觉压力,可能会导致眼周不适,从而产生视疲劳。

干眼引起视疲劳的发病机制如图 15-0-2 所示。

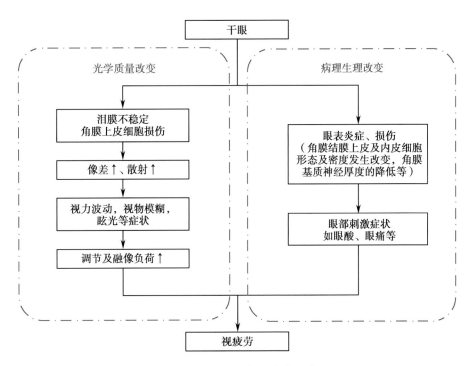

图 15-0-2 干眼引起视疲劳示意图

3. 视频终端综合征引起视疲劳　视频终端综合征可引起一系列视觉不适的症状,如视力模糊、眼痛、眼干等症状,同时还伴有头痛、颈部及肩膀僵硬或疼痛、背部酸痛、手臂手腕疼痛等全身不适症状。

使用视频终端引起视疲劳的原因归结起来有以下几个方面:①人们在使用视频终端时,瞬目次数会大大减少,使得眼表泪液被蒸发造成干眼;②人眼所具备调节辐辏以及眼球运动的能力不能满足长时间用眼需求;③屏幕上文字或图片大小、对比度、稳定性、排列的密度等不断变化,特别是屏幕自身发光,光线入眼后会降低视网膜的对比度,造成眩光;④有研究发现屏幕可见光谱的中短波蓝光会导致眼表氧化损伤,进一步加重干眼症状;⑤睡前使用数码产品可能会降低受试者褪黑素的分泌,造成睡眠质量下降。上述因素都可能引起视疲劳。由于人们使用视频时往往倾向于在相对密闭的空间,空气的湿度不够或是环境的光线强弱不当都可能引起视疲劳。并且这些因素之间还可能出现累积效应,从而加重视疲劳的程度。

(二) 引发视疲劳的其他相关因素

1. 双眼视功能异常　双眼视功能异常是引起视疲劳的主要原因之一,其中比较常见的是调节功能异常和聚散功能异常。调节功能异常如调节不足和调节痉挛,持续进行近距离工作或阅读时很容易引起视疲劳症状。聚散功能异常如内隐斜视、外隐斜视或融合储备功能低下等多种双眼视功能异常病人。在长时间用眼后会出现眼胀、眼痛或眼部不适等一系列视疲劳症状。

2. 眼科手术　各类眼科手术后的早期均可能出现不同程度的视疲劳症状。但通常是自限性的,如角膜屈光手术、白内障手术、青光眼手术和斜视手术等。这里以角膜屈光手术为例,尽管手术可以提高绝大多数病人的裸眼视力,但术后早期部分病人可能会因为屈光度数一过性远视漂移或者高阶像差如彗差增大等而出现不同程度的近距离工作视疲劳,并诉有视物重影、眩光等不适。

3. 屈光不正　屈光不正是引起视疲劳的另一主要原因,不同的屈光状态所产生的视疲劳的机制不同。①近视:近视眼如不戴眼镜,长时间近距离工作或阅读时,由于过度使用集合,不使用或少使用调节,破坏了调节和集合间的平衡关系,特别是高度近视眼,病人容易发生视疲劳;②远视:视疲劳是远视病人的主要自觉症状。远视眼在注视近距离目标时,需要使用比正视眼更多的调节力,因而增加了睫状肌的负担,同时伴随发生过度的集合,引起视疲劳;③散光:散光眼因径向差及两眼屈光参差可引起调节不一致。轻度散光可利用改变调节、眯眼和代偿头位的方式矫正部分视力,这种不断的肌肉紧张以及不稳定的成像质量也可引起视疲劳。

4. 老视　随着年龄增加,人眼的调节幅度下降,导致近距离视物障碍,若未经合理矫正且长时间近距离工作就会出现视疲劳。大约在 40~45 岁开始,出现阅读等近距离工作困难,随着调节力的减退,阅读需求逐渐接近调节力极限。由于过多使用调节常产生因睫状肌过度收缩和相应的过度集合可引起视疲劳。

5. 眼病　某些眼病,如睑板腺功能异常、睑缘炎、结膜炎或上睑下垂等,当影响视觉功能时,都可能出现视疲劳症状。

6. 精神、心理和全身因素　人体作为有机整体,各器官都是相互联系、相互影响的。视疲劳的发生和发展与个人体质和精神、心理内在环境的不平衡有密切关系。虽然疲劳现象首先表现在眼睛,病因往往是复杂的全身性疾病所致。精神压力大、神经衰弱或有神经官能症的人更易出现视疲劳。副交感神经与视皮质的高度兴奋也与视疲劳有关。此外,某些特殊时期(月经期、怀孕期、哺乳期、更年期)都可能出现视疲劳。

三、视疲劳的诊断

根据研究资料,干眼病人中 2/3 有视疲劳症状,而视疲劳病人中有一半符合干眼的诊断标准。基于这些研究,我们在临床诊治过程中应该将视疲劳和干眼有效地结合考虑,达到全面诊治的目的。

视疲劳的诊断应该包括两大要素。一是病人应该有主观症状,二是通过检查,能够找到引起视疲劳的客观原因。通过不同的临床表现,往往可以提示其可能引起的视疲劳原因是什么。

(一) 主观症状

病人的主观症状是视疲劳诊断的关键因素之一。目前常见的视疲劳主观诊断指标:①不耐久视、暂时

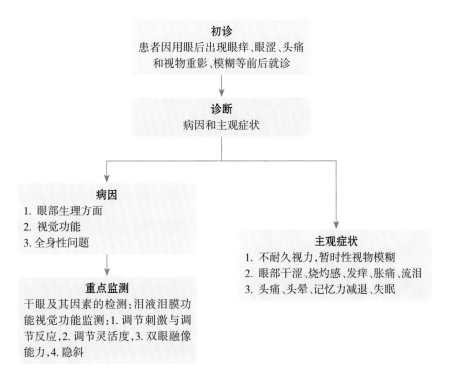

图 15-0-3 视疲劳诊断流程图

性视物模糊;②眼部干涩、灼烧感、发痒、胀痛、流泪;③头痛、头晕、记忆力减退、失眠。

通过对病人病史进行详细采集,仔细记录主诉和感受,或者利用合适的量表,量化病人主观症状能够帮助临床诊断以及疗效评估。

(二)客观病因

当病人存在视疲劳主观症状时,还需要通过一系列的检查明确引起视疲劳的客观原因。干眼在视觉疲劳所占因素较高,双眼视觉功能性异常也是主要病因之一,因此,干眼诊断性检查和双眼视觉功能异常性检查纳入检测流程中主要内容(见流程图 15-0-3)。干眼诊断性检查见本书第七章,双眼功能异常主要包含调节、辐辏、调节性辐辏和融像等功能的异常。对于一些非眼部因素引起的视疲劳,比如睡眠障碍,癔症等全身及精神因素,通常需要医生非常仔细,甚至多次就诊才能明确。

需要注意的是,只有当病人具有主观症状,同时也能够找到其引起视疲劳的客观病因时,才能够诊断视疲劳。

四、视疲劳的治疗

视疲劳的治疗原则是首先对因治疗消除病因,然后进行对症治疗。

(一)对因治疗

视疲劳的治疗必须在明确病因的情况下进行,因此,消除病因疗法是治疗视疲劳的关键。比如,对于各种眼镜验配不准确或屈光不正未矫正的病人应给予准确验光配镜,对于双眼视功能异常者应给予相应的功能训练或者眼位矫治,对于视频终端综合征引起的视疲劳则建议其少用或者停用视频终端设备,对于有精神心理因素的病人,必须先进行相关精神心理治疗和疏导,对于患有某些眼病者应及时给予相应治疗,对于其他全身因素引起的干眼需及时转诊,等等。

(二)对症治疗

包括药物治疗和非药物治疗两大类。

1. 药物治疗

(1)改善眼调节功能的药物:由于大部分视疲劳病人是由于眼调节功能异常所致,因此对于这类病人需首要解决的最根本问题即改善眼调节功能。主要代表性药物为七叶洋地黄双苷滴眼液,它能作用于睫状肌,通过增强睫状肌的功能和增加睫状肌的血流量来改善眼的调节功能,从而达到治疗视疲劳的目的。

(2) 人工泪液:主要有如下几类:①玻璃酸钠滴眼液:此类药物具有保水性,防止结膜干燥,眼睛干涩;②羟甲基纤维素钠滴眼液:可缓解眼部干燥等刺激症状,补充泪液中的电解质,具有一定的润滑作用;③右旋糖酐羟丙甲纤维素滴眼液:能缓解眼球干燥、过敏及刺激性症状,消除眼球灼热、疲劳及不适感;④聚乙烯醇滴眼液:主要成分为高分子聚合物,具有亲水性和成膜性,在适宜浓度下,能起到改善眼部干燥的作用。

(3) 睫状肌麻痹药物:例如复方消旋山莨菪碱滴眼液和山莨菪碱滴眼液等。其主要成分作用与阿托品相似或稍弱,具有明显的外周抗胆碱能作用,能使乙酰胆碱引起痉挛的平滑肌松弛,并解除血管(尤其是微血管)痉挛,改善微循环。

(4) 中药:可以尝试使用一些具有养肝明目、补肾益精或补血安神等功效的中药,可能也会起到改善视疲劳的效果。

(5) 其他药物:例如含有小牛血去蛋白提取物的滴眼液,能促进角膜上皮细胞代谢和对氧的利用,达到改善眼部组织营养的作用;还有含维生素类的滴眼液,可营养视神经,缓解视疲劳。

2. 非药物治疗 主要指一些物理治疗如雾视法、远眺法和眼保健操等,能改善眼周循环,可能会起到一定的辅助作用。此外,可以对病人的生活习惯、饮食、生活方式、工作量和身体锻炼等给予合理建议。

(吕 帆)

参 考 文 献

1. Borsting EJ, Rouse MW, Mitchell GL, et al. Validity and Reliability of the Revised Convergence Insufficiency Symptom Survey in Children Aged 9 to 18 Years. Optometry and Vision Science, 2003, 80 (12): 832-838
2. Council TV. 2016 digital eye strain report, 2016
3. Han CC, Liu R, Liu RR, et al. Prevalence of asthenopia and its risk factors in Chinese college students. International Journal of Ophthalmology, 2013, 6 (5): 718-722
4. Ip JM, Robaei D, Rochtchina E, et al. Prevalence of Eye Disorders in Young Children With Eyestrain Complaints. American Journal of Ophthalmology, 2006, 142 (3): 495-497
5. Kheirkhah A, Saboo US, Abud TB, et al. Reduced Corneal Endothelial Cell Density in Patients With Dry Eye Disease. American Journal of Ophthalmology, 2015, 159 (6): 1022-1026
6. Koh S. Mechanisms of Visual Disturbance in Dry Eye. Cornea, 2016, 35 Suppl 1: S83-S88
7. Rieger G. The importance of the precorneal tear film for the quality of optical imaging. British Journal of Ophthalmology, 1992, 76 (3): 157-158
8. Schiffman RM, Christianson MD, Jacobsen G, et al. Reliability and validity of the Ocular Surface Disease Index. Archives of Ophthalmology, 2000, 118 (5): 615-21
9. Sakane Y, Yamaguchi M, Yokoi N, et al. Development and validation of the Dry Eye-Related Quality-of-Life Score questionnaire. JAMA ophthalmology, 2013, 131 (10): 1331-1338
10. Segui MM, Cabrero-Garcia J, Crespo A, et al. A reliable and valid questionnaire was developed to measure computer vision syndrome at the workplace. Journal of clinical epidemiology, 2015, 68 (6): 662-673
11. Tiwari RR, Saha A, Parikh JR. Asthenopia (eyestrain) in working children of gem-polishing industries. Toxicology & Industrial Health, 2011, 27 (3): 243-247
12. Thorud HM, Helland M, Aarås A, et al. Eye-related pain induced by visually demanding computer work. Optometry & Vision Science Official Publication of the American Academy of Optometry, 2012, 89 (4): E452-464
13. Vilela MAP, Pellanda LC, Fassa AG, et al. Prevalence of asthenopia in children: a systematic review with meta-analysis. Jornal De Pediatria, 2015, 91 (4): 320-325
14. 尤小芳,谭晖,汪玲,等. 上海市中小学生视疲劳流行现状及与多媒体教学环境的关联性分析. 中国学校卫生, 2015, 36 (9): 1297-1299, 1303

Chapter 16

第十六章

手术源性干眼

Dry eye associated with ocular surgery

一、概述

手术源性干眼作为干眼的一种特殊类型,其名称的提出体现了国内外眼科学界对眼部或全身手术后发生干眼这一并发症的逐渐认识过程。自 1999 年国外首次报道了准分子激光角膜切削术(photorefractive keratectomy,PRK)后的泪膜改变,使角膜屈光手术后的干眼受到关注。刘祖国教授于 2002 年报道了国内超声乳化白内障吸除术后的干眼调查,并于 2003 年在《眼表疾病学》中针对眼部手术对泪膜的影响进行了系统描述。2008 年陈家祺和袁进教授提出手术源性干眼这一名称,将其定义为接受眼部或全身手术后出现干眼症状,并伴有泪液分泌异常或者泪膜稳定性下降的眼表疾病。手术源性干眼由于其发病率高,易造成眼表损伤和视觉质量下降,目前已备受重视。同时,现代科技的发展有益于其早期诊断和合理治疗。本章将针对手术源性干眼的发生机制、危险因素、临床特点、评估手段、预防和治疗等方面进行逐一阐述。

二、手术源性干眼的发病机制

干眼的产生源于包括泪膜、角结膜上皮、睑板腺、泪腺以及联络它们的神经通路所共同组成的泪腺功能单位(LacrimalFunctional Unit,LFU)的紊乱,手术源性干眼亦不例外。

国内对手术源性干眼发生机制的探讨由来已久,2008 年陈家祺和袁进教授总结了不同眼科手术引起手术源性干眼的原因,认为除了手术过程中损伤维持泪膜稳定的正常结构外,术后的炎症反应导致角膜上皮微绒毛的损伤,影响泪膜的稳定附着也是引起手术源性干眼的重要原因。此外,术后不恰当地使用具有角结膜上皮毒性的药物可加重干眼的症状和体征。2009 年刘祖国教授把与眼科手术相关性干眼的产生原因概括为两大类,第一类为术中操作引起泪液的分泌、分布和排出等环节出现异常;第二类为术后眼部用药的毒性、眼表组织异常愈合、炎性反应等导致泪液分泌或动力学异常,进一步探讨了手术源性干眼的发生机制。

(一) 角膜屈光手术后的干眼发病机制

在多种引起干眼的眼科手术中,对激光角膜屈光手术源性干眼的报道较多,综合国内外近年研究,Xie对其术后干眼的发生机制进行了以下描述。

(1) 角膜瓣制作和激光切削损伤角膜神经,降低基础和反射性泪液分泌,角膜知觉减退使瞬目减少,泪液蒸发加速,同时干扰了角膜神经营养因子的释放。

（2）角膜形态的改变影响泪膜分布，眼表和眼睑失去正常的对应关系，导致泪液动力学异常。

（3）负压吸引环损伤结膜杯状细胞，黏蛋白分泌减少。

（4）创伤愈合和眼部用药可能导致眼表炎症，增加泪液渗透压，加重干眼症状，进一步影响泪液的分泌和功能。

（5）手术操作损伤角膜上皮微绒毛，使黏蛋白无法正常吸附。

（二）白内障术后的干眼发病机制

与激光角膜屈光手术相类似，白内障手术源性干眼同样是多因素导致的。具体机制主要包括透明角膜切口切断角膜神经，造成角膜上皮创伤修复障碍，上皮渗透性增加，新陈代谢下降，以及细胞骨架丢失，产生临床所见的角膜神经切断后角膜知觉降低，导致泪液分泌减少、蒸发加速及神经营养因子释放障碍等病理改变。

除了手术切口的神经损伤外，其他导致白内障术源性干眼的机制还包括术中长时间眼表光照、术中超声乳化所产生的热能以及围手术期眼部用药等因素所产生的杯状细胞损伤等，均是产生术后泪液蒸发加速的原因。

此外，术后眼表炎症和睑板腺功能障碍同样在白内障手术源性干眼的产生中发挥一定作用。

（三）青光眼手术的干眼发病机制

对青光眼病人而言，结膜杯状细胞损失导致黏蛋白分泌障碍，术后巨大隆起的滤泡显著影响泪膜的分布。术中及术后抗代谢药物如丝裂霉素、5-氟尿嘧啶等损伤角膜上皮微绒毛，从而影响泪膜，导致手术源性干眼的发生。

（四）角膜移植手术后的干眼发病机制

角膜移植手术后，除了神经损伤和眼表损伤外，植片和植床的对合嵴导致泪膜无法在角膜上平铺，均为术后干眼的原因。

（五）其他眼科手术

影响泪膜均匀平铺的手术还包括眼肌手术和玻璃体手术等。而大范围结膜切除导致杯状细胞缺乏，如翼状胬肉、结膜松弛症手术等累及结膜的手术和眼睑切口位置不良（如眼睑整形）手术等严重损伤睑板腺成为结膜手术和眼睑手术后干眼的主要发生机制。

（六）异体基因造血干细胞移植术后

除眼科手术外，移植物抗宿主病（GVHD）干眼是一种特殊类型的手术源性干眼，发生在接受异基因造血干细胞移植后发生 GVHD，尤其是慢性 GVHD 的病人，其发生机制复杂，主要原因是供体与受体次要组织相容性抗原位点不同，产生 T 淋巴细胞介导的异体免疫病理过程，造成水样泪液分泌障碍。

三、手术源性干眼的危险因素

（一）术前已经存在干眼

手术源性干眼最主要的危险因素是术前已经存在的干眼。以准分子激光原位角膜磨镶术（laser-assisted in situ keratomileusis，LASIK）为例，研究表明，LASIK 术后干眼的发生和严重程度与术前干眼具有显著相关性。在对白内障和青光眼手术后干眼的调查中亦可发现这一关联，尤其对于老年白内障病人，由于干眼和白内障均为年龄相关性病变，在发生机制上相重叠，因此，病人在术前往往已存在与白内障相伴行的干眼，而手术将使干眼更为显著。

（二）角膜神经损伤

角膜神经损伤被认为是产生手术源性干眼的主要原因，因此，在损伤角膜神经的手术中，如激光角膜屈光手术、透明角膜切口白内障手术和角膜移植等手术中，凡是增加角膜神经损伤的手术操作和设计均成为术后干眼的危险因素。而角膜屈光手术是所有眼科手术源性干眼的危险因素。对激光角膜屈光手术而言，厚角膜瓣、大光区、深切削、上方角膜瓣蒂的设计对手术源性干眼的发生均将起到不同程度的促进作用，尤其在术后早期。然而，与 LASIK 相比，免除角膜瓣制作过程的小切口基质透镜取出术（small-incision lenticule extraction，SMILE）在手术源性干眼的发生上显示出其相对的低风险优势。在白内障手术中，较小的角膜手术切口往往伴有较轻的术源性干眼和较短的术后泪膜恢复时间。然而,手术切口的位置和形状对术后干眼的发生并无显著性影响。相对超声乳化手术而言,白内障囊外摘除术的手术切口大,对眼表及泪膜的损伤比小切口超声乳化术更为严重,泪膜稳定性的恢复也更慢,因此是白内障手术源性干眼的危险因素之一。玻璃体手术中,无需缝线的微创手术和非接触视网膜膜镜的使用降低了术源性干眼的发生风险。

(三)结膜杯状细胞损伤

增加结膜杯状细胞损伤的手术操作同样是导致术源性干眼的另一个主要危险因素。

(四)其他因素

除导致神经损伤和杯状细胞丢失的手术操作外,正如 2007 年国际干眼工作组(DEWS)系列报告中所指出的,其他与干眼相关的因素,如老龄、女性、高海拔、眼药水滥用、使用视频终端和糖尿病等,均是眼科手术源性干眼的危险因素。有学者报道糖尿病病人行超声乳化白内障摘除后泪液分泌在术后半年仍不能恢复到术前水平。

四、手术源性干眼的临床特点

如前所述,手术源性干眼具有不完全等同于传统干眼的发病机制和危险因素,因此,造就了它自身的临床特点。

手术源性干眼的发病率取决于对这一疾病的界定。刘祖国教授指出,与眼科手术相关的干眼包括两种类型,一是病人手术前无干眼,手术以后出现了干眼;二是病人手术前已存在干眼,手术后干眼症状加重。与此相一致,陈家祺和袁进教授认为,接受眼部或者是全身手术后出现干眼症状,伴有泪液分泌的异常或者泪膜稳定性下降的眼表疾病,可列为手术源性干眼的范畴。以此界定,文献报道激光角膜屈光手术源性干眼的发病率在术后 1 周高达 50%,在术后 6 个月下降至 13%~35%。多项相关研究证实,干眼是激光角膜屈光手术后最常见的并发症。其他眼科手术,如青光眼、白内障和角膜移植术后干眼的发生情况国内外均有报道,被认为是术后最为常见的并发症和病人不适主诉的主要来源,因此,越来越多的研究工作已集中于此。

手术源性干眼病人除了表现为眼部干涩感、烧灼感、异物感、眼红、视力波动等传统干眼的症状和泪液分泌减少、泪膜破裂时间缩短以及眼表损伤等体征外,还可以存在与角膜神经损伤相关的眼部疼痛,术后早期即可出现,易与手术创伤、缝线刺激等因素相混淆。然而,对于激光角膜屈光手术后持续性(超过 6 个月)眼部疼痛,目前更多的学者倾向于将其重新界定为与遗传因素相关的独立并发症,而非起初所认为的干眼症状之一。

手术源性干眼的存在不仅造成术后眼表愈合障碍,合并糖尿病等危险因素的病人临床症状和体征更为严重,可以出现浅层点状角膜炎和复发性角膜上皮糜烂,严重影响视觉质量。在激光角膜屈光术后,干眼可以导致角膜瓣皱褶和移位。此外,术后干眼还可导致其他并发症,如屈光回退和角膜感染等。

虽然大多数手术源性干眼为轻、中度,具有自限性,随着角膜神经支配的重新建立和眼表损伤的修复而逐渐减轻以至痊愈,然而临床观察发现,少数手术源性干眼可慢性迁延,表现为术前无干眼的病人术后持续干眼和术前存在干眼的病人术后干眼程度始终重于术前。研究表明,LASIK 术后的慢性干眼与术前泪膜质量相关,主要是较低的泪液分泌量和较严重的眼表染色评分。

五、手术源性干眼的评估

经典的干眼评估手段,包括主观问卷调查和客观检查(Schirmer 试验、泪膜破裂时间和眼表染色)均适用于手术源性干眼的评估。除此之外,借助特殊仪器完成的泪液渗透压检测、前节光学相干断层成像技术下的泪河高度检测、Oculus 角膜地形图仪下的泪膜破裂时间和泪河高度等指标为手术源性干眼的评估提供了更多的信息。笔者采用角膜活体共聚焦显微镜观察 LASIK 术后角膜中央基底层下上皮神经丛的再生,并与干眼进行相关性分析,结果表明,LASIK 术后角膜中央基底层下上皮神经丛的数量和形态与干眼指标存在相关性,术后 1 年干眼客观指标较术后半年病人显著改善,伴有角膜中央基底层下上皮神经丛主干及分支的数量和神经纤维长度的显著增加。

除仪器外,某些干眼相关性化学介质的检测也逐渐应用于手术源性干眼的评估。有学者报道,LASIK术后干眼病人泪液中眼表炎症相关性基质金属蛋白酶-9(MMP-9)含量增高和神经损伤相关性泪液神经肽含量降低。

六、手术源性干眼的预防和治疗

(一) 预防

手术源性干眼的发生和程度与术前干眼密切相关,因此,专家建议,针对其发生机制和危险因素进行预防至关重要。手术前的泪液分泌检测和泪液功能评估不可忽视,充分估计发生手术源性干眼的可能性,并在术前加以必要的干预措施。对白内障术前而言,甄别白内障性视物模糊和干眼相关的视力波动有助于判断术前已存在的干眼。以激光角膜屈光手术为例,对于存在环境性干眼、女性、长期配戴角膜接触镜、患有睑板腺功能障碍、长期使用含防腐剂滴眼液和长期使用视频终端等危险因素的人群,在术前进行合理的评估和干预,避免术后发生严重的手术源性干眼。眼科手术中尽量避免角膜神经过度损伤,保护睑板腺,减少杯状细胞丢失,术中采取必要的眼表保护等,尽可能减轻术后干眼的发生。

(二) 治疗

尽管手术源性干眼具有一定的自限性,常规或积极治疗仍然必要,可以减轻病人的不适症状,促进眼表修复,改善病人的视功能和生活质量。对于角膜移植术后病人,泪膜严重缺失可导致角膜植片上皮化延迟,甚至造成无菌性角膜溃疡溶解,必须积极治疗。

对手术源性干眼,根据干眼的程度进行相应的分级干预。眼表润滑药物作为主要治疗手段,由于手术源性干眼的眼表通常更为脆弱,应避免长期、频繁地使用含防腐剂的眼部药物。首选不含防腐剂的人工泪液,减轻进一步眼表损伤。当眼表润滑药物不足以缓解干眼和减轻眼表炎症时,可局部增加糖皮质激素和免疫抑制剂。文献报道0.05%环孢霉素滴眼液对LASIK术后干眼具有良好的治疗效果。现已证明,自体血清因含有生长因子和抗炎成分,可以改善重度干眼病人的症状和体征。除了眼部用药,针对睑板腺功能障碍的物理治疗、泪道栓塞和接触镜可有效地缓解干眼和保护眼表。

由于手术源性干眼的产生源于手术,因此,治疗时需要充分考虑治疗方式对眼科手术的影响,尽量选择对手术创口无影响或影响较小的药物和辅助治疗手段。例如特殊设计的巩膜接触镜对重度干眼,尤其是角膜移植术后眼表显著不规则和不耐受角膜接触镜的病人显示出其良好的疗效,但对存在隆起滤过泡的青光眼术后干眼病人并不适合。一项小范围的研究表明,眼部神经生长因子由于具有神经营养和神经调节功能可以缓解LASIK术后干眼,有望成为手术源性干眼的有效治疗手段。

综上所述,手术源性干眼作为干眼的特殊类型,存在相应的发生机制和危险因素,不仅导致干眼的症状和体征,同时影响手术效果。除传统的干眼评估手段之外,对角膜神经的评估等新技术的使用不仅为临床提供了更多有用的信息,而且有助于更好地理解其发生机制,从而指导治疗。对手术源性干眼的预防至关重要,包括术前评估和手术操作等,尽可能减少术后干眼的发生。治疗上不仅需要考虑干眼本身,而且需要考虑手术因素,对手术源性干眼进行合理干预,有效地改善干眼,提高病人的视功能和生活质量。

(李　莹)

参 考 文 献

1. 陈家祺,袁进.重视手术源性干眼及其治疗.眼科,2008,17(3):151-153
2. 刘祖国,李炜.与眼科手术相关的干眼.中华眼科杂志,2009,45(6):483-485
3. 刘祖国,罗丽辉,张振平,等.超声乳化白内障吸除术后泪膜的变化.中华眼科杂志,2002,38(5):274-277
4. 刘祖国.眼表疾病学.北京:人民卫生出版社,2003
5. 余晨颖,李莹.共聚焦显微镜在LASIK术后角膜检查中的应用.中华眼视光学与视觉科学杂志,2013,15(5):271-275
6. 张祺,冯劼,周山.玻璃体手术后干眼的相关因素分析.国际眼科杂志,2011,11(10):1840-1841
7. Ozdamar A,Aras C,Karakas,et al. Changes in tear flow and tear film stability after photorefractive keratectomy. Cornea,1999,18

（4）：437-439

8. Levitt AE，Galor A，Weiss JS，et al. Chronic dry eye symptoms after LASIK：parallels and lessons to be learned from other persistent post-operative pain disorders. Mol Pain，2015，11：21

9. AM Alfawaz SA，Jastaneiah SS. Efficacy of punctal occlusion in management of dry eyes after laser in situ keratomileusis for myopia. 2014.

10. C Chao BG，Stapleton F. The role of corneal innervation in LASIK-induced neuropathic dry eye. Ocul Surf. 2014.

11. C Chao FS，X Zhou SC，Zhou S. Structural and functional changes in corneal innervation after laser in situ keratomileusis and their relationship with dry eye. 2015.

12. C Sutu HF，Afshari NA. Mechanisms and management of dry eye in cataract surgery patients. Curr Opin Ophthalmol. 2016.

13. EM Espana SS，Santhiago MR. Graft versus host disease：clinical evaluation，diagnosis and management. 2013.

14. GM Salib MBM，Smolek M. Safety and efficacy of cyclosporine 0.05% drops versus unpreserved artificial tears in dry-eye patients having laser in situ keratomileusis. 2006.

15. H Ji YZ，Y Zhang ZL，J Ge YZ. Dry Eye Disease in Patients with Functioning Filtering Blebs after Trabeculectomy. PLoS One. 2016.

16. I Toda NA，Komai-Hori Y. Dry eye after laser in situ keratomileusis. 2001.

17. J Lam TTW，Tong L. Ocular surface disease in posttrabeculectomy/mitomycin C patients. Clinical ophthalmology（Auckland，NZ）. 2015.

18. JCC Huang CCS，CK Chang DM. Effect of hinge position on corneal sensation and dry eye parameters after femtosecond laser-assisted LASIK. 2012.

19. K Ma NY，Y Huang GC，Deng J. Effects of nerve growth factor on nerve regeneration after corneal nerve damage. 2014

20. KS Bower RKS，DS Ryan MJM. Chronic dry eye in photorefractive keratectomy and laser in situ keratomileusis：Manifestations，incidence，and predictive factors. 2015.

21. R Ambr ó sio Jr TT，Wilson SE. LASIK-associated dry eye and neurotrophic epitheliopathy：pathophysiology and strategies for prevention and treatment. J Refract Surg. 2008.

22. R Sambursky TPO. MMP-9 and the perioperative management of LASIK surgery. Curr Opin Ophthalmol. 2011.

23. SI Mian RMS，A Nelson DCM. Effect of hinge position on corneal sensation and dry eye after laser in situ keratomileusis using a femtosecond laser. 2007.

24. T Noda-Tsuruya NA，Toda I. Autologous serum eye drops for dry eye after LASIK. 2006.

25. The definition and classification of dry eye disease：report of the Definition and Classification Subcommittee of the International Dry Eye WorkShop（2007）. Ocul Surf. 2007. 5（2）：75-92.

26. Xie W. Recent advances in laser in situ keratomileusis-associated dry eye. Clin Exp Optom. 2016.

27. Y Xu YY. Dry eye after small incision lenticule extraction and LASIK for myopia. J Refract Surg. 2014

28. Y Park HBH，Kim HS. Observation of Influence of Cataract Surgery on the Ocular Surface. PLoS One. 2016

第十七章

中医与干眼
Chinese medicine and dry eye

一、概述

干眼是指因泪液减少,甚则枯竭,致白睛、黑睛干燥失泽,转动失灵,甚至黑睛混浊,自觉干涩不适的病症。属中医"神水将枯"、"干涩昏花症"、"神水枯瘁"、"燥证"等范畴。本病病位在白睛与黑睛,脏腑病机与肺、肝、肾、脾关系密切。病性以虚为主,为外障眼病之一。临床表现为眼干燥感、异物感、烧灼感、畏光、视物模糊,严重者视力明显下降,自觉症状重,影响工作和生活。本病多因内外之邪损伤气血津液,而使阴津耗损,气血亏虚不能上荣于目,因而目失濡养。阴精亏虚是干眼发病的基础,阴虚、内燥、虚火浮越、气不布津是本病发病的主要病机。治宜滋阴清热润燥,疏肝解郁,益气升阳。若治疗失当或者不及时可致角膜继发感染、角膜溃疡等变证。

干眼,从《内经》开始就有相关的理论记载,《素问·宣明五气论》说:"五脏化液,肝为泪"。泪液濡润肝窍目,肝之阴液不足,是发生本病的主要原因。《灵枢·五癃津液别》曰:"五脏六腑之津液,尽上渗于目",《灵枢·口问》也记录了"宗脉感则液道开,液道开故泣涕出焉。液者,所以灌精濡空窍者也,故上液……视目小大……","故上液之道开,则泣,泣不止则液竭,液竭则精不灌,精不灌则目无所见矣……"。以上都说明,阴液不足是发生本病的主要原因。巢元方《诸病源候论》提出"其液竭者,则目涩,……",并专设"目涩候",宋朝的《太平圣惠方》根据其症状,称之曰"眼涩痛"。

直到明代傅仁宇《审视瑶函》中才有了关于干眼的明确病名记载,书中记载:"不肿不赤,爽快不得,沙涩昏朦,名曰白涩。"明代王肯堂在《证治准绳》目疾的分类中又进一步提出"白眼痛"、"干涩昏花症"和"神水将枯症"。清·黄庭镜《目经大成》称其为"神气枯瘁症"。

直到近代,现代医学中出现了"干眼"这一病名。李巧凤在《中西医临床眼科学》中将"神水将枯"对应为"干眼"和"泪腺萎缩",而将"白涩症"对应为慢性结膜炎,。陆绵绵《世界传统医学眼科》将白涩症与神水将枯症、干涩昏花症及神气枯瘁症均将其归为干眼。

二、病因病机

(一) 病因

1. 风热 宋朝的《太平圣惠方》中的"眼涩痛诸方":"若悲哀内动。液道开而注下。其液枯竭则目涩痛。"认为本病主要辨证为肝心风热、上焦积热等。

2. 阴虚 指五脏阴虚,包括肺阴不足,肝肾阴虚等,黑睛位于眼珠前部中央,易受风热毒邪侵犯,黑睛表层为卫外之屏障,外邪入侵,首当其冲。因肺主卫表,黑睛属肝,肝肾同源,故本病的发生与肺、肝、肾等脏精血、津液不足有关。明·傅仁宇《审视瑶函》,说:"不肿不赤,爽快不得,沙涩昏朦,名曰白涩。"认为秋天多患此病,并认为肺阴不足、肝肾阴虚、虚火上炎可导致本病。明·王肯堂《证治准绳》在目疾的分类中提出白眼痛、干涩昏花症和神水将枯症,认为神水将枯症相对较严重。《证治准绳·七窍门》载有"神珠外神水干涩而不莹润……""……病来治之,缓治则神膏干涩,神膏干涩则瞳神危矣。"在干涩昏花症中提出"治惟滋阴养水,略带抑火,以培其本",认为该症主要是阴虚为本,火热为标,并认为"若误认火实,用开烙针泄之法,则有紧缩细小之患"。《古今医统·午后昏朦》"此因阴虚不足,滞而不行,血至午后也敛,而气不充其血故也,此皆阴虚肾弱。"

3. 津亏 《素问·阴阳应象大论》曰"燥胜则干",《素问玄机原病式》曰"诸涩干润,干劲教揭,皆属于燥",叶天士认为"燥为干涩不通之疾"以内伤、外感分别。本病一系列症状表现为津液亏损,干枯不润,属燥致病。其病因分外感、内伤,外燥由久晴不雨或五气伤人化燥内燥可因七情生燥或大便不利、二阴失血、房劳伤精或炙之酒浆厚味,以及久病劳损,均能消灼津液而致津液亏损。

4. 火热 刘完素《宣明论方》"冲火炎上行,故攻目昏,碜涩疼痛,赤丝皆发"说明火热炎上,亦可致干眼。

(二) 病机

1. 病位

本病病位在眼属泪泉、白睛与黑睛,五轮相应为气轮、风轮与肉轮。在脏主要对应为肝、脾、肺、肾,在腑主要为胆、胃、大肠与膀胱。

2. 病性

本病以虚证为主,实证少见。气血津液亏虚贯穿疾病的始终。其中阴津亏虚更常见。实证主要为肝郁、痰湿、血瘀及六淫之邪外袭。阴精亏虚是干眼发病的基础,阴虚、内燥、虚火浮越、气不布津是本病发病的主要病机。

3. 病势

本病以虚为本,部分病例虚实夹杂,虚实夹杂者以虚为本,邪实为标。由于虚为本病主要病理特点,故临床病例多表现为病程长,病情迁延不愈。如邪正斗争激烈,则外显症状明显,病人眼红、睁眼不开、畏光不适,此乃虚实夹杂。急性症状控制后,进入慢性缓解期,临床多表现为眼干涩不适,乃为真虚之证。

4. 病机转化

本病虚证为主,虚实夹杂次之,单纯实证少见。病人干涩、流泪、畏光、灼热感等不适,口咽干燥,情志抑郁,焦虑多怒,喜叹息,为肝经郁滞,肝阴不足;眼干涩明显,甚则畏光,咽燥口干,或干咳无痰,为燥热客肺,燥伤肺阴;眼干涩畏光,头晕眼花,口咽干燥,腰膝酸软,为肝肾阴亏;眼干涩不适,四肢乏力,精神倦怠,食少便溏,为脾气亏虚;眼干涩,黏糊感,眵泪黏腻,身体困倦,为湿热困脾;化学伤,热烧伤、长期配戴接触镜、暴风客热,天行赤眼等病治不彻底,为邪热羁留,阴津灼伤。

5. 证候病机 基本证候病机变化有虚有实,涉及气血阴阳,因此只有抓住干眼的基本证候要素才可以灵活辨证,紧扣病机。综合古今文献,涉及干眼的基本证候要素包括六淫邪气(风、寒、暑、湿、燥、火)、气血相关要素(气滞、气虚、血虚、血瘀)、阴阳相关要素(阴虚、阳虚)等,而以燥热、肝郁、津亏、气虚、阴虚5个证候要素最为常见,各证候要素可独立或相互交叉结合形成相应证候。

(1)燥热证:燥为阳邪,其性干燥,易伤津耗液,津液损耗,目失濡养则眼内干涩,本病燥邪易伤肺、伤肝,导致燥伤肺阴证及燥伤肝阴证。临床发病表现为北方干眼多于南方,秋冬季节发病多于春夏二季的发病特征。

(2)肝郁证:多因情志不舒或精神刺激引起肝气郁结,气机阻滞,影响至血,气血不和,郁闭清窍,肝阴不升,目失濡养则目珠干燥,肝郁证易与肝阴证合并为证。临床发病多见于更年期女性。

(3)津亏证:津液为人体组织正常输布之水液,津液不足,或是燥热、气火伤津耗液,或者津液生化不足则目失所养,白睛枯涩疼痛,干涩畏光,视物不清。津亏证日久可变生阴虚证。临床发病多见于年老体瘦之人。

（4）气虚证：劳倦伤气，或素体虚弱致气机虚衰，不能敷布津液充泽五脏，无以荣目，而致眼干涩。气虚日久亦可变生阴虚证。临床发病多见于素体虚弱之人。

（5）阴虚证：阴虚即体内阴精津液不足，阴津亏虚，目失濡养则眼内干涩，一般而言，干涩症状越明显，阴津亏虚越严重，反之亦然。依脏腑辨证，干涩昏花为肝阴虚，伴头昏耳鸣为肾阴虚，伴咽干鼻燥为肺阴虚，伴心烦失眠为心阴虚，伴口干唇干为胃阴虚。依局部而言，白睛干涩多为肺阴虚，黑睛干涩多为肝阴虚。阴虚为本病主要之证，其他各证均可导致或合并阴虚。

三、病证诊断

（一）医论撮要

巢元方《诸病源候论》说"夫五脏六腑、皆有津液、通于目者为泪……"，认为当五脏失调，其正常功能受"燥"所伤，必会导致肺、肝、肾津伤液耗，不能发挥其生理功能，而发生本病。并认为泪液濡润肝窍及目，肝肾阴虚，肝之阴液不足，是本病发生的主要原因。肺为涕，肺之宣降失职、燥伤肺阴则不能上荣于目。目，肝之外候也，脏腑之精华，宗脉之所聚，上液之道。若悲哀内动脏腑，则液道开而泣下，其液竭者，则目涩。……泣竭则目涩"。

宋朝的《太平圣惠方》中的"眼涩痛诸方"，"若悲哀内动。液道开而注下。其液枯竭则目涩痛。"本书认为本病主要辨证为肝心风热、上焦积热等，如肝心壅热，眼涩痛；治眼目涩痛，渐渐昏暗；治眼碜涩，心胸烦闷；治眼涩痛，连头额遍疼，肝心风热，壅滞所致。

明朝傅仁宇《审视瑶函》认为秋天多患此病，并认为本病多由肺阴不足或肝肾阴虚，虚火上炎所致；并认识到实邪亦可致干眼，可因湿热蕴结，火伏气分而发。明代王肯堂在《证治准绳·七窍门》中载有"神珠外神水干涩而不莹润……"。论述了本症与神水的关系。五脏失调，其正常功能为"燥"所伤，导致肺肝肾灼津耗液，不能发挥其作用，而发生本病。该书进一步将本病描述为"白眼痛"、"干涩昏花症"和"神水将枯症"，与现代干眼的症状描述基本接近。并且在干涩昏化症中提出"治惟滋阴养水，略带抑火，以培其本"，"……病来治之，缓治则神膏干涩，神膏干涩则瞳神危矣"。认为该症主要是阴虚为本，火热为标。

清朝黄庭镜《目经大成》"神气枯萃症"谓："此症轮廓无伤，但视而昏花，开闭则干涩异常"。

（二）中医诊断标准

参照1995年国家中医药管理局发布的《中华人民共和国中医药行业标准·中医病证诊断疗效标准·中医眼科病证诊断疗效标准》有关干眼的诊断，诊断依据如下。

（1）目珠干燥失却莹润光泽，白睛微红，有皱褶，黑睛暗淡，生翳。

（2）眼干涩、磨痛、畏光、视力下降，同时口鼻干燥，唾液减少。

（3）泪液分泌量测定，多次 Schirmer 法少于 5mm/5 分钟。虎红染色试验阳性，荧光素染色试验阳性。

（4）多见于 50 岁左右女性，双眼发病，常伴有多发性关节炎。

（5）必要时作自身抗体（类风湿因子、抗核抗体）及免疫球蛋白 IgG、IgM、IgA 测定、血沉检查。

（三）症候诊断

1. 中心证征

（1）眼部症状：自觉干涩感、异物感、烧灼感、痒感、畏光、眼红、视物模糊、视力波动、易视疲劳、难以名状的不适、不能耐受有烟尘的环境等。较严重者口干、全身皮肤干燥，关节痛。其中眼部干涩感、异物感或磨砂样感为其主要的中心症候。在干眼的诊断中，主观症状是最重要的诊断依据。即便客观检查阳性体征不足以支持干眼的诊断，大多数学者认为仍应诊断为干眼。

（2）眼部体征：目珠干燥失泽，白睛微红，常有皱褶，眼眵黏稠呈丝状，黑睛暗淡或生星翳。

2. 证候诊断

（1）肝郁阴虚证

1）主症：眼部干涩、流泪、畏光、灼热感等不适。

2）次症：口咽干燥，情志抑郁，焦虑多怒，喜叹息。

3）舌脉:舌质红,苔薄黄或少苔,脉弦细。

（2）肺阴不足证

1）主症:眼干涩明显,甚则畏光。

2）次症:咽燥口干,或干咳无痰。

3）舌脉:舌质红无津,脉细无力。

（3）肝肾阴亏证

1）主症:眼干涩畏光,头昏眼花。

2）次症:口咽干燥,腰膝酸软。

3）舌脉:舌质红少津无苔,脉细。

（4）脾虚气弱证

1）主症:眼干涩畏光。

2）次症:全身见四肢乏力,精神倦怠,食少便溏。

3）舌脉:舌淡边有齿痕,脉细无力。

（5）脾蕴湿热证

1）主症:目昏睑重,沙涩不爽。

2）次症:睑内红赤,间夹粟粒状小泡,口干不欲饮,纳食不香。

3）舌脉:苔黄腻,脉濡数。

（6）邪热羁留证

1）主症:患暴风客热,天行赤眼之后期,目干涩痛,畏光。

2）次症:视物昏朦,睑内红,白睛有少量血丝,久不散退。

3）舌脉:苔薄白,脉浮数。

（四）辨证思路分析

目前大多数的中医药治疗立足于全身整体症状的辨证施治与局部对症治疗相结合。治疗方法涉及了中药内服、针灸治疗、按摩理疗、局部熏洗和中药滴眼等方法。近年的文献表明,不同的研究根据八纲辨证、脏腑辨证、气血津液辨证等不同理论,产生各种不同的治疗方法,发挥了中医辨证的优势,为干眼临床学的研究提供了很好的实践经验。

（1）八纲辨证:对于干眼的辨证,表、里、寒、热、虚、实、阴、阳以上八纲辨证的各个方面均有涉及。

例如有研究者认为本病属本虚,主要责之于肝肾阴虚,或有研究者认为属标实,主要责之燥热瘀血。故治疗当以滋阴生津、清热润燥、活血化瘀为法。

明·王肯堂《证治准绳》在目疾的分类中提出"白眼痛"、"干涩昏花症"和"神水将枯症",与现代干眼的症状描述基本接近。并且在干涩昏花症中提出"治惟滋阴养水,略带抑火,以培其本","……病来治之,缓治则神膏干涩,神膏干涩则瞳神危矣"。认为该症主要是阴虚为本,火热为标,因此治疗应以补阴兼抑火,并提出临床误治的后果,"若误认火实,用开烙针泄之法,则有紧缩细小之患"。

另外,也有干眼是由于手术创伤、风邪乘袭所致者从表证风邪论治。角膜受伤之际,风邪易于入侵。

但目前多数医家推崇的是从里、从虚辨证。医家普遍认为干眼的发生与机体阴阳不调,或五脏不济,或精血不充等有关。认为多是里证、虚证范畴。如很多研究者延承了如《银海精微》"泪乃肝之液",《素问·逆调论》"肾者水脏,主津液"等古代认识,认为目珠的滋润有赖肝肾的滋养,故辨证论治多以补肝肾之阴为主。又或因眼之白睛属肺,白睛枯涩多为肺阴不足所致,故需滋阴润肺等等,以上皆是从里从虚辨证。

（2）气血津液辨证:隋·巢元方《诸病源候论》专设了"目涩候",他认为津液缺乏是导致干眼的根本原因。认为"五脏六腑、皆有津液、通于目者为泪",并分析了其致病原因,认为感受风邪或情志异常均可使脏腑功能失调,津液竭而目涩,"目,肝之外候也,脏腑之精华,宗脉之所聚,上液之道。若悲哀内动脏腑,则液道开而泣下,其液竭者,则目涩。……泣竭则目涩。"

赵红霞认为本病与阴血亏虚关系密切。中医理论认为,津血同源,生理上相互补充,病理上相互影响,阴血不足则津液无以化生,故两目干涩。环境污染、手术等外界刺激可伤及眼部脉络,使津血不能润泽眼目,且久视伤血,血虚则津亏泪少,目失润泽而出现目珠干涩感、异物感、烧灼感、痒感、畏光、眼红、视物模糊、视力下降等。津液在目化为泪,则为目外润泽之水;化为神水,则为眼内充养之液。故滋养阴血在干眼的治疗上尤为重要。

杨威等主要从气、血入手,采用养血润目法治疗干眼,他们认为黑睛属风轮,在脏为肝,泪为肝液,肝开窍于目,肝藏血,手术等外界刺激可伤及眼部脉络,脉络受伤,则津血不能正常润泽眼目,且久视则伤血,血虚则虚火上炎,津亏泪少,目失润泽则出现目珠干涩感、异物感、烧灼感、痒感、畏光、眼红、视物模糊、视力波动等。分析认为针刺睛明、攒竹等穴可有清头明目、养血荣血、疏通经络等,中药灸相关穴位可以行气通络、活血养血;耳穴贴压可以补益脏腑,持久刺激穴位。共同达到调理气血、疏通经络、养血润目之效。

李点等从津液角度辨证。认为五脏充和,化生有源,津液在目化为神水,润泽目珠,濡养眼球。阴血亏虚,津液亏乏,则泪液生化之源不足,泪液生成减少,目失泪液濡润而生燥,导致干眼的发生。现代药理学也证明,滋补阴精中药大多能增强血中老化相关酶的活力,有利于泪液的生成和正常分布。

(3) 脏腑辨证:如今,更有诸多的研究者从脏腑辨证入手,结合中医的整体思维,或从外应内和的五脏系统,或从五行理论,探索出了不同的临床辨证和治疗思路。

干眼,首次被作为病名提出,即"白涩症",见于明·傅仁宇《审视瑶函》,是古代医家根据其临床表现提出来的,该书有:"不肿不赤,爽快不得,沙涩昏朦,名曰白涩。"认为秋天多患此病,并认为本病多由肺阴不足或肝肾阴虚,虚火上炎所致;并认识到实邪亦可致干眼,可因湿热蕴结,火伏气分而发,具体治法:肺阴不足或肝肾阴虚火旺者,宜养阴清热,可选服养阴清肺汤或十珍汤加减;脾肺湿热者,治宜清热利湿,可用桑白皮汤加减。

当代夏睦谊等认为干眼与五脏六腑皆有关系。《诸病源候论》曰:"夫五脏六腑皆有津液,通于目者为泪。"他认为当五脏失调,其正常功能受"燥"所伤,必会导致肺、肝、肾津伤液耗,不能发挥其生理功能,而发生本病。并认为泪液濡润肝窍及目,肝肾阴虚,肝之阴液不足,是本病发生的主要原因。肺为涕,肺之宣降失职、燥伤肺阴则不能上荣于目。

1) 从脾肺论治:当代中医眼科名家唐由之曾总结提出本病多为脾肺湿热所致,可用针灸治疗,取太渊、鱼际、三阴交为主,配以合谷、风池等诸穴。意在宣导脾肺两经,以清热化湿,调少阳之经气以助其功。

2) 从肝论治:广东省钟瑞英等人认为目为肝窍,故目病总体治法离不开疏肝,而根据五行相生相克,肝之不疏又会相生或相伴其他脏腑的功能失调,因此他们从整体观出发,运用相生相克规律进行辨证治疗,将该病辨证分为肝郁脾虚、木火刑金、肝肾阴虚,分别治以抑木扶土法、佐金平木法、滋水涵木法。

3) 从心肝论治:宋朝的《太平圣惠方》中的"眼涩痛诸方","若悲哀内动。液道开而注下。其液枯竭则目涩痛。"本书认为本病主要辨证为肝心风热、上焦积热等,治疗以清泻风热为主。针对不同的发病机理及不同症状,分别论治,记载了以中药内服、外洗、点眼的多种治疗方法。如肝心壅热,眼涩痛,宜服菊花散方;治眼目涩痛,渐渐昏暗,羚羊角散方;治眼碜涩,心胸烦闷,宜服通膈荠散方;治眼涩痛,连头额遍疼,肝心风热,壅滞所致,宜服玄参散方;治肝中久热,目常涩痛,宜服车前子丸方;治上焦积热,眼赤涩痛,大黄丸方;治眼涩痛,宜点黄牛胆煎方;治眼赤碜痛兼痒,洗眼方;治眼无时赤涩痛,洗眼方;治眼涩痛,兼有翳者,宜用枸杞汁点眼方。

4) 从肝肾论治:多数医家都采取肝肾联合论治。如刘莹等认为泪液的生成和排泄与肝的功能有关,有"泪乃肝之液",肾脏对体内水液的代谢与分布起着重要作用,如"肾者水脏,主津液。"津液在肾的调解下不断输送至目,为目外润泽之水及充养目内之液提供了物质保障。由于肝肾亏虚,虚火上炎,目失津液润养而致神水将枯。

周婉瑜等认为肝肾阴虚,肝之阴液不足是本病病因。"肝开窍于目","五脏化液"肝为泪,故泪液濡润而目明。当肝阴充足,肝气条达时泪液分泌正常,黑睛白睛晶莹润泽。肝肾阴虚,虚火上炎,津液亏损,或郁热化火,上攻于目,灼津耗液,泪液减少,出现干眼一系列症状。肝肾阴虚,肝之阴液不足是本病病因。

另外,查阅文献,鲜见当代医家有从心论治者,笔者认为心主血脉,依据气血津液理论,精血同源,心气不足,血行推动不利,或心之病变导致水谷精微难以奉心化赤而成血,导致精血津液不足亦均可导致干眼的发生。相关的辨证及治疗也有待进一步研究。

(4) 经络辨证:针灸也是治疗干眼的有效方法之一。

局部取穴针刺治疗可通经活络、调理气血,从而改善病人的自觉症状,增加病人泪流量,提高泪膜的稳定性。

金明等将眼部十二经脉循经点穴与泪腺部位按摩结合。认为此病以气阴两虚俱多。着重强调中医整体观念,以辨病与辨证相结合。采用雷火灸药棒眼部灸疗,认为针灸本身就有很好的改善血液循环的作用,利用这一点可以着眼于增加泪液分泌,使双目得以濡养,而干涩自除。"雷火灸"热熏眼部周围面积扩大至包括泪腺在内的十二经络走区,效应与眼部循经点穴灸(啄式灸法)相似,配合按摩眼部穴位能达到通经活络,调和气血的作用。

(5) 其他:针对干眼的辨证,还有人从六淫病机出发,类似现代研究发现,干眼的发生还可以与眼表炎症,睑板腺的功能障碍,或其他手术、疾病等等诸多因素有关。

如《证治准绳·七窍门》载有"神珠外神水干涩而不莹润……"。论述了本症与神水的关系。五脏失调,其正常功能为"燥"所伤,导致肺肝肾灼津耗液,不能发挥其作用,而发生本病。王笋等认为本病多外感风热所致,类似于现代医学发现的部分干眼的发生与眼表炎症有关,认为宜重点采用疏风清热等治疗原则,并以清肝明目、解毒疗疮为法。研究者选择中药组合制备成人工泪液,用于 Sjögren 综合征的干眼病人的临床治疗,也是中医传统外治法在眼科的进一步发挥。

针对睑板腺功能障碍所引起的干眼,研究者们还将局部病理特点结合中医病因病机,进行了熏洗喷雾、按摩等治法的研究。

综合分析熏洗喷雾法:其一可以应用其热疗,以促进泪液循环,从而促使泪液分泌,更好地改善眼部组织的营养状况,其二中药清热解毒的作用,其三喷雾能起清洁作用,眼睑的清洁可清除睫毛根部油性分泌物、菌落及碎屑,可有效地防止睑板腺开口阻塞。诸多研究者认为该方法治疗干眼能起到比较明显的效果。

如陈环等选用眼睑清洁、睑板腺热敷及按摩探讨对蒸发过强型干眼中的效果。主要也是针对脂质异常型干眼,该型干眼多与睑板腺功能密切,症状可类似中医学中的湿热证,湿性缠绵,易阻滞气机,治以祛湿。因而保持睑板腺开口通畅和睑缘的清洁,能有效防治干眼。清除局部脂质和促进局部血液循环,改善刺激症状。

李鹏飞等运用推拿结合中医熏蒸治疗干眼,他们认为临床很多病人患病与其颈椎病有关,颈椎病引起血管神经受压,影响泪液循环、质量等,诱发干眼,因此用推拿结合清热解毒中药熏蒸热疗,能改善眼部营养,促进泪液分泌,并有清洁作用。

(五) 鉴别诊断

1. 白涩症　本病为眼部赤肿不显,而自觉眼内干涩不舒,检视白睛,不红不肿或隐见淡赤血络,眦头或有白色泡沫状眼眵,睑内如常或微见赤丝细脉,黑睛可见细小星翳的外障眼病。因不红不肿,故称之为白,而沙涩不爽谓之涩,合称白涩。可因多种眼病引起,主要指黑睛浅层出现细小星翳所致者,相当于浅层点状角膜炎。多双眼发病,与年龄、性别无关,任何季节均可发生。阴虚夹风为其常见的发病原因。

2. 聚星障　本病自觉沙涩疼痛,畏光流泪。检视眼部,黑睛生多个新翳,或连缀,或团聚,抱轮红赤或白睛混赤。为临床常见眼病,多在感冒后发病,常单眼为患,易反复发作,病程长。若失治可变生花翳白陷、凝脂翳等重症,严重影响视力,甚至失明。本病病位在黑睛,可由浅向深发展,黑睛出现树枝状、地图状或圆盘状混浊,相当于单纯疱疹病毒性角膜炎。

3. 疳积上目　本病干涩畏光,频频眨目,伴有夜盲及疳积症状,多见于小儿,由维生素 A 缺乏所致。严重者黑睛混浊,溃破穿孔,形成蟹睛。目前本病少见。

4. 倒睫拳毛　多由眼睑松弛,睑缘相对紧张,使睫毛内倒。本证多并发于椒疮。多由眼睑松弛,睑缘相对紧张,使睫毛内倒。症见内刺睛珠,碜涩难开,眼胞赤烂,痒而兼疼。此乃脾热肝风,合邪上壅所致。

四、临床治疗

(一) 辨证治疗要点

1. 重视疏肝　中医眼科认为,干眼虽为眼局部病变,但全身脏腑功能失调实为发生干眼之关键,五脏之中,又以肝肾脾肺关系最为密切。肝为刚脏,主疏泄,"肝开窍于目"、"泪为肝液"。肝的疏泄功能正常,则全身气机条畅,各脏腑器官活动如常,反之,气机不畅,日久则气郁化火,伤津耗液,且易出现心情抑郁、烦躁,故治疗当关注患者情志因素,疏肝为治疗干眼的第一要务。

2. 重视肺、脾、肾的调理　肾主津液,上润目珠,《素问·逆调论》曰:"肾者水脏,主津液。"即肾脏对体内水液代谢与分布起着重要作用,五脏六腑的津液在肾的调节下,不断输送至目,则为目外润泽之水及目内充养之液。若肾精不足,肾气亏虚,日久则目失津液濡润而目珠干燥。肺朝百脉,主一身之气,肺气调和,气血流畅,通过其宣发作用,将脾胃转输至肺的水液和水谷之精中的较轻清部分,向上向外布散,上至头面诸窍以濡润之,使目得其养。若肺之宣降功能失常,气机不利,津液不能上荣于目,致目珠干燥。肺为水之上源,肾为水之下源,而脾居中焦,为水液升降疏布的枢纽。脾主运化水液,具有调节水液代谢的功能,因此,目得津液的濡养与脾的功能的正常发挥亦有密切的关系。故当重视肺脾肾的调理。

3. 养阴应贯穿治疗的始终　本病是以阴津亏虚为本。《素问·阴阳应象大论》曰:"燥胜则干。"干眼属燥证范畴,易伤津液,而致阴液亏虚,故治当补其阴液,且应贯穿治疗始终。

4. 分型论治　后世很多医者往往认为干眼是阴液不足而不再加以详细全身辨证一味滋阴,每每疗效欠佳,其实根据不同病因病机,宜分型论治。

此外,对于干眼的治疗,历代医家亦有较多认识,《太平圣惠方》认为本病主要辨证为肝心风热、上焦积热等,治疗以清泻风热为主。《证治准绳》认为该症主要是阴虚为本,火热为标,因此治疗应以补阴兼抑火,并提出临床误治的后果,"若误认火实,用开烙针泄之法,则有紧缩细小之患"。《审视瑶函》认为本病多由肺阴不足或肝肾阴虚,虚火上炎所致;并认识到实邪亦可致干眼,可因湿热蕴结,火伏气分而发,肺阴不足或肝肾阴虚火旺者,宜养阴清热,脾肺湿热者,治宜清热利湿,当代中医眼科名家唐由之曾总结提出本病多为脾肺湿热所致,可用针灸治疗,取太渊、鱼际、三阴交为主,配以合谷、风池等诸穴。意在宣导脾肺两经,以清热化湿,调少阳之经气以助其功。

(二) 辩证论治

1. 燥热证

(1) 症舌脉:眼内干涩,视物模糊,白睛、黑睛干燥,甚则黑睛星翳,全身症见鼻咽干燥,舌质红少苔,脉细。

(2) 病机分析:燥为阳邪,其性干燥,易伤津耗液,故病人自觉眼内干涩;白睛属肺,燥邪耗损肺阴,可致白睛干燥,黑睛属肝,燥邪耗伤肝阴,则致黑睛干燥,甚则黑睛星翳;黑睛失其润泽,神光发越受阻,则视物模糊。鼻咽为肺系,肺阴受伤,不能滋润鼻咽,则鼻咽干燥。舌质红少苔,脉细为燥邪伤阴之象。

(3) 治法:滋阴清热润燥。

① 常用方:清燥救肺汤《医门法律》加减。杏仁、桑叶、枇杷叶、石膏、阿胶、麦冬、麻仁、人参、甘草;

② 加减:口干者加生地;黑睛星翳加蝉蜕、木贼;白睛红赤加密蒙花;

③ 针灸:主穴取太阳、四白、睛明,配穴取光明、太溪。施以平补平泻法,留针30分钟,其间行针1~2次。每日1次,10次为1个疗程。

2. 肝郁证

(1) 症舌脉:眼干涩,胀痛,畏光,情志抑郁,喜叹息,舌质淡红,苔薄黄或少苔,脉弦。

(2) 病机分析:肝气喜调达,肝气郁结,气机阻滞,郁闭清窍,则眼胀痛,情志抑郁,喜叹息;肝气不舒,气血失和,目失所养则眼干涩;肝郁日久化火则苔薄黄,伤津则少苔。弦脉应肝,肝气郁结则脉弦。

(3) 治法:疏肝解郁。

① 常用方:逍遥散《和剂局方》加减。柴胡、当归、白芍、茯苓、白术、薄荷、煨生姜;

② 加减:眼干涩重者加生地、麦冬;黑睛星翳加蝉蜕、木贼;白睛红赤加山栀、丹皮;

③ 针灸:主穴取太阳、四白、攒竹,配穴取光明、太溪、太冲、肝俞。施以平补平泻法,留针30分钟,其间行针1~2次。每日1次,10次为1个疗程。

3. 津亏证

(1) 症舌脉:白睛枯涩疼痛,干涩畏光,视物不清,口干,舌质红,苔薄黄少津,脉弦细。

(2) 病机分析:眼目依赖津液之濡养,津液亏虚,目失所养,则白睛枯涩疼痛,干涩畏光;黑睛受损,神光发越受阻,则视物模糊;津亏津液不能上承则口干;苔薄黄少津,脉弦细均为津亏之征。

(3) 治法:滋养阴津。

① 常用方:百合固金汤《医方集解》加减。生地黄、熟地黄、玄参、麦冬、百合、当归、白芍药、贝母、桔梗、甘草;

② 加减:眼干涩重者重用生地、麦冬;黑睛星翳加蝉蜕、木贼;白睛红赤加知母、黄柏;

③ 针灸:主穴取太阳、四白、攒竹、丝竹空,配穴取足三里、太溪、合谷。施以平补平泻法,留针30分钟,其间行针1~2次。每日1次,10次为1个疗程。

4. 气虚证

(1) 症舌脉:双目干涩,异物感,眼睑无力,常喜垂闭,精神倦怠,舌淡,脉细弱。

(2) 病机分析:素体虚弱,或劳倦过度,或年老气弱,导致清阳不升,故眼睑无力,常喜垂闭;气虚不能贯目,清阳不能上达,目失所养故双目干涩;气虚中气不足故精神倦怠;气虚失荣,血脉鼓动乏力,则舌淡,脉细弱。

(3) 治法:益气升阳。

① 常用方:补中益气汤《脾胃论》加减。人参、黄芪、白术、当归、升麻、柴胡、陈皮、甘草;

② 加减:眼干涩伴口干者加熟地、麦冬;黑睛星翳加蝉蜕、蔓荆子;白睛红赤加密蒙花;

③ 针灸:主穴取太阳、迎香、睛明,配穴取少泽、后溪。施以平补平泻法,留针30分钟,其间行针1~2次。每日1次,10次为1个疗程。

5. 阴虚证

(1) 症舌脉:双目干涩昏花,异物感,口咽干燥,舌红少苔,脉细。

(2) 病机分析:燥邪伤津,或素体肝津亏虚,目失濡养故双目干涩昏花;目中气血运行不畅则异物感;阴虚失养,口咽失津之濡养故口咽干燥;舌红少苔,脉细均为阴虚之征。

(3) 治法:滋养阴津。

① 常用方:一贯煎《柳州医话》加减。北沙参、麦冬、生地黄、当归身、枸杞、川楝子;

② 加减:大便秘结加瓜蒌仁;虚热或汗多加地骨皮;舌红而干加石斛;

③ 针灸:主穴取太阳、四白、攒竹、睛明,配穴取足三里、后溪。施以平补法,留针30分钟,其间行针1~2次。每日1次,10次为1个疗程。

(三) 按主症进行辩证论治

1. 眼干涩　眼干涩感为干眼第一大主症,病人轻者自觉干涩不爽,重者干涩感明显,患眼睁眼困难,伴眼红、畏光。局部检查,轻者白睛稍红赤,重者白睛红赤,少光泽,黑睛星翳,暗淡不润。本病早期实中挟虚,后期虚中挟实,虚以阴虚为主,伴有黑睛病变时配合祛风退翳药的应用。

(1) 燥伤肺阴证

1) 临床表现:眼干涩,异物感,秋冬季发病率高,伴口咽干燥,干咳少痰,舌质红,少津,脉细。

2) 治法:生津润燥,清宣肺气。

① 常用方:百合固金汤(《医方集解》)加减。生地黄、熟地黄、玄参、麦冬、百合、当归、白芍药、贝母、桔梗、甘草;

② 加减:外感燥邪者加防风、玉竹、芦根,兼有风寒湿痹者,加桑枝、桂枝、威灵仙、忍冬藤、牛膝;

③ 中成药:百合固金丸:每次6g,每日2次。养阴润肺,化痰止咳。用于肺肾阴虚,燥咳少痰,咽干喉痛;

④ 针灸:睛明、攒竹、肺俞、足三里、阴陵泉、照海。主要手法施以泻法。阴陵泉、照海施以补法。每日1次,10次为1个疗程。湿热壅滞者加外关、丰隆,瘀血内阻者加血海、曲池。

(2) 肝郁阴虚证

1) 临床表现:眼干涩,畏光,睁眼不适,情志抑郁,喜叹息,口干舌燥,舌红质干,脉象弦细。

2) 治法:疏肝解郁,滋养阴津。

① 常用方:逍遥散(《和剂局方》)合生脉散(《内外伤辨惑论》)加减。柴胡、当归、白芍、云苓、白术、

薄荷、党参、麦冬、五味子；

②加减：肝气淤滞，口苦咽干者加黄芩、山栀清肝泻火；畏光不适加防风、蔓荆子；口干舌燥加生地；

③中成药：逍遥颗粒：每次8克，每日2次口服，疏肝健脾，养血调经，用于肝气不舒，胸胁胀痛、头晕目眩、食欲减退，月经不调。生脉胶囊：口服，一次3粒，一日3次，益气，养阴生津，用于气阴两亏，心悸气短，自汗。针灸：睛明、攒竹、丝竹空、瞳子髎、太阳，平补平泻，得气后留针30min，每日1次．

（3）肝肾阴虚证

1）临床表现：眼干涩，异物感，头晕眼花，腰膝酸软，口咽干燥，舌质红，少津，脉细。

2）治法：滋养肝肾，生津润燥。

①常用方：加减六味地黄汤（《审视瑶函》）加减。熟地、生地、山药、枣皮、牡丹皮、茯苓、泽泻、枸杞子、麦冬、石斛；

②加减：外感燥邪者加玉竹、麦冬、芦根；腰膝酸软明显加牛膝，若肾精虚弱，可加紫河车一具，焙干为末入丸剂，或每次8克与汤药冲兑，日服2次；

③中成药：杞菊地黄丸：每次1丸，每日2次，滋肾养肝，用于肝肾阴亏，眩晕耳鸣，畏光，迎风流泪，视物昏花，但脾胃虚寒、大便稀溏者慎用。

针灸：曲池、合谷、三阴交、太溪、迎香、四白，每日一次，兼有失眠者加用照海、大陵等。

2. 畏光　畏光指眼睛不能耐受亮光，轻者不能耐受强光，重者室内光线也不能耐受，眯眼视物。干眼病人有畏光症状者，多伴黑睛病变，临症应仔细检查。

（1）外感风燥证

1）临床表现：畏光，眼干涩，异物感，睁眼不适，伴口咽干燥，干咳少痰，舌质红，少津，脉细。

2）治法：祛风润燥。

①常用方：清燥救肺汤（《医门法律》）加减。杏仁、桑叶、枇杷叶、石膏、阿胶、麦冬、白芍药、生地、熟地、甘草；

②加减：畏光重者加防风、蝉蜕、薄荷，兼有风寒者加桑枝、桂枝，眼红加密蒙花、蔓荆子；

③中成药：百合固金丸：每次6g，每日2次，养阴润肺，化痰止咳。用于肺肾阴虚，燥咳少痰，咽干喉痛；

④针灸：睛明、攒竹、肺俞、阴陵泉、照海。主要手法施以泻法。阴陵泉、照海，施以补法。每日1次，10次为1个疗程。湿热壅滞者加外关、丰隆，瘀血内阻者加血海、曲池。

（2）脾胃湿热证

1）临床表现：畏光，眼干涩，异物感，睁眼不适，白睛隐隐红赤，伴口干不欲饮，舌质红，苔黄腻，脉濡数。

2）治法：清热利湿。

①常用方：三仁汤（《温病条辨》）加减。杏仁、白豆蔻仁、薏苡仁、滑石、通草、半夏、厚朴、防风、甘草；

②加减：上下胞睑红肿者加川连、熟大黄，兼有风寒者加羌活、白芷，眼红加密蒙花、车前子；

③中成药：

④针灸：睛明、攒竹、丝竹空、瞳子髎、太阳，平补平泻，得气后留针30分钟，每日1次。

（四）中医临床经验

1. 名家经验　《太平圣惠方》记载了以中药内服、外洗、点眼的多种治疗方法。如肝心壅热，眼涩痛，宜服菊花散方；治眼目涩痛，渐渐昏暗，羚羊角散方；治眼磣涩，心胸烦闷，宜服通膈荠散方；治眼涩痛，连头额遍疼，肝心风热，壅滞所致，宜服玄参散方；治肝中久热，目常涩痛，宜服车前子丸方；治上焦积热，眼赤涩痛，大黄丸方；治眼涩痛，宜点黄牛胆煎方；治眼赤磣痛兼痒，洗眼方；治眼无时赤涩痛，洗眼方；治眼涩痛，兼有翳者，宜用枸杞汁点眼方。《证治准绳·神水将枯》："热结膀肤证，神水将枯者，盖下水热，蒸不清，故上亦不清，澄其源而流自清矣。……宜泻肝散"《证治准绳·干涩昏花》："治惟滋阴养水，略带抑火以培其本，本正则清纯之气和，而化生之水润。"《审视瑶函·神水将枯症》："其症有二：有阴虚症，有阳虚症，不可浑治，阴虚以补肾丸治之，阳虚以调中益气汤疗之。"

庄曾渊、喻京生等同将本病分为肺阴不足、肝肾亏虚、脾虚气弱三型，肺阴不足型表现为眼部干涩，甚则畏光,咽燥口干,治以益肺养阴,庄氏主以生脉散合清燥救肺汤加减,喻氏以养阴清肺汤治之。肝肾亏虚型表现为眼干涩畏光,头昏眼花,腰膝酸软,治以滋养肝肾,庄氏以杞菊地黄丸加减主之,喻氏以杞菊地黄丸为治。脾虚气弱型则眼部干涩,四肢乏力,精神倦怠,食少便溏,治以益气健脾,二者均主以归脾汤加减。高卫萍将本病分为肺阴不足、阴虚湿热、气阴两虚三型,肺阴不足,见眼干涩疼痛,口干便结,舌红少苔,处以养阴清肺汤;阴虚湿热则眼干涩疼痛,视物模糊,便干溲黄,舌红苔腻;气阴两虚见眼干涩疲劳,神疲乏力,头晕腰酸,夜寐多梦,口干少津,舌淡苔薄。

2. 专方治疗 谢立科选用道生散以益气养阴、舒肝养血,可疏肝养阴,润泽睛珠,使肝气条达,阴津充盛,睛珠润滑,目窍得养,临床症状显著改善,泪液分泌增加,泪膜破裂时间延长,效果显著。用逍遥散加减口服配合局部点用人工泪液治疗干眼,对比前后自觉症状、泪膜破裂时间、泪液分泌及角膜荧光素钠染色、结膜印迹细胞学等,同时动物实验证实临床观察。中药口服联合局部用药组明显优于单纯局部用药组。郝晓凤等采用道生散颗粒剂以治疗本病,予病人口服道生散颗粒剂,每日一剂,早晚温水送服,连服四周,诸药合用,共奏疏肝养阴,理气生津,明目益气之功,服药后病人自觉症状,BUT等检查均明显好转。

3. 中药外治法 王春兰等运用中药联合穴位按摩治疗本病,穴位按摩揉按上睛明、四白、太阳,且轮刮眼眶,挤捏睛明,每日早晚各一次,每次1~2分钟,养肝益阴,滋阴润燥,清热凉血,配合眼周穴位按摩,消除用眼疲劳,总有效率达93.3%。刘斌等通过中药超声凉雾法配合棒灸疗法,雾化组取白芍、麦冬、冰片、石斛、北沙参、菊花,综合组取中药日一剂,煎至200ml,药液冷却后,采取18层消毒纱布过滤,后放入超声雾化器内,与患眼相距10cm进行雾化,每眼15分钟,双眼交替30分钟,每日一次。综合组在雾化的基础上加以棒灸疗,采用悬灸法,主要为旋转灸与艾啄灸法,点眼穴、耳穴,灸耳门,每日一次,次十分钟,十周为一个疗程。治疗组的总有效率为95.33%,对照组总有效率为79.10%,两者治疗均有效,后者明显优于前者。

4. 灸疗 灸疗具有疏通经络,调和气血,活血化瘀,消炎镇痛的作用。金明应用赵氏雷火灸治疗Sjögren综合征,通过动物实验进行病理形态学观察,发现赵氏雷火灸联合养阴生津中药口服,有利于改善Sjögren综合征小鼠动物模型的泪腺功能。韩兵等采用中药结合前额回旋灸以治疗儿童干眼。灸疗30min/次,每日一次,15天为一疗程,共行两疗程。治疗后自觉症状、角膜荧光染色、BUT较治疗前均有显著改善,且操作简便,儿童易于接受。

(五) 其他中医疗法

1. 熏眼法 是以药物煎剂利用其热气蒸腾上熏眼部的治疗方法。具有物理湿热敷及药物治疗的双重作用,能发散外邪,养阴和荣,疏通经络,畅行气血。干眼为外障眼病,适应于熏眼法治疗,特别是内服药先熏后服。临床上可根据病情需要,可以单用熏法,或是熏洗结合,先熏后洗。

熏眼方法为将煎药罐连药带液离开火炉,立即用一厚纸罩住或有孔厚纸盖罩住药罐,使热气蒸腾上熏于眼部。其温度以能忍受而不烫伤为宜,温度过低达不到熏眼的目的,而应重新加温。亦可置于文火炉上,边加温边熏眼,可以延长一些施治时间而药液不凉。每次用15分钟左右,每日可用1~3次不等。目前可用电加温蒸汽壶作熏眼用,或者采用超声雾化吸入器亦佳。

2. 点眼法 将眼药制成粉剂,直接点于眼部结膜囊内,常用以矿石贝壳类药物为主。

该方法能将药物直接置于病患处,具有作用时间长,给药次数少,药物性质较稳定而不易变质,便于保管和携带等特点。要求无菌制备,细腻程度标准,必须过9号200目筛,点入眼内清爽舒适为宜。使用时将消毒玻璃棒攒药粉置于下睑内。

3. 滴眼法 本法是将药物制成水溶液、油溶液或混悬液,直接滴于眼部的治疗方法,是中医眼科外治法的主要方法,尤以水剂最为常用。具有简便易行,易吸收,作用快,病人易接受等优点。

4. 熏灸(雷火灸) 雷火灸是用特殊药物制成的条柱灸,点燃后悬灸穴位,起到畅通经络、调和气血、活血化瘀、消炎镇痛的作用。与传统灸法相比,"雷火灸"除具有温热穴位的物理作用外,药性更性烈,火力更峻猛,渗透力更强,临床报道治疗干眼有一定疗效。能更快地提高局部血液循环,迅速提高眼部的新陈代谢和分泌功能。雷火灸由重庆赵氏雷火灸研究所提供,先熏额头,再熏双眼和泪腺部位。点穴包括印堂、鱼腰、瞳子髎、四白、睛明穴;熏双耳,并点耳穴:耳门、耳垂及翳风,最后点双手合谷穴。整个灸疗过程约30分钟,治疗后2小时内不宜洗脸。每日灸疗1次,14天为1个疗程。

（六）方药方剂

(1)《肘后备急方》驱风散：五倍子6克，蔓荆子9克，研面，加水在铜锅内煎煮，取液冲洗眼睛，以治疗目涩痒痛。

(2)《普济方》［卷七十七眼目门］目涩痛：治肝心壅热。眼涩痛。宜服菊花散方。

甘菊花、防风（去芦头）、决明子、栀子仁、黄芩、车前子、川升麻、玄参、地骨皮、柴胡（去苗）、麦门冬（去心）、生干地黄、甘草（炙微赤锉）、羚羊角屑（以上各一两）、上件药。捣筛为散。每服三钱。以水一中盏。入淡竹叶二七片。煎至六分。去滓。每于食后温服。忌炙爆油腻热面生果等。

治眼目涩痛。渐渐昏暗。羚羊角散方。

羚羊角屑、赤芍药、薏仁（汤浸去赤皮）、赤茯苓、甘草（炙微赤锉）、地骨皮、麦门冬（去心焙干了杵各一两）。上件药。捣筛为散。每服三钱。以水一中盏。煎至六分。去滓。每于食后温服。

肝心风热。壅滞所致。宜服玄参散方。

玄参（半两）、甘菊花（三分）、防风（一两半去芦头）、羚羊角屑（一两）、子芩（一两）、蔓荆子（三分）、赤芍药（三分）、马牙硝（三分）。上件药。捣筛为散。每服三钱。以水一中盏。煎至六分。去滓。每于食后温服。夜临卧时再服。治肝中久热。目常涩痛。宜服车前子丸方。

车前子（半两）、决明子（半两微炒）、栀子仁（半两）、黄连（三分去须）、牵牛子（一两炒令熟）、枸杞子（半两）、甘草（三分炙微赤锉）、熊胆（半两）、牛胆汁（一合）、猪胆（五枚取汁）。上件药。除胆外。捣罗为末。以三味胆汁中熬。可丸。即丸如梧桐子大。每于食后。以温水下十丸。

(3)《证治准绳·类方》:治眼磣涩。心胸烦闷。宜服通膈茺蔚散方。

茺蔚（一两）、石膏（二两）、地骨皮、葛根（锉）、柴胡（去苗）、黄芩（以上各一两）、甘草（半两炙微赤锉）、薏仁（半两）。上件药。捣筛为散。每服三钱。以水一中盏。入竹叶七片。煎至六分。去滓。每于食后温服。夜临卧再服。

(4)《审视瑶函》卷四：陈皮、厚朴（姜汁炒）、苍术（米泔制）、莱菔子（炒，研碎）、少许柴胡、甘草（炙）、少许枳壳（麸炒）、草决明（炒，研碎）、桔梗、青皮、黄连（酒炒）、密蒙花、栀子（炒黑）、黄芩（酒炒）、神曲（炒）、家菊花各等分。共锉一剂。姜皮、灯心为引，水400毫升，煎至280毫升，温服。滓再煎。健脾清肝，明目退翳。用于小儿饮食失节，肝木乘脾，致成疳眼，腹大面黄，口渴腹泻，目涩畏光。推测本病可能为疳积上目合并干眼。

(5)《太平圣惠方·卷九十七，食治眼痛诸方》:治发热眼赤涩痛，栀子仁粥方。栀子仁一两，捣罗为末，分为四分，用三合米煮粥，临熟时下栀子末一分，搅令匀食之。

需要指出的是，干眼古人的认识不如其他常见内外障眼病为多，是否干眼古代发病率低于现代，还是古人对此病认识不够，有待进一步研究。不过从现代的研究来看，即便现代医家对干眼的认识，也是最近10年才逐渐认识并加以研究。

（七）急重症处理

干眼急重症病人多伴有黑睛的损伤，病人主要表现为畏光、流泪、眼疼、异物感。治疗的重点在于促进角膜上皮的修复，防治感染，主要措施为局部结合全身药物治疗。

中医认为本病急重症以阴虚为本，肝火、风热之邪外侵为标，依据中医"急则治其标"的原则，应以祛风清热、清肝祛火为法，常用方剂为《原机启微》羌活胜风汤，《审视瑶函》祛风散热引子，《原机启微》菊花决明散等祛风散热之剂，以及《眼科纂要》新制柴连汤，《审视瑶函》四顺清凉饮子等清肝祛火之剂。局部使用人工泪液及人表皮生长因子等滴眼剂。

另外，SS干燥综合征可结合全身免疫治疗，合理应用激素及免疫抑制剂。

（八）变证及治疗过程中不良反应处理

干眼的变证主要见于角膜继发感染，形成角膜炎甚至角膜溃疡，此时应按相关病情处理，可参照有关书籍。

（九）护理与调摄

临床上干眼病人，其发生原因与日常的饮食习惯、生活起居和精神心理因素有关，在病人不自觉的过程中缓慢起病。因此通过详细地讯问病史,了解致病原因,并给予正确的饮食及生活指导,从根本上消除病因,对于预防干眼的发生和发展是十分重要的。

1. 合理饮食　干眼的发生与饮食因素关系十分密切,干眼病人主要表现为阴津亏虚,故饮食方面应纠正不良嗜好,少食辛辣、煎炸、肥甘厚味和酒类等食品。均衡饮食、不偏食,以清淡饮食为主。多吃含维生素 A、B、C、E 的蔬菜及水果,如瘦猪肉、鸭肉、龟、鳖、绿豆、冬瓜、赤小豆、荸荠、芝麻、百合等甘凉滋润之品。少食羊肉、狗肉、韭菜、辣椒、葱、蒜、葵花子等性温燥烈之品,少吃烧烤油炸食物。干眼病人还要注意保证有充足的水分摄入,每天晨起饮两杯凉白开或菊花茶,对于改善干眼很有好处。

2. 起居有常　干眼病人多因工作或环境的关系,诱发或加重干眼,应起居有常,不宜熬夜,晨起洗脸时注意眼睑及睫毛之清洁,用热毛巾热敷可以减轻疲劳并增加泪液分泌。秋冬季节本病发病率增加,特别是北方更为明显,可用加湿器增加房间湿度。适度的运动对于改善干眼亦很有好处,中医学认为“久卧伤气,久坐伤肉”缺乏运动可使脏腑功能低下,津液输布失常。因此提倡干眼病人应适当地增加运动,如跑步、散步、体操、太极拳及其他形式的体育运动,病人可根据自身的具体条件,选择适宜的运动方式,并经常进行自我眼部按摩,以改善气血流通,促进泪液分泌和干眼的康复。

3. 调畅情志　中医学认为七情失和,思虑过度,或恼怒悲恐均可导致气机郁滞,津液输布失常而发干眼。宋朝的《太平圣惠方》指出“若悲哀内动。液道开而注下。其液枯竭则目涩痛。”说明情志因素对干眼的影响不容忽视。因此对于干眼病人进行心理治疗也是十分必要的。保持轻松愉快的心情,对于干眼的恢复具有十分重要的意义。

由于干眼程长,对个人工作、生活影响大,对患病有恐惧心理,因此需要向病人介绍本病的基本医药常识及长期用药的必要性,告知病人本病经治疗可实现的预期目标,并讲解正确使用滴眼液和眼膏的方法。对病情严重的病人须告知干眼的自然病程和慢性经过,以争取病人对治疗的良好的依从性。

另外,避免使用加重干眼的药物,如含有防腐剂滴眼液,如有任何眼睛不适应到眼科就诊,千万不要自行购买、点用滴眼液。配戴角膜接触镜的时间不要过长,应使用正规护理液,有不舒适即应取下接触镜并到眼科进一步检查和治疗。

（十）预后和转归

干眼病人病情轻重不一,轻者无症状或轻度干涩感,重者干涩不适,异物感明显,甚至睁眼困难,严重影响工作及生活,病程长。一般预后良好,很少引起失明,除非产生角膜溃疡等变证。

（十一）问题与展望

干眼是近些年比较受眼科医师关注的眼表疾病,相关的研究比较多,但其在年龄性别等方面各与什么发病机理相关,这等一系列问题都有待进一步研究,且目前尚无统一的干眼诊断标准,辨证论治标准,病情轻、中、重分级标准以及疗效评判标准,需进一步统一制定,使科学研究更加严谨,疗效结果判定可信度更高。对于干眼的治疗,西医主要以局部药物及手术治疗为主,治疗方法较多,但存在价格昂贵、长期使用副作用大、存在一定风险、临床疗效不显著等缺点,因此,找到一种更安全、更有效的治疗新方法是目前亟待解决的问题。中医治疗干眼历史悠久,临床上也反复证明中药对干眼有较好疗效,但尚缺乏深度和广度,特别是缺乏多中心、双盲、随机临床研究资料,应当结合中医理论和实践及干眼的现代研究成果进一步深入研究。中西医结合治疗是目前较为推崇的一种治疗方式,如何发挥中西医优势治疗干眼,还有待进一步的大样本多中心的临床研究,并宜加强机制方面的深入研究。

（谢立科）

参 考 文 献

1. 陈晨,谢立科. 中医对干眼因病机的认识及治疗概况. 国际中医中药杂志,2007,29(4):236~238
2. 高卫萍,杨英,陆绵绵. 辨证论治水液缺乏性干眼的疗效观察. 中医药信息,2010,27(1):80-81
3. 韩兵,刘菲,中药结合前额回旋灸治疗儿童干眼 38 例疗效分析. 中医疗养医学,2016,1(2):79-80
4. 郝晓凤,谢立科,唐由之,等. 逍生散颗粒剂治疗干眼的临床疗效观察. 环球中医药,2013,6(7):510-511

5. 金明,王晓娟,宋海姣,等.中药及熏灸治疗干眼的临床观察.中国中医眼科杂志,2006,16(2):71~73

6. 刘斌,陈炎生.中药超声凉雾法加棒灸疗治疗干眼的临床观察.时珍国医国药,2013,24(8):1961-1962

7. 刘祖国,干眼的诊断.中华眼科杂志,2002,38(5):318-320

8. 刘祖国,彭娟.干眼的诊断与治疗规范.眼科研究,2008,26(3):161-164

9. 王春兰,丛淑平.中药联合穴位按摩治疗更年期干眼90例.中医民间疗法,2013,21(7):48.

10. 谢立科,朱志容,张明明.逍遥散联合生脉散治疗干眼的临床研究.中国中医眼科杂志,2009,19(2):71~73

11. 喻京生,颜家朝,张晓利.中西医结合治疗干眼60例疗效观察.中医药导报,中医药导报,2012,18(2):107-108

12. 张明明,谢立科,庄曾渊.疏肝养阴法治疗分泌不足型干眼的实验观察.中国中医眼科杂志,2009,19(3):135-137

13. 张明明,庄曾渊,谢立科.中西医治疗干眼的临床研究概况与述评.中华中医药学刊,2009,27(5):1026~1028

14. 庄曾渊,金明.今日中医眼科.北京:人民卫生出版社,2011

Chapter 18

第十八章

干眼与精神心理疾病
Mental illness and dry eye

一、概述

随着医学模式从单纯的生物医学模式转变为生物 - 心理 - 社会模式,躯体疾病与精神心理异常现象的相互影响已经引起医学界和心理学界的广泛关注。许多研究显示,在许多疾病(如心血管、消化道、内分泌等多种系统性疾病)中,相当一部分病人存在焦虑、抑郁等精神心理症状,眼科疾病也不例外。干眼是慢性疾病,典型的干眼症状包括持续的眼表刺激症状、干涩、异物感、眼红、分泌物增加、视物模糊等,这些症状的长期存在会对病人的日常生活和社交能力产生不良影响,进而引起病人的心理和精神困扰,甚至发生心理或精神疾病,而后者又可能使干眼病人对各种症状的感知阈值降低,形成恶性循环,严重影响病人的视觉质量和生活质量,最终使干眼成为了一个重要的大众健康问题。

1998 年美国学者 Thomas E 等通过病例对照研究发现干燥综合征(Sjögren's syndrome,SS)病人较非SS 病人生存质量总体水平下降,该研究开创了干眼生存质量研究之先河。其后人们开展的一系列研究进一步揭示了干眼对生活质量的影响程度,其结果颇令人震惊。Strombeck B 等的调查结果显示原发性干燥综合征(pSS)病人生存质量水平下降,生存质量全面受损,其损害程度与风湿性关节炎病人和纤维肌痛妇女的生存质量相似;Schiffman RM 等的研究显示严重干眼可以像III/IV级心绞痛一样显著影响病人健康相关生活质量。除了眼部不适,干眼对视觉质量的影响也是困扰病人生活的另一个重要方面。Nichols KK首次将简化的 NEI-VFQ25 用于干眼病人的生存质量评价,结果显示干眼病人视觉相关生存质量受到影响。此外,干眼还会导致心理的问题,如引发失望和自尊心的不满,从而影响人的心理健康。临床上常常可见干眼病人主观症状和眼表客观检查不一致,其原因很可能与病人的症状受到上述心理精神因素的影响有关。

二、干眼相关的心理精神障碍

(一)焦虑和抑郁

1. 定义　焦虑是指在缺乏相应的客观刺激情况下出现的内心不安状态。抑郁是一种以显著而持久的心境低落状态为主要临床特征的心境障碍,常伴有焦虑、躯体不适和睡眠障碍等症状。据世界卫生组织的报道,抑郁的发病率已经成为了全球疾病负担的第四大主要原因。抑郁情绪和抑郁症已经证实和许多系统性疾病相关,如肥胖、代谢障碍和心血管疾病。1997 年有学者指出,抑郁情绪是自觉口干的潜在原因。

2. 流行病学　干眼病人比普通人群更容易出现焦虑情绪。2010 至 2011 年,韩国对 11 666 名年龄为 19~95 岁的志愿者使用欧洲五维健康量表(Euro quality of life-5 Dimensions,EQ-5D)对受试者进行心理状态评估后,发现干眼病人焦虑和疼痛两项得分都明显高于正常对照组,由此推测干眼病人比普通人群更容易出现焦虑情绪。其后韩国一项以 65 岁以上的老年人为研究对象的研究中也发现干眼病人中抑郁的发病率(33.3%)比非干眼人群(18.1%)要高,抑郁量表得分与干眼具有强烈的相关性。在我国台湾省的一项针对干眼并发症的病例对照研究中,选取了 12 007 位干眼病人和 36 021 位正常对照。结果显示干眼病人中抑郁的患病率为 7.20%,比对照组 3.55% 的患病率高。西方国家的干眼病人同样易患焦虑和抑郁。2015 年美国国立眼科研究所(NIH)对 460 611 名对象(包含多个年龄段的成年人)进行了一项横断面研究,根据美国 ICD-9 疾病分类,筛选出 7207 名干眼病人、20 004 名焦虑病人和 30 100 名抑郁病人。对结果采用独立回归分析后发现干眼病人中焦虑和抑郁的患病率分别为 4.0% 和 4.2%,焦虑和抑郁的危险度为对照组的 2.8 倍和 2.9 倍。

KH 等通过 meta 分析,对 22 项有关干眼与焦虑抑郁的关系的研究进行了统计和总结,共包含了 485 709 位干眼病人和 2 494 317 位正常人,以干眼病人中焦虑抑郁的患病率、发病率和严重程度为主要研究指标。结果显示干眼病人中抑郁(OR=2.92)和焦虑(OR=2.80)的患病率显著升高,约是对照组的三倍。抑郁的患病率和严重程度在 SS 病人中最高。在高加索人和亚洲人之间对比后,主要结果并无变化。这 22 项研究中并未有发病率的报道,所以干眼病程的长期性和严重性对焦虑和抑郁的影响仍不清楚。

(二) 疲劳感

1. 定义　疲劳感表现为躯体疲劳(包括视疲劳)和心理疲劳。心理疲劳是指由于神经系统紧张程度过高而引起的精神疲劳,表现为注意力不集中、思维迟缓、自觉体力不支、情绪低落等。

2. 流行病学　SS 病人多合并心理疲劳。Segal 等采用疲劳严重程度量表和疲劳概况量表,对 94 例原发性 SS 病人进行评估,发现 67% 病人有心理疲劳(疲劳严重程度量表得分≥4),其中抑郁和无助感与心理疲劳有高度相关性。但实验并未对 SS 病人和非 SS 干眼病人或正常人之间进行对比,缺少发病率差别的数据。

(三) 述情障碍

1. 定义　述情障碍又称情感表达不能,主要指缺乏用言语描述或表达情绪的能力,同时也缺乏幻想感。

2. 流行病学　SS 病人易患述情障碍。Van Leeuwen 等调查研究了 300 例原发性 SS 病人与 100 例正常对照组的情绪处理、情绪调节与心理健康情况,发现原发性 SS 病人的述情障碍占 22%,明显高于正常对照组(12%),表明 SS 病人更容易出现述情障碍。

三、焦虑抑郁相关的干眼

近年来干眼与焦虑抑郁的关系已经成为国内外干眼研究的热点之一,干眼是焦虑抑郁的高危因素已经得到公认,但仍有许多问题需要进一步研究,如焦虑抑郁与性别、干眼病程和经济收入、干眼类型等因素的相关性等等。

(一) 危险因素

干眼增加焦虑抑郁的发生危险,反之亦然,焦虑抑郁的病人其干眼的发生率也较高。2012 年上海,Wen 等针对 472 名有心理疾病的病人(包括 176 名抑郁症病人,170 名焦虑症病人,60 名焦虑症和抑郁症病人,55 名强迫性精神失调病人和 11 名恐慌症病人)研究后发现 60% 的病人有干眼,显著高于正常人群干眼的患病率。经回归分析发现,年老、患精神疾病的病程长、服用抗抑郁药物选择性 5- 羟色胺再摄取抑制剂(selective serotonin reuptake inhibitors,SSRIs)都是并发干眼重要的独立危险因素。虽然有研究显示性别是干眼的危险因素,但性别在焦虑和抑郁并发干眼的病人中并不是危险因素。同时,教育程度、吸烟、使用其他系统性药物和视频终端的使用均与焦虑和抑郁病人并发干眼无关。研究表明在合并全身性疾病,如高血压、糖尿病、心血管疾病、甲状腺疾病、胃肠道疾病、风湿性疾病和全身性药物的使用(抗组胺药、非甾体类消炎药和激素替代疗法)的人群中干眼的患病率高,然而这些因素亦与焦虑或抑郁病人中干眼患病率无关。

焦虑和抑郁程度与干眼症状严重程度相关。Li 等对中国上海的 89 名干眼病人(其中包括 13 名 SS 病人)和 73 名健康人进行研究,发现干眼病人中焦虑指数与眼表疾病指数(ocular surface disease index,OSDI)问卷和教育水平有关。而抑郁指数只与 OSDI 结果有关,而与焦虑指数和抑郁指数都不相关的因素有:年龄、性别、家庭收入、视力、泪膜破裂时间、泪液分泌试验和角膜荧光素染色结果。因此眼表客观检查结果不能反映干眼病人焦虑、抑郁症状的严重程度。

精神病人的干眼症状无特异性。有研究发现干眼病人频发慢性疼痛综合征与更高的疼痛指数有一个潜在的病因,称之为"躯体化"(somatization)。躯体化全称为躯体化障碍(somatization disorder),临床表现为多种多样、反复出现、时常变化、查无实据的躯体主诉至少两年,未发现任何可以解释上述症状的躯体疾病,通常存在明显的抑郁和焦虑。躯体化在抑郁中也很常见,并且它也可能影响病人对眼表不适的感知。之前有学者认为抑郁和干眼症状的联系紧密,但并非干眼的直接表现,这种观点与躯体化症状导致的在抑郁病人中出现的种种干眼症状相符合。有可能因为和不患抑郁的干眼病人相比,合并抑郁的干眼病人会以一种异常的方式去感知症状有关。简而言之,即焦虑抑郁病人对干眼症状的感知阈值下降导致了病人的种种"干眼症状"。另外,Galor 等提出了焦虑和抑郁病人可能存在中枢致敏(central sensitization)的猜想,并认为中枢致敏可能影响病人的疼痛感知域和疼痛的相关行为。焦虑和抑郁病人中主诉眼表感觉异常的比例比正常对照组更高,同时他们的心情也可以影响对干眼症状的感知。如果治疗抑郁会使这部分表现出"干眼"的病人的症状消失,那么提示临床上治疗这类"干眼"病人必须首先强调原发精神疾病的治疗。

除了疾病本身的影响,部分抗抑郁药和抗焦虑药中含有的抗胆碱能成分,而后者具有抑制泪液分泌的副作用,这也是这类精神疾病病人产生干眼的重要原因。即使有研究发现使用新一代的抗抑郁药 SSRIs 的病人与使用 5- 羟色胺 - 去甲肾上腺素再摄取抑制剂(serotonin-norepinephrine reuptake inhibitors,SNRIs)相比,泪液分泌试验的数值更低,但是 SSRIs(西酞普兰、氟西汀、艾斯西酞普兰、氟伏沙明、帕罗西汀和舍曲林)和 SNRIs(文拉法辛)的使用都被证明和干眼的发生有关。使用 SSRI 的抑郁病人并发干眼的风险是使用其他抗精神病药物类型病人的 1.55 倍。不过,并非所有抗焦虑抑郁药物都对泪液有影响,苯二氮䓬类、三环类抗抑郁药和去甲肾上腺素目前均未发现与干眼的发生有相关性。

(二) 干眼相关焦虑抑郁可能的发病机制

1. 炎症细胞因子表达异常　有研究发现与正常对照组相比,原发性 SS 病人外周血单核细胞表面高表达 P_2X_7 受体,此受体具有调控促炎症细胞因子的释放和细胞死亡的作用,也是神经精神障碍(包括焦虑和抑郁)病理生理改变中的一个关键因子。它的数量与原发性 SS 病人组中抑郁评分、焦虑评分呈明显正相关,这表明 P_2X_7 受体可能参与了原发性 SS 病人焦虑和抑郁的发生。Baturone 等关于原发性 SS 病人健康相关生活质量与血清前炎症细胞因子水平的关联研究结果表明,原发性 SS 病人身体综合评分和精神综合评分均减低,并且精神评分下降的病人的血清白细胞介素 -1β(IL-1β)、白细胞介素 -6(IL-6)、肿瘤坏死因子 -α(TNF-α)、肿瘤坏死因子 -γ(TNF-γ)水平均较不伴精神评分下降者显著升高,提示前炎症细胞因子(IL-6、TNF-α、IL-1β)的高水平表达可能与抑郁的发生密切相关。以上研究提示干眼病人中焦虑抑郁的发生可能与某些细胞因子的活化、干眼伴随的炎症程度相关。

(三) 神经性炎症

Maes 等的研究指出,焦虑与抑郁的病理机制复杂,临床表现多样,但焦虑与抑郁病人往往伴随中枢神经系统的轻度慢性炎性反应,尤其是细胞免疫反应,并观察到抑郁病人的神经再生减少,神经退行性病变加剧。在泪液的神经调节中,三叉神经感觉纤维和自主神经在局部释放神经肽,神经肽对泪液分泌和局部炎症起着重要的调节作用。感觉神经末梢主要释放 P 物质、降钙素相关基因肽(calcitonine gene-related peptide,CGRP)。P 物质通过使上皮细胞和免疫细胞释放细胞因子和趋化因子参与泪腺和眼表炎症的发生。CGRP 则通过扩张血管和刺激白细胞渗出参与炎症反应。而交感神经末梢释放的神经肽 Y(NPY)可有效调节免疫反应,减少自然杀伤细胞(natural killer cell,NK cell)活性,阻止 T 细胞增殖,并将细胞因子产物 Th1 转换为 Th2。

Harboe 等为了探讨 SS 病人在中枢神经系统中的改变,对 54 例原发性 SS 病人和 53 例正常对照者的脑脊液进行检测,并同时比较了两组疲劳得分和抑郁症状。结果发现原发性 SS 病人脑脊液中的白介素 1 受体抑制剂(The interleukin-1 receptor antagonist,IL-1Ra)含量明显高于对照组(P=0.026),疲劳得分与脑脊液中 IL-1Ra 含量呈明显正相关(r=0.11,P=0.015)。变化不仅存在于有抑郁症状的 SS 病人,也存在于不伴有抑郁症状的 SS 病人,而且在无抑郁症状的原发性 SS 病人中 IL-1Ra 含量与疲劳得分的相关性更高(r=0.20,P=0.006))。这一结果说明脑脊液中 IL-1Ra 的含量改变很有可能与引起原发性 SS 病人疲劳感有重要关系。

上述研究提示,干眼病人可能存在神经性炎症,而后者导致了继发性的中枢神经病变,最终引起焦虑抑郁等精神障碍的发生。

(四)诊断

焦虑与抑郁目前主要通过相关量表得分建立诊断。常用的量表有 Zung 焦虑自评量表(Zung Self Rating Anxiety Scales,SAS)、Zung 抑郁自评量表(Zung Self Rating Depression Scales,SDS)和 Beck 抑郁问卷(Beck Depression Inventory,BDI),根据量表得分判断病人是否合并焦虑或抑郁,及患病的严重程度。也可以使用欧洲五维健康量表,评价病人的生活质量。

四、干眼相关心理精神障碍的预防和治疗

(一)预防

1. 病情宣教　对于干眼病人,医生应耐心介绍干眼的疾病特点,对于干眼可能引起的并发症要及时预防与诊断,为病人选择最佳的治疗方案。重视对干眼病人进行鼓励与精神支持。

2. 心理干预　对于出现早期心理障碍的干眼病人,应积极进行沟通、疏导,心理干预的目的在于调整病人的认知、情绪、个性、应对方式,帮助病人提高自我调节能力。必要时请心理专科医师协助进行心理干预治疗,分别有支持性心理干预、认知性心理干预、放松训练、团体心理干预和家属干预。

(二)治疗

1. 运动治疗　已有许多研究证实运动对焦虑抑郁和疲劳等心理异常疾病有改善作用。Strömbeck 等对 11 例原发性 SS 病人进行有氧运动训练,12 周后评价病人的有氧代谢能力、疲劳感、自感劳累分级、焦虑和抑郁程度以及与健康相关的生活质量。与正常对照组相比,除焦虑程度和与健康相关的生活质量无明显改变外,其他 4 个指标实验组均明显好于正常对照组。因此可以认为适当的有氧锻炼有助于治疗原发性 SS 病人的心理障碍。

2. 药物治疗　对于干眼并发严重精神障碍的病人,需要在精神专科医生的指导下进行治疗。对于此类病人药物的选择应尽量采用对泪膜稳定性影响较小的药物,否则会加重病情。如上文所述使用抗抑郁药 SSRIs 与使用 SNRIs 的病人相比,泪液分泌试验的结果更低,但是苯二氮䓬类药物和其他抗抑郁药,如三环类抗抑郁药、去甲肾上腺素能和特异的 5- 羟色胺能抗抑郁药与干眼并无相关性。所以对已有干眼或在治疗过程中出现干眼的病人,在抗抑郁药物的选择上可优先考虑以上几种。

五、总结与展望

干眼病人中焦虑、抑郁等心理精神症状发生率高,而心理状态的异常会加重病人对干眼症状的自我感知程度。眼科医生在治疗干眼病人时常常关注在反映病人主要症状的体征上,但临床上需要警惕并意识到焦虑症和抑郁症与干眼的在病人心理和身体机能上的紧密联系。当干眼病人在干眼症状和体征上有着明显的不符并有心理精神异常的表现时,提示了同时并发了焦虑或抑郁等问题的可能。心理异常和使用抗抑郁药物也应该作为干眼的病因诊断与鉴别诊断之一,应注意鉴别它们之间的因果关系,勿造成漏诊误诊。反之,心理精神障碍的存在也可诱发或加重干眼,且部分精神类药物的选择对干眼有直接影响,病人的干眼又会对这部分心理精神障碍病人造成新的困扰,因此对心理精神障碍病人干眼的认识和预防、治疗同样值得引起重视。

干眼与心理精神障碍相互影响的确切病理机制尚未明了,临床上也还有许多亟待回答的问题。例如,现有文献均为回顾性研究或横断面研究,只能获得患病率的数据,对发病率仍有待队列研究的开展;既往

不同的研究中采用的心理评估量表不尽相同,导致结果存在不一致性;心理精神障碍发生的危险因素仍不清楚,如与不同干眼类型、用药情况,并发症和社会经济地位等的关系有待进一步探讨;干眼相关焦虑抑郁的临床特点还不甚清楚;干眼相关心理精神异常诊断标准和治疗手段有待标准化。

(梁凌毅)

参 考 文 献

1. 褚昕宇,王泽军,季浏.运动的抗焦虑作用与海马可塑性的关系.中国康复医学杂志,2014,29(5):495-498

2. 杜向红,梁庆丰.干眼病人心理障碍的研究进展.中华眼科杂志,2016,52:226-230

3. 郝伟,于欣.精神病学.北京:人民卫生出版社,2013:139

4. 郝伟,于欣.精神病学.北京:人民卫生出版社,2013:23

5. 郝伟,于欣.精神病学.北京:人民卫生出版社,2013:108

6. 李学砦.不同锻炼项目、强度和时间对大学生焦虑、抑郁及自我概念的影响.中国临床康复,2005,8:20-22.

7. 中华医学会眼科学分会角膜病学组.干眼临床诊疗专家共识(2013年).中华眼科杂志,2013,49(1):73-75

8. Ahn JM,Lee SH,Rim TH,et al. Prevalence of risk factors associated dry eye:the korea national health and nutrition examination survey 2010—2011.Am J Ophthalmol,2014,158(6):1205-1214

9. Antoine Labbé,Ya Xing Wang,Ying Jie,et al. Dry eye disease,dry eye symptoms and depression:the Beijing Eye Study. Br J Ophthalmol,2013,97:1399-1403

10. Anttila SS,Knuuttila ML,Sakki TK. Depressive symptoms as an underlying factor of the sensation of dry mouth. Psychosom Med.1998,60:215-218

11. Barefoot JC,Brummett BH,Clapp-Channing NE,et al. Moderators of the effect of social support on depressive symptoms in cardiac patients. Am JCardiol,2000,86(4):438-442

12. Bathla M,Singh M,Relan P.Prevalence of anxiety and depressive symptoms among patients with hypothyroidism.Indian J Endocrinol Metab,2016,20(4):468-474

13. Baturone R,Soto MJ,Marquez M,et a1.Health—related quality of Life in patients with primary Sjögren's syndrome:relationship with Serum levels of proinflammatory cytokines.Scand J Rheumatol,2009,38(5):386-389

14. Chia EM,Mitchell P,Rochtchina E,et al. Prevalence and associations of dry eye syndrome in an older population:the Blue Mountains Eye Study.Clin Experiment Ophthalmol,2003,31:229-232

15. Chung CW,M Tigges,RA Stone. Peptidergic innervation of the primate Meibomian gland. Invest Ophthalmol Vis Sci,1996,37:238-245

16. de Wit L,Luppino F,van Straten A,et al. Depression and obesity:a meta-analysis of community-based studies. Psychiatry Res. 2010,178:230-235

17. Galor A,Covington D,Levitt AE,McManus KT,Seiden B,Felix ER et al. Neuropathic ocular pain due to dry eye is associated with multiple comorbid chronic pain syndromes.J Pain,2015,17(3):310-318

18. Galor A,Covington D,Levitt AE,McManus KT,Seiden B,Felix ER et al. Neuropathic ocular pain due to dry eye is associated with multiple comorbid chronic pain syndromes.J Pain,2015,17(3):310-318

19. Galor A,Felix ER,Feuer W,Shalabi N,Martin ER,Margolis TP et al. Dry eye symptoms align more closely to non-ocular conditions than to tear film parameters.Br J Ophthalmol,2015,99(8):1126-1129

20. Harboe E,Tjensvoll AB,Vefring HK,et a1.Fatigue in primary Sjögren's syndrome:a link to sickness behaviour in animals. BrainBehav Immun,2009,23(8):1104-110.

21. Hay EM,Thomas E,Pal B,et al. Weak association between subjective symptoms or and objective testing for dry eyes and dry mouth:results from a population based study. Ann Rheum Dis. 1998,57(1):20-24

22. Hong Liyue,Peggy Pei-Chia Chiang,Sharon C. Sung & Louis Tong. Dry Eye-Related Visual Blurring and Irritative Symptoms and Their Association with Depression and Anxiety in Eye Clinic Patients [J/OL]. Current Eye Research,Early Online,2015,1-10

23. Joelle A. Hallak,Sapna Tibrewal,and Sandeep Jain. Depressive Symptoms in Patients With Dry Eye Disease:A Case-Control Study Using the Beck Depression Inventory. Cornea,2015,34:1545-1550

24. Katon W,Kleinman A,Rosen G. Depression and somatization:a review. Part I. Am J Med 1982,72(1):127-135

25. Kawashima M,Uchino M,Yokoi N,Uchino Y,Dogru M,Komuro A et al. Associations between subjective happiness and dry eye disease:A New Perspective from the Osaka Study. PLoS One,2015,10(4):e0123299

26. KH Wan,LJ Chen,AL Young. Depression and anxiety in dry eye disease:a systematic review and meta-analysis. Eye advance online publication,2016,1-10

27. Kim KW,Han SB,Han ER,et al. Association between depression and dry eye disease in an elderly population.Invest Ophthalmol Vis Sci,2011,52:7954-7958

28. Kim KW,Han SB,Han ER,Woo SJ,Lee JJ,Yoon JC et al. Association between depression and dry eye disease in an elderly population. Invest Ophthalmol Vis Sci 2011;52(11):7954-7958

29. Kocer E,Kocer A,Ozsutcu M,Dursun AE,Krpnar I. Dry eye related to commonly used new antidepressants. J Clin Psychopharmacol,2015,35(4):411-413

30. Kocer E,Kocer A,Ozsutcu M,Dursun AE,Krpnar I. Dry eye related to commonly used new antidepressants. J Clin Psychopharmacol,2015,35(4):411-413

31. Kova'cs I,A Luda'ny,T Koszegi,et al. Substance P released from sensory nerve endings influences tear secretion and goblet cell function in the rat.Neuropeptides,2005,39:395-402

32. Kyung-Sun Na,Kyungdo Han,Yong-Gyu Park,et al. Depression,Stress,Quality of Life,and Dry Eye Disease in Korean Women: A Population-Based Study, Cornea,2015,34:733-738

33. Larun L1,Brurberg KG,Odgaard-Jensen J,et al. Exercisetherapy for chronic fatigue syndrome.Cochrane Database Syst Rev, 2016,24;(6):CD003200

34. Lemp MA. Advances in understanding and managing dry eye disease. Am J Ophthalmol,2008,146(3):350-356

35. Maes M,Twisk FN,Ringel K.Inflammatory and cell—mediated immune biomarkers in myalgic encephalomyelitis/hronic fatigue syndrome and depression:inflammatory markers higher in myalgic encephalomyelitis/hronic atigue syndrome than in depression. Psychother Psychosom,2012,81(5):286-295

36. Manaviat MR,Rashidi M,Afkhami-Ardekani M,et al. Prevalence of dry eye syndrome and diabetic retinopathy in type 2 diabetic patients. BMC Ophthalmol,2008,8:10

37. Meiyan Li,Lan Gong,Xinghuai Sun,et al. Anxiety and Depression in Patients with Dry Eye Syndrome. Current Eye Research, 2011,36(1):1-7

38. Mertzanis P,Abetz L,Rajagopalan K,et al. The relative burden of dry eye in patients' lives:comparisons to a U.S. normative sample.Invest Ophthalmol Vis Sci 2005,46(1):46-50

39. Mertzanis P,Venkataraman K,Begley C,et al.The impact of dry eye on daily life:Results from a qualitative study.Invest Ophthalmol Vis Sci,2002,43(13):74

40. Miljanovic B,Dana R,Sullivan DA,Schaumberg DA.Impact of dry eye syndrome on vision-related quality of life.Am J Ophthalmol 2007,143(3):409-415

41. Morikawa M,Okamoto N,Kiuchi K,et al. Association between depressive symptoms and metabolic syndrome in Japanese community-dwelling older people:a cross-sectional analysis from the baseline results of the Fujiwara-kyo prospective cohort study. Int J Geriatr Psychiatry.2013,28:1251-1259

42. Mosimann BL,MV White,RJ Hohman,et al. Substance P,calcitonin generelated peptide,and vasoactive intestinal peptide increase in nasal secretions after allergen challenge in atopic patients. J Allergy Clin Immunol,1993,92:95-104

43. Moss SE,Klein R,Klein BE. Long-term incidence of dry eye in an older population. Optom Vis Sci. 2008;85:668-674

44. Nichols KK,Mitchell GL,Zadnik K. Performance and repeatability of the NEI-VFQ-25 in patients with dry eye. Cornea,2002,21 (6):578-583.

45. Robert van der Vaart,,Mark A. Weaver,Chelsea Lefebvre,et al.The Association Between Dry Eye Disease and Depression and Anxiety in a Large Population-Based Study. Am J Ophthalmol,2015,159(3):470-474

46. Schaumberg DA,Dana R,Buring JE,et al. Prevalence of dry eye disease among US men:estimates from the Physicians'Health Studies. Arch Ophthalmol,2009,127:763-768

47. Schiffman RM,Walt JG,Jacobsen G,et al.Utility assessment among patients with dry eye disease. Opthalmology,2003,110(7): 1412-1419

48. Segal B,Thomas W,Rogers T,et a1.Prevalence,severity,and predictors of fatigue in subjects with primary Sjögren's syndrome. Arthritis Rheum,2008,59(12):1780-1787

49. Springer J,PGeppetti,A Fischer,DA Groneberg. Calcitonin gene-related peptide as inflammatory mediator. Pulm Pharmacol Ther,2003,16:121-130

50. Strömbeck B,Ekdahl C,Manthorpe R,et al. Health-related quality of life in primary Sjögren's syndrome,rheumatoid arthritis and fibromyalgia compared to normal population data using SF-36. Scand J Rheumatol,2000,29(1):20-28

51. Strömbeck BE,Theander E,Jacobsson LT.Effects of exercise on aerobic capacity and fatigue in women with primary Sjögren's syndrome.Rheumatology(Oxford),2007,46(5):868-871

52. Sun C,Zhou Y1,Wang D,et al. [Impact of depression and anxiety assessment performed in gastrointestinal cancer patients on postoperative depression and anxiety symptom and mental health service visit]. Zhonghua Wei Chang Wai Ke Za Zhi.2016,19(5): 571-574

53. Thieme K,Turk DC,Gracely RH,et al. The relationship among psychological and psychophysiological characteristics of fibromyalgia patients. J Pain,2015,6:186-196

54. Thomas E,Hay EM,Hajeer A,et al. Sjögren's syndrome:a community-based study of prevalence and impact. Br J Rheumatol, 1998,37(10):1069-1076.

55. Tian YJ,Liu Y,Zou HD,et al. Epidemiologic study of dry eye in populations equal or over 20 years old in Jiangning District of Shanghai. Zhonghua Yan Ke Za Zhi. 2009,45:486-491

56. Ust ü n TB,Ayuso-Mateos JL,Chatterji S,et al. Global burden of depressive disorders in the year 2000.Br J Psychiatry.,2004, 184:386-392

57. van Leeuwen N,Bossema ER,van Middendorp H,et a1.Dealing with emotions when the ability to cry is hampered:emotion processing and regulation in patients with primary Sjögren's syndrome.Clin Exp Rheumatol,2012,30(4):492-498

58. Vehof J,Zavos HM,Lachance G,Hammond CJ,Williams FM.Shared genetic factors underlie chronic pain syndromes. Pain.2014, 155(8):1562-1568.

59. Vehof J,Zavos HM,Lachance G,Hammond CJ,Williams FM.Shared genetic factors underlie chronic pain syndromes. Pain.2014, 155(8):1562-1568

60. VOLONTE C,APOLLONI S,SKAPER SD et al.P2X7 Receptors Channels,Pores and More.CNS Neurol Disord Drug Targets, 2012,11:705-21.

61. Vriezekolk JE,Geenen R,Hartkamp A,et al. Psychological and somatic predictors of perceived and measured ocular dryness of patients with primary Sjögren's syndrome. J Rheumatol,2005,32:2351-2355

62. Wang TJ,Wang IJ,Hu CC,et al. Comorbidities of dry eye disease:a nationwide population-based study. Acta Ophthalmol,2012, 90:663-668

63. Wang TJ,Wang IJ,Hu CC,et al. Comorbidities of dry eye disease:a nationwide population-based study. Acta Ophthalmol,2012, 90:663-668

64. Wen Wen,,Yanru Wu,,Yuhong Chen,et al. Dry Eye Disease in Patients With Depressive and Anxiety Disorders in Shanghai. Cornea,2012,31:686-692

65. Whooley MA,Wong JM. Depression and cardiovascular disorders. Annu Rev Clin Psychol. 2013,9:327-354

66. Wong J,Lan W,Ong LM,Tong L. Non-hormonal systemic medications and dry eye. Ocul Surf,2011,9(4):212-226

67. Xie B,Chen Y,Zhang S,et a1.The expression of P2X7 receptors on peripheral blood mononuclear cells in patients with primary Sjögren's syndrome and its correlation with anxiety and depression.Clin Exp Rheumatol,2014,32(3),354-360

第十九章

展　望

Future directions

　　干眼是我国乃至世界范围内主要的眼病之一,其临床诊疗水平的提高有赖于基础与临床研究的深度与广度。2007年国际干眼工作小组首次将干眼基础研究专家和临床研究学者组织起来,全面地总结了干眼的定义、发病机制及诊疗方案。2017年7月12日国际干眼指南第二版发布。我国在2013年也出台了《干眼临床诊疗专家共识》,这项系统性工程为我国眼科工作者诊断及治疗干眼病人提供了重要依据。

　　在过去十年里,干眼的基础和临床研究取得了令人瞩目的进展,我们欣喜地看到多个基于基础研究成果的小分子药物或单克隆抗体药物在日本和美国开展了临床应用研究。应当看到,我国干眼的基础与应用基础研究的某些领域已处于国际先进水平。但是总体来说,由于缺乏转化医学的意识以及受制于当前药物研发体系的限制,我国干眼的应用转化研究与发达国家仍存在较大差距,具体体现在缺乏系统性研究、科研投入有限、缺乏专业人才等方面。今后我国的干眼研究应主要集中在揭示国人干眼流行病学特征(特别是青年人为主的群体)、优化干眼临床诊疗规范、治疗路径及精准医疗视角下的干眼药物研发等方面。广大同行应该倡议国家设立相关研究课题,培养高素质人才,并加强国内外和多学科交叉的合作,以此进一步提高我国干眼的基础与临床研究水平。

一、干眼流行病学展望

(一) 干眼流行病学研究现状

　　流行病学是一门研究与应用并重的科学,它不仅可以用来研究干眼的临床特征,而且其研究成果可以转化为控制措施来防治干眼,以达到有效预防干眼、降低患病率的目的。干眼流行病学研究不仅能够为干眼临床及基础研究提供客观依据,而且有助于帮助我们阐明一些尚未解决的干眼发病机制问题。

　　过去十年里,世界各国围绕干眼流行病学患病率及危险因素等展开了多个设计严密、覆盖广、跨时长的大样本流行病学研究,取得了显著的进展。但仍然有多个问题亟待回答,亟需开展一批高水平的干眼流行病学研究项目,揭示青壮年劳动力干眼的流行病学分布特征和危险因素,并加强干眼的诊断研究,建立适合本国病人流行病学调查的统一及快速的评价体系。广大眼科工作者要重视流行病学研究,积极参与临床流行病学研究,贯彻干眼的三级预防策略,基于互联网医疗,建立病人个性化干眼健康教育和卫生保健体系。

　　不同地区的气候条件、人种分布及人群生活水平和饮食习惯相差较大。因此阐明干眼流行病学特征应该从以下几个方面进行着手:①以相对统一的诊断标准研究不同地区人群的患病率及发病率,掌握干眼的地区性分布特征;②研究干眼的人群分布,如性别、年龄、职业、种族、教育背景、行为模式、居住环境等与干眼的相关性;③研究特定人群的干眼分布特征,如高校在读生、白领、眼科门诊及某些系统疾病患病等。

我国整体的干眼流行病学研究无论是数量还是质量还有待提高,揭示国人流行病学分布特征的高水平系统研究项目还不多,同时缺乏前瞻性队列研究数据、环境因素与干眼的研究数据以及干眼病人的社会经济学分析数据等。针对年龄、性别、职业、教育水平、地区差异等与干眼的相关性研究仍需大规模、多地区的流行病学调查予以加强。

(二) 干眼危险因素分析

在干眼的危险因素研究方面,目前许多报道均已证实部分干眼病人除视觉相关生活质量受损外,还可伴随不同程度的焦虑、抑郁等心理症状。心理异常与干眼之间的因果关系还需深入研究。吸烟、饮酒、运动、营养和睡眠等与干眼患病率的关系仍需更多的证据加以阐明。在易感人群方面,学生、白领等脑力劳动者使用视屏终端的概率较大,患病率可能较高;某些容易暴露于有害环境因素(如高热、干燥等)的体力工作者也可能是干眼的高危人群。应当看到,见诸报道的干眼流行病学调查所用的干眼诊断因考虑到筛查的快速及简易性,主要是以症状学为主要诊断标准。这种研究获得的患病率较以体征及查体为诊断依据的数据高。目前仍缺乏兼具高特异性和高敏感性的干眼临床筛查诊断标准,推行统一的诊断标准将有助于干眼流行病学调查的标准化,加强不同地区之间研究结果的可比性。

(三) 干眼流行病学研究的设计

我们应该提倡设计论证力强的干眼流行病学研究。现有的干眼研究多数是特定人群的横断面或者回顾性研究,由于其论证强度低,也很难获得其他学者的认可。因此,设计良好的干眼流行病学研究要考虑目标人群的代表性,使用合理的抽样方法,并依据流行病学研究方法学的基本原则进行课题设计和实施,尽量选择论证强度高、抽样方法准确、随机分组的设计方案,保证资料收集和数据处理的客观性,处理好研究中潜在干扰因素等。近年来出现的流行病学与精准医学相互渗透的"微观流行病学",提倡利用分子生物学、遗传学的研究手段,从分子或基因水平上研究干眼在人群中的分布和危险因素,达到预防和控制疾病的目的。这些新方法也有助于我们深入研究干眼的遗传易感性、遗传背景与环境因素交互作用的关系。

(四) 干眼流行病学研究的临床转化与应用

我们应当重视流行病学研究成果的临床转化与应用,包括公共卫生策略的制定、基础研究方向的选择和临床诊疗的指导。临床工作者应当在对干眼流行病学研究成果转化在科学性判定的基础上加以推广应用。与此同时,相关研究成果应结合临床实践,做好对公众的科普工作和健康宣教,如告知公众干眼危险因素、推广健康的生活方式。我们要采用民众喜闻乐见的宣传形式进行宣教,更应鼓励医务工作者积极投身科普工作,促进干眼相关研究成果在人群中的应用,做好干眼预防工作。干眼流行病学研究结果只有在有效地转化并应用于临床实践后,才是体现它在干眼防治工作中的价值。

二、干眼诊疗展望

干眼作为一类常见的眼表疾病,不仅流行病学分布具有地理上的差别,不同地区、不同人种的临床表现也可能是有所不同的。既往研究发现我国干眼病人的临床特征与发达国家不完全相同,事实上,这也是当前世界范围内存在多个干眼定义的原因之一。学界内常用的干眼诊疗指南主要依据2007年国际干眼工作小组报告、美国眼科学会公布的干眼诊疗指南、日本眼科学会公布的诊疗指南等。目前,我国学者也总结出了具有我国特色的干眼定义、分类、诊断标准和治疗原则,这些见解切合我国病人的实际,并为国际上干眼临床研究理论的建立和发展做出了贡献。国际眼表泪膜学会于2015年启动了新版国际干眼工作小组报告(2017)的修订工作,此报告与2017年7月12日发表,我国刘祖国教授和徐建江教授受邀参与此次撰写。

在制定干眼诊疗规范的过程中,我国学者首先规范了干眼临床专业术语,避免了临床上概念的混淆。早在2004年,我国学者刘祖国基于眼表面泪膜的结构与功能改变就提出了界定国人干眼定义的建议,并在后来补充发展为2013我国《干眼临床诊疗专家共识》中的干眼定义。该干眼专家共识提出将干眼分为5个亚类,并针对不同亚类提出了个性化的治疗原则,基于我国干眼病人的临床特征,学者们也提出了相应的干眼诊断标准。我国首个《干眼临床诊疗专家共识》,是对多年来我国干眼临床研究成果和经验进行的提炼和总结,首次明确和统一了干眼诊断治疗中的多个关键问题,为眼科医师提供了简洁、清晰、临床操作性强的干眼临床诊疗规范。

(一) 干眼的临床诊断研究展望

如何优化干眼的诊断流程仍然是当前热门的研究方向。总体而言,目前国际上仍然缺乏公认的干眼诊断的"金标准"及病情分级标准,这不利于临床医生对干眼病情的判断、临床治疗方案的选择和临床随访的评估。在临床实践中,我们发现现有的干眼诊断标准并不能诊断所有的干眼病人,部分干眼病人的症状和体征是分离的。而不同诊断标准和检查方法的使用,给不同临床药物治疗研究的疗效对比带来难度。我们迫切需要建立一套能达成共识的干眼疾病分类和病情判断的客观标准,以提高流行病学和临床研究的可比性,更需建立我国人群的干眼临床检查正常标准值,如泪液分泌试验、泪膜破裂时间等。

寻找特异性和敏感性"双高"的干眼临床检查方法是建立干眼诊断"金标准"的基础。目前眼科临床上最常用的干眼诊断及病情评估指标包括病人自觉症状、泪膜破裂时间(接触式和非接触式)、眼表染色、泪液分泌试验及角膜神经知觉试验。临床上早已发现干眼主观症状和临床检查结果之间可能是不匹配的,因此,不同临床医生在进行干眼病人临床检查时应特别注意检查操作流程和诊断标准的一致性。目前各种检查方法存在的局限包括:

1. 泪液分泌试验数值在区分轻度和中度干眼时效果不佳,结果变异度大,但对于水液缺乏型干眼的诊断效率较高。

2. 现有的几种常用眼表染色评分方法与眼表炎症严重程度的一致性均不理想。结膜染色实验尽管是干眼眼表损害的重要体征,但是检查方法并未在我国临床广泛开展,多数医师仍然首选角膜染色作为评判眼表上皮损伤程度的手段。丽丝胺绿是很好的结膜染色评估试剂,且耐受性好,因此,荧光素钠和丽丝胺绿两种染色剂的混合型试纸条使用更为便捷、有效。

3. 泪膜破裂时间检测是目前公认的较为客观,且重复性较好的干眼诊断方法,但规范化的操作才能获得准确的结果。

4. 印迹细胞学技术和优化的泪液蛋白质组学分析可以定量检测相关蛋白和基因的表达水平,寻找可以反映干眼眼表炎症状态的生物学标志物,有助于帮助临床医生进行干眼的病因和炎症分型、炎症程度以及抗炎治疗效果评估等。

总之,各种干眼检查方法本身的重复性和变异性均有待于进一步改善。

(二) 干眼的临床治疗研究展望

目前临床上常用的干眼局部治疗药物主要包括人工泪液、抗炎药物、促泪液分泌药物、必需脂肪酸等,临床上开具处方中较为常见的是人工泪液和抗炎类药物。

人工泪液的作用原理为补充泪液成分和润滑眼表,大多数干眼病人使用该药缓解症状后仅能维持短暂的时间,对眼表损害的改善不明显。将来需要开发作用时间更长、具有泪液各层功能及添加有泪液活性成分(营养物质、生长因子、细胞因子/趋化因子、黏蛋白和脂类等)的人工泪液产品。防腐剂是大多眼用制剂的重要成分,大量文献证明防腐剂会损伤病人的眼表上皮和泪膜功能,尤其针对需长期、频繁用药的干眼病人。开发对眼表低毒或无毒的防腐剂,甚至不添加防腐剂是未来人工泪液的发展趋势。

糖皮质激素目前控制眼表非感染性炎症效果最好的抗炎药物,对于中重度干眼的眼表炎症治疗效果明显,目前使用短期、低浓度糖皮质激素治疗中重度干眼已经在国际上达成了共识。但应当看到,不当使用激素会诱发病人出现眼部感染、继发性青光眼等并发症,因此临床医生在使用时应综合评估、使用时关注病人眼压波动。有专家建议糖皮质激素可与环孢素 A 合并用药或者先后用药以增加抗炎效果,并减少环孢素 A 的眼部刺激性。环孢素 A 对干眼的治疗作用主要是免疫调控,其在多个临床研究中表现出较好的疗效,且并发症较少。它的缺点是起效慢,往往需要病人有较好的依从性。FK506 的作用机制与环孢素 A 相似,抑制作用更强,但价格更为昂贵。非甾体抗炎药(NSAIDs)的应用是近年治疗轻中度干眼的重要尝试,我国大样本、多中心的研究显示,普拉洛芬可改善轻中度干眼病人的不适症状、上皮染色和炎症。

在干眼治疗新药研发方面,蛋白多糖 Lubricin 和 T 细胞表面淋巴细胞抗原激动剂 Lifitegrast 已分别通过美国 FDA 专利申请和Ⅲ期临床研究验证。Lubricin 是一类位于角膜和结膜上皮的蛋白多糖,在上皮病变时其表达可发生异常改变。研究人员发现干眼病人补充 lubricin 可以显著降低病人角膜与眼睑的摩擦阻力,从而避免角膜上皮损伤。目前 lubricin 已经在美国做干眼临床前研究准备,有望尽早进入临床。Lifitegrast 是一类淋巴细胞抗原激动剂小分子,是用于干眼抗原治疗的候选一线药物。2014 年美国眼科学会官方杂志发表的Ⅲ期临床研究结果表明,在 588 例干眼病人的双盲、随机、对照研究中,治疗 84 天后,Lifitegrast 的疗效在各项干眼指标方面均优于安慰剂组,其潜在的不良反应包括用药初期的刺激症状和不适症状,病人具有较好的耐受性。

干眼的非药物与辅助治疗时减少药物使用及提高病人生活质量的重要措施,目前国内外均已有一些产品可以应用,并获得较好的效果。但总的来说,产品的质量、品种与效果均还有很大的提高空间。

三、小结

干眼影响人群广,造成的社会经济负担重,一直以来都是眼科的研究重点,目前发表在 SCI 杂志的干眼相关文献接近 2 万篇。我国人口众多,干眼病人基数大,病例资源非常丰富,更拥有一批临床经验丰富的眼表医师和临床研究中心,有条件将干眼基础与临床研究做好。

在未来,我们应大力推动开展高水平的干眼系列研究。在基础研究方面,建议关注眼表上皮、神经系统及泪腺之间的相互作用与机制,神经性疼痛,眼表免疫调节,泪膜结构的变化规律等。在临床研究方面,了解并掌握我国干眼发病人群的流行病学和临床特征,优化干眼的诊断路径,建立适合国人的诊断标准,积极投身干眼治疗药物的临床研究和新型药物研发,重点发展国产干眼器械类产品,如泪小点栓子、激光、眼睑清洁产品、睑板腺按摩仪、护眼产品等。相信更多的循证医学研究证据会促进干眼临床诊疗规范的进一步完善,使我国干眼研究进入国际领先行列。

在干眼研究方法的选择上,我们提倡采用国际上认可的方法开展临床研究,使用高论证强度前瞻、队列、随机、双盲的对照研究。与此同时,我们应当将临床研究和基础研究结合,积极运用现代分子生物学技术更好地解决临床实践中碰到的问题。合理有效的实验室技术可以帮助临床医生指导干眼的治疗和辅助诊断并预测疾病预后。临床已开展的检测包括对印迹细胞标本进行流式细胞学检测分析炎症细胞类型,免疫染色或实时 PCR 检测细胞炎症指标的蛋白和基因表达,ELISA 对泪液蛋白成分、炎症因子的定量检测,这些均可以作为诊断及反映治疗效果的客观指标。

最后,我们更提倡国家及企业关注干眼转化医学。目前我国的科研基金资助体系中对转化医学研究资助很少,这种状况不利于干眼临床研究的大力发展。另一方面,干眼流行病学调查研究以及多中心的药物临床研究项目的开展都需要大量的人力、物力和经费作为支持,需要国家和有战略眼光的企业支持。我们应当重视干眼转化医学的投入,合理配置所需资源,加强转化医学研究意识,掌握干眼药物及器械研发关键技术,积极推动我国眼表疾病研究及临床应用的发展。

(刘祖国　洪佳旭)

附录

附录1 OSDI问卷

请患者回答如下12个问题,并勾选出最能符合其实际情况的答案(单选)

上周开始您有如下不适吗?	一直	经常	一半时间	有时	无
1. 畏光	□ 4	□ 3	□ 2	□ 1	□ 0
2. 异物感	□ 4	□ 3	□ 2	□ 1	□ 0
3. 眼痛、眼酸	□ 4	□ 3	□ 2	□ 1	□ 0
4. 视物模糊	□ 4	□ 3	□ 2	□ 1	□ 0
5. 视力下降	□ 4	□ 3	□ 2	□ 1	□ 0
1-5题得分合计_____					
上周开始您在做如下事情时眼部有不适吗?	一直	经常	一半时间	有时	无
6. 阅读时	□ 4	□ 3	□ 2	□ 1	□ 0
7. 夜间开车时	□ 4	□ 3	□ 2	□ 1	□ 0
8. 电脑或ATM机前	□ 4	□ 3	□ 2	□ 1	□ 0
9. 看电视	□ 4	□ 3	□ 2	□ 1	□ 0
6-9题得分合计_____					
上周您在如下环境中眼部有不适吗?	一直	经常	一半时间	有时	无
10. 有风时	□ 4	□ 3	□ 2	□ 1	□ 0
11. 干燥环境	□ 4	□ 3	□ 2	□ 1	□ 0
12. 空调环境	□ 4	□ 3	□ 2	□ 1	□ 0
10-12题得分合计_____					
总分合计_____					

OSDI评分 = 所有得分总和 × 100/(测评题目总数 × 4),得分在0~100之间

正常0~12分,轻度干眼13~22分,中度干眼23~32分,重度干眼33~100分

附录 2 SPEED 问卷

症状	就诊时		过去 3 日内		过去 3 个月内	
	是	否	是	否	是	否
干燥、砂砾感或刺痒感						
痛或刺激感						
流泪或烧灼感						
眼部疲劳感						

1. 请选择您眼部症状发生的频率：

症状	0	1	2	3	
干燥、砂砾感或刺痒感					0= 完全没有 1= 有时发生 2= 经常发生 3= 持续存在
痛或刺激感					
流泪或烧灼感					
眼部疲劳感					

2. 请选择您眼部症状的严重度：

症状	0	1	2	3	4	
干燥、砂砾感或刺痒感						0= 没有任何影响 1= 暂时可以容忍 2= 不舒适，未影响日常生活 3= 烦躁，刺痛和影响日常生活 4= 难以忍受，不能正常生活
痛或刺激感						
流泪或烧灼感						
眼部疲劳感						

主要包括：患者是否有眼部干涩感、砂砾感、刺痒感、痛或刺激感、流泪或烧灼感及眼部疲劳感 4 组症状。按症状发生的频率分为 4 级：0 分：无症状；1 分：有时发生；2 分：经常发生；3 分：持续存在。按严重程度分为 5 级：0 级：没有任何影响；1 级：暂时可以忍受；2 级：不舒适，未影响日常生活；3 级：烦躁，刺痛和影响日常生活；4 级：难以忍受，不能正常生活。将症状发生频率得分与发生严重程度得分相加即得总分，最高分 28 分。

附录 3 中国人干眼问卷

* 使用说明：本问卷在白天同一时间进行，请在问题答案上 √

（一）一般信息：

姓名	年龄	性别	族别	联系方式	文化程度	居住地

（二）有关病史（在选项上打√）

题目	0分	1分	2分	3分	4分
1. 您已戴隐形眼镜多长时间？（此题两问二选一） 或已行角膜屈光手术多长时间？	无 无	1年以内 半年	2年以内 1年	5年以内 2年	5年以上 2年以上
2. 您平均每天用眼药次数及时间？	无	≤4次/日 3个月以下	≤4次/日 3个月以上	>4次/人 3个月以下	>4次/日 3个月及以上
3. 您晚上睡眠质量如何？	睡眠很好	偶尔失眠或熬夜	经常失眠或者熬夜	大部分时间睡眠质量差	每天睡眠质量都很差
4. 您以下部位是否觉得干燥？ a 鼻子 b 嘴巴 c 喉咙 d 皮肤 e 生殖器	无	1种	2种	3种	≥4种
5. 您眼睛在如下环境是否敏感？ a 抽烟环境 b 油烟环境 c 空气污染环境 d 粉尘环境 e 空调环境 f 暖气	无	1种	2种	3种	≥4种
6. 您是否长期服用以下药品？ a 抗过敏药 b 利尿药 c 降压药 d 安眠药 e 精神病类用药 f 避孕药 g 更年期治疗药物	无	1种	2种	3种	≥4种

（三）过去一周眼部症状（在分值上打√）

题目	没有	偶尔	一半时间	大部分时间	全部时间
7. 眼睛干燥感	0	1	2	3	4
8. 眼睛异物感	0	1	2	3	4
9. 眼睛痛	0	1	2	3	4
10. 眼睛畏光	0	1	2	3	4
11. 晨起睫毛上是否有分泌物，睁眼困难	0	1	2	3	4
12. 视力波动	0	1	2	3	4

总分 0~48 分

52检